Fortschritte der Onkologie · Band 12

Nuklearmedizinische Diagnostik maligner Tumoren

Fortschritte der Onkologie · Band 12

Nuklearmedizinische Diagnostik maligner Tumoren

Herausgegeben am Zentralinstitut für Krebsforschung
der Akademie der Wissenschaften der DDR, Berlin-Buch

von

S. Eckhardt, Budapest; A. Graffi, Berlin-Buch;
E. Magdon, Berlin-Buch; Th. Matthes, Berlin-Buch;
St. Tanneberger, Berlin-Buch; H. Wrba, Wien

Herausgeber dieses Bandes:

Hans-Jürgen Altenbrunn

Autoren:

H.-J. Altenbrunn
H. Deckart
W. G. Franke
D. Hallermann
A. Janisch
K. P. Lommatzsch
J. Markwardt
C. Mlatschkov
G. Nauber

AKADEMIE-VERLAG · BERLIN
1984

ISSN 0323-5084
Erschienen im Akademie-Verlag, DDR - 1086 Berlin, Leipziger Straße 3—4

Lizenznummer: 202 · 100/463/84
Printed in the German Democratic Republic
Gesamtherstellung: VEB Druckhaus „Maxim Gorki", 7400 Altenburg
Lektor: Christiane Grunow
Einband: Rolf Kunze
LSV 2725
Bestellnummer: 763 311 2 (2165/12)
06000

Vorwort

Jeder praktisch tätige Arzt wird täglich bei der Untersuchung seiner Patienten vor die Frage gestellt, ob die geklagten Beschwerden und die nachgewiesenen Symptome durch einen malignen Tumor bedingt sein können. Das Wissen über die Leistungsfähigkeit von tumordiagnostischen Verfahren versetzt ihn in die Lage, bei Verdacht auf eine maligne Geschwulst eine zielgerichtete Diagnostik einzuleiten und damit einen sehr wesentlichen Schritt zur Behandlung seiner Patienten zu tun.

Der onkologisch tätige Arzt hat es bei der schnellen Entwicklung der Leistungsfähigkeit der verschiedenen Untersuchungsverfahren (z. B. Endoskopie, Sonografie, Nuklearmedizin, Röntgendiagnostik, speziell Angiografie und neuerdings Computertomografie) schwer, sich über die gegenwärtigen Möglichkeiten und Grenzen der einzelnen Untersuchungsverfahren zu informieren. Für die schnelle und sichere Diagnostik sind aber derartige Kenntnisse unerläßlich.

Der vorliegende Band „Nuklearmedizinische Diagnostik in der Onkologie" soll sowohl dem Onkologen als auch dem praktischen Arzt übersichtlich die Möglichkeiten und Grenzen der nuklearmedizinischen Untersuchungsverfahren bei der Tumordiagnostik zeigen. Die Leistungsfähigkeit der nuklearmedizinischen Diagnostik ist nach einem einführenden Kapitel über die technisch-physikalischen Grundlagen der nuklearmedizinischen Lokalisationsdiagnostik nach Organen gegliedert dargelegt. Jedes Untersuchungsverfahren wird erklärt und seine diagnostische Sicherheit anhand von Ergebnissen im Schrifttum dargelegt. Indikationen und Kontraindikationen sowie die Strahlenbelastung der Untersuchungsverfahren werden genannt. Typische Szintigramme werden demonstriert. Letztlich wird die diagnostische Leistungsfähigkeit der nuklearmedizinischen Untersuchungsverfahren mit der anderer möglicher diagnostischer Methoden verglichen.

Für die Darlegung der nuklearmedizinischen Methoden in der Tumordiagnostik ist es gelungen, Spezialisten mit großer Erfahrung für bestimmte Untersuchungsverfahren zu gewinnen. Wir hoffen, so dem Leser optimale Informationen zu geben.

Bei den Mitautoren bedanken wir uns für die mühevolle und sorgfältige Darlegung der einzelnen Kapitel.

Die Herausgeber

Inhaltsverzeichnis

1. Einleitung

Die wesentlichen Gründe, die zu großen Anstrengungen zur Verbesserung der Tumordiagnostik geführt haben, sind:

- Erkrankungen an malignen Tumoren nehmen überall in der Welt ständig zu. In vielen Staaten sind nach den Herz-Kreislauferkrankungen die bösartigen Geschwülste die zweithäufigste Todesursache.
- Wegen der therapeutischen Schwierigkeiten bei einer eingetretenen Metastasierung entscheidet auch heute noch das klinische Stadium einer malignen Geschwulst zu Beginn der Behandlung weitgehend das Schicksal des Patienten.

Diese Herausforderung der Diagnostik führte parallel zur wissenschaftlich-technischen Entwicklung zu verbesserten und diffizileren Diagnoseverfahren, wie z. B. Endoskopie, Sonografie, Angiografie, Computertomografie und Nuklearmedizin.
Diese Untersuchungsverfahren werden in der Onkologie zur Lösung folgender klinischer Fragestellungen angewendet:

- dem Nachweis des Primärtumors (Lokalisation, Größe, Beziehung zu Nachbarorganen)
- dem Metastasennachweis (prätherapeutisch — zur Bestimmung des klinischen Stadiums der Erkrankung und zur Festlegung des Behandlungsplanes, posttherapeutisch — zum frühzeitigen Nachweis einer eingetretenen Metastasierung, um eine effektive Behandlung der Metastasen zu ermöglichen)
- der Therapiekontrolle
- der Verlaufskontrolle (Nachsorgeuntersuchungen).

Die nuklearmedizinischen Untersuchungsverfahren in der Tumordiagnostik haben sich in den letzten 25 Jahren stürmisch entwickelt. Heute haben nuklearmedizinische Untersuchungen ihren festen Platz bei der Diagnostik maligner Geschwülste gefunden. Für die Zukunft zeichnet sich durch verbesserte Radiopharmaka, die Anwendung kurzlebiger Radionuklide und verbesserte Möglichkeiten der Szintigrafie unter Anwendung der Bildbearbeitung durch EDV-Anlagen eine Zunahme der Bedeutung der nuklearmedizinischen Untersuchungsverfahren bei der Tumordiagnostik ab.
Die nuklearmedizinische Tumordiagnostik hat zum Ziel, nach Verabfolgung von offenen künstlichen radioaktiven Nukliden oder mit ihnen markierten Substanzen (Radiopharmaka) ihre Verteilung im Organismus oder in bestimmten Organen darzustellen und über den Nachweis von Verteilungsstörungen örtliche Veränderungen der Organfunktionen zu erfassen.
Im Gegensatz zur Röntgendiagnostik, bei der mit Hilfe punktförmig aus der Röntgenröhre austretender Röntgenstrahlung entsprechend der Dichte der durchstrahlten Organe und dadurch bedingten Strahlenabsorption im Gewebe auf dem Röntgenfilm

ein hochaufgelöstes Schattenbild erzeugt wird, auf dem im wesentlichen morphologische Strukturen dargestellt sind, werden bei der nuklearmedizinischen Diagnostik grundsätzlich *Funktionsbilder* der Organe gewonnen.
Da maligne Geschwülste in jedem Falle die Funktion des sie umgebenden Organgewebes weitgehend oder völlig verloren haben, sind die nuklearmedizinischen Funktionsbilder (Szintigramme) trotz der gegenüber der Röntgendiagnostik wesentlich ungünstigeren Nachweisbedingungen — geringere Auflösung — von hohem diagnostischem Wert.
Bei den nuklearmedizinischen Verfahren zur Tumordiagnostik werden im wesentlichen radioaktive Nuklide angewendet, die bei ihrem Zerfall Gamma-Strahlung emittieren, die ihrerseits das Körpergewebe durchdringen und außerhalb des Körpers zur zweidimensionalen bildlichen Darstellung (Szintigramm — siehe Kapitel 2) benutzt werden. Die häufig beim Kernzerfall der Radionuklide neben der Gamma-Strahlung emittierte Beta-Strahlung (Elektronen) ist unerwünscht, da sie nur zur Erhöhung der Strahlenbelastung beiträgt. Beta-Strahler können wegen ihrer geringen Reichweite nur an oberflächlichen Tumoren zur Malignomdiagnostik eingesetzt werden (Nuklearmedizinische Diagnostik maliger Augentumoren — Kapitel 11).
Die nuklearmedizinische Diagnostik wird mit Spurenmengen (Tracerdosen) von Radiopharmaka ausgeführt. So ist bereits zum Beispiel zur Beurteilung der Schilddrüsenform und -größe sowie zur Erfassung des Stoffwechsels weniger als 1 MBq (37 μCi) ^{131}J als Jodid erforderlich. Diese Nuklidmenge wiegt etwa 1×10^{-10} g. Da es weder bei der Untersuchung der Schilddrüse noch bei anderen nuklearmedizinischen Untersuchungen zu einer meßbaren Änderung der Konzentration der applizierten Substanz im Serum kommt, werden Szintigramme grundsätzlich unter physiologischen Bedingungen ausgeführt. Diese Feststellung ist von Bedeutung, da zweidimensionale bildliche Darstellungen der Organfunktion, wie sie Szintigramme darstellen, stets unter physiologischen Bedingungen — ohne Auslösung irgendwelcher Regulationsmechanismen, z. B. durch eine meßbare Erhöhung des Serumsspiegels einer Substanz — angefertigt werden. Aus dem gleichen Grunde gibt es durch das Radiopharmakon selbst keinerlei Nebenwirkungen.

Tabelle 1. Möglichkeiten des szintigrafischen Nachweises maligner Tumoren

Nachweis	Verhalten des Radiopharmakons (RP) zum Tumor	Anwendungsbeispiel
1. Selektive positive Tumorszintigrafie	selektive Speicherung des RP im malignen Tumor	ausschließlich bei Metastasen von follikulären Schilddrüsenkarzinomen
2. Unspezifische positive Tumorszintigrafie	unspezifische Anreicherung des RP im Tumorgewebe — Anreicherung auch bei anderen Veränderungen, vor allem bei entzündlichen Prozessen	z. B. Anreicherung des ^{99m}Tc als Technetiumdiphosphonat in Knochentumoren als Folge eines gesteigerten Stoffwechsels im Knochen (Osteoblastenaktivität)
3. Negative Tumorszintigrafie	unspezifische Herabsetzung oder Aufhebung der Anreicherung des RP durch das Tumorgewebe bei gleichzeitiger homogener Aktivitätsspeicherung im umgebenden gesunden Organparenchym	z. B. homogene Aktivitätsspeicherung von ^{99m}Tc-Kolloid im Leberparenchym, fehlende Anreicherung im Tumor. Gleicher Effekt auch bei Zysten, Abszessen usw.

Die nuklearmedizinische Tumordiagnostik wäre optimal, wenn ein Radiopharmakon verwendet werden könnte, das selektiv in allen malignen Tumoren angereichert werden würde. Unter dieser Bedingung würde jeder maligne Tumor ab einer Größe von 0,5 bis 1 cm überall im Organismus szintigrafisch nachweisbar sein. Da jedoch trotz intensiver jahrzehntelanger Suche keine spezifischen Veränderungen im Stoffwechsel der Tumorzellen im Vergleich zu den Normalzellen nachgewiesen werden konnten, stehen für die nuklearmedizinische Diagnostik die in Tabelle 1 aufgeführten szintigrafischen Nachweismöglichkeiten zur Verfügung.
Aus der Aufstellung ergibt sich:

1. Die selektive positive Tumorszintigrafie gestattet eine Aussage über Lage und Größe von dystopem Schilddrüsengewebe bzw. von follikulären Schilddrüsenkarzinom-Metastasen.
2. Die unspezifische positive Tumorszintigrafie ermöglicht ebenfalls eine Aussage über Lage und Ausdehnung eines Prozesses, der durch ein Malignom hervorgerufen, aber ebenso durch andere Ursachen ausgelöst sein kann. Da die pathobiochemischen Veränderungen den morphologischen Veränderungen vorangehen, können nuklearmedizinische Untersuchungsverfahren früher pathologische — also auch maligne — Veränderungen nachweisen als die hochauflösende Röntgendiagnostik (Skelettszintigrafie).
3. Die negative Tumorszintigrafie ist in jedem Falle unspezifisch. Sie gestaltet sich um so schwieriger:
   - je größer das darzustellende Organ ist,
   - je größer die Formvarianten des Organes sind,
   - je kleiner der darzustellende funktionslose Bezirk ist,
   - je tiefer der funktionslose Bezirk im Organ liegt, also je mehr er von normal Radiopharmaka speicherndem gesundem Parenchym überlagert ist.

Szintigrafische Untersuchungsverfahren zur Malignomdiagnostik sind nicht einsetzbar, wenn diese drei Möglichkeiten nicht gegeben sind (z. B. Nachweis eines primären Mammakarzinoms), oder sie sind nicht angestrebt worden bei Organlokalisationen, die mit einfacheren Methoden gut untersucht werden können (z. B. Portio- und Rektumkarzinom).
Die applizierte Dosis des Radiopharmakons und der Zeitpunkt der szintigrafischen Darstellung nach der Applikation des Radiopharmakons ist bei den einzelnen nuklearmedizinischen Untersuchungen unterschiedlich. Sie ist abhängig von verschiedenen Bedingungen:

- Physikalische Halbwertszeit (HWZ) des Radionuklides des Radiopharmakons.
- Da das Radiopharmakon im Körper dem Stoffwechsel unterliegt, ist seine Verweilzeit im Körper meist wesentlich kürzer als die physikalische HWZ (effektive HWZ). Je kürzer die effektive HWZ des Nuklids ist, desto kürzer ist der Zeitraum zwischen Applikation und optimaler Anreicherung des Radiopharmakons im darzustellenden Bereich, und desto höhere Dosen von Radiopharmaka können für die Untersuchung bei meist geringer Strahlenbelastung des Patienten eingesetzt werden.

Bei der Anwendung von Radiopharmaka, die mit kurzlebigen Radionukliden markiert sind, stehen im darzustellenden Bereich viele Impulse für die Registrierung im Szintigramm zur Verfügung. So angefertigte Szintigramme besitzen eine gute Auflösung mit statistisch sicher unterschiedlichen Impulszahlen zwischen Organ- und Tumorgewebe.

Auf die technisch-physikalischen Grundlagen der nuklearmedizinischen Lokalisationsdiagnostik wird in Kapitel 2 eingegangen.
In den letzten 10 Jahren hat ein weiteres nuklearmedizinisches Untersuchungsverfahren zunehmend bei der Diagnostik von malignen Tumoren und bei der Verlaufskontrolle der Tumorpatienten an Bedeutung gewonnen — die in-vitro-Diagnostik.
Bei Patienten mit malignen Tumoren kommt es zur Bildung von speziellen Proteinen durch den Tumor (onkofetale Proteine, Enzyme, Isoenzyme und Metabolite), die in das Serum gelangen und durch Radioimmunoassays mit Hilfe der Antigen-Antikörpertechnik im Mikrogramm- und Nanogrammbereich pro Liter Serum nachgewiesen werden können. Diese in-vitro-Technik bewirkt keine Strahlenexposition des Patienten und ist für eine Reihe von Tumorlokalisationen bei stark erhöhten Werten für eine maligne Erkrankung beweisend (z. B. AFP für ein primäres Leberkarzinom, Kalzitonin für ein medulläres Schilddrüsenkarzinom).
Bedeutsamer als die Einzelbestimmung ist die Messung der Konzentration der als Tumormarker bezeichneten Substanzen im Serum vor, während und nach der Behandlung — in Form einer Verlaufsdiagnostik —, da die ursprünglich hohen Serumkonzentrationen durch die Entfernung des Malignoms abfallen. Ein erneuter Anstieg der Serumkonzentration spricht deshalb für eine Metastasierung und macht eine gründliche Nachuntersuchung erforderlich.
Auf einen Beitrag zur Bedeutung der Radioimmunoassays zur Diagnostik und vor allem zur Verlaufskontrolle bösartiger Erkrankungen im Rahmen der nuklearmedizinischen Tumordiagnostik wurde verzichtet, da im Band 8 der „Fortschritte der Onkologie“ von R. Ziegenbein ausführlich über die Tumor-Marker berichtet wurde.

2. Technisch-physikalische Grundlagen der nuklearmedizinischen Lokalisationsdiagnostik

von G. NAUBER

1. Begründung für den Einsatz nuklearmedizinischer Lokalisationsgeräte

Voraussetzung für eine direkte bildliche Darstellung eines biologischen Objektes im Röntgenbild ist der Dichteunterschied von Geweben. Die Entwicklung einer neuen Untersuchungstechnik, die sich unabhängig von der Röntgendiagnostik etwa seit den 50er Jahren vollzogen hat, basiert auf zwei wesentlichen Fakten: a) der Erkenntnis, daß nicht funktionierendes Organgewebe nicht notwendigerweise auch einen erkennbaren Dichteunterschied hervorruft, wohl aber Unterschiede bei der Aufnahme eines geeigneten Pharmakons über die Blutbahn im Vergleich zu normalen Gewebeanteilen desselben Organs aufweist und b) der Tatsache, daß die physikalisch-technischen bzw. radiochemischen Voraussetzungen (Herstellung künstlicher Radionuklide, Vorhanden-

sein von Markierungstechniken für Pharmaka und von Geräten zum Nachweis ionisierender Strahlung) bereits existieren.
Die weitgehend erreichbare selektive Anreicherung eines radioaktiv markierten Radiopharmakons nur im Zielorgan ermöglicht die zweidimensionale Darstellung dieses Organs mit Hilfe nuklearmedizinischer Lokalisationsgeräte. Die gestörte Aufnahme des Radiopharmakons durch Bezirke vermehrter oder verminderter Speicherung ist in vielen Fällen mit diesen Geräten nachweisbar und gestattet eine mehr oder weniger differenzierte Beurteilung pathologischer Veränderungen. Wie in der Röntgendiagnostik spielen bei der Beurteilung die Erfahrung des Untersuchers und die Qualität der Aufzeichnung eine große Rolle.
Trotz der (um ein bis zwei Größenordnungen) schlechteren Auflösung der nuklearmedizinischen Aufzeichnung gegenüber der Röntgendiagnostik und trotz Computertomografie und Sonografie hat die nuklearmedizinische Aufzeichnung ihren festen Platz bei der Diagnostik diverser Tumorlokalisationen. Besondere Bedeutung hat dabei die Tendenz der letzten Jahre, nuklearmedizinische Methoden zu Funktionsstudien und zu Ganzkörperuntersuchungen einzusetzen. Durch die Integration der Datenverarbeitung in die Untersuchungstechnik sind Verknüpfungen morphologischer und funktioneller Zusammenhänge bequem zu realisieren.
Schließlich rufen nuklearmedizinische Untersuchungsmethoden im allgemeinen eine geringere Strahlenbelastung des Patienten hervor und sind für ihn im Unterschied zu manchen anderen aufwendigen Röntgenverfahren, die zur gleichen Fragestellung durchgeführt werden müßten, weniger belästigend.

2. Das Szintigramm — die nuklearmedizinische Aufzeichnung

Die Miniaturisierung der elektronischen Bauelemente hatte nicht zuletzt auch auf die Entwicklung der nuklearmedizinischen Gerätetechnik bedeutenden Einfluß. Diese Entwicklung in Verbindung mit der Integration der Datenverarbeitung in die Untersuchungstechnik macht es erforderlich, zu definieren, was im weitesten Sinne unter einem Szintigramm zu verstehen ist. Die Wortschöpfung Szintigramm läßt erkennen, daß eine Aufzeichnung mit Hilfe von Szintillationen (Lichtblitzen) gemeint ist. Strahlungsquanten, die vorwiegend aus dem zu untersuchenden Organ vom Strahlendetektor empfangen werden, rufen ein Wechselwirkungsereignis zwischen Strahlungsquant und Detektorkristall hervor. Die Aufzeichnung selbst kann auf die unterschiedlichste Weise erfolgen. Das Szintigramm stellt eine meist zweidimensionale Abbildung unterschiedlicher Ereignisdichte dar. Sie kann dargestellt werden:

a) bei zeilenförmiger Struktur (Scanverfahren)
   - durch die Häufigkeit von Strichen pro Wegelement einer Zeile (Schwarz-weiß-Szintigramm auf Registrierpapier);
   - durch die Häufigkeit von Strichen pro Wegelement mit Farbwechsel bei signifikanter Veränderung der Ereignisdichte (Farbstrichszintigramm auf Registrierpapier);
   - durch konstante Strichdichte, aber Farbwechsel bei signifikanter Veränderung der Ereignisdichte (Farbszintigramm auf Registrierpapier);
   - durch wechselnde Symbole oder alphanumerische Zeichen in Abhängigkeit von der Ereignisdichte (digitalisiertes Szintigramm auf Registrierpapier);
   - durch unterschiedliche Schwärzung eines Flächenelementes in dem Lichtmarken

(quadratisch, rechteckig oder kreisförmig) in Abhängigkeit von der Ereignisdichte mehr oder weniger überlagert dargestellt werden (Fotoszintigramm auf Film oder Fotopapier).

b) Ohne erkennbare regelmäßige Struktur (analoges Bild)

— durch unterschiedliche Helligkeit bzw. Schwärzung (Fotoszintigramm auf Film bzw. Polaroidfilm);
— durch unterschiedliche Punkthäufigkeit pro Flächenelement (Szintifoto auf Film bzw. Polaroidfilm).

c) Bei rasterförmiger Struktur (digitalisiertes Bild von der Bildschirmeinheit eines Kernspeichers bzw. Computers)

— durch unterschiedliche Helligkeit (greyscale) der Bildpunkte (Bildschirm);
— durch unterschiedliche Farbe der Bildpunkte (Farbdisplay)
— durch unterschiedliche Abstände der Bildpunkte von der x-y-Ebene (isometrische Projektion auf dem Bildschirm);
— durch unterschiedliche Symbole oder alphanumerische Zeichen (auf Registrierpapier z. B. bei der Ausgabe über einen Matrixdrucker).

Soweit keine andere brauchbare Dokumentation der Szintigramme vom Bildschirm möglich ist, stellt das Fotografieren des Bildschirmes die rationellste Methode dar. Eine brauchbare Dokumentation könnte die Ausgabe des Szintigramms über einen Matrixdrucker (auch Mehrfarbendrucker) oder die direkte Umwandlung des Szintigramms in Graustufen mit anschließender prozeßgesteuerter Aufzeichnung (zur Ausnutzung des Gradationsumfanges) auf Fotopapier sein.
Ein Organ, das ein Radiopharmakon gespeichert hat, stellt sich also durch die Anzahl der registrierten Ereignisse pro Flächenelement dar. Szintigramme, die vom Bildschirm eines Kernspeichers oder Computersystems erzeugt wurden, sind häufig einer bildverbessernden mathematischen Bearbeitung unterzogen worden. Der Untersucher ist damit in der Lage, die im Szintigramm enthaltenen Informationen umfassender und besser zu interpretieren.

3. Radioaktiver Zerfall und Zählstatistik im Szintigramm

Zur nuklearmedizinischen Lokalisationsdiagnostik wird von den verschiedenen Arten der ionisierenden Strahlung die Gammastrahlung ausgenutzt (Ausnahme: Tumordiagnostik am Auge mit ^{32}P (β-Strahler)). Sie ist, wie auch die Röntgenstrahlung, eine Photonen- oder Quantenstrahlung. Aufgrund ihrer physikalischen Eigenschaften läßt sie sich mit ausreichender Effektivität außerhalb des Körpers mit entsprechenden Meßsonden nachweisen. Da zum Nachweis die Strahlung mit Hilfe eines Kristalls in eine andere Energieform (sichtbare Lichtblitze) transformiert werden muß, hat sich für den Teil der nuklearmedizinischen Lokalisationsdiagnostik, der auf der Anwendung dieser Energiewandlung beruht, der Begriff Szintigrafie eingebürgert.
Die Strahlenquelle besteht aus einer Vielzahl instabiler Atome, sogenannter Radioisotope. Diese Atome besitzen gleiche Ordnungszahl, aber unterschiedliche Massenzahl. Entscheidend dabei ist das Geschehen im Kern des Atoms. Die Umwandlung von Kernbausteinen, Protonen in Neutronen oder umgekehrt, führt zur Änderung der Kern-

ladungszahl und ist mit der Aussendung von positiven (Positronen) oder negativen Betateilchen (Elektronen) verbunden. Die Umwandlung eines Protons in ein Neutron kann auch durch Einfang eines Hüllenelektrons erfolgen. Da diesen frei gewordenen Platz auf der Elektronenschale ein Elektron höherer Energie besetzt (Schalenmodell), wird die dabei frei gesetzte Energiedifferenz in Form eines Röntgenquants emittiert (z. B. ^{75}Se). Die Umwandlung von Kernbausteinen führt meist zu angeregten Kernen, die durch Abgabe von Gammaquanten wieder in ihren energetischen Grundzustand zurückkehren. Reine Gammastrahler bestehen aus Atomen mit Kernen (Isomere von stabilen Kernen, die, wie auch Isomere von instabilen Kernen, mit einem „m" neben der Massenzahl gekennzeichnet sind, z. B. $^{99m}_{43}$Tc (Grundzustand $^{99}_{43}$Tc), $^{113m}_{49}$In (Grundzustand $^{113}_{49}$In) oder $^{87m}_{38}$Sr (Grundzustand $^{87}_{38}$Sr)), die längere Zeit im angeregten Zustand verharren und spontan durch Entsendung eines Gammaquants in den Grundzustand zurückkehren [3, 9, 17].

Ein wesentliches Merkmal des radioaktiven Zerfalls ist die Zufälligkeit des Zeitpunktes, zu dem ein bestimmtes instabiles Atom unter Aussendung eines Strahlungsquantes zerfällt. Da sich die applizierte Menge des Radiopharmakons nicht gleichmäßig in der zu untersuchenden Region verteilt, wird es Regionen mit einer größeren Anzahl und Regionen mit geringerer Anzahl von instabilen Atomen geben.

Je mehr Ereignisse pro Flächenelement registriert werden, desto geringer ist die statistische Unsicherheit, mit der die registrierte Anzahl von Ereignissen behaftet ist. Daraus folgt, daß die Zeit für die Registrierung so gewählt werden muß, daß von bildwichtigen Bereichen genügend viele Ereignisse empfangen werden können.

Maßzahl der statistischen Schwankung ist dabei die Standardabweichung. Sie ist die Wurzel aus der Zahl der Ereignisse pro Flächenelement. Die Standardabweichung wird im allgemeinen in Prozent vom Mittelwert angegeben und gilt, vom Mittelwert aus gesehen, sowohl in positiver als auch in negativer Richtung. In dem sich so ergebenden Intervall liegen per definitionem 68,27% aller unter gleichen Bedingungen erhaltenen Meßwerte, da für die gewöhnlich vorhandene Ereignisdichte und die daraus resultierenden Impulszahlen innerhalb eines üblichen Meßzeitintervalls eine Normalverteilung vorausgesetzt werden kann.

Die Eliminierung des Anteils unspezifischer Ereignisse, des sog. Untergrundes (Background) und gestreuter Strahlungsquanten, trägt erheblich zur Verbesserung der Qualität eines Szintigramms bei. Sie hängt aber auch in starkem Maße davon ab, wie sicher die Zahl der registrierten Ereignisse pro Flächenelement ist.

Die Radioaktivitätsmenge wird in Becquerel (Bq) = Zerfälle pro Sekunde angegeben. In der Lokalisationsdiagnostik ist das MBq eine übliche Größenordnung.

4. Prinzipieller Aufbau und Wirkungsweise der wichtigsten nuklearmedizinischen Lokalisationsgeräte

4.1. Hauptbestandteil nuklearmedizinischer Meßplätze und Lokalisationsgeräte

4.1.1. Der Szintillationsdetektor

Wichtigster Bestandteil des Szintillationsdetektors ist der Szintillationskristall, dessen Gestaltung wesentlichen Einfluß auf die Registrierung von Wechselwirkungsereignissen hat. In nuklear medizinischenLokalisationsgeräten finden hauptsächlich thalliumaktivierte Natriumjodid-Einkristalle Anwendung. Je dicker ein Kristall ist, desto größer ist die Wahrscheinlichkeit, daß ein durch ihn hindurchfliegendes Strahlungsquant in

Wechselwirkung mit Atomen des Kristalls tritt. Die Vorgänge im Kristall sind kompliziert. Im Prinzip handelt es sich um Anregungsprozesse [12, 20]. Die angeregten Gitteratome geben ihre Energie in einem engen Spektralbereich des elektromagnetischen Spektrums als sichtbares Licht (Lichtquanten, Photonen) ab. Diese Photonen werden einer speziellen Elektronenröhre zugeführt, die optisch an den Kristall angekoppelt ist. Bei dieser speziellen Elektronenröhre handelt es sich um einen Sekundärelektronenvervielfacher (SEV). Dieser ist konstruktiv so gestaltet, daß die primär aus der Fotokatode des SEV (infolge der eintreffenden Photonen) ausgelösten Elektronen durch Beschleunigung im elektrischen Feld der Röhre auf eine Elektrode prallen und dadurch weitere Elektronen freisetzen (Abb. 1). Diese prallen auf die nächste Elektrode (Dynode) usw., so daß eine millionenfache Verstärkung des anfangs vorhandenen Elektronenstroms stattfindet. Da die im Kristall hervorgerufene Lumineszenz (Szintillation) innerhalb einiger Nanosekunden (ns) abklingt, werden am Ausgang des SEV kurze Stromimpulse gemessen, die elektronisch analysiert und schließlich als Wechselwirkungsereignis szintigrafisch registriert werden. Das Wechselwirkungsereignis wird einfach als Zählimpuls oder kürzer als Impuls bezeichnet. Die Impulsamplitude ist abhängig von der Zahl der primär von der Fotokatode freigesetzten Elektronen, und diese Zahl hängt ab von der Zahl der im Kristall erzeugten Lichtquanten. Mit höherer Energie des in den Kristall eintreffenden Strahlungsquantes steigt die Zahl der pro Ereignis erzeugten Lichtquanten, d. h., daß die vom SEV abgegebene Impulshöhe (Amplitude) von der Strahlenenergie bestimmt wird. Am besten geeignet sind zur Szintigrafie Radionuklide der Gammastrahlenenergie im Bereich von etwa 100 bis 500 keV.

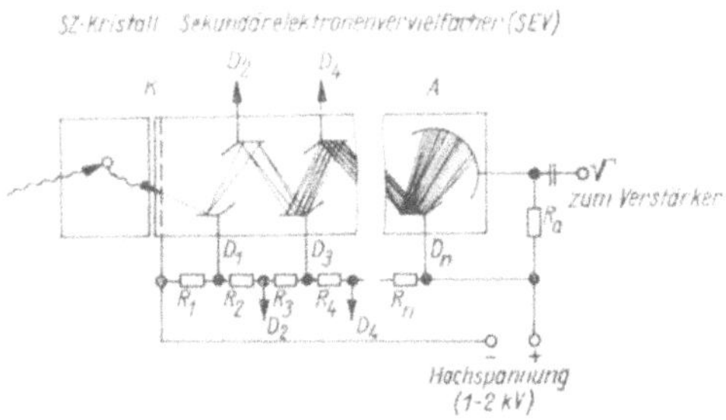

Abb. 1 nach [25]. Schematische Darstellung einer Szintillationssonde

4.1.2. Der Einkanalanalysator

Es ist auf elektronischem Wege möglich, Impulse von der Registrierung auszuschließen, die nicht aus der zu messenden Strahlenquelle stammen. Das kann energiereiche Höhenstrahlung sein oder eine durch Streuprozesse hervorgerufene Strahlung geringerer Energie. Elektronische Baustufen, die diese Energieselektion ermöglichen, sind Impulshöhen-Analysatoren. Je nachdem, wieviele Energiebereiche simultan selektiert werden sollen, verwendet man Ein- oder Mehrkanalanalysatoren. Im folgenden ist das Prinzip des Einkanalanalysators erläutert: Die elektronische Schaltung besteht aus zwei Diskriminatoren zur Einstellung der unteren und oberen Durchlaßschwelle (Abb. 2). Die Differenz der beiden gewählten Schwellwerte ist die sogenannte Fensterbreite oder das Fenster (Kanalbreite, window). Die Wahl der unteren Schwelle ist für die Qualität der Aufzeichnung von besonderer Bedeutung. Bei optimaler Einstellung läßt sich der bildverschlechternde Anteil der Streustrahlung auf ein Minimum reduzieren. Die Fenster-

breite (obere Schwelle) wird dann so eingestellt, daß der Fotopeak möglichst voll erfaßt wird (Abb. 3). Die obere Schwelle verhindert die Registrierung von Impulsen, hervorgerufen durch höhere Energiepeaks bzw. Höhenstrahlung.
Da eine bestimmte Strahlungsenergie zu Anregungsprozessen im Kristall führt, bei denen annähernd die gleiche Photonenzahl entsteht, wird diese Anhäufung von Impulsen gleicher Amplitude als Fotopeak bezeichnet. Die Breite des Fotopeaks ist

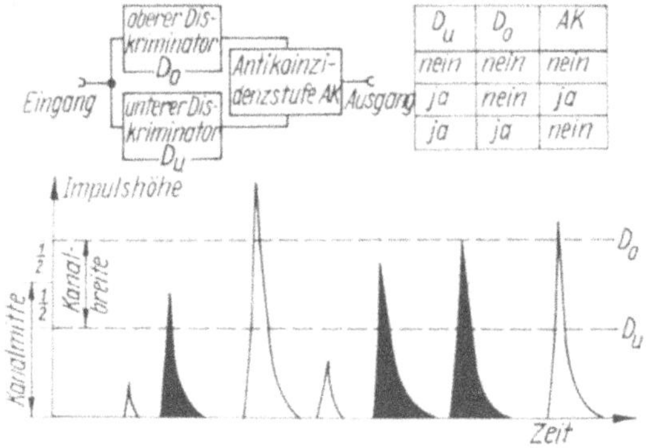

Abb. 2 nach [25]. Wirkungsweise des Einkanalanalysators, oben: Blockschema, unten: Willkürliche Impulsfolge, die schwarz markierten Impulse werden vom Einkanalanalysator hindurchgelassen.

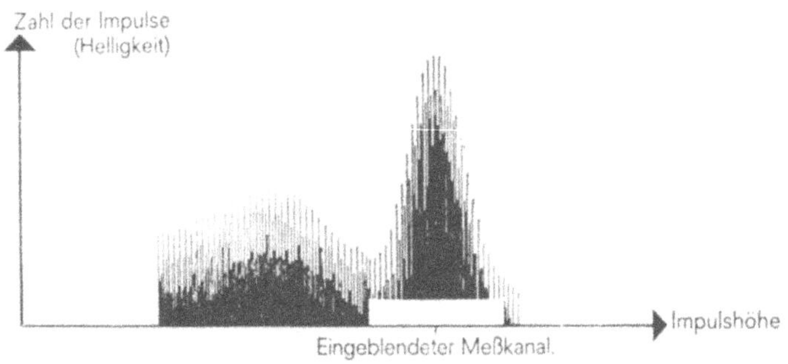

Abb. 3 nach [28]. Durch Verschiebung des Meßkanals relativ zur Impulshöhe (in der Darstellung entlang der Abszisse) kann mit dem Szintillationszähler das Intensitätsspektrum aufgezeichnet werden. In der eingezeichneten Lage wird der Fotopeak des Spektrums voll erfaßt.

physikalisch bedingt. Sie hängt von der Strahlenenergie und den hervorgerufenen primären und sekundären Wechselwirkungsprozessen ab. Die Ausdehnung des Kristalls spielt dabei eine dominierende Rolle. Zur Charakterisierung einer Szintillationssonde wird das spektrometrische Auflösungsvermögen angegeben. Es wird für die Energie des ^{137}Cs bestimmt und liegt für viele Szintillationssonden unter 10%.
In der Szintigrafie werden hauptsächlich Einkanalanalysatoren verwendet. Manche Geräte sind mit zwei Einkanalanalysatoren ausgestattet, um simultan die Verteilung zweier Radiopharmaka unterschiedlicher Energie aufzeichnen zu können.
Für die Wahl entsprechender Schwellspannungswerte (Spannungspegel der Diskrimi-

natorschwellen, d. h. Lage des Fensters) am Einkanalanalysator sind folgende Parameter zu berücksichtigen:

1. die Energie des Nuklids,
2. die Verstärkung des SEV bei der Umwandlung der Lichtblitze in elektrische Impulse; diese wird durch die Hochspannung, mit der der SEV betrieben wird, beeinflußt.
3. die Verstärkung des nachgeschalteten Linearverstärkers.

Somit ist der Spannungspegel der Diskriminatorschwellen (Fenstereinstellung) für den Fotopeak einer bestimmten Strahlenenergie von zwei Verstärkungsfaktoren abhängig. Werden diese konstant gehalten, kann eine bestimmte Fenstereinstellung einer ganz bestimmten Strahlenenergie zugeordnet werden.

Die durch das Fenster durchgelassenen Impulse werden entweder einem elektronischen Zählgerät, einem Dichtemesser mit angeschlossenem Linienschreiber oder zur Szintigrammaufzeichnung einer speziellen Registriereinrichtung zugeführt. Oftmals muß vor der Registriereinrichtung eine Impulsuntersetzung erfolgen (Abb. 4).

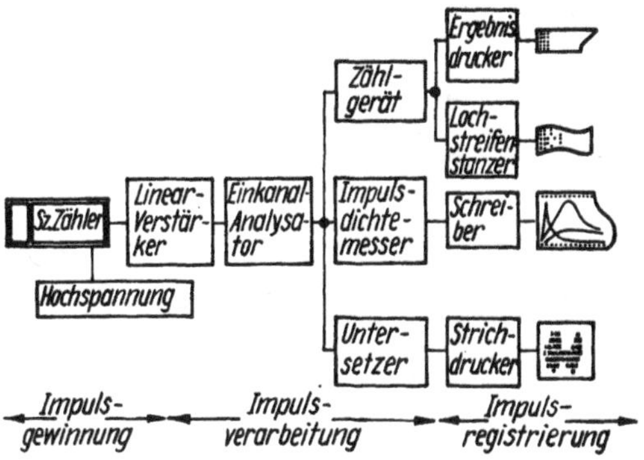

Abb. 4 nach [25]. Blockschema eines Szintillationsmeßplatzes mit unterschiedlichen Anschlußmöglichkeiten für die Impulsregistrierung; oben: alpha-numerische bzw. digitale Ergebnisprotokollierung, Mitte: analoge Ergebnisdarstellung bei funktionsbedingten Änderungen der Aktivität während der Untersuchungszeit, unten: zweidimensionale Darstellung der Impulsdichteverteilung (Szintigramm); das macht zusätzlich eine mechanische Einrichtung zur zeilenförmigen Bewegung der Sonde erforderlich.

4.1.3. Der Kollimator

Die aus dem zu untersuchenden Körper austretende Strahlung wird nach allen Seiten emittiert. Aufgabe des sogenannten Kollimators ist es, nur Strahlungsquanten zur Registrierung aus einer bestimmten Richtung zuzulassen. Alle anderen Strahlungsquanten werden vom Detektorkristall ferngehalten. Dazu muß das Material des Kollimators eine hohe Dichte aufweisen. Die hauptsächlich in der Szintigrafie verwendeten Kollimatoren bestehen deshalb aus einer einige Zentimeter dicken, kreisförmigen Bleiplatte mit regelmäßig angeordneten parallelen oder konvergierenden Bohrungen. Der Kollimator ist unmittelbar vor dem Kristall angebracht. Die Durchmesser der Bohrungen und Dicke der Bleistege (Septen) zwischen den Bohrungen sowie die Dicke der Bleiplatte haben erheblichen Einfluß auf das geometrische Auflösungsvermögen. Die Gestaltung des Kollimators hängt von seinem Verwendungszweck ab, insbesondere von der Energie der Strahlung, mit der eine Untersuchung vorgenommen werden soll.

Eine hohe Strahlenenergie erfordert eine größere Stärke der Bleistege zwischen den Bohrungen und eine größere Dicke der Bleiplatte als eine geringere Strahlenenergie. Für geringe Strahlenenergien lassen sich deshalb Kollimatoren relativ hoher Auflösung herstellen. Um das seitliche Eindringen von Strahlungsquanten zu verhindern, ist die Szintillationssonde selbst (Kristall-Lichtleiter-SEV) ebenfalls mit Blei (Abschirmung) umgeben.

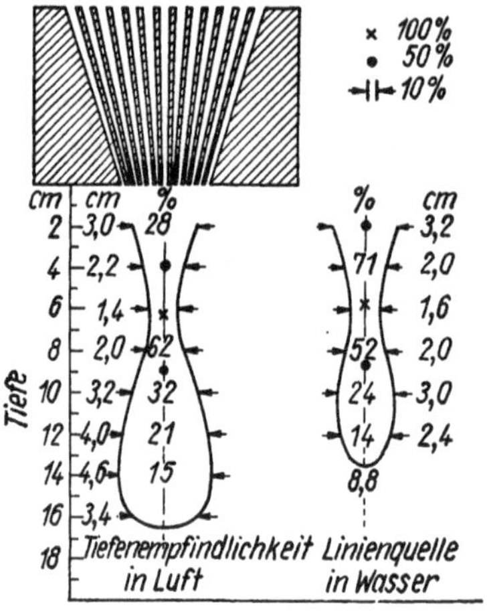

Abb. 5 nach [12]. Isoimpulsdichteverlauf eines fokussierten Scanner-Kollimators (durch zeilenweise Abtastung einer Linienquelle, die um 45° zur Achse des Kollimators geneigt ist (d. h. Tiefenänderung mit jeder neuen Zeile)) in Luft und in Wasser (Kollimator-Charakteristik).

Da die zu untersuchende Körperregion mit Scannern zeilenförmig abgetastet wird, ist es erforderlich, daß von jedem Punkt der Zeile nur Gammaquanten, die jeweils aus einem eng umschriebenen Volumen emittiert werden, zur Registrierung gelangen. Diesen Forderungen kommt am besten ein Kollimator mit konvergierenden Bohrungen (fokussierter Kollimator, s. Abb. 5) nach.

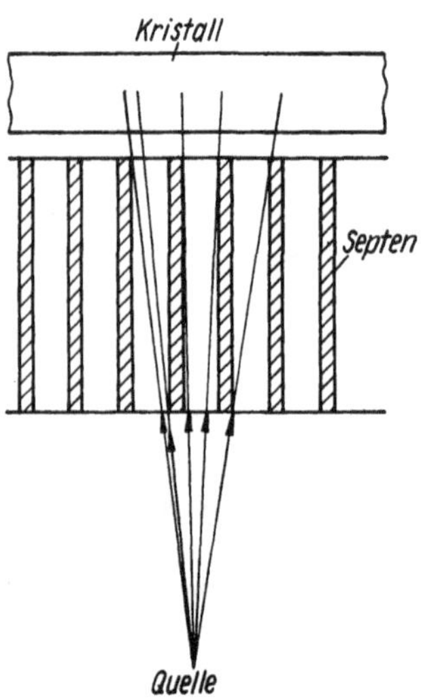

Abb. 6 nach [30]. Teilschnittbild eines Parallelloch, Kollimators für die Szintillationskamera

Der Kameradetektor ist stationär und „sieht“ die zu untersuchende Körperregion während der gesamten Untersuchungszeit. Aus diesem Grunde sollen nur Strahlungsquanten zur Registrierung gelangen, die den Körper senkrecht zur Kristallebene verlassen. Diese Aufgabe erfüllt der Kollimator mit parallelen Bohrungen (Parallelloch-

Kollimator, s. Abb. 6). Zur Vergrößerung oder Verkleinerung des Gesichtsfeldes bei optimaler Ausnutzung der Kristallfläche werden Kollimatoren mit leicht divergierend bzw. konvergierend angebrachten Bohrungen angewendet.

4.1.3.1. Die Auflösung

Eine nahezu punktförmige Strahlenquelle ergibt im szintigrafischen Bild keine punktförmige, sondern eine kreisförmige Abbildung mit einem Maximum im Zentrum dieses Kreises. Legt man eine Schnittlinie durch den Mittelpunkt dieses Kreises und überträgt jede Impulsanzahl, die innerhalb eines jeden kleinen Wegintervalls (z. B. 3 mm) dieser Linie registriert wurde, auf Millimeterpapier, dann ergibt sich eine Kurve (Abb. 7)

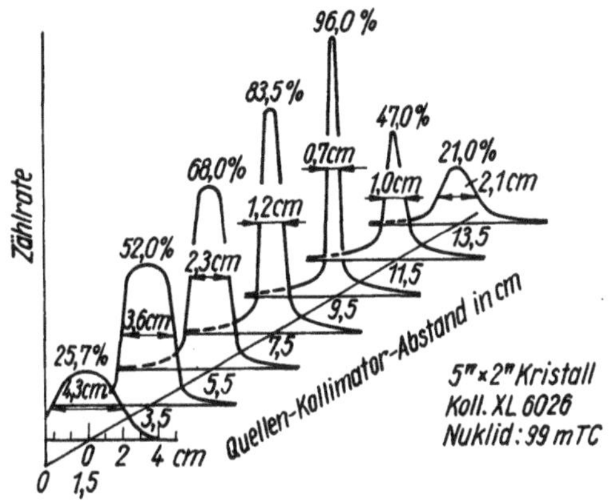

Abb. 7 nach [30]. Beim Abtasten einer linienförmigen Strahlenquelle mit dem Kollimator-Detektor-System (siehe Abb. 5) ergeben sich die sogen. Linienverbreiterungsfunktionen, die in Abhängigkeit vom Abstand zwischen Quelle und Kollimator charakteristische Merkmale (Höhe u. Halbwertsbreite) besitzen.

[30], die in erster Näherung einer Gaussschen Glockenkurve entspricht. Die Breite dieser Kurve bei 50% des Maximums wird allgemein als Maß der Auflösung definiert. Sie ist abhängig vom Abstand der Quelle vom Kollimator und vom Medium (Luft, Wasser bzw. Gewebe) (siehe auch Abb. 5), in dem sich die Quelle bei der Aufzeichnung befand. Zwei gleiche Quellen, die sich im Abstand der ermittelten Auflösestrecke voneinander befinden, sind gerade nicht mehr zu unterscheiden. Wird der Abstand größer, können sie als isolierte Stellen identifiziert werden. Übliche Werte der Auflösestrecke liegen zwischen 0,8 und 2 cm. Bei größerer Entfernung vom Kollimator vergrößert sich die Auflösestrecke (d. h. die Auflösung wird schlechter). Daraus erklärt sich, daß tief im Organ gelegene kleine Speicherungsunterschiede schwerer darstellbar sind als in oberflächennahen Regionen.

4.1.3.2. Tiefen- und Flächenempfindlichkeit

Die Änderung der pro Zeiteinheit registrierten Impulszahlen in Abhängigkeit vom Abstand zwischen Quelle und Kollimator ergibt die Tiefenempfindlichkeit. Die Zahl der pro Zeiteinheit gemessenen Impulse bezogen auf die Gesamtzahl der Gammaquanten, die pro Zeiteinheit von der Flächeneinheit einer ausgedehnten Flächenquelle emittiert werden, ergibt die Flächenempfindlichkeit.

Die Kenntnis der Kollimatorcharakteristika ist deshalb für die Wahl eines Kollimators für eine bestimmte Untersuchung von ausschlaggebender Bedeutung. Eine hohe Auflösung wird daher mit einem Verlust an Empfindlichkeit erkauft. Wie unter Punkt 3 gesagt, ist eine ausreichende Impulszahl pro Bildelement erforderlich. Den Forderungen nach hoher Auflösung und minimaler statistischer Unsicherheit sind zwei wesentliche Grenzen gesetzt:

1. Die applizierte Aktivitätsmenge ist aus Gründen der Strahlenbelastung des Patienten limitiert.
2. Die Liegezeit des Patienten muß auf ein zumutbares Maß begrenzt werden.

Der Untersucher muß wegen der sich teilweise widersprechenden Forderungen auf einen Kompromiß eingehen, der unter diesen Bedingungen zu einer optimalen Informationsgewinnung über das zu untersuchende Organ führt.

4.2. Scanner und Szintillationskamera

Szintigrafiegeräte bestehen aus den besprochenen Einheiten:

— Kollimator
— Szintillationssonde einschließlich Bleiabschirmung (Kristalldurchmesser: 3 bis 5 Zoll (7,6 bis 12,7 cm) bei Scannern; 11 bis 16 Zoll (28 bis 40,6 cm) bei Kameras)
— Hochspannungseinheit
— Linearverstärker
— Impulshöhenanalysator
— Registriereinrichtung

Nach der Art der Aufzeichnung und dem diagnostischen Anwendungszweck ergeben sich besondere Konstruktionsmerkmale. Man unterscheidet zwischen Geräten mit bewegtem Detektor (Scanner) und solchen mit stationärem Detektor (Szintillationskameras).

4.2.1. Scanner

4.2.1.1. Scanner — Aufbau und Modifikationen

Ein Scanner der einfachsten Form (Abb. 8 oben links [15]) ist so gestaltet, daß der Meßkopf (Kollimator und Szintillationssonde) zeilenförmig über dem Untersuchungsfeld (Maximalgröße mindestens 40 × 40 cm) hin und her bewegt werden kann.
Der Fahrarm, an dem der Meßkopf befestigt ist, wird motorisch angetrieben. Am Zeilenende wird der Meßkopf automatisch um eine Zeilenbreite senkrecht zur Abtastrichtung verschoben, damit der Abtastvorgang (Scanning) in der nächsten Zeile fortgesetzt werden kann. Fest verbunden mit dem Fahrarm ist meist die Registriereinrichtung. Häufig wird ein Elektromagnet bzw. ein Relais verwendet. Beim Erregen der Magnetspule durch einen Impuls wird ein Stößel gegen ein Farbband geschlagen, und auf einem entsprechend angebrachten Registrierpapier erscheint ein Strich senkrecht zur Scanbewegung. Die Länge des Striches ist der Zeilenbreite angepaßt (2,5 bis 6 mm). Entsprechend der vom untersuchten Organ ausgehenden Strahlung wird die Häufigkeit der Striche pro Wegelement schwanken. Das untersuchte Organ stellt sich deshalb durch eine hohe Strichdichte mit morphologisch oder pathologisch bedingten Schwankungen gegenüber seiner Umgebung dar. Der Abbildungsmaßstab ist 1 : 1.

Bei modernen Scannern werden Farbbänder mit 7 oder mehr Farben verwendet. In Abhängigkeit von der gerade registrierten Impulsdichte wird automatisch eine bestimmte Farbspur unter den Stößel gebracht, so daß ein mehrfarbiges Strichszintigramm entsteht, das die visuelle Beurteilung von Strichdichteschwankungen erleichtert. Häufig erfolgt simultan zur Aufzeichnung mit dem Strichdrucker eine fotografische Aufzeichnung. Dabei wird von den Impulsen eine Lampe angesteuert, deren Helligkeit von der gerade registrierten Impulsdichte abhängt und deren Lichtimpulsdauer so gewählt werden kann, daß im Bereich maximaler Impulsdichte eine optimale Filmschwärzung erreicht wird. Durch entsprechende Blenden können unterschiedliche Lichtmarken auf den Film projiziert werden. Bei kreisförmigen Marken, die größer als die Zeilenbreite sind, verschwindet die Zeilenstruktur im Bild; es erscheint geglättet. Moderne Scanner gestatten den Anschluß eines Datenerfassungsgerätes, mit dessen Hilfe nachträglich Bildbearbeitungen möglich werden (siehe unten). Im einfachsten Fall ist es ein Loch-

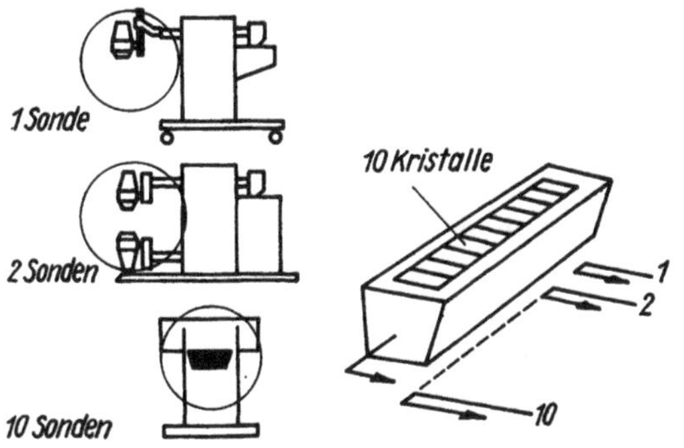

Abb. 8 nach [15]. Schematische Darstellung von Scannern: oben links: Scanner mit einer Meßsonde, Mitte links: Scanner mit zwei diametral gegenüber angeordneten Sonden (Doppelkopf-Scanner), unten links: Schema eines Multikristallscanners, rechte Seite: Anordnung der Kristalle im Abtastsystem und Schema der Scanbewegung.

streifenstanzer. Scanner können auch mit zwei Meßköpfen (Abb. 8, Mitte links) ausgestattet sein; diese stehen sich diametral gegenüber und führen simultan die gleiche Bewegung aus.

International besteht der Trend, von den herkömmlichen Scannern mit der zeitaufwendigen zeilenweisen Abtastung abzukommen und sich mehr auf den Einsatz von Szintillationskameras und Vielkristall- bzw. Hybridscannern zu orientieren.

4.2.1.2. Hybridscanner, Multikristallscanner, Szintillationskamera als Scanner

Der Name Hybridscanner resultiert aus der Kombination der Wirkungsprinzipien von Kamera und Scanner. Der Meßkopf stellt eine zu einer Linie „geschrumpfte" Kamera [27] dar. Siehe Punkt 1 und 2 der folgenden Ausführungen zu verschiedenen Scannervarianten:

1. 30 bis 40 cm langer zylindrischer Kristall mit je einem seitlich an den beiden Austrittsfenstern angebrachten SEV (Abb. 9). Aus der unterschiedlichen Lichtintensität, die von jedem SEV am Austrittsfenster von einem Ereignis an einem beliebigen Ort im Kristall registriert wird, läßt sich der Ort dieser Wechselwirkung ermitteln. Aus der Verknüpfung beider Signale ergibt sich die energetische Zuordnung.

2. Länglicher rechteckiger Einkristall mit mehreren SEV [6], wobei die Position der Wechselwirkung des Strahlungsquants mit dem Kristall in X-Richtung analog zur Positionssignalbildung bei der Kamera (Abb. 10) erfolgt (s. auch 4.2.2.).

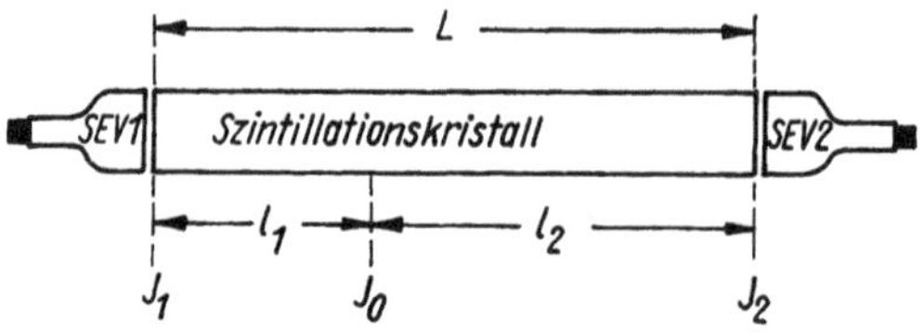

Abb. 9 nach [27]. Prinzipieller Aufbau des Hybrid-Scanner-Detektors. Die SEV sind seitlich am Kristall optisch angekoppelt.

3. Multikristallscanner mit 10 Kristallen und 10 SEV. Da die Registrierung hierbei nur wie bei einem Scanner mit dicht aneinander gereihten Meßsonden erfolgt, muß noch eine — wenn auch erheblich verkürzte — Abtastung innerhalb der einzelnen Zeile in Kauf genommen werden (Abb. 8, unten links und rechts). Die Entwicklung ist bis zur Anordnung von 84 Detektoren fortgesetzt worden. Diese sind gegeneinander versetzt, hintereinander in 6 Reihen angebracht. Jeder Kristall hat eine Eintrittsfläche von 4 × 4 cm. Wenn diese Detektorkombination in einer einzigen Scanbewegung über den Patienten (oder bestimmte Regionen seines Körpers) hinwegbewegt wird, entstehen 83 Scanzeilen von je 7 mm Breite [23].
4. Mit einer motorisch diskontinuierlich bewegten Patientenliege unter einem Kameradetektor (s. Abschn. 4.2.2.) können Szintigramme von benachbarten, sich teilweise in den Einzelbildern überlappenden Körperregionen angefertigt werden, die sich mit elektronischen Datenverarbeitungseinrichtungen zu einem Gesamtbild vereinen lassen.

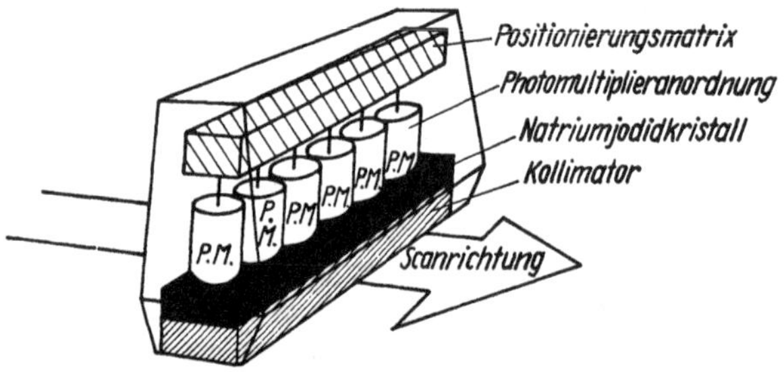

Abb. 10 nach [6]. Prinzipieller Aufbau der Scanikamera (Frankreich). Der Detektor, bestehend aus einem länglichen Einkristall und 6 SEV (P. M.), kann als „eindimensionale Szintillationskamera" betrachtet werden.

Neben der entsprechenden Kollimatorgestaltung für die genannten Geräte und erforderlichen Erweiterungen der Elektronik (bezüglich der herkömmlichen Scannertechnik) war auch die Registriereinrichtung an die veränderte Technik anzupassen. Dabei wurde auf die 1 : 1-Darstellung weitgehend verzichtet und von der direkten mechanischen Verbindung von Fahrarm und Registriereinrichtung abgegangen. In Abhängigkeit von der nachgeschalteten Registrier- bzw. Auswertelektronik erscheint das Szintigramm auf einem Film, auf dem Schirm einer Oszillografenröhre, auf einem Fernsehschirm (schwarz-weiß oder farbig) oder von einem Mosaikdrucker auf Papier gedruckt. Die letztgenannte Registriereinheit ist in der Regel periphere Ausgabeeinheit eines Rechnersystems.

Die Vorteile der genannten Geräte liegen in der gegenüber herkömmlichen Scannern größeren Effektivität, der Verkürzung der Liegezeit für die Patienten und der damit verbundenen höheren Untersuchungsfrequenz; besonders hervorzuheben ist die Möglichkeit der Ganzkörperszintigrafie (Skelett-Szintigrafie).

4.2.2. Szintillationskamera

Es hat zahlreiche Entwicklungen von Kamerasystemen gegeben, von denen sich in der Praxis letztlich zwei Typen durchgesetzt haben. Sie arbeiten nach dem Prinzip von ANGER [2] bzw. BENDER und BLAU [4]. ANGER verwendet einen großen Natriumjodid-Einkristall mit einer darüber angeordneten hexagonalen SEV-Matrix. BENDER und BLAU benutzen dagegen einen Mosaikkristall, wobei jeder einzelne Kristall (etwa 1×1 cm Kantenlänge) über einen Lichtleiter mit jeweils einem SEV der X-Koordinate und einem der Y-Koordinate verbunden ist.
Da in den nuklearmedizinischen Einrichtungen vorwiegend Kameras des Angertyps verwendet werden, wird im folgenden dieser Typ ausführlicher beschrieben.

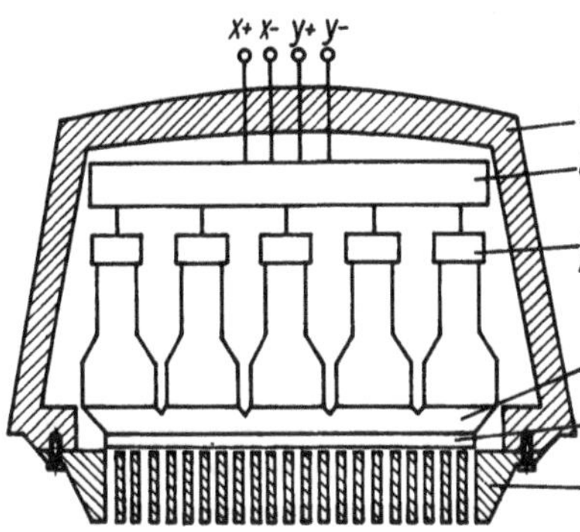

Abb. 11 nach [26]. Schematische Darstellung des Detektors einer Szintillationskamera im Schnittbild

Der Detektor (Abb. 11 [26]) besteht aus einem etwa 12 mm dicken NaJ(Tl)-Einkristall, dessen Durchmesser, je nach Hersteller und Einsatzzweck, zwischen 28 und 40 cm liegt. Darüber befindet sich ein Lichtleiter, der eine verlustarme Registrierung der im Kristall erzeugten Photonen durch die darüber angeordneten SEV ermöglichen soll. Die Zahl der SEV ist je nach Hersteller unterschiedlich. Üblich sind 19 oder 37 SEV, es sind aber auch schon Geräte mit 91 SEV hergestellt worden. Vor dem Kristall befindet sich der Kollimator. In der Regel handelt es sich um einen Parallelloch-Kollimator, so daß nur Gammaquanten, die den zu untersuchenden Körper senkrecht zur Kristallebene verlassen, zur Registrierung zugelassen werden. Die im Kristall erzeugten Photonen eines bestimmten Wechselwirkungsprozesses werden von einem oder mehreren in der Nähe des Ereignisses gelegenen SEV empfangen. Aus der Zahl der von einem SEV registrierten Photonen resultiert an dessen Anode ein elektrischer Impuls mit entsprechender Amplitude. Aus der unterschiedlichen Höhe der Impulse kann elektronisch die x- bzw. die y-Koordinate der Kristallebene ermittelt werden, die dem Ort der stattgefundenen Wechselwirkung entspricht. Der resultierende Gesamtimpuls aus den elektrischen Impulsen der einzelnen SEV, die von dem Wechselwirkungsereignis Photonen empfangen haben, wird einem Einkanalanalysator zugeführt. Hat dieser Impuls die erforderliche Amplitude, um das Fenster passieren zu können (Z-Signal), dann wird der

Ort der Wechselwirkung (X-, Y-Signale) auf einem Oszillografenschirm durch einen kurzen punktförmigen Lichtblitz angezeigt. Bei geöffnetem Verschluß können mit einem Fotoapparat die Lichtblitze auf einem Film registriert werden. Bei ausreichender Zahl registrierter Lichtblitze erhält man ein Bild mit unterschiedlicher Punkthäufigkeit pro Flächenelement entsprechend der Verteilung des Radionuklids im untersuchten Objekt.

4.3. Emissionscomputertomografen

Zur Darstellung transversaler Körperschnitte unter Verwendung der aus dem Körper austretenden Strahlung wurden in den letzten Jahren einige Entwicklungen unterschiedlichen mechanischen und elektronischen Aufwandes vorgestellt. Es handelt sich im wesentlichen um 2 Typen, Positronen-Emissionscomputertomografen und Einzelphotonen-Emissionscomputertomografen.
Bei selektiver Anreicherung eines Radiopharmakons in einem Organ geringer Tiefenausdehnung wird die herkömmliche zweidimensionale Darstellung ausreichende Informationen über die Morphologie des Organs liefern. Problematisch zu beurteilen sind dagegen solche Darstellungen von Organen größerer Tiefenausdehnung und von möglichen Überlagerungen Radioaktivität speichernder Bezirke. Dazu gehören Darstellungen des Hirns, der Leber, aber auch der Milz, der Lunge und des Skeletts. In diesen Fällen liefert die Schnittbildtechnik mit Hilfe der Emissionscomputertomografie bessere Resultate.

4.3.1. Positronen-Emissionscomputertomograf

Hierbei wird die physikalische Eigenschaft von Positronenstrahlern (meist Zyklotronprodukte sehr kurzer physikalischer Halbwertszeit, mit denen Pharmaka markiert werden können) ausgenutzt, so daß bei dem Zusammenstoß zwischen einem positiven Elektron (Positron) und einem (negativen) Elektron zwei Gammaquanten mit einer Energie von 511 keV entstehen, die zueinander im Winkel von 180° emittiert werden. Mit zwei gegenüberliegenden Kameradetektoren ohne Kollimator, zwischen denen sich der Patient befindet, wird aus zwei gleichzeitig in beiden Detektoren [12] (unter Verwendung einer Koinzidenzstufe) registrierten Ereignissen nach dem Strahlensatz eine Berechnung des Positionssignals z. B. für die Mittelebene zwischen beiden Detektoren durchgeführt. Dabei werden nur die auf der Mittelebene befindlichen aktivitätsspeichernden Regionen am richtigen Ort wiedergegeben, andere erscheinen verschwommen. Die Berechnung kann auch für andere Ebenen elektronisch realisiert werden. Radioaktivitätspeichernde Bezirke einer bestimmten Ebene werden daher mit guter Auflösung dargestellt, d. h. es entsteht die Schichtaufnahme einer Ebene parallel zu beiden Kristallebenen. Wenn die Kameradetektoren um die Längsachse des Patienten gedreht werden, lassen sich Aufnahmen beliebig vieler anderer Ebenen, die durch den gleichen Drehpunkt verlaufen, von der gleichen Körperregion anfertigen. Mit Hilfe eines Computers können aus den Impulsverteilungsbildern der einzelnen Ebenen die Transversalschnitte berechnet und entsprechend dargestellt werden. In Abhängigkeit von der Größe des Gesichtsfeldes sind simultan mehrere Transversalschnitte darstellbar. Da nur gleichzeitig auftretende Ereignisse registriert werden, wird die sonst auftretende Untergrundstrahlung weitgehend eliminiert.
In der Literatur sind auch Lösungen beschrieben, bei denen um den Patienten 6 Kristallebenen in Form eines Sechsecks angeordnet sind [13], wodurch gleichzeitig (mit Hilfe

der Multikoinzidenztechnik) 3 Impulsprofildarstellungen ermöglicht werden. Das System wird in Winkelschritten von 3° bis zu insgesamt 60° diskontinuierlich bewegt. Bei jeder Winkelstellung werden drei Impulsprofildarstellungen aufgezeichnet, so daß am Ende der Untersuchung zur Berechnung der Transversalschicht 60 Einzelaufzeichnungen zur Verfügung stehen. Diese Geräte befinden sich derzeit im Stadium der Entwicklung und stehen kommerziell noch nicht zur Verfügung.
Auf die konstruktiven Lösungen der hier beschriebenen zwei Wirkungsprinzipien kann an dieser Stelle nicht eingegangen werden.

4.3.2. Einzelphotonen-Emissionscomputer-Tomograf

Bei der Entwicklung eines solchen Gerätes, das die Anwendung der in der Nuklearmedizin üblichen Radionuklide (^{99m}Tc, ^{113m}In, ^{131}J usw.) gestattet, wurden folgende Wege beschritten:

1. diskontinuierliche Rotationsbewegung mit tangentialer Abtastung [5],
2. diskontinuierliche Rotation des Detektors einer üblichen Szintillationskamera [29],
3. rotationssymmetrische Anordnung 12 fokussierter Szintillationsdetektoren, die eine Scanbewegung ausführen, wobei sich nach jeder Zeile der radiale Abstand ändert [14].

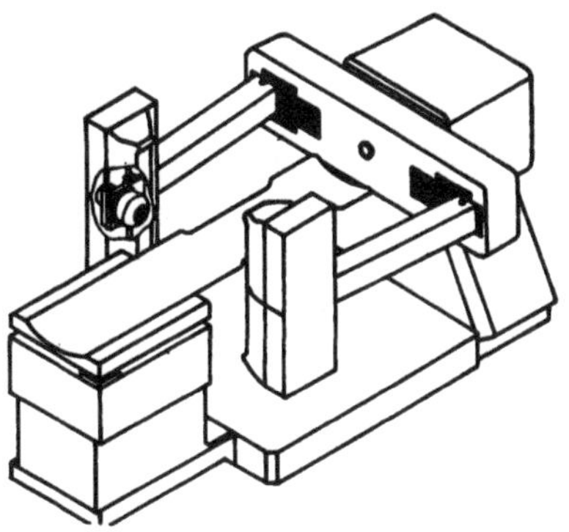

Abb. 12 nach [5]. Aufbau des Tomogscanners. Im rechten Abtastsystem (vom liegenden Patienten aus gesehen) ist ein Durchbruch gezeichnet, aus dem Lage und Bewegungsmöglichkeit des Szintillationsdetektors ersichtlich wird.

Zu 1) Es werden zwei gegenüberstehende Szintillationssonden mit jeweils einem fokussierten Kollimator verwendet (Abb. 12), zwischen denen sich der Patient befindet. Die Kollimatoren sind so gestaltet, daß Auflösung und Tiefenempfindlichkeit des gegenüberliegenden Detektorpaares zusammengenommen nahezu konstant sind. Das bezieht sich auf eine seitliche Durchdringungsstrecke durch den Körper in etwa 30 cm Länge. Die Detektoren können auf jeweils einer Geraden parallel zueinander bewegt werden. Die Szintillationssonden, die um den liegenden Patienten drehbar angeordnet sind, werden um diskrete Winkelschritte bewegt und führen bei jeder Winkelstellung eine Scanbewegung aus. Dabei entstehen Szintigramme verschiedener Ebenen, die schließlich zur Darstellung eines Schnittes führen.
Zu 2) Die Aufzeichnung von Impulsprofildarstellungen der gleichen Körperregion aus verschiedenen Sichtwinkeln auf einer Kreisbahn um den Patienten ermöglicht die Berechnung mehrerer Schnittbilder, sofern genügend viele Impulsprofildarstellungen (60 bis 100) registriert wurden.
Zu 3) Die 12 gleichmäßig auf den Umfang verteilten Detektoren führen (z. B. bei einem speziell für die Hirnuntersuchung entwickelten Gerät) über einer Zeile von 20 cm eine Scanbewegung aus. Dabei werden aufgrund der Fokussierung 12 Linien der zu untersuchenden Schnittebene mit besonders guter Auflösung und Effektivität dargestellt.

Beim nächsten Scanablauf werden zwölf weitere Linien mit jeweils einer Wegdifferenz von etwa 1 cm zur vorigen Linie in gleicher Weise dargestellt, so daß vom Körperinneren bis zur Oberfläche von jedem Detektor 11 Linien (Impulsprofillinien) im Abstand von 1 cm (insgesamt 132 Profillinien) dargestellt werden. Aus diesen einzelnen Impulsprofillinien wird das Schnittbild mit Hilfe des Computers konstruiert (Abb. 13 — Schema eines Untersuchungsgerätes für einen beliebigen Körperquerschnitt).

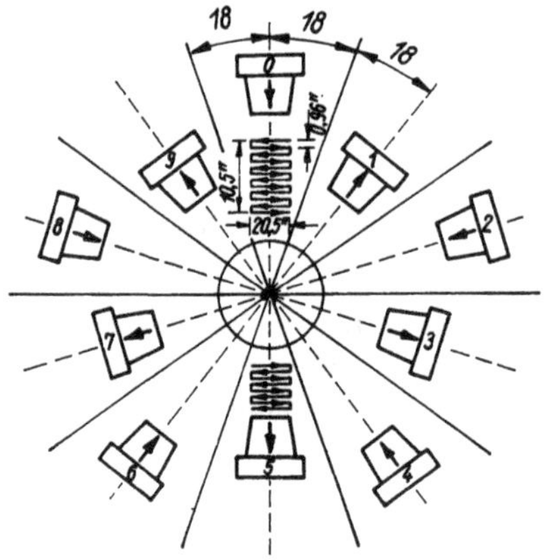

Abb. 13 nach [14]. Schema der Anordnung und des koordinierten Bewegungsablaufs der Detektoren eines amerikanischen Einzelphotonen-Computer-Tomografen (Cleon 710)

Für alle Verfahren besteht das Problem, die aus jedem Sichtwinkel ermittelten Impulsprofildarstellungen unter Berücksichtigung der Gewebsabsorption zu einem bzw. mehreren (bei simultaner Registrierung mehrerer Impulsprofildarstellungen) Schnittbild, resp. Schnittbildern zusammenzusetzen. Das gelingt nur mit Hilfe der Datenverarbeitung, wobei besonders hohe Ansprüche an die Speicherkapazität und die Zugriffszeit zu den gespeicherten Werten und eine Darstellung mit hoher Auflösung und ausreichender Gradation gestellt werden müssen.
1979 wurden die ersten Geräte dieser Erzeugnisgruppe von ausländischen Firmen angeboten.

4.4. Geräte für die Ganzkörperszintigrafie

Der Untersuchungsmodus in der Nuklearmedizin tendiert deutlich in zwei Richtungen:
a) dynamische Studien und
b) Ganzkörperuntersuchungen.
Grund dafür ist die Entwicklung neuer und effektiver Untersuchungsverfahren (Computertomografie, Sonografie, Kernspintomografie), wie eingangs schon erwähnt. Dynamische Studien zur Beurteilung von Organfunktionen (z. B. Nierensequenzszintigrafie) und Ganzkörperuntersuchungen (z. B. Skelettszintigrafie mit ^{99m}Tc-Diphosphonat oder ^{67}Ga-Zitrat zur Metastasensuche bei bestimmten Karzinomerkrankungen) sind aufgrund verschiedener Aspekte, wie der Untersuchungsdauer, der Strahlenbelastung (betrifft nur den Unterschied zwischen Röntgen-Untersuchung und nuklearmedizinischer Untersuchung), des diagnostischen Stellenwertes der Untersuchung, des Aufwandes und der Kosten anderer Methoden zur gleichen Fragestellung vorzuziehen.
Das Problem für die Ganzkörperuntersuchung besteht in der Notwendigkeit, den gesamten Körper abzutasten und bildlich übersichtlich so darzustellen, daß eine zuverlässige Aussage möglich wird. Die Gerätetechnik rekrutiert sich aus den konventionellen Szintigrafiegeräten (üblicher Ein-Sonden- oder Doppelkopf-Scanner, Multikristallscanner, Hybridscanner, Szintillationskamera [7], [8], [21]). Beim Scanner wird durch

mechanische Untersetzung ein verkleinertes Szintigramm vom Körper (z. B. Skelett) des Patienten erzeugt; komfortabler ist die Kombination mit einem Computer. Auswerte- und Bildausgabeprogramme gewährleisten sowohl eine hohe Sicherheit der Ergebnisse als auch eine gute Bildschirmdarstellung und Dokumentation der Untersuchung.
Eine andere Möglichkeit ist die Kombination einer stationären Szintillationskamera mit einem über die gesamte Körperlänge und -breite beweglichen, automatisch gesteuerten Patientenbett und einem Prozeßrechner [11, 24]. Aus Einzelaufnahmen, die in 2 oder 3 Bahnen vom Patienten aufgezeichnet wurden, wird das Ganzkörperszintigramm vom Rechner unter Berücksichtigung von Kamerainhomogenität und physikalischer Halbwertszeit des Radiopharmakons rekonstruiert, auf einem Bildschirm dargestellt und, z. B. über eine elektronische Steuerung, fotomechanisch dokumentiert.
Platzsparender aber technisch aufwendiger ist die Verwendung eines stationären Patientenlagerungstisches mit einer in zwei Koordinaten über oder unter dem Patienten positionierbaren Szintillationskamera, deren Bewegungsablauf, Verweildauer usw. vom Prozeßrechner gesteuert wird.
Es wird auch über Einrichtungen berichtet, bei denen die Längsbewegung von der Kamera und die Querbewegung vom Patiententisch ausgeführt wird. Moderne Großfeldkameras erfordern zur Abtastung des Gesamtkörpers keine Querbewegung mehr [22].

5. EDV in der Szintigrafie

5.1. Entwicklung des Einsatzes der EDV in der Szintigrafie

Die große Zahl von Daten, die — meist schon in digitaler Form — bei einem Szintigramm anfallen, läßt den Einsatz der EDV als besonders sinnvoll erscheinen. Im Hinblick auf die notwendige mathematische Weiterverarbeitung zur besseren Interpretierbarkeit der szintigrafisch gewonnenen Informationen hat sich dieser Trend im internationalen Rahmen durchgesetzt. Begonnen hatte diese Etappe mit der Ankopplung des Kernspeichers an Szintigrafiegeräte zur Datenerfassung und Szintigrammdarstellung, bzw. der Szintigrammregistrierung auf Lochstreifen zur off line Bildbearbeitung. Die Größe der Speichermatrix eines Kernspeichers (Vielkanalanalysator) betrug in der Regel 64×64 Bildpunkte (mit einer Speichertiefe bis zu 20 bit). Die Kernspeicher waren so konzipiert, daß einfache Rechenoperationen durch eine fest verdrahtete Rechenelektronik ausgeführt werden konnten, wie Glättung, Normierung, Untergrundsubtraktion und quantitative Vergleiche zwischen beliebigen Regionen. Teilweise verfügten sie über Ausgabeeinheiten zur Archivierung der Szintigrammdaten oder zur Übertragung der Daten auf einen computerkompatiblen Datenträger für die weitere Bildbearbeitung an einem Computer.

5.2. Das Kamera-Rechnersystem

Der zunehmende Einsatz der Szintillationskameras für dynamische Studien und die daraus resultierende Notwendigkeit, aus der immensen Datenmenge Funktionskurven zu berechnen, Szintigramme neuartigen Informationsgehaltes zu berechnen, oder kinematografische Aufzeichnungen anzufertigen, haben zur Entwicklung von Kamerarechnersystemen geführt. Daneben sind wichtige Verarbeitungsschritte bei statischen Aufnahmen, wie z. B. die Glättung, die Kamerakorrektur, die Darstellung von Isoimpulsbereichen, die Differenzenbildung, die Verknüpfung von Szintigrammen usw., zu realisieren. Die Rechnersysteme verfügen im allgemeinen über verschiedene Dateneinund -ausgabeeinheiten sowie Darstellungseinheiten und entsprechende Speicherkapazität mit der erforderlichen kurzen Zugriffszeit. Dazu gehört u. a. der Analogdigitalkonverter, der die analogen X-Y-Signale von der Kamera digitalisiert und dafür sorgt, daß bei jedem vorhandenen Z-Signal der Inhalt der jeweils durch X- und Y-Signale angesprochenen Speicheradresse um 1 erhöht wird; dazu gehören Magnetplattenspeicher, Lochstreifenstanz- und Leseeinrichtung, Magnetbandgerät, eine alphanumerische Bildschirmeinheit zum Dialog mit dem Rechner, je nach Hersteller unterschiedliche Art von Druck- oder Zeicheneinrichtungen (Matrixdrucker, elektrostatischer Plotter, x-y-Schreiber, Zeilendrucker) und weitere Bildschirmeinheiten (Farbfernsehmonitor, Schwarzweißbildschirm).

5.3. *Erläuterung wesentlicher Bildbearbeitungsmethoden*

1. Glättung

Unter Glättung versteht man die Berechnung des Mittelwertes, der in einem Bildpunkt (Adresse) registrierten Impulszahl aus eben dieser Impulszahl und den Impulszahlen der Bildpunkte, die dem betrachteten Bildpunkt unmittelbar benachbart sind. Diese Operation wird für jeden Bildpunkt ausgeführt. Die statistische Schwankung der Einzelwerte untereinander wird damit reduziert.

2. Kamerakorrektur (Uniformity-Correction)

Die heterogene Empfangsmöglichkeit von Photonen durch die Anordnung der SEV einerseits sowie die diffizile Einpegelung der Verstärkung der einzelnen SEV und deren nicht völlig gleiche Empfindlichkeit andererseits sind die Hauptursachen für Verzeichnungen und besonders für eine inhomogene Wiedergabe einer im Gesichtsfeld der Kamera homogen verteilten Radioaktivitätsmenge. Da diese Inhomogenität für jede Energie unterschiedlich, aber reproduzierbar ist, kann eine inhomogene Wiedergabe der homogenen Verteilung des Nuklids einer bestimmten Energie zur Korrektur benutzt werden [1, 10, 18, 19]. Zu jedem individuellen Bildpunkt läßt sich ein Faktor berechnen, mit dem man seinen Inhalt multiplizieren muß, um schließlich in jedem Bildpunkt den gleichen Inhalt zu haben. Diese Faktoren lassen sich auf die Darstellung flächenhaft ausgedehnter Aktivitätsverteilungen, wie sie vom Patienten registriert werden, anwenden.

3. Differenzenbildung

Zur Darstellung des Aktivitätsgradienten, das heißt der Änderung der Impulshäufigkeit an Organgrenzen oder bei Speicherungsdefekten im Organ ist die Differenzenbildung eine wichtige Methode [16]. Da der Anstieg in verschiedenen Richtungen erfolgen kann, wird der Mittelwert aus den absoluten Differenzen zu den benachbarten Bildpunkten in allen vier Koordinatenrichtungen berechnet. Dieser Mittelwert wird als neuer Inhalt dem gerade betrachteten Bildpunkt zugeordnet. In der Darstellung markieren sich auf diese Weise Bezirke mit hohem Gradienten wesentlich deutlicher als Bezirke mit geringer Schwankung der registrierten Impulszahl.

4. Isoimpulsbereiche

Dabei handelt es sich um die simultane Darstellung von Bereichen, denen jeweils ein bestimmter Impulsinhalt entspricht. Man spricht auch von Klassen, wobei aus Gründen der Übersichtlichkeit bestimmte (meist wählbare) Klassengrenzen (meist in Prozent von dem Bildpunkt mit dem maximalen Inhalt) einzuhalten sind. Die zwischen den Klassengrenzen einzuordnenden Impulsinhalte werden durch ein bestimmtes Symbol bzw. durch eine einheitliche Farbe dargestellt.

5. Verknüpfung von Szintigrammen

Für spezielle Untersuchungstechniken müssen Szintigramme addiert oder voneinander subtrahiert werden. Hierbei ist oft eine Anpassung der Maxima durch Multiplikation der Bildpunkte mit einem bestimmten Faktor erforderlich [16].

5.4. Weitere Möglichkeiten des Einsatzes der EDV

Der Trend bei der weiteren Szintigrammauswertung mit dem Computer liegt in der automatischen Erkennung von Formen und Lage der Organe, der Auffindung signifikanter Speicherungsdifferenzen zur Unterstützung der visuellen Interpretation der im Szintigramm enthaltenen Informationen, sowie in der Anwendung bei der Radiokardiografie, der Ganzkörperszintigrafie und bei der Emissionscomputertomografie. Die automatisierte Befundschreibung ist zum Teil schon realisiert.
Auf eine umfassende Darstellung aller Möglichkeiten der EDV kann in diesem Rahmen nicht eingegangen werden.

6. Literatur

1. Adam, W. E.; W. J. Lorenz; K. K. Scheer: Quantitative Untersuchungen mit der Szintillationskamera. In: Radioisotope in der Lokalisationsdiagnostik, Vierte Jahrestagung der Ges. für Nuklearmed., Heidelberg, 6.–8. 10. 1966, Schattauer Verlag Stuttgart, S. 55
2. Anger, H. O.: Scintillation Camera. Rev. Sci. Instr. **29** (1958)
3. Atom-Struktur der Materie, Kleine Enzyklopädie. VEB Verlag Enzyklopädie, Leipzig 1970
4. Bender, M. A.; M. Blau: The Autofluoroscope. Nucleonics **21** (1963), 52
5. Bradstock, P. A.; J. G. Glover: Tomogscanner — An Emission Computerised Axial Scanner, Structure and Performance. Firmenschrift — Tomogscanner UK Ltd., Reading, England; Publikation auf dem 3. Kongreß der Europäischen Gesellschaft für Nuklearmedizin, Karlovy Vary, 1979
6. CGR médecine nucléaire, Frankreich; Scanicamera; Firmeninformation 1978
7. Crawlay, J. C. W. et al.: Quantitative Whole Body Scanning Using a Hybrid Scanner IAEA Medical Radionuclide Imaging, STI"PUB 440/1977, S. 369–376
8. Ell, P. J.; M. J. Myers: A Comparison of a New Whole Body Scanner with a Large Crystal Scanning Camera in Whole Body Imaging Eur. J. Nucl. Med. **2** (1977), 281–284
9. Grimsehl; Lehrbuch der Physik, Bd. 4, Herausgeber: W. Schallreuter; B. G. Teubner Verlagsgesellschaft, Leipzig 1959
10. Hasmann; Broothedde: Gamma Camera Uniformity as a Function of Energy and Count Rate. Brit. J. Radiol., **49** (1972), 718–722
11. Havemann, J.; U. Karsten; H.-J. Neben; K.-D. Schwartz: Ein rechnergestütztes Verfahren zur Darstellung und Befundung größerer Regionen mit der Szintillationskamera, XVI. Nuklearmedizinisches Symposium, Reinhardsbrunn 1979, 180–181, Schriftenreihe wissenschaftl. Tagungen in der DDR, Isocommerz-GmbH.

12. HINE, J. G.: Instrumentation in Nuclear Medicine, Vol. 1, Academic Press, New York, London 1967
13. HOFFMANN, E. J.; M. E. PHELPS; N. A. MULLANI; Carol S. HIGGINS; M. M. Ter-POGOSSIAN: Design Considerations for a Positron Emission Transaxial Tomograph (PETT III). J. Nucl. Med. 17 (1976), 493–502
14. JARRITT, P. H.; P. J. ELL; M. MYERS; J. DEACON; N. J. G. BROWN; E. S. WILLIAMS: Emission Tomography — Initial Results on Brain, Skull and Liver with the Cleon 710 Radionuclide Brain Imager. Publikation in Firmenschrift von Union Carbide 1979
15. KLOSE, E.: Aufbau und Eigenschaften von Scannern. In: ANGERSTEIN/GURSKY: Grundlagen der Strahlenphysik und radiologischen Technik in der Medizin. VEB Georg Thieme, Leipzig, 1977
16. MARKWARDT, J.: Pankreas-Szintigraphie. Schriftenreihe: Anwendung von Isotopen und Kernstrahlungen in der DDR, in Wissenschaft und Technik, Isocommerz GmbH, 1977
17. NACHTIGALL, D.: Physikalische Grundlagen für Dosimetrie und Strahlenschutz, Thiemig-Taschenbücher; Verlag Karl Thiemig KG, München 1970
18. NAUBER, G.: Phantom zur Korrektur des Bildes der Anger-Kamera (Teil 1). Isotopenpraxis, 9. Jahrg., 6, 1973, 208–213
19. NAUBER, G., J. MARKWARDT, G. ROSCHE: Die Korrektur des Bildes der Anger-Kamera (Teil II). Isotopenpraxis, 9. Jahrg. 6, 1973, 213–215
20. NEUERT, H.: Kernphysikalische Meßverfahren. Verlag G. Braun, Karlsruhe, 1966
21. OSTERTAG, H.; W. KUEBLER; R. KUBESCH; W. J. LORENZ: A Linear Whole Body Scanner for Quantitative Positron Imaging. IEEE Transactions on Nuc. Sc. Vol. NS-28, Febr., 1981, 174–178
22. PATTON, J. A.; F. D. ROLLO; A. B. BRILL: Recent Developments in Nuclear Medicine Instrumentation. IEEE Trans. on Nucl. Sc. Vol. NS-27, Jun. 1980
23. Philips/C. H. F. Müller GmbH: Multidetektor — Scanner. Firmeninformation 1976
24. PLAGA, U.; J. MARKWARDT; K. ANDERT; B. TROEGER: Gerätesystem zur Positionierung relativ großer Massen im abgegrenzten Raum. 25. IWK der TH Ilmenau 1980, Vortragsreihe Geräteentwicklung, 35–37
25. POTSCHWADEK, B.: Allgemeiner Aufbau von nuklearmedizinischen Meßplätzen. In: ANGERSTEIN/GURSKY: Grundlagen der Strahlenphysik und radiologischen Technik in der Medizin. VEB Georg Thieme, Leipzig, 1977
26. POTSCHWADEK, B.; G. NAUBER: Aufbau, Wirkungsweise, Vor- und Nachteile verschiedener Geräte zur nuklearmedizinischen Lokalisationsdiagnostik. In: ANGERSTEIN/GURSKY: Grundlagen der Strahlenphysik und radiologischen Technik in der Medizin. VEB Georg Thieme, Leipzig 1977
27. PROPP, H.; B. POTSCHWADEK: Der Hybridscanner. Schriftenreihe: Wissenschaftliche Tagungen in der DDR. XIV. Nuklearmedizinisches Symposium 1977. Isocommerz GmbH
28. RASSOW, G.: Fibel zur nuklearmedizinischen Routinediagnostik. Firmen-Publikation, 1972
29. Selo: Firmeninformation; Italien
30. TAUTZ, M.: Anpassung des Kollimator-Detektor-Systems an die szintigrafische Aufgabenstellung. In: ANGERSTEIN/GURSKY: Grundlagen der Strahlenphysik und radiologischen Technik in der Medizin; VEB Georg Thieme, Leipzig 1977

3. Die nuklearmedizinische Diagnostik der Schilddrüsenmalignome einschließlich der Metastasendiagnostik

von H.-J. Altenbrunn

Die Schilddrüse (SD) ist das einzige Organ des Körpers, dessen Funktion direkt an das Vorhandensein von Jod gekoppelt ist. Die wesentlichen Entdeckungen der Wirkungen der SD-Hormone sind in den letzten Jahrzehnten mit radioaktivem Jod und damit markierten Hormonen und Metaboliten gemacht worden. Es ist deshalb folgerichtig, daß die nuklearmedizinischen Methoden — die Szintigrafie und die in-vitro-Bestimmung

von Hormonen im Serum — zur Diagnostik der malignen Schilddrüsenerkrankungen, zu deren Behandlung und zur Verlaufskontrolle genutzt werden.
Da sich die nuklearmedizinischen Verfahren bei der Diagnostik von malignen SD-Tumoren von denen bei der Metastasendiagnostik bzw. bei den Kontrolluntersuchungen von Patienten mit bösartigen SD-Geschwülsten unterscheiden, sollen sie hier auch getrennt abgehandelt werden.

1. Die Diagnostik von primären malignen Schilddrüsentumoren

1.1. Einleitung

Die Diagnose Schilddrüsenmalignom wird histologisch gestellt. Szintigrafische Verfahren zur Darstellung der SD sind bei Verwendung von radioaktivem Jod spezifisch für den Nachweis und die Lokalisation von SD-Gewebe, für den Malignom-Nachweis bei der unbehandelten Schilddrüsenkrankheit sind sie jedoch unspezifisch.
Ziel des Beitrages ist es, zu zeigen, in welchem Maße es durch Einsatz nuklearmedizinischer Methoden möglich ist, bei der großen Zahl der Schilddrüsenkrankheiten die relativ seltenen Schilddrüsenmalignome histologisch sichern zu helfen, um danach eine optimale, der Malignomform und dem klinischen Stadium der Krankheit entsprechende Therapie folgen zu lassen.
Eines sei hier einleitend festgestellt: Endokrinologen und Nuklearmediziner haben die besten Kenntnisse und Möglichkeiten, pathophysiologische Vorgänge in der SD zu verstehen und beim Patienten nachzuweisen. In unserem Land erfolgt die Diagnostik und Behandlung von Schilddrüsenkrankheiten über die Strumadispensaire in enger Zusammenarbeit mit den nuklearmedizinischen Einrichtungen (Organisationsform und Empfehlungen Deckart [10]). Wegen der Gefahr eines Schilddrüsenmalignoms für den Patienten hat jeder Arzt die Pflicht, bei entsprechenden Veränderungen der SD an die Möglichkeit des Vorliegens eines SD-Malignoms zu denken und durch die Einbeziehung der Ärzte der SD-Dispensaire und der Nuklearmedizin, den Verdacht eines SD-Malignoms ausschließen oder bestätigen zu lassen.
Der in der SD-Diagnostik tätige Arzt muß sich deshalb auch als Onkologe verstehen und entsprechend handeln. Nur so wird es gelingen, den im Vergleich zum amerikanischen Schrifttum hohen Prozentsatz von Fernmetastasen bei Patienten mit SD-Malignom zum Zeitpunkt der Diagnostik erheblich zu senken und entsprechende Heilungsquoten zu erreichen.

1.2. Morbidität, Altersverteilung und Verhältnis der Malignom-Erkrankungen der SD bei Männern und Frauen

SD-Malignome sind selten. Von Hakama [16] wird die Inzidenz mit 10—20/Millionen Menschen/a für die Mehrzahl von 25 Ländern angegeben. Auch in der DDR liegt sie mit 17 (Lorenz [28]) in dieser Größenordnung.
Es besteht bei der Morbidität eine starke Altersabhängigkeit, eine Bevorzugung der Frauen und starke örtliche Unterschiede selbst in kleinen Ländern. So wurde von Pedersen und Hougen [36] aus den Erkrankungszahlen für Norwegen (1953—1966, 1038 Fälle, davon 740 Frauen und 298 Männer) folgende Inzidenz für 1 Million Einwohner in Abhängigkeit von Alter und Geschlecht angegeben (Tab. 1). Die Tabelle 1 zeigt die starke Altersabhängigkeit für das Auftreten von SD-Malignomen und die deutlich häufigere Erkrankung von Frauen.

Tabelle 1. Inzidenz von Schilddrüsenmalignomen/Million Norweger/Jahr nach Lebensalter und Geschlecht aufgeschlüsselt (nach PEDERSEN und HOUGEN [36])

Alter in Jahren	Zahl der SD-Malignome		Verhältnis Frauen/Männer
	Männer	Frauen	
0–19	0,4	1,7	4,2
20–49	7,4	21,3	2,9
50–69	23,5	51,4	2,2
70 und älter	63,3	120,1	1,8

1.3. Klassifizierung der SD-Tumoren nach UICC und WHO [19] *sowie Häufigkeit nach Neracher und Hedinger* [32] (*Tab. 2*)

Tabelle 2. Klassifizierung der Schilddrüsentumoren nach UICC und WHO sowie Häufigkeit nach NERACHER und HEDINGER [32]

	Fälle	Prozent
I. Epitheliale Tumoren		
A. Gutartige Tumoren		
a) follikuläres Adenom		
b) andere		
B. Maligne Tumoren		
a) follikuläres Karzinom	97	29,7
b) papilläres Karzinom	122	37,3
c) Pflasterzellkarzinom	1	0,3
d) undifferenziertes (anaplastisches Karzinom)	78	23,8
e) medulläres Karzinom	10	3,1
II. Nichtepitheliale Tumoren		
A. Gutartige Tumoren		
B. Maligne Tumoren		
a) Fibrosarkom	1	0,3
b) andere		
III. Verschiedene Tumoren		
a) Karzinosarkom	0	0
b) malignes Hämangioendotheliom	14	4,3
c) maligne Lymphome	1	0,3
d) Teratome	0	0
IV. Metastasen		
V. Unklassifizierte Tumoren	3	0,9
VI. Tumorartige Veränderungen		
	327	100

Diese Einteilung bedeutet:

– Mischformen werden so zugeordnet, daß ein follikuläres SD-Karzinom mit wenigen papillären Anteilen als papilläres SD-Karzinom und ein papilläres Karzinom mit geringen anaplastischen Anteilen als anaplastisches SD-Karzinom klassifiziert wird (HEDINGER 1975).

- SD-Gewebe in Halslymphknoten wird nach neueren Vorstellungen (Dhom [12]) stets als Metastase eines differenzierten SD-Karzinoms gedeutet.
- Bei Langzeitverlaufskontrollen wurde eine Umwandlung von follikulären bzw. papillären SD-Karzinomen in undifferenzierte Karzinome beobachtet. Die Umwandlungen traten auch ohne Strahlentherapie auf. Diese in der Schweiz beobachtete prozentuale Verteilung der verschiedenen SD-Malignomformen wurde auch bei uns bei 180 Patienten beobachtet (Altenbrunn, Janisch [3]).

1.4. Biochemisches Verhalten der zur SD-Szintigrafie benutzten Radionuklide

In der normal großen etwa 30 g schweren SD des Erwachsenen ist etwa 5—10 mg Jod enthalten. 90% davon liegt in organischer Bindung als Thyroxin vor, das am Thyreoglobulin chemisch gebunden ist. Der Rest des Jodes ist Jodid und jodhaltiges Protein.
Die Anreicherung von Radiopharmaka (J^- = Jodid oder das dem Jodid chemisch analoge TcO_4^- = Pertechnetat) aus dem Serum in die SD wird als Trapping und Organifikation bezeichnet. Die Reaktionen, die die Anreicherung der beiden Radiopharmaka in der SD bewirken, sind unterschiedlich und von verschiedenem Ausmaß, sie sind schematisch in Abb. 1 dargestellt.

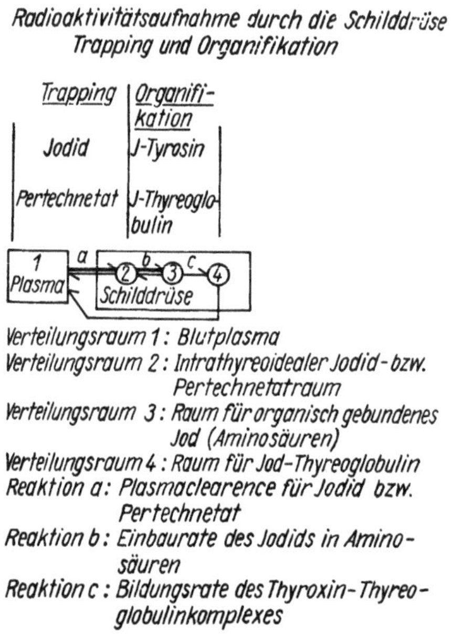

Abb. 1

Die Aufnahme des Jodids und ebenso des chemisch ähnlichen Pertechnetations aus dem Blut in die SD verläuft in 2 Phasen. Die 1. Phase, das sog. Trapping (Reaktion a), hängt von der Serumjod- und der TSH-Konzentration im Serum ab. Das Trapping ist optimal bei einer Serumkonzentration von 0,1 mg Jodid/l und beträgt dabei etwa 10 Gamma Jodid/h. Dieses in die SD aufgenommene Jodid wird, wie autoradiografisch gezeigt werden konnte, innerhalb von 15 s in organische Bindung (J-Tyrosin) überführt; die Reaktion b, die sog. Organifikation, ist damit ein schnell ablaufender Prozeß und führt über mehrere Syntheseschritte zum Thyroxin, das an das Thyreoglobin gebunden wird (Darstellungen nach Klein [23] sowie Fragu u. a. [13]).

^{99m}Tc als Pertechnetat wird von der SD mit anderer Kinetik (Fragu u. a. [13]) und in geringerem Prozentsatz als Jodid von der SD aufgenommen, aber wie Andros u. a. [5] feststellten, nicht in das Thyreoglobulin eingebaut. Nach Reiners und Börner [41] werden nach i. v. Applikation von $^{123}J^-$ innerhalb von 90 min 30% und von $^{99m}TcO_4^-$ innerhalb von 20 min 10% der injizierten Aktivität in der SD nachgewiesen.
Das Jodtrapping und die anschließende Organifikation verlaufen langsamer, aber effektiver als das Pertechnetat-Trapping. Durch das schnellere Pertechnetat-Trapping kann es auch in SD-Strukturen, die kein Jodid mehr speichern, zu einer Pertechnetat-Aufnahme kommen, so daß es zahlreiche Hinweise auf Diskrepanzen zwischen Jod- und Technetium-Szintigrammen in der Literatur gibt.
So berichtete Börner [7] von 8 Autoren, die in 14 Fällen im ^{131}J-Szintigramm kalte Knoten nachgewiesen hatten, die bei der ^{99m}Tc-Szintigrafie eine normale bzw. verstärkte Aktivitätsanreicherung aufwiesen — in 5 Fällen handelte es sich dabei vor allem um follikuläre Karzinome.
Mit dem gesteigerten Pertechnetattrapping bei einzelnen SD-Tumoren ist auch zu erklären, daß Shapiro u. a. [46] bei einem Vergleich von Pertechnetat- und ^{123}J-Szintigrammen der gleichen Patienten fanden, daß die szintigrafischen Diagnosen mit der ^{123}J-Szintigrafie um 10% besser mit den endgültigen Diagnosen übereinstimmten als die Pertechnetatszintigramme.

1.5. *Schilddrüsengröße und Malignom, Funktionszustand der Schilddrüse und Symptome bei Schilddrüsenmalignomen*

Sehr häufig entwickeln sich SD-Malignome in einer lange bestehenden Struma. Nach einer Sammelstatistik von Klein von 17 Autoren bestand im Mittel bei 52% der Patienten seit mehr als 5 Jahren eine Struma. In Strumaendemiegebieten betrug der Prozentsatz langjähriger Strumen bei den an SD-Malignomen erkrankten Patienten bis über 90%. Nemec u. a. [31] berichteten, daß sich bei 66 von 860 Patienten (7,7%), bei denen vor 5 Jahren und länger eine Strumaresektion wegen einer gutartigen SD-Erkrankung vorgenommen wurde, ein SD-Karzinom (vor allem follikuläre Form) entwickelte. Von Klein [24] sei hier die Zusammenfassung einer Sammelstatistik von 28 Arbeitsgruppen zitiert, die den Zusammenhang von Malignomfrequenz bei Euthyreoten und hyperthyreoten Strumen mit und ohne Knoten im chirurgischen Krankengut darstellt (Tab. 3).

Tabelle 3. Prozentuale Malignomfrequenz der verschiedenen Kropfformen im chirurgischen Krankengut nach Klein (1969 [24])

	alle Strumen	euthyreote Knotenstrumen			Hyperthyreosen	
		gesamt	multiple Knoten	solitäre Knoten	keine Knoten	toxisches Adenom
Malignom-frequenz in Prozent	3,8	8,2	6,2	15,0	0,65	1,2

Friedman u. a. [15] fanden bei 111 Patienten mit SD-Karzinom 76 Strumen mit ausgeprägten Solitärknoten, 5 normalgroße SD mit Solitärknoten, 15 Strumen mit multiplen Knoten und 15 diffuse Strumen ohne Tastbefund.

Die Kombination Hyperthyreose und Malignom (ausnahmslos folnkuläre Karzinome) ist selten. Sie wurde von uns nie beobachtet; an dem Vorkommen besteht nach Fallbeiträgen in der Literatur kein Zweifel (B. Hoving u. a. 1981 [21]).
Wegen der Seltenheit dieser Kombination kann jedoch in diesem Beitrag nicht weiter dazu Stellung genommen werden.

Patienten mit einem SD-Malignom

- sind praktisch immer euthyreot,
- haben in der Regel eine Kropfanamnese,
- haben einen derben, nicht schmerzhaften Knoten (oder mehrere) in der SD.

Risikofaktoren sind

- solitäre derbe Knoten — vor allem bei höckriger Oberfläche,
- solitäre derbe Knoten bei Jugendlichen, vor allem bei männlichen Jugendlichen,
- Knotenbildung bei Patienten über 60 Jahre,
- relativ rasch gewachsener nicht druckschmerzhafter Knoten (2—6 Monate),
- Knotenbildung nach früherer Bestrahlung der SD-Region (McCormick und Maus [29]).

Derbe Knoten in der SD und Lymphknoten in den Abflußgebieten weisen auf SD-Malignome hin. Örtliche Symptome wie Heiserkeit, Dysphagie, Horner-Syndrom und ein nicht schluckverschiebliches Organ sind möglicherweise durch ein fortgeschrittenes SD-Malignom verursacht.

1.6. Schilddrüsenszintigrafie und Schilddrüsen-Malignom

Da eine Hyperthyreose mit großer Wahrscheinlichkeit gegen das Vorliegen eines SD-Malignoms spricht, ist die in vitro-Diagnostik zur Bestimmung des Funktionszustandes der SD bei Verdacht auf SD-Malignom nur in dieser Hinsicht von Bedeutung. Bei jeder Form der Knoten-Struma — nicht nur bei Malignom-Verdacht — ist eine SD-Szintigrafie zur Abklärung des Funktionszustandes des suspekten Knotens durchzuführen. Diese Untersuchung ist besonders wichtig, da nach De Cosse u. a. [11] die Speicherfähigkeit selbst im histologisch-differenzierten Karzinom für ^{99m}Tc-Pertechnetat bzw. ^{131}J- nur etwa 2—3% der Speicherung im normalen SD-Parenchym beträgt. Deshalb ist zu erwarten, daß im SD-Szintigramm im Gebiet eines malignen Tumors keine Radioaktivität nachgewiesen wird. Im Szintigramm erscheint im Gebiet des suspekten Bezirkes eine Aussparung ein „kalter Bezirk", da funktionslose Bezirke in der Regel durch palpable Knoten verursacht werden, spricht man von einem „kalten Knoten". Ob der kalte Knoten durch eine Zyste, ein gutartiges Adenom oder ein Malignom hervorgerufen ist, kann anhand des Szintigrammes nicht gesagt werden, da in jedem Fall das Parenchym durch Zystenflüssigkeit oder nicht speicherfähiges Gewebe ersetzt war. Der szintigrafisch kalte Knoten zwingt zur weiteren Diagnostik (Ultraschall (Zyste — solider Knoten) oder Nadelbiopsie), um ein Malignom nachzuweisen oder auszuschließen.

1.7. Durchführung der Schilddrüsenszintigrafie

1.7.1. Wahl des geeigneten Radiopharmakons und Strahlenbelastung

Schilddrüsenszintigramme können im Prinzip mit 4 unterschiedlichen Radionukliden angefertigt werden (s. Tab. 4).

Tabelle 4. Zur Schilddrüsenszintigrafie verwendete Radionuklide und Radiopharmaka. Eigenschaften, Dosierung, Nuklidanreicherung in der Schilddrüse sowie Strahlenbelastung (in Anlehnung an REINERS und BÖRNER [41])

	$^{131}J^-$	$^{125}J^-$	$^{123}J^-$	$^{99m}TcO_4^-$
Physikalische HWZ in Tagen	8,05	60,0	0,55 (13,3 h)	0,25 (6,0 h)
β-Strahlung	+	–	–	–
Energie der zur Szintigrafie benutzten Gammastrahlung in keV	364	28	159	140
50% Absorption in cm Wasser	6,3	1,7	4,7	4,4
empfohlene Dosis zur SD-Szintigrafie in MBq	1,9	1,9	11	37
in mCi	(0,05)	(0,05)	(0,3)	(1,0)
durchschnittliche Anreicherung in der SD in % der applizierten Dosis (nach min)	30 (90)	30 (90)	30 (90)	10 (20)
Strahlenbelastung der SD in Gy	1,1	1,0	0,1	0,0034
in (rad)	(110)	(100)	(10)	(0,34)
Strahlenbelastung der Keimdrüsen in mGy	0,09	0,07	0,06	0,16
in (mrad)	(9)	(7)	(6)	(16)

^{131}J hat mit 8,05 d eine relativ lange physikalische Halbwertszeit (HWZ). Wegen der beim radioaktiven Zerfall des ^{131}J mit freigesetzten Beta-Strahlung ist die Strahlenbelastung der SD mit 1,1 Gy (110 rad) sehr hoch. ^{125}J hat sich als reiner Gamma-Strahler für die SD-Szintigrafie nicht durchgesetzt. Die Gamma-Strahlung ist mit 28 keV zu gering; deshalb werden mit diesem Nuklid bei Strumen tiefliegende Regionen und vor allem substernale Anteile, durch die Absorbtion der weichen Gamma-Strahlung im Gewebe, schlecht dargestellt. Die Strahlenbelastung des Organs ist mit 1,0 Gy (100 rad) wegen der langen HWZ des Nuklids beträchtlich. Das optimale Nuklid für die SD-Szintigrafie ist das ^{123}J; es hat eine günstige Gamma-Strahlung von 159 keV ohne β-Komponente. Die Strahlenbelastung ist um eine Größenordnung geringer als bei ^{131}J, obwohl durch die 6fach höhere applizierte Dosis entsprechend mehr Impulse zur Organdarstellung zur Verfügung stehen und damit ein Bild mit besserer Auflösung unter gleichen Szintigrafiebedingungen erhalten wird. Die kurze physikalische HWZ von 13,3 h würde den Einsatz des Nuklids nicht limitieren; das Haupthindernis des Einsatzes von ^{123}J zur Routineszintigrafie der SD ist, daß ^{123}J nur durch Zyklotron-Bestrahlung hergestellt werden kann und damit sehr teuer ist.

Das zur SD-Szintigrafie allgemein eingesetzte $^{99m}TcO_4^-$ ist ein reiner Gamma-Strahler mit einer günstigen Energie von 140 keV. Die Strahlenbelastung der Schilddrüse ist mit durchschnittlich 3,4 mGy gering. Von Nachteil ist, daß verschiedentlich in benignen Adenomen und auch in Malignomen durch ein starkes Trapping warme oder auch heiße Bezirke beschrieben wurden, die im Jod-Szintigramm keine Speicherung aufwiesen.

1.7.2. Praktische Ausführung der Schildrüsen-Szintigrafie

Dem nüchternen Patienten werden bis 37 MBq (1 mCi) $^{99m}TcO_4^-$ in etwa 50 ml Wasser per os verabreicht. Diese den Patienten nicht belastende Applikationsart ist ausreichend, da Pertechnetat nach GOTTSCHALK und POTCHEN [15] schnell aus dem Magen-

Darmkanal resorbiert wird. Beim nicht nüchternen Patienten hat die Applikation i. v. zu erfolgen. Mit dem Szintigramm kann bei i. v. Applikation frühestens nach 20 Minuten und bei oraler Gabe frühestens nach 30 min begonnen werden.
Das Szintigramm wird günstiger mit einem Sacnner angefertigt, da das Markieren von Sternum, Larynx und eventuellen Knoten mit dem Lichtvisier des Scanners Vorteile bietet. Die Szintigrafie erfolgt in Rückenlage des Patienten mit dorsal flektierter HWS. Wegen des fokussierten Kollimators ist darauf zu achten, daß während der Szintigrafie die SD-Mitte in der Fokusebene liegt. Um die Auflösung des Szintigrammes nicht herabzusetzen, ist der Patient aufzufordern, daß er nicht schluckt, wenn sich der Meßkopf über der SD befindet (Verwischung von kalten Bezirken). Die Kameraszintigrafie sollte mit einem pinhole-Kollimator durchgeführt werden, da mit einem Parallelloch-Kollimator nur ein geringer Teil des Gesichtsfeldes der Kamera zur Darstellung der SD genutzt wird.
Im Aktivitätsmaximum sollten beim Scan 750—1500 Impulse/cm² registriert werden. Die Subtraktion sollte so gering sein, daß der Körperuntergrund noch erkennbar ist (etwa —5%). Bei der Kameraszintigrafie mit dem pinhole-Kollimator sollten mindestens 20000—40000 Impulse aus dem Schilddrüsenbereich (nicht von den ebenfalls speichernden Speicheldrüsen) gesammelt werden. Unter diesen Bedingungen sind Defekte kleiner als 1 cm (minimal bis 5 mm) in der normal großen SD erkennbar (Gottschalk u. Potchen [15]).
Die Anfertigung eines Szintigramms einschließlich Patientenlagerung beträgt etwa 30 min, mit der Szintillationskamera ist der Zeitaufwand geringer. Von der Patientenregistrierung bis zum Ende des SD-Szintigramms sind etwa 90 min für den Patienten notwendig.

1.8. Indikation zur Schilddrüsenszintigrafie im Rahmen der Tumordiagnostik

1. Als Erstuntersuchung bei Knotenstrumen — solitäre oder multiple Knoten — auch bei Verdacht auf Knoten.
2. Bei suspekten LK im Lymphabflußgebiet der SD — auch wenn innerhalb der SD keine Knoten tastbar sind.
3. Als Wiederholungsuntersuchung nach längerem Absetzen der Substitutionstherapie als Therapiekontrolle bei klinisch kleiner gewordenen warmen Knoten.
4. Als Wiederholungsuntersuchung bei ungenügendem Therapie-Effekt, bei Knotenstrumen zur Festlegung der weiteren Therapie.
5. Zur Primärtumorsuche bei histologisch gesicherter Metastasierung eines SD-Malignoms oder bei histologischem Verdacht auf das Vorliegen eines SD-Malignoms.

1.9. Gegenindikationen zur Schilddrüsenszintigrafie

1. Bestehende Gravidität (TcO_4^- passiert die Placenta!)
2. Jodkontamination und Substitutionsbehandlung.
   Die Substitutionstherapie bzw. Jodkontamination setzt das Trapping herab oder es wird völlig aufgehoben. Die Dauer einer Jodblockade der SD nach ^{127}J-Kontamination ist individuell unterschiedlich. Als praktische Richtwerte des Zeitintervalls zwischen Jodkontamination und SD-Szintigrafie haben sich nach Altenbrunn [1] folgende Zeiten erwiesen (Tab. 5).
   Auch brom- und fluorhaltige Medikamente und Substanzen (Zahnpasta) senken die Radioaktivitätsaufnahme der SD.

Tabelle 5. Zeitdauer zwischen der Applikation von stabilem ^{127}J und nuklearmedizinischer Schilddrüsendiagnostik

Substanz bzw. Untersuchungsverfahren	Zeit zwischen der Untersuchung oder dem Absetzen der Medikamente und der	
	^{131}J-Szintigrafie	^{99m}Tc-Szintigrafie
Lymphografie	mehrere Jahre	1 Jahr, Versuch früher indiziert
orale Cholangiografie, i. v. Cholangiografie	6—12 Monate	etwa 3 Monate
i. v. Pyelogramm	6 Monate	etwa 3 Monate
präoperativer Jodanstrich	3—6 Monate	etwa 1 Monat
Thyreocomb	3 Monate	etwa 1 Monat
Thyreotom	1 Monat	etwa 1 Monat
Trijodthyronin	14 Tage	etwa 14 Tage

1.10. Ergebnis der Szintigrafie und Zuordnung zum Palpationsbefund

Durch das Szintigramm nach Applikation von $^{99m}TcO_4^-$ wird eine zweidimensionale Darstellung des SD-Gewebes in Abhängigkeit vom Ausmaß des Trappingmechanismus erhalten.

Die normal großen gesunden SD-Lappen, die 4—5 cm lang, 2—3 cm breit und 1,5—2 cm dick sind, werden von der Peripherie zum Zentrum, entsprechend der Dickenzunahme der SD, durch die zweidimensionale Darstellung eine konzentrisch zunehmende Aktivitätsanreicherung aufweisen. Die SD hat durch ihren schmalen dünnen Isthmus im Szintigramm eine schmetterlingsförmige Gestalt. Diese homogene Verteilung der Radioaktivität in der SD ist auch bei rein parenchymatösen Strumen erhalten.

In SD-Adenomen oder Malignomen, die die Trappingfunktion verloren haben, beträgt nach De Cosse u. a. [11] die Anreicherung nur 3% des SD-Parenchyms. Für die Bedingung der szintigrafischen Darstellung von funktionslosen Bezirken ist diese Radioaktivitätsverteilung 100:3 optimal. Da durch die Nachweisbedingungen für funktionslose Bezirke bei der Szintigrafie das Detektorsystem (Kollimator-Szintillationskristall) den begrenzenden Faktor darstellt, ist bei den unter 1.7.2. genannten Bedingungen die untere Nachweisbarkeitsgrenze für funktionslose Bezirke ein Parenchymausfall von 0,5 cm. Wenn keine Verwischung durch die cranio-caudalen Bewegungen der SD während des Schluckens bei der Szintigrafie eingetreten ist, wird ein derartig kleiner Bezirk als sichtbare Herabsetzung der Speicherung an der Stelle im Szintigramm zu beobachten sein, wo er sich bei a. p.-Projektion im Organ befindet. Bei erheblichen Strumen sinkt die Nachweisbarkeitsgrenze auf einen Zentimeter, wenn der Knoten in der Tiefe liegt und von mehreren cm SD-Gewebe mit normaler Aktivitätsspeicherung überlagert wird.

Die Beurteilung der SD-Szintigramme erfolgt visuell. Weniger als 15% Aktivitätsabfall werden im Farbszintigramm durch eine andere Farbe registriert, sie sind aber auch im Schwarz-weiß-Szintigramm bzw. bei der analogen Darstellung mit der Szintillationskamera gut erkennbar. Eine Bildbearbeitung der SD-Szintigramme ist deshalb nicht erforderlich.

Eine absolute Notwendigkeit ist der Vergleich des Palpationsbefundes mit dem Szintigramm. Dabei ist es unbedingt erforderlich, daß der Nuklearmediziner, der es gewohnt

ist, Szintigramme zu deuten, diesen Vergleich selbst vornimmt. Dazu muß er den vom überweisenden Arzt angegebenen Tastbefund kontrollieren und den ursprünglichen Palpationsbefund bestätigen oder korrigieren. Dieser Tastbefund wird als Zeichnung mit Angabe der Größe und Konsistenz vorhandener Knoten in die Akte eingetragen.
Der Vergleich von Palpation und Szintigramm kann sich selbstverständlich nur auf SD-Regionen erstrecken, die der Palpation zugänglich sind. Beim Schluckakt können die unteren Pole von gering in den Substernalraum hinabreichenden Kröpfen getastet werden. Intrathorakale Anteile können nur in der Ausdehnung beschrieben werden. Da die Form der intrathorakalen Strumen stark variiert, ist es nicht zulässig, ohne entsprechende Zusatzuntersuchungen (Tomografie oder CT) in dem a. p.-Szintigramm einen kalten Knoten in dieser Region zu diagnostizieren.
Suspekte oder sicher tastbare Lymphknoten werden beschrieben. Entsprechend dem Speicherungsverhalten der Bezirke im Szintigramm (heiß — verstärkte, warm — unauffällige, kühl — herabgesetzte und kalt — aufgehobene Nuklidspeicherung im Vergleich zum umgebenen Schilddrüsengewebe) werden folgende Situationen beobachtet:

1. Kleiner derber Knoten, Durchmesser bis etwa 0,5 cm, meist nur an der Oberfläche der SD tastbar, stellt sich nicht im Szintigramm dar, da der Knoten zu klein war und sich deshalb dem Nachweis im Szintigramm entzog.
2. Solitärer Knoten, nichtspeichernd (kalter Knoten).
3. Multiple kalte Knoten, im Szintigramm evtl. mehr als tastbar. Ein Teil der Knoten kann eine herabgesetzte bzw. auch normale Speicherung aufweisen (kühl bzw. warm).
4. Knoten mit unterschiedlicher Speicherung — kalte, kühle, warme bis heiße Anteile.
5. Kalter oder kühler Bezirk, dem kein Substrat beim Palpationsbefund entspricht.
6. Heißer Knoten, selten multiple heiße Knoten, bei z. T. herabgesetzter bis aufgehobener Aktivitätsspeicherung im übrigen SD-Parenchym.
7. Warme Adenome einzeln oder auch multipel.

Bei der Situation 1 und 2 ist eine Ultraschalluntersuchung indiziert, um festzustellen, ob es sich bei dem Knoten um eine Zyste handelt. Bei ungekammerten Zysten ist eine Punktion und zytologische Untersuchung des Zysteninhaltes, bei suspekten Zellen im Punktat ist eine Resektion zu empfehlen, um die Entwicklung eines Malignoms zu verhindern. Auch bei gekammerten Zysten und vor allem bei Knoten, die teils zystisch, teils solide sind, ist aus dem gleichen Grunde die Resektion des Knotens vorzunehmen. Bei solidem Knoten erfolgt das weitere Vorgehen, wie es im nächsten Abschnitt beschrieben wird.
Bei der Situation 3, 4 und 5 (kalter Bezirk durch solides Gewebe hervorgerufen) muß zur Klärung der Funktionsstörung des Trapping eine Feinnadelpunktion erfolgen, um ein Malignom in einem frühen klinischen Stadium nicht zu übersehen. Einen kalten Knoten engmaschig zu kontrollieren, wird man sich nur entschließen, wenn er sich nach der Feinnadelpunktion als unauffälliges Adenom erweist (normale Thyreozyten, evtl. mit Hinweisen auf regressive Veränderungen) ohne Rückwirkungen auf die Trachea oder die Halsvenen. Von Bedeutung bei der Therapieentscheidung ist die Größe des Adenoms oder der Adenome und das Lebensalter des Patienten. Bei einer 70jährigen Patientin mit lang bestehenden zytologisch unauffälligen Adenomen wird man sich eher entschließen, eine Substitutionstherapie durchzuführen, als bei dem gleichen Befund bei einem 50jährigen Patienten.
Die Situation 6 mit einem oder mehreren heißen Knoten der SD führt zur Bestimmung des Funktionszustandes durch in-vitro-RIA-Diagnostik und zum Suppressionstest, um Hyperthyreosen bzw. autonome Adenome nachzuweisen. Eine Feinnadelbiopsie ist

nicht indiziert, da anhand des Zytologiebefundes praktisch kein sicherer Nachweis eines follikulären Karzinoms erfolgen kann, das statistisch gesehen unwahrscheinlich ist.
Warme Adenome, einzeln oder multipel (Situation 7), sollten punktiert werden, auf jeden Fall bei Wachstumstendenz, da nach Holan u. a. [20] lediglich durch die Aspirationszytologie in 3 von 34 Fällen ein Malignomnachweis erfolgte, der bei den szintigrafisch warmen Adenomen nicht zu vermuten war.
Nicht selten ist es, daß ein meistens follikuläres SD-Karzinom nach Punktion oder Operation aus Fernmetastasen — in der Regel Skelettmetastasen — gesichert wurde. In dieser Situation sollte speziell bei unklarem Tastbefund die SD-Szintigrafie mit 4—7 MBq (100—200 μCi) ^{131}J erfolgen, um den kalten Bezirk nachzuweisen, denn auf der befallenen Seite wird der Chirurg bei der anschließend notwendigen totalen Thyreoidektomie weniger Rücksicht auf die Glandulae parathyreoideae und den N. recurrens nehmen als auf der nichtbefallenen Seite.
Nach Strumaresektionen bei histologisch benignen enthyreoten Strumen kann es nach Jahren zu Lungen- und (oder) Skelettmetastasen, auch bei fehlender Rezidivstruma (Nemec u. a. [31]), kommen. Bei derartigen Fällen ist an ein metastasierendes SD-Karzinom zu denken. Es handelt sich in der Regel um follikuläre Karzinome, die eine gute Prognose haben. Eine jetzt fast 80jährige Patientin mit derartigen Knochen- und Lungenmetastasen behandeln und betreuen wir seit mehr als 10 Jahren (Durchführung der Diagnostik unter Punkt 2).
Ist ein suspekter LK im Lymphabflußgebiet der SD palpabel, sollte ein SD-Szintigramm angefertigt werden, um zu klären, wie die Zuordnung gestörter Trappingprozesse in der SD zum LK sind. Ein zum LK zugeordneter kalter Knoten würde die Indikation zur Thyreoidektomie geben, bei unauffälliger SD Punktion oder Entfernung als DE. Wird SD-Gewebe im LK nachgewiesen, handelt es sich in jedem Fall um eine LK-Metastase, in der Regel eines papillären SD-Karzinoms (Dhom [12]).
Vom Nuklearmediziner wird auch die SD-Szintigrafie bei Patienten mit nicht gesichertem Primärtumor verlangt, wenn eine durch DE gesicherte Metastase als Primärtumor am ehesten an ein SD-Malignom, ein Mamma-Ca oder Hypernephrom denken läßt.
Metastasen in der SD sind selten. Sie werden sicher auch als kalte Knoten diagnostiziert; ich erinnere mich jedoch an keinen Fall, bei dem daraus therapeutische Konsequenzen resultierten.

1.11. Sicherheit des nuklearmedizinischen Befundes

Wie festgestellt wurde, geht mit der Malignomentwicklung der Verlust der SD-Zellfunktion einher. Mit der routinemäßigen Durchführung der SD-Szintigrafie gelingt es eher als bisher, SD-Malignome in einem frühen klinischen Stadium darzustellen. Der Beweis, daß es sich um ein Malignom handelt, ist mit ziemlicher Sicherheit durch die zytologische Untersuchung nach Feinnadelpunktion zu erbringen. Absolut beweisend für ein Malignom — vor allem für follikuläre Formen — sind nach der Operation in Paraffinschnitten histologisch nachweisbare Gefäßeinbrüche und Kapseldurchbrüche sowie bei unreifen Tumorformen bereits die Anaplasie des Tumorgewebes.
Die Sicherheit, daß ein SD-Malignom durch die Szintigrafie dargestellt wird, ist sehr hoch. Klein [24] berichtete bereits 1969, daß 130 SD-Malignome alle als kalte Knoten dargestellt werden konnten. Dabei war der kalte Knoten in 18 Fällen der wesentliche und in 8 Fällen der einzige Hinweis für das Vorliegen eines Malignoms (damals ^{131}J-Szintigrafie). In neueren Arbeiten wird festgestellt, daß über 90% der SD-Malignome mit

einem Speicherdefekt im Szintigramm einhergehen (RÖHER, WAHL 1981 [42]), z. B. KOCH u. a. [27] 53/60 = 88%, HOLAN u. a. [20] 31/34 = 91%, FRIEDEMAN u. a. [14] 49/52 = 94%, MESSARIS u. a. [30] 56/58 = 97%, KLEINAU u. a. [25] 68/70 = 97%.
Auffallend sind die Ergebnisse von RASMUSSON [39]. Von 103 follikulären, papillären und anaplastischen Karzinomen stellten sich 97 (94%) im Szintigramm als kalte Knoten dar. Von den selteneren medullären Karzinomen, die sich aus den C-Zellen entwickeln, waren nur 19 von 29 Karzinomen (66%) im Szintigramm als Speicherdefekte nachweisbar. Zur Spezifität der herabgesetzten Speicherung in Knoten beim SD-Malignomnachweis ist folgendes zu sagen: Knotenstrumen sind sehr häufig. PFANNENSTIEL [38] rechnet für die BRD bei einer Million Einwohner mit 30—80 Tausend Knotenkröpfen bei unterschiedlicher regionaler Häufung. Da in der DDR ähnliche Bedingungen gegeben sind, können wir Zahlen gleicher Größe annehmen. Hauptsächlich aus dieser Gruppe erkranken in der DDR pro Jahr und Million Einwohner statistisch 17 Menschen an einem SD-Malignom (LORENZ [28]), das wären etwa 0,05—0,02% der Knotenkropfpatienten. Die Zahl der Patienten, die einen kalten, aber benignen Knoten haben, läßt sich nur abschätzen.
In einer Sammelstatistik von RÖHER und WAHL 1981 [42] von 10 Autoren aus den Jahren 1966—1977 mit über 9000 Patienten, die wegen kalter Knoten operiert wurden, lag der Prozentsatz der histologisch nachgewiesenen SD-Malignome zwischen 2,2—22%. In der Heidelberger Universitätsklinik stieg die Malignitätshäufigkeit kalter Knoten nach den gleichen Autoren von 1966 —1979 von 5,1% auf 11,3% an. Es handelt sich aber hier um Patienten, die größten Teils wegen Beschwerden den Arzt aufgesucht haben. Wenn man rechnet, daß etwa 5% der szintigrafisch nachgewiesenen kalten Knoten durch Malignome hervorgerufen sind, aber vielleicht nur jeder 5. Knotenkropfträger szintigrafisch erfaßt wird, dann könnte man abschätzungsweise annehmen, daß die Zahl der Kropfträger mit benignen kalten Knoten 100fach höher als die Zahl der SD-Malignome ist. Es würden sich dann folgende Zahlen bezogen auf eine Million Einwohner ergeben:

Knotenkröpfe	30—80 Tausend
Schilddrüsen mit kalten Knoten, solitär und multipel	etwa 2000
SD-Malignome	17

Das würde bedeuten, daß bei einer systematischen szintigrafischen Erfassung aller Knotenstrumen weniger als 10% einen kalten Knoten haben. Damit ist die SD-Szintigrafie ein sehr gutes Verfahren, um mögliche SD-Malignome zu einem klinisch frühzeitigen Zeitpunkt mit 90%iger Sicherheit zu erfassen.
Weitere szintigrafische Verfahren zur Malignomdiagnostik sind der Jod- bzw. Pertechnetatszintigrafie deutlich unterlegen. HARADA u. a. [17] konnten 1980 bei Doppelnuklidszintigrafien im Pertechnetatscan 14 von 16 Karzinomen nachweisen, mit dem sehr teueren Thalliumchlorid als ^{201}Tl waren nur 13 Karzinome als heiße Bezirke darstellbar. Ebenso wie HARADA u. a. [17] fanden PALERMO u. a. [35], daß auch ein erheblicher Teil der benignen SD-Veränderungen ebenso wie die SD-Karzinome ^{201}Tl anreichern. So kommt PFANNENSTIEL [37] zu dem Schluß, daß andere szintigrafische Verfahren mit ^{75}Se-Methionin, ^{67}Ga-Zitrat und ^{201}Tl wenig ergiebig sind und sich wegen der beschränkten Aussage bei der Differentialdiagnostik der malignen Knotenstruma nicht durchgesetzt haben.
Die Spezifität der SD-Szintigrafie mit 2 bis 22% Malignomen bei kalten Knoten ist gering und macht damit weitere Untersuchungen erforderlich.

1.12. Diagnostisches Gesamtkonzept

Wie festgestellt wurde, ist es durch den szintigrafischen Nachweis der gestörten Trapping-Funktion innerhalb eines Knotens in der SD möglich, mit etwa 90%iger Sicherheit die Patienten hinsichtlich der Malignomgefährdung in zwei Gruppen mit stark unterschiedlicher Malignomhäufigkeit einzuordnen.

1. Patienten mit herabgesetzter Aktivitätsspeicherung im Knotenbereich. Der Patient befindet sich in einem Kollektiv, in dem wir bei unserer jetzigen Untersuchungsfrequenz mit 15 Malignomen (pro Million Einwohner) bei etwa 500—1000 Szintigrammen (Spezifität 3—1,5%) mit verringerter Trapping-Funktion im Knoten rechnen können. Eine weitere Abklärung der Ursache der verringerten Trapping-Funktion muß daher unbedingt erfolgen.
2. Patienten mit normaler bzw. gesteigerter Aktivitätsspeicherung im Knotenbereich. Die Wahrscheinlichkeit, daß es sich hier um ein Malignom handelt, beträgt pro Million Einwohner 2/30—80000 Knotenkröpfe und liegt damit unter 0,01%. Weitere Maßnahmen sind nur bei Vorbestrahlung der SD, raschem Wachstum des Knotens und bei suspekten Lymphomen erforderlich.

Für die Differentialdiagnostik der kalten Knoten sind die Ultrasonografie und die Feinnadelpunktion unverzichtbare Untersuchungsverfahren.
Mit der Ultrasonografie kann schnell die Information gewonnen werden, ob der getastete Knoten solide oder zystisch ist, ob die Zyste gekammert und ob die Zystenwand glatt ist. Diese Informationen sind für die weitere Diagnostik und Behandlung von Bedeutung.
Bei der großen Zahl der kalten Knoten stellt sich die Frage nach der Leistungsfähigkeit der Aspirationszytologie.
Nach WADE [47] ist es für die zytologische Untersuchung von SD-Veränderungen nicht erforderlich, einen Stanzzylinder mit der dicken SILVERMAN-Nadel zu gewinnen; das Punktionsmaterial, das mit einer dünneren Kanüle durch Aspiration gewonnen wird, ist für die zytologische Diagnostik ausreichend (WEINHEIMER u. a. [49]).
Aus der großen Zahl der Veröffentlichungen (z. B. „Schilddrüse 1977" [49]) seien hier wegen der großen Zahl der Untersuchungen bei histologisch gesicherten Befunden die Ergebnisse der Arbeiten von WEISS u. a. [50] und HOLAN u. a. [20] auszugsweise dargestellt (Tab. 6).

Tabelle 6. Vergleich von zytologischen und histologischen Befunden bei Malignomen, Adenomen und der Struma colloides nodosa nach WEISS u. a. [50] und HOLAN u. a. [20]

Autor	Histologie	Zytologisches Ergebnis in Prozent			Zahl der Fälle	Zytologischer Befund			
		richtig	falsch	kein Ergebnis		Malignom Zahl (%)	Verdacht auf Malignom Zahl (%)	normal Zahl (%)	nicht auswertbar Zahl (%)
WEISS	Malignom	82	10	8	59	31 (53)	17 (29)	6 (10)	5 (8)
HOLAN	Malignom	79	13	8	66	33 (50)	19 (29)	1 (2)	5 (8)
WEISS	Adenom	50	41	9	155	8 (5)	56 (36)	78 (50)	13 (9)
WEISS	Struma colloides nodosa	70	21	9	172	7 (4)	(17) 29	121 (70)	15 (9)

Wenn auch die Gruppeneinteilung der zytologischen Befunde bei den beiden Arbeitsgruppen unterschiedlich ist, so überrascht der sehr ähnliche Prozentsatz der zytologisch richtigen und falschen Befunde bei den malignen Tumoren. Die Hälfte der malignen Tumoren wurde zytologisch bereits bestätigt und weitere 30% als malignomverdächtig angesehen, das bedeutet, daß in 80% der Fälle die zytologische Diagnose zur Operation und damit zur endgültigen Bestätigung des Befundes führt.
Bedenklich ist, daß etwa 10% der Befunde falsch negativ sind, das stimmt mit den Angaben von Börner und Reiners 1982 [8] überein, die die Rate der falsch negativen Befunde mit 5—10% angeben, und daß in fast 10% der Fälle die Punktion nicht auswertbar war (kein SD-Gewebe im Punktat). Das bedeutet:

1. Falls kein SD-Gewebe gewonnen wurde, ist die Punktion unbedingt zu wiederholen.
2. Durch geübte Ärzte ist zu gewährleisten, daß reichlich Gewebe aus dem suspekten Bezirk und nicht aus dem umgebenden gesunden SD-Gewebe gewonnen wird.
3. Auch bei zytologisch normalem Befund ist aufgrund der Klinik (rasches Wachstum, Vorbestrahlung, LK) eine DE oder eine Resektion des Knotens mit Schnellschnittdiagnostik anzustreben.

Bei den Adenomen und benignen Knotenstrumen ist die Situation anders. Hier liegt die Zahl der zytologisch als maligne beurteilten Prozesse bei jeweils um 5%. Der zytologische Verdacht auf Malignität wird bei Adenomen in 36% und bei der Struma colloides nodosa in 17% der Fälle ausgesprochen. Damit beträgt die Rate der falsch positiven Befunde für das Adenom etwa 40% und für die Struma colloides nodosa etwa 20%. Die Zahl der zytologisch richtigen Befunde beträgt somit nur 50 bzw. 70%. Da fast 10% der Befunde nicht auswertbar sind, besteht auch hier der Zwang, die Untersuchung zu wiederholen.
Zur Darstellung der Schwierigkeiten bei der zytologischen Beurteilung von Feinnadel-Punktionsmaterial seien hier die Ergebnisse verschiedener Arbeitsgruppen, nur in der Aussage maligne — benigne, im Vergleich zur histologischen Untersuchung angeführt.

Malignomdiagnostik der Schilddrüse

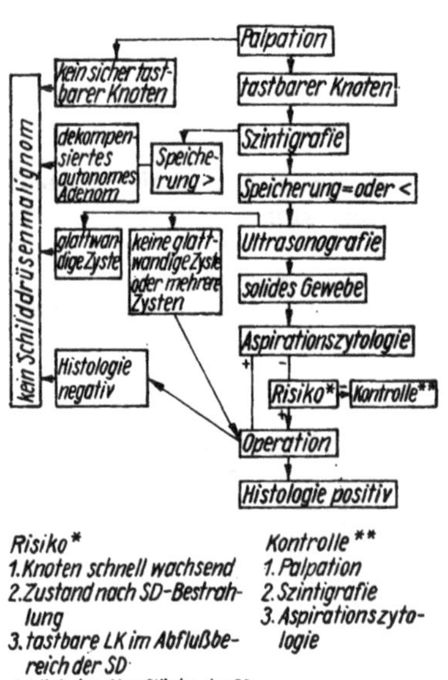

Abb. 2

*Risiko**
1. Knoten schnell wachsend
2. Zustand nach SD-Bestrahlung
3. tastbare LK im Abflußbereich der SD
4. höckrige Oberfläche der SD

*Kontrolle***
1. Palpation
2. Szintigrafie
3. Aspirationszytologie

Röher und Wahl [42] fanden bei 9 von 32 SD-Karzinomen (= 28%) einen falsch negativen, also unauffälligen Befund. Die falsch positive Rate bei benignen Prozessen war dagegen mit 12/404 (etwa 3%) sehr gering. Koch u. a. [27] hatten bei 3 von 29 SD-Malignomen (etwa 10%) falsch negative Ergebnisse. Die Rate der falsch positiven Befunde betrug dagegen 31/85 = 36%. Rosen u. a. [43] konnten nur 16 von 39 SD-Karzinomen zytologisch nachweisen (59% falsch negativ). Die Rate der falsch positiven Befunde (Malignom bei histologisch benignen Prozessen) war mit 25/119 = 17% dafür relativ niedrig.
Nach dem heutigen Stande der SD-Tumordiagnostik kann vereinfacht der Untersuchungsstand vom Palpationsbefund bis zur histologischen Sicherung eines SD-Malignoms in den folgenden Untersuchungsschritten schematisch dargestellt werden (Abb. 2).

1.13. Abschließende Bemerkungen

Nach den heutigen Möglichkeiten der medizinischen Diagnostik bestehen die Voraussetzungen, SD-Malignome eher und damit in einem früheren klinischen Stadium zu diagnostizieren und zu behandeln. Die alte Vorstellung, alle kalten Knoten der SD zu resezieren, ist wegen der Häufigkeit der kalten Knoten nicht möglich und auch nicht nötig.
Durch Kombination von Szintigrafie, Ultrasonografie und Aspirationszytologie in enger Kooperation durch geübtes Personal können SD-Malignome in mehr als 95% der Fälle nachgewiesen werden. Allerdings ist dann bei der Operationsindikation, auch bei unauffälligem Zytologiebefund, der klinische Befund entsprechend zu bewerten, da bei follikulären Tumoren nach Röher und Wahl [42] eine zytologische Differenzierung häufig nicht möglich ist. Auch die erwähnten Risikofaktoren sollten eine Operationsindikation darstellen.
Die intensive Suche nach den frühen Formen der SD-Malignome ist von großem praktischem Interesse. Wegen der ausgezeichneten Heilungsergebnisse vor allem bei den häufigen follikulären und papillären Formen (abhängig vom jeweiligen klinischen Stadium) muß eine frühere Diagnostik angestrebt werden. Während Harness u. a. [18] unter 333 Patienten nur bei 10,6% der Kranken mit follikulären und papillären SD-Karzinomen Fernmetastasen beobachteten, fanden wir in unserem Krankengut (Altenbrunn und Janisch [3]) bei follikulären SD-Karzinomen bereits bei 59% der Patienten zum Zeitpunkt der Diagnose Fernmetastasen, obwohl die SD-Malignom-Morbidität in den USA und der DDR absolut gleich ist.
Die Operationsfrequenz wird wegen der falsch positiven Zytologie-Befunde bei benignen SD-Adenomen möglicherweise nicht abnehmen, das ist nur durch sorgfältiges Training der mit der Auswertung der Präparate befaßten Zytologen zu erreichen.
Eine die Diagnostik entlastende Maßnahme wäre die längst überfällige Einführung der Jodsalzprophylaxe in der DDR, die auf Dauer die Zahl der Kröpfe und natürlich auch der Knotenkröpfe stark absinken läßt. Nach Professor Tadzer ist in Jugoslawien durch diese gesetzliche Jodsalzprophylaxe die Kropfhäufigkeit bei Kindern auf ein Fünftel zurückgegangen (Mitteilung in einer Diskussion). Die Zahl der SD-Malignome wird jedoch durch die Jodsalzprophylaxe nicht beeinflußt.
Da nach Knappe [26] in der DDR SD-Erkrankungen zu den häufigen Endokrinopathien gehören und nach Altenbrunn [2] durch den Jodmangel Diagnostik- und Behandlungskosten sowie Kosten durch den Arbeitsausfall der Patienten pro Jahr von insgesamt 123 Millionen Mark entstehen, sollte die Jodsalzprophylaxe umgehend eingeführt wer-

den, um die hochspezialisierte Diagnostik und Behandlung nicht den Folgen des Jodmangels widmen zu müssen, sondern in zunehmendem Maße anderen Krankheitsformen, z. B. der Malignomdiagnostik und Therapie zukommen zu lassen.

2. Nuklearmedizinische Metastasendiagnostik beim Schilddrüsenmalignom

2.1. Einleitung

Die 5-Jahresüberlebenswahrscheinlichkeit für SD-Malignome ist stark unterschiedlich. Nach Börner und Reiners [8] beträgt sie für die histologisch reifen Karzinomformen — das papilläre Karzinom 87%, das follikuläre Karzinom 83% und das C-Zellkarzinom 70%. Für anaplastische Karzinome und SD-Sarkome sind 5-Jahresüberlebenszeiten selten und nur möglich, wenn der Tumor in einem frühen klinischen Stadium diagnostiziert und radikal entfernt werden konnte, ohne daß zum Zeitpunkt der Operation bereits klinisch nicht nachweisbare Mikrometastasen bestanden. Diese hohen Heilungsquoten bei den reifen SD-Karzinomen sind nur durch eine konsequente und der Tumorform angepaßte Metastasensuche möglich, die zu bestimmten Zeitpunkten nach der Operation erfolgen muß.

Die Metastasensuche beim SD-Malignom beginnt zum Zeitpunkt der histologischen Sicherung, d. h. in den meisten Fällen präoperativ. Diese Sicherung erfolgt durch die Aspirationszytologie oder durch histologische Untersuchung (DE bzw. Exstirpation eines LK). Nicht selten wird nach einer notwendigen Operation (vor allem bei Skelettmetastasen) ein follikuläres SD-Karzinom histologisch nachgewiesen. Im letzteren Fall ist die Fernmetastasierung bekannt, aber nicht ihr Ausmaß. Da follikuläre und papilläre SD-Karzinome neben LK-Metastasen als Fernmetastasen vor allem Knochen- und Lungenmetastasen hervorrufen, ist als erste Information eine Röntgendiagnostik bzw. eine Skelettszintigrafie indiziert.

Eine SD-Szintigrafie sollte mit 4 MBq (0,1 mCi) ^{131}J erfolgen, um Informationen über Größe und Lage des Organs sowie über die Zahl und Größe kalter Knoten zu bekommen, da ja das Tumorgewebe im Vergleich zum Normalgewebe auch bei reifen Tumorformen ein stark herabgesetztes J-Trapping besitzt. Metastasen mit follikulären Karzinomanteilen können zu diesem Zeitpunkt nur in Ausnahmefällen nachgewiesen werden, da vom normalen SD-Gewebe das ^{131}J mit hoher Clearence aus dem Serum aufgenommen wird. Aus diesem Grunde ist eine Diagnostik mit höheren Radiojoddosen nicht indiziert, da weder ein Metastasennachweis noch eine Stellungnahme zu einer später evtl. notwendigen Radiojodtherapie möglich ist.

Die primäre Therapie besteht bei jeder Form des SD-Malignoms in einer totalen Thyreoidektomie (Biersack u. a. [6]). Ziel der Operation ist

1. die möglichst radikale Entfernung des Tumorgewebes (auf der befallenen Seite, wenn nicht zu vermeiden auch unter Schädigung des N. recurrens und der Glandulae parathyreoideae), Entfernung von Tumorgewebe bei Einbruch in das umgebende Gewebe und weitgehende Entfernung suspekter LK — bis zur Neck dissektion der befallenen Seite — eine Tracheotomie sollte aber nach Möglichkeit vermieden werden.
2. Es muß möglichst viel normales SD-Gewebe entfernt werden, um sowohl die häufigen kleinen Metastasen im anderen SD-Lappen als auch die bei papillären und C-Zellkarzinomen häufigen multilokulären Karzinome zu entfernen. Durch dieses Vorgehen werden die notwendigen Voraussetzungen für eine nachfolgende Radiojod-

diagnostik und eventuelle Radiojodtherapie geschaffen, da appliziertes ^{131}J vom gesunden SD-Gewebe mit der 30fach höheren Jodclearence als vom follikulären Karzinomgewebe aufgenommen wird.

Geübten Chirurgen in onkologischen Einrichtungen gelingt es häufig, die totale Thyreoidektomie mit möglichst radikaler Tumorentfernung so durchzuführen, daß bei einer postoperativen Radiojoduntersuchung — etwa 10—14 Tage nach der Operation — nur noch 3—5% der applizierten Dosis in der SD-Region nachgewiesen werden (ohne daß es zur doppelseitigen Rekurrensparese und zur postoperativen Tetanie gekommen ist).

Eine Woche nach der Operation liegt der histologische Befund des Paraffin-Schnittes — eventuell von Serienschnitten — vor. Entsprechend der WHO-Nomenklatur ist ein follikuläres Karzinom ein zu 100% aus follikulären Anteilen bestehendes Karzinom, das verschiedene Differenzierungsstufen — follikuläre bis trabekuläre Strukturen — aufweisen kann. Sowie in einem follikulären Karzinom papilläre Strukturen nachgewiesen werden, wird das SD-Karzinom als papilläres Karzinom eingestuft. Da auch undifferenzierte Karzinome häufig follikuläre Anteile enthalten, aber nur die follikulären Anteile die Fähigkeit des Jodtrappings und bei hochdifferenzierten Formen auch die Fähigkeit zur Jod-Organifikation besitzen, ist es für den Nuklearmediziner von Bedeutung zu wissen, wie hoch der Prozentsatz des follikulären Anteils im SD-Karzinom ist, denn nur dieser Anteil kann zur Lokalisationsdiagnostik und zur eventuellen Radiojodtherapie ausgenutzt werden. Wenn diese Diagnostik von einem erfahrenen Pathologen mit Serienschnitten ausgeführt wird, kann bei Fehlen von follikulären Anteilen auf eine Metastasendiagnostik mit Radiojod verzichtet werden.

In unserem Krankengut wurde nur in einem Fall eine Radiojodspeicherung in den Metastasen eines SD-Karzinoms ohne follikuläre Anteile beobachtet — aber hier standen dem Pathologen nur wenige auswärtige Schritte zur Beurteilung zur Verfügung (Altenbrunn und Janisch [3]).

Falls der Pathologe bei Patienten, die in unserer Klinik operiert wurden, keine follikulären Anteile im Karzinom nachweisen konnte, verzichten wir im Gegensatz zu Börner und Reiners [8] auf eine Radioresektion des restlichen SD-Gewebes, weil wir mit Sicherheit davon ausgehen können, daß wir mit ^{131}J weder eine Diagnostik noch eine Therapie der Metastasen durchführen können.

Nur bei Nachweis von follikulären Anteilen erfolgt auch beim anaplastischen Karzinom eine Radioresektion des Restschilddrüsengewebes, wenn die Speicherung über 5% der applizierten Dosis im SD-Bereich beträgt, mit Dosen bis zu 3700 MBq (100 mCi) ^{131}J. Die Radiojoddosis wird vorher berechnet, so daß das SD-Gewebe eine Strahlendosis vor allem durch die β-Strahlung des ^{131}J von 500—1000 Gy (50000—100000 rad) erhält. Posttherapeutisch kann man Ganzkörperszintigramme besser mit der Szintillationskamera als mit dem Scanner anfertigen, da die Zahl der Impulse oft so hoch ist, daß mit dem Scanner ein übersteuertes Szintigramm erhalten wird. Im Szintigramm gelangen die Metastasen von SD-Karzinomen mit follikulären Anteilen in dieser Phase der Behandlung meist schon zur Darstellung.

Nach Schlegel und Wendt [45] ist die besondere Fähigkeit des follikulären SD-Karzinomgewebes, selektiv Jod zu speichern, der Grund dafür, daß die Nuklearmediziner bei der Therpieplanung und Patientenüberwachung beteiligt werden müssen. Papilläre SD-Tumoren speichern nach den gleichen Autoren kein Jod, nur wenn in ihnen follikuläre Anteile enthalten sind.

Die eigentliche Metastasendiagnostik erfolgt frühestens 4 Wochen nach der Operation (falls die Joduptake der SD unter 5% beträgt) oder nach Ablauf der gleichen Zeit nach der Radioresektion. In dieser Zeit darf keine Substitutionstherapie erfolgen, so daß die Patienten in eine Hypothyreose geraten. Der endogene TSH-Spiegel wird kontrolliert. Wenn die TSH-Konzentration im Serum auf Werte über 40 μE/ml (normal 0,39 bis 6 μE/ml) angestiegen ist, dann ist auch für die follikulären SD-Karzinomzellen mit der deutlich niedrigeren Jodclearence, verglichen mit normalem SD-Gewebe, eine optimale Joduptake möglich, so daß in einer Fernmetastase durchaus 60% der applizierten Radiojoddosis gespeichert werden kann (ALTENBRUNN u. a. [4]).

2.2. Nuklearmedizinische Untersuchungsverfahren zur Metastasendiagnostik

Eine nuklearmedizinische Metastasendiagnostik beim SD-Malignom ist bei den unterschiedlichen Malignomformen mit folgenden Verfahren möglich:

1. Skelettszintigrafie zum Nachweis von Knochenmetastasen (häufig bei follikulären Formen) präoperativ und als Verlaufskontrolle;
2. bei Verdacht auf Hirn- und Lebermetastasen (vor allem bei anaplastischen Karzinomen und Sarkomen) szintigrafische Darstellung der betroffenen Organe;
3. Lokalisationsdiagnostik von Metastasen mit ^{131}J bei SD-Karzinomformen, die follikuläre Anteile im Tumor aufweisen;
4. in-vitro-Diagnostik;

4.1. Thyreoglobulinbestimmung bei follikulären und papillären SD-Karzinomen;
4.2. Kalzitoninbestimmung bei medullären SD-Karzinomen.

2.3. Durchführung der Untersuchungen

2.3.1. Skelettszintigrafie

Knochenmetastasen sind vor allem bei follikulären SD-Karzinomen häufig. Die Skelettszintigramme werden sowohl präoperativ als auch als Verlaufskontrolle als Ganzkörperszintigramme mit ^{99m}Tc-Diphosphonat ausgeführt. Der Vorteil des Verfahrens liegt in der geringen Belästigung des Patienten, da bei der Tumorszintigrafie mit ^{131}J nur eine sichere Darstellung im Stadium der Hypothyreose nach längerem Absetzen der Substitutionstherapie möglich ist. Zur Durchführung der Skelettszintigrafie wird auf das nächste Kapitel verwiesen.

2.3.2. Hirn- und Leberszintigrafie

Fernmetastasen im Gehirn und in der Leber werden beim anaplastischen Karzinom und den selteneren Sarkomen der SD beobachtet. Bei klinischem Verdacht ist eine entsprechende Organszintigrafie indiziert; die praktische Ausführung ist in den entsprechenden Kapiteln beschrieben.

2.3.3. Lokalisationsdiagnostik mit ^{131}J zum Nachweis von Metastasen eines Schilddrüsenkarzinoms mit follikulärem Anteil

Der Nachweis einer pathologischen Anreicherung von ^{131}J im Körper ist der einzige spezifische szintigrafische Metastasennachweis, da nur follikuläres SD-Karzinomgewebe wie das Ursprungsgewebe die Fähigkeit des Jodtrappings und z. T. auch der Organifikation besitzt. Diese wichtige szintigrafische Untersuchung gibt Auskunft über

Zahl und Größe der Metastasen und ihre Speicherfähigkeit für ^{131}J. Mit den gleichzeitig durchzuführenden Uptakemessungen werden die notwendigen Informationen erhalten, ob eine kurative Behandlung der Metastasen mit ^{131}J möglich ist.

Diese Untersuchung ist nur im Stadium der Hypothyreose und bei niedriger Jodidserumkonzentration möglich. Bei der präoperativen Diagnostik und während der operativen Behandlung muß deshalb jede Kontamination mit stabilen ^{127}J vermieden werden. Erst mit dem weitgehenden Verschwinden von Thyroxin und Trijodthyronin im Serum steigt die endogene TSH-Konzentration auf Werte über 40 μE/ml Serum an. Der Anstieg der TSH-Konzentration im Serum sollte mit Hilfe der RIA-Diagnostik kontrolliert werden. Die Erhöhung der TSH-Konzentration auf das 10fache des Normalwertes wird nach etwa 4 Wochen langem Absetzen des T-3 (bei T-4 ist die Zeit länger) erreicht. Unter diesen Bedingungen wird eine optimale Jodclearence durch das follikuläre Malignomgewebe erzwungen.

Zur szintigrafischen Diagnostik applizieren wir 18 MBq (0,5mCi) ^{131}J. Höhere Dosen (Börner und Reiners [8]) von 75 MBq (2 mCi) ^{131}J halten wir nicht für sinnvoll, da kleine Metastasen bei der Diagnostik eine Strahlendosis erhalten würden, die die Radiojoduptake bei der späteren Therapie herabsetzt. 24 Stunden nach der Applikation wird eine Ganzkörperszintigrafie ausgeführt (evtl. auch nach 48 bzw. 72 Stunden). Über Regionen mit einer pathologischen Aktivitätsanreicherung werden täglich Uptakebestimmungen zur Messung der prozentualen Speicherung des applizierten ^{131}J im Tumorgewebe vorgenommen.

Bei der Entscheidung über eine sich anschließende ^{131}J-Therapie wird davon ausgegangen, daß in den Metastasen optimal eine Strahlendosis von 1000 Gy (100000 rad) und wünschenswert um 500 Gy (50000 rad) durch die protrahierte β-Strahlung des ^{131}J erzielt wird. Im Gegensatz zu Biersack u. a. [6], die Einzeldosen von 3700 MBq (100 mCi) verabfolgen, werden von uns speziell bei der ersten Metastasentherapie Radiojoddosen von 9200 bis über 11000 MBq (250—300 mCi) als Einzeldosen appliziert, da wir — auch bei der Möglichkeit einer hämatologischen Reaktion — durch die bei der Ersttherapie höchste prozentuale Uptake im Tumor die besten Erfolge bei der Radiojodtherapie beobachtet haben.

Wegen der kürzeren biologischen HWZ des T-3 im Serum haben wir zwischen den Therapien mit T-3 substituiert — im Mittel 100 μg/die-, da bei einer erforderlichen erneuten Diagnostik die Zeit bis zum Erreichen eines hohen endogenen TSH-Spiegels deutlich kürzer ist als bei der Substitution mit T-4.

Sind längere Zwischenräume zwischen der Lokalisationsdiagnostik zu erwarten, dann ist entsprechend der Technik von Börner und Reiners [8] 200—400 μg L-Thyroxin täglich zu verabfolgen. Während der Substitutionstherapie muß mit Hilfe des TSH-in-vitro-Testes nachgewiesen werden, daß keine TSH-Produktion des Patienten erfolgt, die das Wachstum vitaler Metastasen stimulieren würde. 6 Wochen vor einer erneuten Lokalisationsdiagnostik ist das T-4 abzusetzen, es erfolgt dann noch für 2 Wochen eine Substitution mit 100 μg T-3.

2.3.4. In-vitro-Diagnostik

2.3.4.1. Thyreoglobulinbestimmung (hTG)

Zur Thyreoglobulinbildung sind follikuläre und papilläre Formen der SD-Karzinome befähigt. Die hTG-Bestimmung erfolgt mit Hilfe der RIA-Technik. Nach Schatz u. a. [44] beträgt die Konzentration des hTG im Serum 20 ng/ml bei großer Schwankungsbreite. Falls das gesamte SD-Gewebe entfernt ist und keine Metastasen vorhanden sind, beträgt nach Börner und Reiners [8] und Jänsch [22] die hTG-Konzentration bei 83/88 bzw. 43/43 Patienten unter 6 ng/ml. Bei nachweisbaren Fernmetastasen ist nach Jänsch [22] u. a. die hTG-Konzentration in allen Fällen mit Jod-speichernden Metastasen erhöht, bei Patienten mit nicht ^{131}J speichernden Metastasen ist die hTG-Konzentration in der Mehrzahl der Fälle erhöht, in einzelnen Fällen jedoch wird eine normale Konzentration bestimmt. Ähnliche Ergebnisse werden von Börner und Reiners [8] sowie von Pacini u. a. [34] mitgeteilt. Die hTG-Bestimmung ist damit bei diesen Karzinomformen ein hinreichend verläßlicher Test zum Nachweis von Metastasen und Rezidiven. Der große Vorteil dieser Untersuchungsmethode ist, daß sie, ohne das Absetzen der Substitutionstherapie und die langwierige den Patienten belastende Vorbereitung auf die Ganzkörperszintigrafie, als Verlaufskontrolle verläßliche Aussagen zu einer Metastasierung bzw. Rezidiventwicklung auch bei nicht ^{131}J speichernden Metastasen liefert.

2.3.4.2. Kalzitoninbestimmung (KT) beim medullären Schilddrüsenkarzinom (MSDCa)

Medulläre Schilddrüsenkarzinome (MSDCa) sind wie ihr Ausgangsgewebe, die sog. C-Zellen zur Kalzitonin (KT)-Produktion fähig. Die KT-Bestimmung erfolgt mit der RIA-Technik. Während nach Raue [40] die Serumkonzentration auch nach Pentagastrin-Provokation nicht über 0,18 ng/ml ansteigt, lagen die Werte bei allen MSDCa deutlich höher, zwischen 3 und 120 ng/ml. Nach der radikalen Operation liegt die KT-Konzentration im Normbereich, bei Metastasierung ist in jedem Fall ein Anstieg der KT-Konzentration zu beobachten. Calmettes [9] fand bei 149 Patienten mit MSDCa in allen Fällen eine deutliche KT-Erhöhung; 135 von ihnen wiesen auch pathologische CEA-Konzentrationen im Serum auf. Bis auf die wenig differenzierten follikulären SD-Karzinome waren bei anderen Tumorformen die CEA-Konzentrationen nur in wenigen Fällen — 6/53 erhöht. Daraus ergibt sich, daß die routinemäßige KT-Bestimmung nach Thyreoidektomie wegen eines MSDCa mit 100%iger Sicherheit Metastasen und Rezidive anzeigt und deshalb bei dieser Tumorform unbedingt zur Verlaufsdiagnostik verwendet werden muß. Die CEA-Bestimmung im Serum ist bei der Verlaufsdiagnostik von SD-Malignomen jedoch wenig sinnvoll.

Da MSDCa z. T. familiär gehäuft vorkommen, ist es nützlich, die Blutsverwandten auf erhöhte KT-Konzentration zu untersuchen.

Wahl u. a. [48] fanden in zwei Fällen von 21 Personen erhöhte KT-Konzentrationen. In beiden Fällen konnte kein Anhalt für ein Malignom gefunden werden. Nach der totalen Thyreoidektomie wurden bei beiden Patienten in den resezierten Organen histologisch okkulte multizentrische MSDCa nachgewiesen.

2.4. Folgen einer mangelhaften Kooperation

Um die typischen Schwierigkeiten bei mangelnder Kooperation der betreffenden Ärzte bei der SD-Malignomdiagnostik, selbst bei eingetretener Fernmetastasierung zu zeigen, möchte ich über die jetzt 72jährige Patientin M. K. berichten.

Ab Februar 1978 traten Schmerzen in der linken Schulter und im Becken rechts auf. Erst im Juli 1979 erfolgte eine Punktion des Tumors im Bereich der linken Schulter, wobei zytologisch eine Knochenmetastase eines drüsig formierten Karzinoms nachgewiesen wurde. Ein vermutetes Hypernephrom wurde röntgendiagnostisch ausgeschlossen. Im SD-Szintigramm (Abb. 3) fand sich ein kalter Knoten von 3 cm Größe. Es wurde, da auch im Skelettszintigramm die Metastase im Bereich der linken Schulter und eine weitere osteolytische Metastase von 8 cm Größe im rechten Os ilium nachgewiesen wurde, eine Resektion des kalten Knotens im rechten SD-Lappen empfohlen. Nach der Diagnostik im Juli 1979 erfolgte später lediglich eine Schmerzbestrahlung mit 1800 cGy (rad). Da der Tumor nur langsam größer wurde und die Patientin sich in einem guten Zustand befand, wurde sie uns im Februar 1981 erneut vorgestellt. Es erfolgte nun unter dem

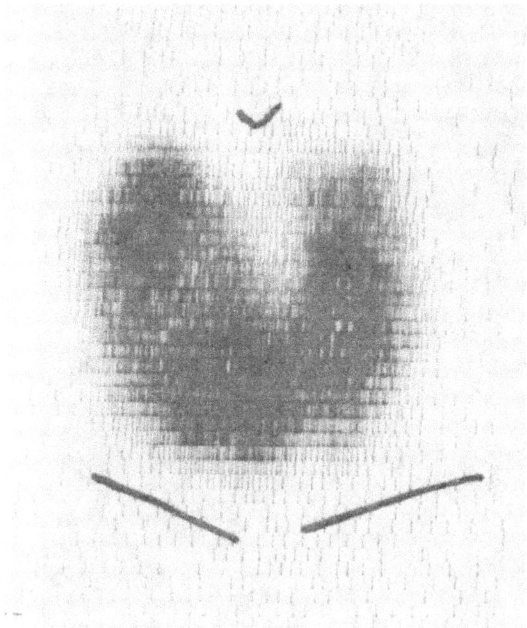

Abb. 3. Schilddrüsenszintigramm der Patienten M. K. vom Juli 1979 nach oraler Gabe von 37 MBq (1 mCi) ^{99m}Tc-Pertechnetat.

Rechtsbetonte mäßig vergrößerte Schilddrüse mit etwa 3 cm großem Bezirk mit deutlich verringerter Aktivitätsspeicherung im Zentrum des rechten Schilddrüsenlappens. In diesem Bezirk war ein derber Knoten mit glatter Oberfläche tastbar.
Szintigrafische Diagnose: Solitärer kalter Knoten rechts.

dringenden Verdacht einer Struma maligna mit Knochen- und Lungenmetastasen eine totale Thyreoidektomie; histologisch handelte es sich um ein mäßig differenziertes follikuläres SD-Ca. Die über 10 cm großen Metastasen in der linken Schulter und im rechten Os ilium sowie die 6 cm große Metastase im distalen, lateralen linken Femurschaft wiesen ebenso wie die feinfleckige Lungenmetastasierung bei der Radiojodtherapie eine gute Aktivitätsanreicherung auf. Abb. 4 rechts zeigt die Aktivitätsspeicherung nach der zweiten hochdosierten ^{131}J-Therapie (2 Therapien) mit insgesamt 19000 MBq (510 mCi), wobei die drei großen Knochenmetastasen je bis zu 20% der applizierten Aktivität speicherten. Obwohl wir über 4 Wochen die Substitutionstherapie abgesetzt hatten, blieb die endogene TSH-Konzentration im Normbereich, da in diesem Fall offensichtlich die großen Metastasen zur Hormonproduktion befähigt waren.

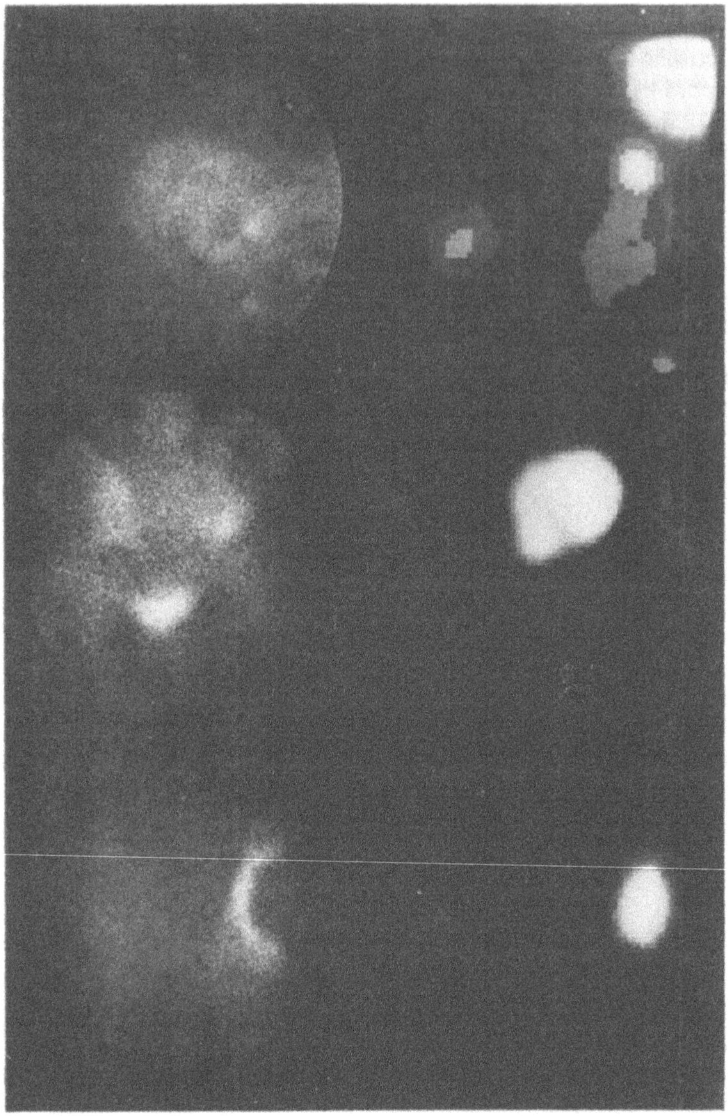

Abb. 4. Szintigramme der Patientin M. K.

Linke Seite: Skelettszintigramme mit ^{99m}Tc-Diphosphonat

Rechte Seite: Szintigramme nach der zweiten ^{131}J-Therapie (Juli 1982)

Links oben — pa-Skelettszintigramm der linken Schulter: Inhomogene, vermehrte Aktivitätsspeicherung in dem über 10 cm großen Tumor links im Gebiet von Akromion und Humeruskopf, auf die Skapula übergreifend.
Links Mitte — pa-Skelettszintigramm des Beckens: Herabgesetzte Aktivitätsspeicherung im rechten Os ilium (im Bild rechts) auf die obere Iliosakralfuge übergreifend. An den Rändern dieses Speicherungsdefektes ist keine deutliche Aktivitätserhöhung nachweisbar.

Links unten — ap-Skelettszintigramm beider distaler Oberschenkel: Im linken distalen Femur lateral ist eine halbkreisförmige starke Aktivitätserhöhung, bedingt durch eine verstärkte Osteoblastentätigkeit, am Rand einer osteolytischen Metastase nachweisbar.

2.5. Nachsorge und Metastasendiagnostik bei unterschiedlichen SD-Malignomformen

Durch die Zellfunktion der Karzinomzellen bestehen für die Nuklearmedizin günstige Möglichkeiten, um beim SD-Karzinom frühzeitig Metastasen und Rezidive nachzuweisen. Im einzelnen handelt es sich dabei um folgende spezifische Reaktionen:

1. Jodspeicherung durch follikuläre Anteile eines SD-Karzinoms,
2. Thyreoglobulinbildung durch follikuläres und papilläres SD-Karzinomgewebe,
3. Kalzitoninbildung durch die C-Zellen des medullären SD-Karzinoms.

Da es bei SD-Karzinomen häufig bei der Fernmetastasierung zur Entwicklung von Skelettmetastasen kommt, muß die Knochenszintigrafie als empfindlichste Methode des Metastasennachweises ebenfalls bei der Nachsorge eingesetzt werden.
Um die Möglichkeiten der Metastasenfrühdiagnostik bei den genannten SD-Karzinomformen zu einer effektiven Therapie nutzen zu können, sind zu festgesetzten Zeiten nach der Thyreoidektomie nuklearmedizinische und natürlich auch klinische Kontrolluntersuchungen vorzunehmen. Die erforderlichen nuklearmedizinischen Kontrolluntersuchungen sind schematisch in Abb. 5 dargestellt.
Um das Schema nicht unübersichtlich zu machen, sind notwendige hämatologische Kontrollen nach der Therapie ebenso weggelassen, wie die erforderliche Röntgendiagnostik zum Nachweis der ebenfalls häufigen Lungenmetastasen bzw. die evtl. erforderliche Organszintigrafie bei anaplastischen SD-Karzinomen oder SD-Sarkomen.
Abschließend soll nochmals festgestellt werden, daß die konsequente Suche nach SD-Malignomen aufwendig, aber im Einzelfall für den Betroffenen lebensentscheidend ist. Die hohe 5-Jahresüberlebensrate auch bei follikulären und papillären SD-Karzinomen mit Fernmetastasen, rechtfertigt die aufwendige und vom Patienten viel Disziplin verlangende konsequente Nachsorge. Der volle Erfolg dieser Maßnahme ist jedoch nur gewährleistet, wenn in onkologischen Zentren in Kooperation Nuklearmediziner, Zytologen, Histologen, Chirurgen und Onkologen mit hohem fachlichen Können in kollegialer Absprache die Therapie und Nachsorgeempfehlungen gemeinsam festlegen.
Auf diese Weise dürfte es gelingen, 95% der SD-Malignome in einem frühen klinischen Stadium nachzuweisen und deutlich bessere Heilungsquoten zu erreichen.

Rechte Seite: ^{131}J-Szintigramme nach der zweiten Radiojodtherapie von den gleichen Regionen

Rechts oben — ap-Szintigramm des Thorax

Rechts Mitte — pa-Szintigramm des Beckens

Rechts unten — ap-Szintigramm beider distaler Oberschenkel

Starke Aktivitätsanreicherung in den bekannten Knochenmetastasen (linke Schulter, rechtes Os ilium, linker Femur). Geringe Aktivitätsanreicherung in beiden Lungen, in den röntgenologisch feinfleckigen Lungenmetastasen. Stärkere Aktivitätsanreicherung in einer Lungenmetastase im rechten Mittelfeld und einer weiteren im linken Oberfeld.

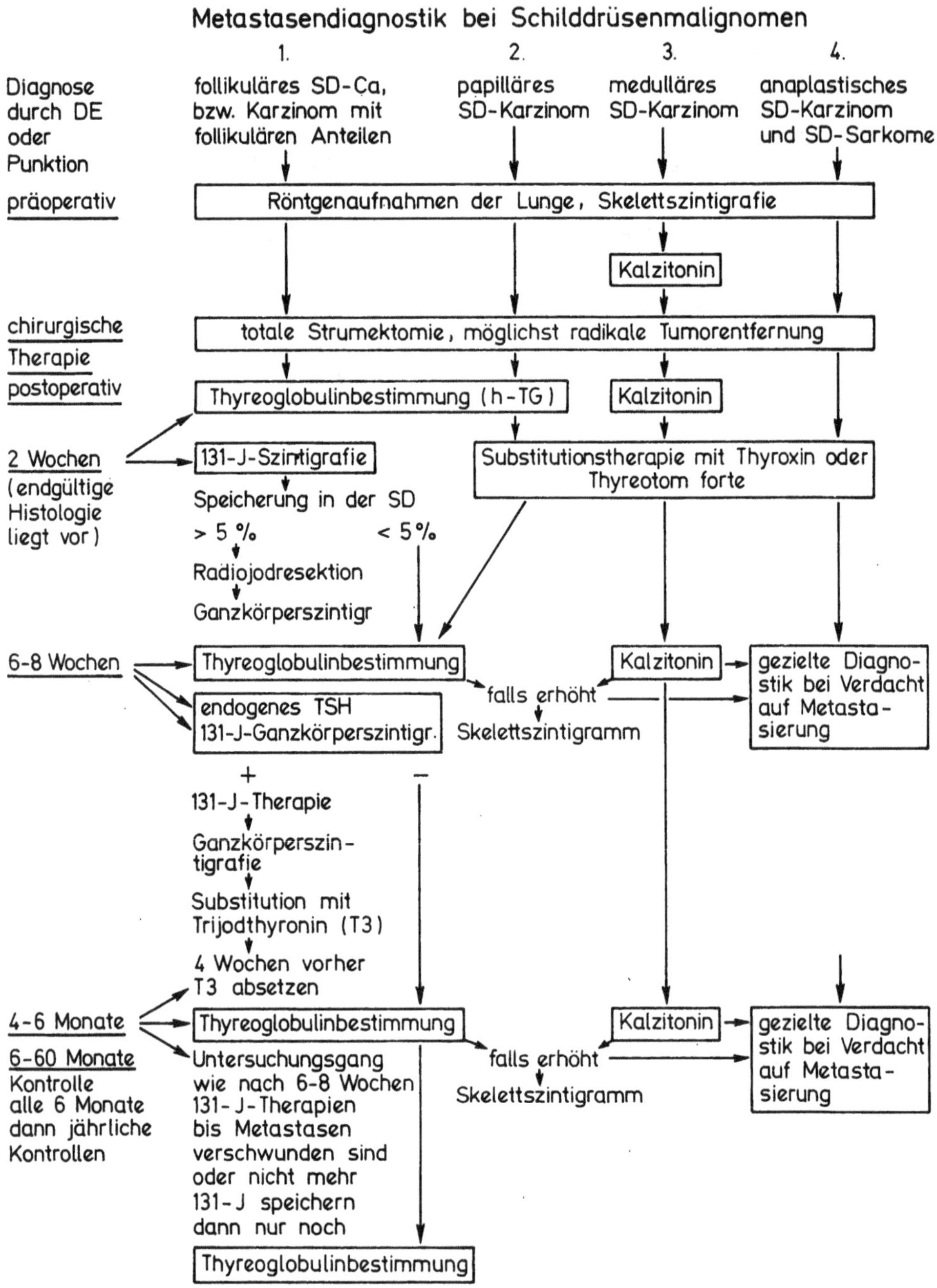
Metastasendiagnostik bei Schilddrüsenmalignomen
1.
2.
3.
4.
Diagnose durch DE oder Punktion
follikuläres SD-Ca, bzw. Karzinom mit follikulären Anteilen
papilläres SD-Karzinom
medulläres SD-Karzinom
anaplastisches SD-Karzinom und SD-Sarkome
präoperativ
Röntgenaufnahmen der Lunge, Skelettszintigrafie
Kalzitonin
chirurgische Therapie
totale Strumektomie, möglichst radikale Tumorentfernung
postoperativ
Thyreoglobulinbestimmung (h-TG)
Kalzitonin
2 Wochen (endgültige Histologie liegt vor)
131-J-Szintigrafie
Substitutionstherapie mit Thyroxin oder Thyreotom forte
Speicherung in der SD
> 5 %
< 5 %
Radiojodresektion
Ganzkörperszintigr
6-8 Wochen
Thyreoglobulinbestimmung
Kalzitonin
gezielte Diagnostik bei Verdacht auf Metastasierung
falls erhöht
endogenes TSH
131-J-Ganzkörperszintigr.
Skelettszintigramm
+
−
131-J-Therapie
Ganzkörperszintigrafie
Substitution mit Trijodthyronin (T3)
4 Wochen vorher T3 absetzen
4-6 Monate
Thyreoglobulinbestimmung
Kalzitonin
gezielte Diagnostik bei Verdacht auf Metastasierung
6-60 Monate
Kontrolle alle 6 Monate dann jährliche Kontrollen
Untersuchungsgang wie nach 6-8 Wochen 131-J-Therapien bis Metastasen verschwunden sind oder nicht mehr 131-J speichern dann nur noch
falls erhöht
Skelettszintigramm
Thyreoglobulinbestimmung

Abb. 5

3. Literatur

1. ALTENBRUNN, H.-J.: Nuklearmedizinische Tumordiagnostik. Zschr. Inn. Med. **31** (1976), 795–808
2. ALTENBRUNN, H.-J.: Maßnahmen zur Senkung der Strumahäufigkeit und deren Einfluß auf die nuklearmedizinische Diagnostik. Radiobiol. Radiother. **22** (1981), 126
3. ALTENBRUNN, H.-J.; A. JANISCH: Behandlungsergebnisse mit 131-J bei Patienten mit follikulärem Schilddrüsenkarzinom. Radiol. diagn. **20** (1979), 102
4. ALTENBRUNN, H.-J.; D. MARKWARDT; A. JANISCH: Optimierung der Therapie von Patienten mit follikulärem Schilddrüsenkarzinom durch die Bestimmung des endogenen TSH nach der Thyreoidektomie vor der Radiojodtherapie. Radiobiol. Radiother. **23** (1982), 83–84
5. ANDROS, G.; P. V. HARPER; K. A. LATHROP; R. J. MC CARDLE: Pertechnetate-99m localisation in man with applications to thyroid scanning and the study of thyroid physiology. J. Clin. Endoclinol. Metab. **25** (1965), 1067–1076
6. BIERSACK, H. J.; M. VOGT; B. HELPAP; R. JANSON; W. RAU; C. WINKLER: Zur Behandlung des Schilddrüsenkarzinoms. Dt. med. Wochenschr. **106** (1981), 390–395
7. BÖRNER, W.: Methoden zur Diagnostik des Solitärknotens der Schilddrüse. Med. Welt **27** (1976), 1611–1617
8. BÖRNER, W.; C. REINERS: Struma maligna, Behandlungsergebnisse und Nachsorge. Therapiewoche **32** (1982), 1049–1052
9. CALMETTES, C.; B. CAILLOV; M. S. MOUKHTAR; G. MICHAUD; R. GERARD-MARCHANT: Calcitonin and carcinoembryonic antigen in poorly differentiated follicular carcinoma. Cancer **49** (1982), 2342–2348
10. DECKART, H.: Empfehlungen für eine rationelle nuklearmedizinische Schilddrüsendiagnostik. Radiobiol. Radiother. **21** (1980), 821–825
11. DE COSSE, J. J.; W. H. BEIERWALTES; L. R. BROOKS; C. C. THOMAS; L. B. WOOLNER: Carcinoma of the thyroid. Arch. Surg. Chicago **110** (1975), 783–789
12. DHOM, G. In: „Schilddrüse 1977" (Herausg.), B. WEINHEIMER; I. JUNG; B. GLOEBEL, Georg Thieme Verlag Stuttgart (1978), 185
13. FRAGU, P.; J. P. BAZIN; R. DI PIOLA; M. TUBIANA: Early kinetics of the human thyroid trap estimated with 99m-Tc and 131-J. Eur. J. Nucl. Med. **7** (1982), 339–344
14. FRIEDMAN, M.; E. M. SKOLNIK; H. M. BAIM; S. P. BECKER; A. H. KATZ; V. R. P. MANTRAVADI: Thyroid carcinoma. The Laryngoscope **15** (1980), 1991–2003
15. GOTTSCHALK, A.; E. J. POTCHEN: Diagnostic nuclear medicine, GOLDEN's Diagnostic radiology: Section 20, The Williams & Wilkins Company, Baltimor 1976
16. HAKAMA, M. In: HEDINGER, C.: Thyroid cancer. UICC Monograph-Series, Bd. 12, S. 66, Springer-Verlag, Berlin–Heidelberg 1969
17. HARADA, T.; Y. ITO; K. SHIMAOKA; T. TANIGUCHI; A. MATSUDO; T. SENEOD: Clinical evaluation of 201-thallium chloride scan for thyroid nodule. Eur. J. Nucl. Med. **5** (1980), 125–130
18. HARNESS, J. K.; N. W. TOMPSON; J. C. SISSON; W. H. BEIREWALTES: Differentiated thyroid carcinomas, treatment of metastases. Arch. Surg. Chicago **108** (1974), 410–419
19. HEDINGER, C.: Histological typing of thyroid tumours, International histological classification of tumours Nr. 11, WHO, Genf 1974
20. HOLAN, J.; P. UHRIN; I. REŽŇÁK; L. LAUKO; T. KOSTIČOVA; R. MIŠIKOVÁ: Die Schilddrüsenpunktionszytologie mit und ohne Autoradiographie. Radiolog. Diagn. **23** (1982), 64–65
21. HOVING, J.; D. A. PIERS; A. VERMY; J. W. OOSTERHUIS: Carcinoma in hyperfunctioning thyroid nodule in recurrent hyperthyreodism. Eur. J. Nucl. Med. **6** (1981), 131–132
22. JÄNSCH, A.; H. G. HEINZE; B. HAST: Serum-Thyreoglobulin (S-hTG). Ein Tumormarker bei Patienten mit differenziertem Schilddrüsenkarzinom. Strahlentherapie **157** (1918), 381–392
23. KLEIN, E.: Physiologie der Schilddrüse und ihre Hormone, in K. OBERDISSE und E. KLEIN: Die Krankheiten der Schilddrüse. Georg Thieme Verlag, Stuttgart, 1967, 50–121
24. KLEIN, E.: Bösartige Geschwülste der Schilddrüse. In: K. OBERDISSE und E. KLEIN: Die Krankheiten der Schilddrüse. Georg Thieme Verlag, Stuttgart, 1967, 475–519
25. KLEINAU, E.; H. DECKART; H. WEBER; H. G. PESCHEL: Vergleich von nuklearmedizinischen

und operativ-histologischen Befunden bei 1000 Schilddrüsenoperierten. Dt. Gesundh.-Wesen **36** (1981), 69—73

26. Knappe, G.: Häufigkeit und Bedeutung der Schilddrüsenerkrankungen in der DDR. Radiol. Diagn. **23** (1982), 90—92
27. Koch, B.; G. Simonis; E. H. Farthmann: Der kalte Knoten im Endemiegebiet. Dt. med. Wochenschr. **104** (1979), 1632—1634
28. Lorenz, G.: Zur Morphologie der Schilddrüsentumoren unter besonderer Berücksichtigung der WHO-Nomenklatur. Dt. Gesundh.-Wesen **35** (1980), 404
29. Mc Cormick, N. A.; J. H. Maus: Carcinoma of the thyroid. Canad. med. Ass. J. **82** (1960), 1011
30. Messaris, N. A.; K. Kyriakou; P. Vasilopoulos; C. Tountas: The single thyroid nodule and carcinoma. Brit. J. Surg., Bristol **61** (1974), 943—944
31. Němec, J.; V. Zamrazil; D. Pohunkova; V. Zeman; S. Röhling: Thyroidectomy as a pathogenetic factor in the evaluation of thyroid cancer. Neoplasma **27** (1980), 595—599
32. Neracher, H.; C. Hedinger: Klassifizierung der Schilddrüsenmalignome nach der Nomenklatur der WHO. Schweiz. med. Wochenschr. **105** (1975), 1000—1006 und 1052—1056
33. Nolan, G. N.; M. N. Koppikar; E. V. Kotlyarov: Thyroid scanning of the patient with history of childhood irradiation. Annals of Clinical and Laboratory Science **11** (1981), 31—36
34. Pacini, F.; A. Pinchera; C. Giani; L. Grasso; L. Baschieri: Serum thyreoglobulin concentrations and 131-J whole body scans in the diagnosis of metastases from differentiated thyroid carcinoma after thyroidectomy. Clinical Endocrinology **13** (1980), 107—110
35. Palermo, F.; F. Bruniera; L. Caldato; M. D. Siega; M. Lazarrini; A. Mareso: 201-Tl in the scintigraphic evaluation of the "cold" areas. Eur. J. Nucl. Med. **4** (1979), 43—48
36. Pedersen, E.; A. Hougen: In: Hedinger, C.: Thyroid cancer. UICC Monograph-Series, Bd. 12, S. 72, Springer-Verlag, Berlin—Heidelberg 1969
37. Pfannenstiel, P.: Die Rolle der Szintigrafie in der Schilddrüsendiagnostik. S. M. **4** (1981), 7—13
38. Pfannenstiel, P.: Der kalte Knoten in der Schilddrüse. Dt. med. Wochenschr. **102** (1977), 1323—1324
39. Rasmusson, B.: Scintigraphic studies in patients with medullary carcinoma of the thyroid. Eur. J. Nucl. Med. **7** (1982), 150—151
40. Raue, F.: Calcitonin-Stimulationstest. Dt. med. Wochenschr. **107** (1982), 36
41. Reiners, C.; W. Börner: Indikation und Aussage nuklearmedizinischer in-vivo-Verfahren in der Diagnostik von Schilddrüsenerkrankungen. Therapiewoche **30** (1980), 6300—6312
42. Röher, H. D.; R. A. Wahl: Der kalte Schilddrüsenknoten. Dt. med. Wochenschr. **106** (1981), 657—662
43. Rosen, I. B.; C. Wallace; H. G. Strawbridge; P. G. Walfish: Reevaluation of needle aspiration cytology in detection of thyroid cancer. Surgery (St. Louis) **90** (1981), 747—756
44. Schatz, H.; S. Grebe; E. Mäser; J. Teuber; W. Horn; O. Schröder; C. Schatz: Serum-Thyreoglobulinspiegel als Tumormarker bei Schilddrüsenkarzinom. Klin. Wochenschr. **60** (1982), 457—464
45. Schlegel, G.; T. Wendt: Differenzierte Therapie des Schilddrüsenkarzinoms, diagnostische Aspekte in der Nachsorge. Tumordiagnostik **3** (1981), 122—125
46. Shapiro, B.; K. Britton; A. Fountos; M. Granowska; L. Hawkins; P. Kiriaki; S. Londers; C. Nimmon; S. Poston: A multiobserver comparison of 99m-TcO_4 and 123-J thyroid imaging. Eur. J. Nucl. Med. **6** (1981), 135—138
47. Wade, H.: The treatment and praeoperative diagnosis of differentiated thyroid carcinoma presenting as a clinically solitary nodule. Brit. Surg. **67** (1980), 728—731
48. Wahl, R. A.; H. Schmidt-Gayk; H. Cordes; H. Meybier; C. Tschahargane: Früherkennung des C-Zell-Karzinoms durch Familien-Screening Dt. med. Wochenschr. **106** (1981), 1377—1380
49. Weinheimer, B.; I. Jung; B. Gloebel: Schilddrüse 1977. Georg Thieme Verlag, Stuttgart, 1978
50. Weiss, M.-L.; R. Pilz; H. Deckart: E. Kleinau; E. Deckart; J. Brunhöber: Unsere Ergebnisse der Punktionszytologie 1974—1980 und zytodiagnostische Probleme. Radiolog. Diagn. **23** (1982), 64—65

4. Die nuklearmedizinische Diagnostik von primären und sekundären malignen Knochentumoren

von J. Markwardt und A. Janisch

1. Einleitung

Die nuklearmedizinische Diagnostik basiert auf der Anwendung von Radiopharmaka. Jede geeignete chemische Verbindung, die sich für die nuklearmedizinische Diagnostik markieren läßt, eröffnet neue Möglichkeiten für die Erkennung von physiologischen oder biochemischen Abläufen im menschlichen Körper. Einer der größten Erfolge auf diesem Gebiet war zweifellos die Markierung von Phosphatverbindungen mit radioaktivem Technetium durch Subramanian im Jahre 1971 [106]. Die bis dahin nahezu bedeutungslose Knochenszintigrafie wurde dadurch innerhalb der folgenden Jahre eines der wesentlichsten nuklearmedizinischen Verfahren und ist bis heute an Empfindlichkeit unübertroffen. Pathologische Knochenprozesse lassen sich szintigrafisch oft um Monate vor röntgenologischen Veränderungen feststellen.
Die Einsatzgebiete für die Knochenszintigrafie sind nicht neu. Schon Untersuchungen mit ^{85}Strontium, ^{87m}Strontium, ^{18}Fluor hatten in den früheren Jahren die potentiellen Möglichkeiten des Verfahrens gezeigt (s. Tab. 1).
Ihre Anwendung blieb aber begrenzt. Hohe Strahlenbelastung bei ^{85}Sr sowie begrenzte Verfügbarkeit bei ^{87m}Sr und ^{18}F legten Beschränkungen auf. Mit dem Einsatz von ^{99m}Technetium (s. Tab. 2) zum Markieren fielen diese Grenzen: das Radionuklid ist in jeder

Tabelle 1. Radionuklidaufnahme in den Knochen (n. Merrick) [78]

Jahr	Autor	Radionuklid	
1936	Chiewitz & Hevest	^{32}P-Phosphat	Aufnahme in den Knochen (Ratte)
1940	Volker et al.	F	Aufnahme in den Knochen
1942	Treadwell et al.	Sr	Aufnahme in Knochentumor
1949	Dudley et al.	Ga	Aufnahme in Tumor u. Knochen
1960	Meyers et al.	Sr	erste Szintigramme
1961	Fleming et al.	Sr	erste Szintigramme
1962	Blau et al.	F	erste Szintigramme
1965	Hayes et al.	Ga	erste Szintigramme
1971	Subramanian, McAfee	^{99m}Tc-Phosphate	erste Szintigramme

Tabelle 2. Technetium-markierte Phosphatverbindungen

Jahr	Autor	Verbindung
1971	Subramanian — McAfee	Tripolyphosphat
1971	Subramanian et al.	Phosphatketten unterschiedlicher Längen
1972	Subramanian et al.	Äthan-Hydroxydiphosphonat (EHDP)
1973	Subramanian et al.	Methylendiphosphonat (MDP)

nuklearmedizinischen Einrichtung verfügbar, die Strahlenbelastung liegt erheblich unter der bei Röntgenaufnahmen des Skeletts, und die Quantenenergie macht es zu einem der günstigsten bei den derzeitigen nuklearmedizinischen Nachweisgeräten. Seine relativ kurze Halbwertsschicht erlaubt einen gewissen Tomografieeffekt auszunutzen.
Der sprunghafte Anstieg des Bedarfs an Knochenszintigrafien kann bis heute kaum abgedeckt werden, obwohl Untersuchungsgeräte entwickelt wurden, die eigens für die Knochenszintigrafie verwendet werden. Die Benutzung der Ganzkörperszintigrafiegeräte ermöglicht dabei z. B. die Darstellung des ganzen Skeletts in z. T. weniger als 30 Minuten. Die Herstellung von Einzelszintigrammen des ganzen Skeletts erforderte oft mehrere Stunden. Aus den breitgefächerten Einsatzgebieten der Knochenszintigrafie soll hier zur Anwendung in der Onkologie Stellung genommen werden.
Welchen Nutzen bringt das Verfahren in der Metastasen-Diagnostik? Welche Beiträge können nicht durch andere Methoden in der Verlaufskontrolle und beim Therapiemonitoring, aber auch bei der primären Diagnostik gebracht werden? Wo liegen die Grenzen? Wie ist die Knochenszintigrafie sinnvoll einzuordnen in ein Klinikkonzept?
Durch die Knochenszintigrafie werden Orte mit vermehrter Osteoblastenaktivität nachgewiesen. Diese finden sich bei malignen Knochenveränderungen, aber auch bei Entzündungen. Die Knochenszintigrafie erhebt keinen Anspruch auf hohe Spezifität. Wie sollte die Dignität und Art der szintigrafisch nachgewiesenen Veränderung bestimmt werden, noch dazu, wenn Röntgenverfahren vielleicht erst nach einem halben Jahr überhaupt den Prozeß erkennen lassen?

2. Grundlagen der Knochenszintigrafie

2.1. Der Knochen

Die Technetium-Zinn-Phosphatkomplexe reichern sich nach der Applikation zwischen Osteoid und mineralisiertem Knochen am Ort der aktiven Mineralisierung an. Der Phosphatkomplex liegt damit im neugebildeten Knochen am Hydroxylapatitkristall. Der Komplex bleibt im Knochen stabil und ist nicht durch Enzyme abzubauen (Fogelman) [37]. Der Grad seiner Aufnahme ist abhängig von der Kristalloberfläche des Knochens.
Maligne Knochenveränderungen führen zu blastischen, seltener zu lytischen Veränderungen, wobei lytische Prozesse meist an deren Rand auch blastische Aktivitäten zeigen und damit zu einer vermehrten Aufnahme des Phosphatkomplexes führen, die szintigrafisch nachweisbar wird. Der Tumor scheidet Metabolite aus, die zu einer Ostitis fibrosa führen (Dihlmann) [30]. Die Ostitis fibrosa findet sich regelmäßig in der Umgebung von Tumorherden im Knochen und führt zu osteoblastischer Aktivität (Hellner) [56]. Kleine Tumoremboli finden sich meist zuerst im Knochenmark und damit im trabekulären Knochen (Hashimoto) [55].
Der Knochen nimmt den Phosphatkomplex 20—1000mal schneller auf als anderes Gewebe. Knapp zwei Drittel werden bei einem Knochendurchgang des Blutes eliminiert (Fogelman) [37]. Der Grad der Aktivitätsaufnahme ist abhängig vom Grad der Durchblutung. Dadurch nehmen gut durchblutete Knochentumoren mehr auf als schlecht durchblutete.
Lahtinen [64] fand 1979 eine Durchblutungsvermehrung im Osteosarkom und in Knochenmetastasen auf etwas mehr als das Doppelte. Durchblutungsstörungen lokalisierter oder allgemeiner Art führen stets zu einer Verminderung der Aufnahme des Phosphatkomplexes in der betroffenen Region (Wootton) [124].

2.2. *Ausscheidung*

Die Phosphatverbindung, die nicht an den Knochen gebunden werden kann, wird durch die Nieren ausgeschieden, die sich dadurch szintigrafisch regelmäßig darstellen lassen. Innerhalb von 3—6 Stunden sind 60 bis 70% ausgeschieden (Fogelman) [37] (Constable) [21]. Bei Nierenfunktionsstörungen (Dialyseniere, renale Osteodystrophie) verzögert sich diese Ausscheidung erheblich und die Konsequenz ist eine vermehrte Aufnahme in den Knochen (Constable) [21]. Der radioaktive Urin findet sich schon nach kurzer Zeit in der Blase und kann besonders bei Miktionsstörungen die Beurteilung der blasennahen Knochen erschweren.

2.3. *Andere Faktoren*

Es gibt eine Reihe von Faktoren, die die Aufnahme des Phosphatkomplexes beeinflussen. Dazu gehören u. a. das Parathormon und das Vitamin D (Fogelman) [37], die zu einer Steigerung der Aktivitätsaufnahme in den Knochen führen.

2.4. *Extraossäre Anreicherung*

Wenn auch die Aktivitätsaufnahme pro Gewichtsteil Knochen die in die Weichteile bei weitem übertrifft, so wird doch etwa 50% der Aktivität nicht in die Knochen aufgenommen, und es gibt Veränderungen, die in Weichteilen zu vermehrter Speicherung führen.

2.4.1. *Maligne Veränderungen*

1. Primäre Tumoren:	in der Lunge (Poulouse) [91], (Oyamada) [84]
	in der Brustdrüse (Poulouse, Oyamada)
	Multiples Myelom (Rosenthal) [95]
	in Uterus, Prostata (Oyamada)
2. Metastasen:	in der Leber (Poulouse, Garcia) [42]
	in der Lunge (Rosenthal)
3. Flüssigkeiten:	Tumoraszites (Gordon) [49]
	zerebrospinale Flüssigkeit mit Tumorzellen bei malignem Lymphom (Siegal) [102]
	Pleuraflüssigkeit (Aprile) [5].

2.4.2. *Nicht maligne Veränderungen*

1. Speicherung besonders in den Lungen bei Hyperkalzaemie durch Knochenmetastasen bei Mammakarzinom, Nierenversagen, Vitamin D-Intoxikation (Choy) [22], (Rosenthal) [95]
2. infarzierter Herzmuskel ohne Kalzifizierung, Perikarditis (Aprile) [5]
3. Narben nach Operation (Poulouse) [91]
4. Zustand nach Bestrahlung (Poulouse)
5. Kalzifikation in dystrophem oder totem Gewebe (Desai) [28].

Diese vermehrte Aktivitätsaufnahme kann falsche Interpretationen verursachen.

2.5. *Quantifizierung*

Durch Quantifizierung der Szintigramme kann das Verhältnis der Aktivitätsaufnahme zwischen Knochen und Weichteilen bzw. zwischen gesundem und befallenem Knochen auf der symmetrischen Gegenseite ermittelt werden. Sie erlaubt eine Einschätzung der Effektivität der Anreicherung im Knochen und eine Beurteilung der Kinetik zur Bestimmung der optimalen Untersuchungszeit.
Mit dem Auge werden Speicherungsvermehrungen von 20% nicht und von mehr als 40% nur in 95% der Fälle erkannt (CONDON) [20]. Diagnostischen Nutzen hat eine Quantifizierung der Unterschiede bisher nur in geringem Maße gebracht (PFEIFER) [89], (ANGER) [4]. Das günstigste Verhältnis zwischen Knochen und Weichteilen wird nach 2—4 Stunden erreicht (z. B. Femur/Weichteile: 1,6 (PFEIFER), 5. LWK/Region über dem Becken: 4,2 ± 1,5 (CONSTABLE) [21], Knochen/Weichteile (Ganzkörper): 4 ± 0,7 (bei 4 Stunden) (FOGELMAN) [33]).
Die retinierte Aktivität vermindert sich. Während bei 4 Stunden 40% vorhanden sind, finden sich nach 8 Stunden nur noch 28% ($n = 8$, mit Zerfallskorrektur) (FOGELMAN) [32].

2.6. *Alter*

Die Anreicherung im Knochen ist altersabhängig. Unter 20 Jahren werden 10—50% mehr Aktivität in den Knochen aufgenommen als beim Erwachsenen. Die 24 Stunden-Ganzkörperretention zeigt einen Abfall bis zum 35. Lebensjahr und dann wieder einen leichten Anstieg. Die Werte variieren von etwa 15—25% (zerfallskorrigiert) (FOGELMAN) [38].
Die Ganzkörperretention wird sicher bei zunehmendem Alter auf erhöhte Retention in den Weichteilen zu beziehen sein, denn die Qualität der Szintigramme verschlechtert sich mit zunehmendem Alter (WILSON) [120]. Es nimmt dabei die Aktivitätsaufnahme in die Spongiosa im Verhältnis zur Kompakta um ca. 50% vom 20.—70. Lebensjahr ab, wobei generell mehr in die Spongiosa aufgenommen wird als in die Kompakta (BÜLL) [13].

2.7. *Krankheiten*

Verschiedene Stoffwechselzustände und Krankheiten wirken sich ebenfalls auf den Grad der Retention des Phosphatkomplexes aus. Osteomalazie, primärer Hyperparathyreoismus, Morbus PAGET, renale Osteodystrophie führen zu einer Erhöhung der Ganzkörperretention, wobei der primäre Hyperparathyreoidismus nicht zu einer Verbesserung des Knochen/Weichteilverhältnisses führt (FOGELMAN) [33].

3. Radiopharmaka

Für die Knochenszintigrafie bedeutete die Einführung von ^{99m}Tc-Technetium-Zinn-Phosphatverbindungen eine revolutionierende Neuerung. Durchgesetzt haben sich allgemein Verbindungen, in denen 2 Phosphatmoleküle über eine Kohlenstoffbrücke (Diphosphonate) miteinander verbunden sind. Pyrophosphate sind wegen der hohen Anreicherung in Weichteilen allgemein verlassen worden. Die Substitution am verbindenden Kohlenstoffatom verändert die Eigenschaften weiter. Äthylhydroxydiphosphonat (EHDP) wird — sowohl in dem Ausmaß seiner Knochenanreicherung als auch in der Ausscheidung nicht im Knochen gebundener Anteile — von Methyldiphosphonat (MDP) als auch Hydroxymethyldiphosphonat (HMDP) übertroffen (Adams) [1], (Fogelman) [39], (Silberstein) [103]. Auch die Anreicherung im Knochentumor gegen normalen Knochen wird günstiger (Cox) [24]. Die Erkennbarkeit von pathologischen Knochenprozessen hat sich aber praktisch nicht geändert (Adams) [1], (Fogelman) [39]. Eine Reihe weiterer Derivate wird getestet (z. B. Imidodiphosphonat) und hat positive Ergebnisse gebracht.

4. Geräte

Die Untersuchung ist mit einer Szintillationskamera in wesentlich kürzerer Zeit als mit einem Scanner durchzuführen (Verhältnis etwa 1 : 4 bei Doppelkopfscanner). Wegen der Darstellung in Originalgröße und der Möglichkeit zur Markierung hat der Scanner in einzelnen Fällen Vorteile gegenüber der Kamera (z. B. bei Beurteilung der Tumorausdehnung).

In zunehmendem Maße werden zur Darstellung des gesamten Skeletts Ganzkörperszintigrafieeinrichtungen benutzt. Die Untersuchungszeit läßt sich dadurch auf weniger als 30 Minuten für einen Patienten reduzieren. Damit können die Möglichkeiten zur Metastasensuche ausgeschöpft werden. Sinnvoll ist dabei eine Bilddigitalisierung und Computerbearbeitung zur Optimierung der Darstellung.

Die Messung der Ganzkörperretention von Technetium-Diphosphonat mit einem Ganzkörperzähler hat in der Tumordiagnostik bisher keine Bedeutung erlangt.

5. Strahlenbelastung

Die Strahlenbelastung bei der Knochenszintigrafie ist gering. Die Dosierung liegt im Bereich von 300 bis 700 MBq (8—18 mCi), meist bei 370 bis 550 MBq (10—15 mCi). Bei 370 MBq ergibt sich folgende Dosisbelastung (Subramanian) [107] für ^{99m}Tc-EHDP und ^{99m}Tc-MDP (Tab. 3):

Tabelle 3. Dosisbelastung durch Tc-Diphosphonate

Lokalisation	cGy/370 MBq (rad/10 mCi) (Subramanian) [107] ^{99m}Tc EHDP + MDP	cGy/370 MBq (rad/10 mCi) (Syed) [109] ^{99m}Tc MDP
Skelett	0,38	0,70
Knochenmark	0,25	0,56
Ganzkörper	0,07	0,13
Niere	0,31	0,62
Blase	4,4	2,6—6,2
Ovarien	0,17	0,24
Testes	0,12	nicht angegeben

Für die Untersuchung von Kindern werden niedrigere Dosierungen vorgeschlagen (HENRICHS):

$$\text{Dosis} = \text{Erwachsenendosis} \times \frac{\text{Masse}_{\text{Kind}}}{\text{Masse}_{\text{Erwachsener}}}\,2/3.$$

Auch dabei ist die Dosisbelastung noch bis zum 10. Lebensjahr knapp 2mal höher als die beim Erwachsenen (HENRICHS) [57].

6. Untersuchungsablauf

Der Patient wird nicht besonders auf die Untersuchung vorbereitet. Nach der Injektion des Diphosphonats erhält er Flüssigkeit (PISTENMA) [88], (POLLEN) [90]. Er trinkt sie innerhalb einer halben Stunde und entleert halbstündlich die Blase bis zum Untersuchungsbeginn. Nach 90—180 min kann die Untersuchung begonnen werden. Wegen der Notwendigkeit der Vergleichbarkeit der Szintigramme sollte ein einheitlicher Beginn gewählt werden. Bei Benutzung einer Szintillationskamera wird für jedes Einzelszintigramm des Patienten die gleiche Untersuchungszeit festgelegt. Es wird beispielsweise die Zeit bestimmt, in der 800 Impulse pro Quadratzentimeter über der Lendenwirbelsäule registriert werden. Andere Regionen und Impulszahlen/cm^2 sind möglich: vorderer oder hinterer Thorax mit 300—3000 Imp./cm^2 (WILSON) [12], (POLLEN) [90] bzw. 100000 bis 1 Mio Imp. über der zu wählenden Eichregion (FOGELMAN) [34].
Für jedes Kamerabild ergeben sich bei 550 MBq ^{99m}Tc-Diphosphonat 2—6 min und für die eventuelle Ganzkörperuntersuchung bis 2 Stunden. Standardisierte Bedingungen sind für Verlaufskontrollen von entscheidender Bedeutung (POLLE [90]. Es werden Szintigramme von ventral und dorsal angefertigt. Bei einigen Patienten können durch die Füllung der Blase mit Radioaktivität das Becken, insbesondere symphysennahe Anteile des Beckens, nicht beurteilt werden. In diesen Fällen (2% von 1400 Patienten (GREYSON) [51]) empfiehlt sich 18 bis 24 Stunden nach der Applikation des Diphosphonats eine Wiederholung der szintigrafischen Darstellung des Beckens (GREYSON).

7. Normales Knochenszintigramm und nicht maligne Veränderungen

Das Skelett stellt sich normalerweise mit symmetrischer Aktivitätsanreicherung dar. Es sind die Quer- und Dornfortsätze der Brust- und Lendenwirbelsäure sowie die Rippen erkennbar. Es ist wünschenswert, so viele Impulse zu registrieren, daß Radius und Elle klar erkennbar sind. Wenn die Weichteile im Bild dominieren, ist die Qualität unbe-

Abb. 1. Knochenszintigramm des ganzen Körpers ohne pathologische Speicherung (27 Jahre alter Patient),

links: ap-Szintigramm: vermehrte Darstellung der gelenknahen Anteile, Überlagerung der Symphyse durch die Blase,

rechts: pa-Szintigramm: Abbildung der Nieren

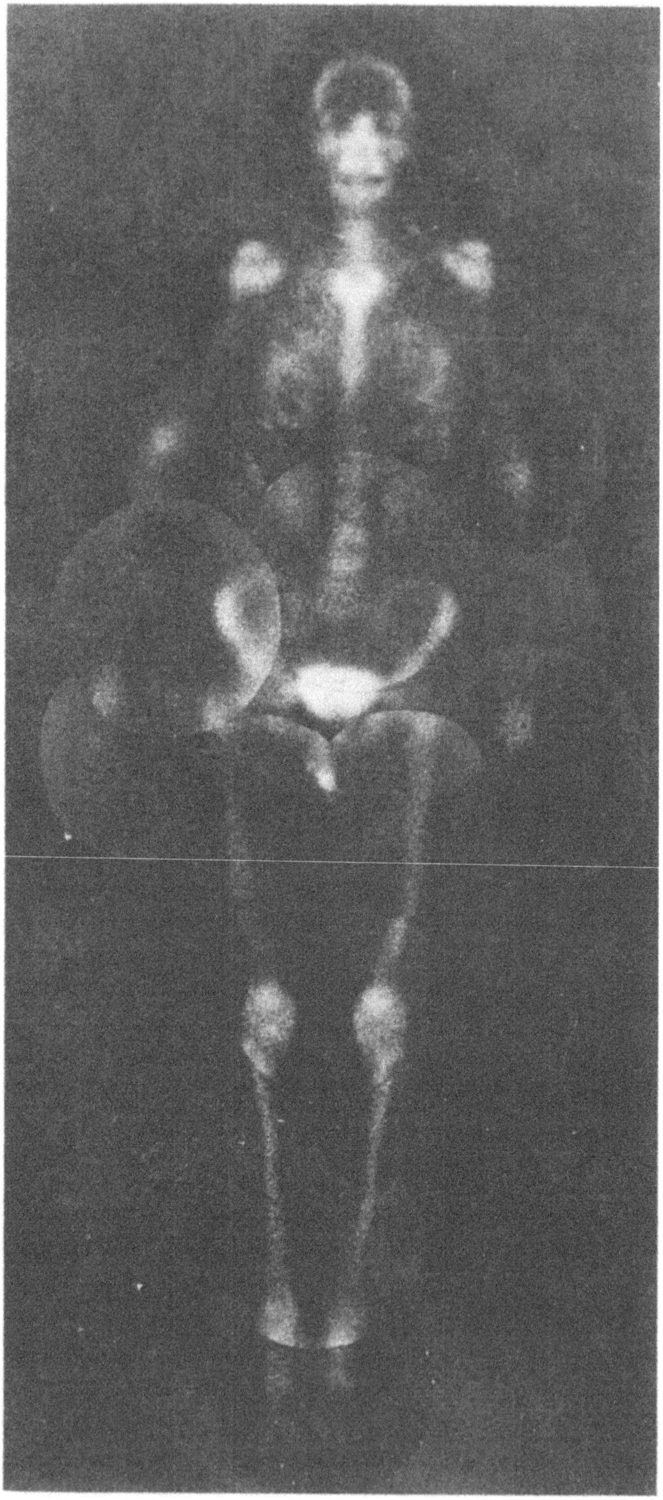

Abb. 1, links

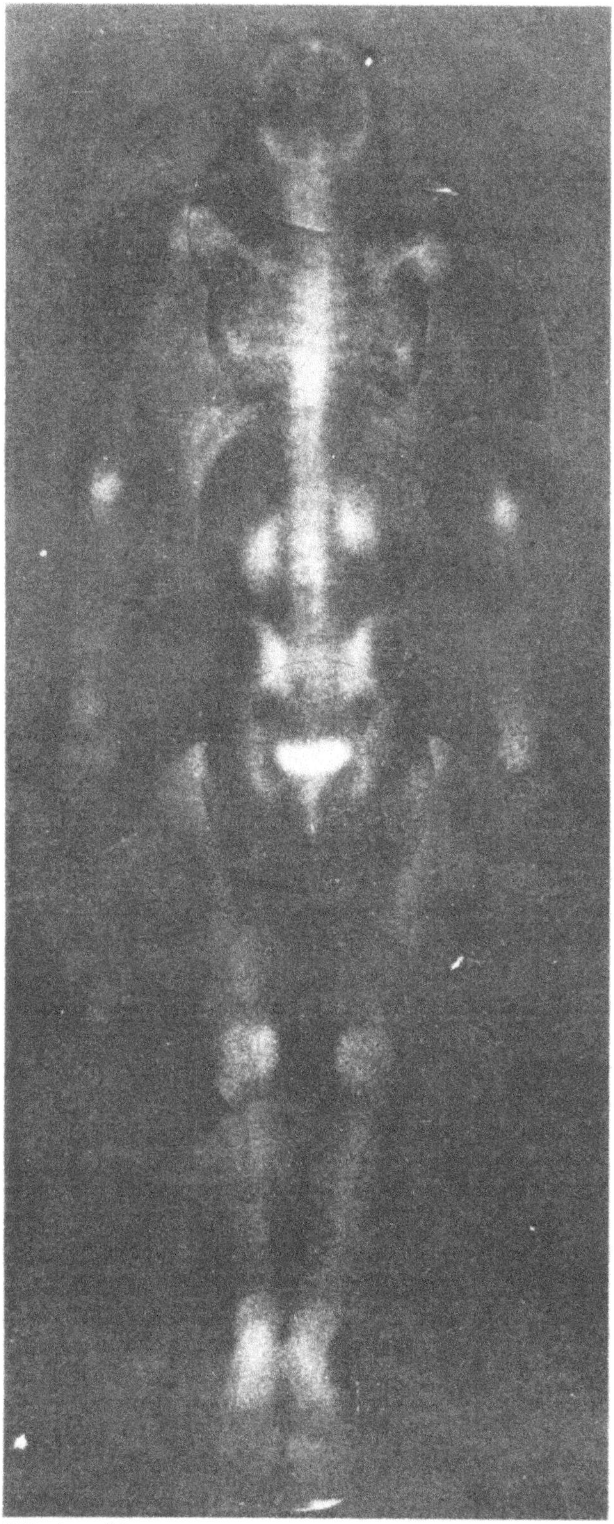

Abb. 1, rechts

friedigend (Wilson) [120]. Besonders ältere, adipöse Patienten liefern oft unbefriedigende Szintigramme. Asymmetrische Belastungen des Skeletts bedingen z. T. asymmetrische Anreicherungen (Schulter beim Rechtshänder, konkave Seite der Wirbelsäule bei Skoliose, Fehlbelastungen bei Schmerzen), aber auch verkantete Lage bei der Untersuchung durch unterschiedliche Abstände zum Kollimator. Casara [15] empfiehlt bei unklaren Anreicherungen eine ^{67}Ga-Zitratuntersuchung, die bei Tumoren positiv würde. Neben extraossären Anreicherungen können auch andere Probleme Fehlbeurteilungen verursachen, wie eine Verminderung der absorbierenden Schicht über den vorderen Rippen nach Mammaamputation.

Störend wirken sich bei der Beurteilung des Beckens Blasendivertikel, asymmetrische Blasen, Füllung des „Prostatabetts" nach Operation, Blasen- oder Ureterdilatation, Urinaustritt aus der Blase aus (Greyson) [51].

Die Wirbelsäule ist am problematischsten zu beurteilen. Mit zunehmendem Alter treten auch vermehrt degenerative Veränderungen in diesem Bereich auf. Die Speicherung ist streckenweise vermehrt, oder die Wirbelsäule stellt sich „fleckig" dar. Das betrifft besonders die Brustwirbelsäule (Anger) [4]. Während im Alter von 20—30 Jahren drei Viertel eine normale Wirbelsäule zeigen, sind das zwischen 31 und 55 Jahren weniger als die Hälfte und über 55 Jahre nur noch ein Drittel.

Anreicherungen finden sich besonders bei der Spondylosis deformans und Veränderungen an den Zwischenwirbelscheiben, zusammengebrochenen Wirbelkörpern (75% der Fälle pathologischer Speicherung bei benignen Veränderungen, $n = 32$, (Oyamada) [84]). Dabei sind signifikante Erhöhungen eher durch Metastasen verursacht (80/98) als leichte (3/17) (Oyamada). Bei Kindern und Jugendlichen reichern die Wachstumszonen 3- bis 4mal mehr Aktivität an als beim Erwachsenen (Anger) [4].

Die Bestrahlung von Knochen führt zu einer Verminderung bis Aufhebung der Speicherung (Bell) [8], (Cox) [23]. Bei Dosen um 4000 cGy wurde nach 3 Monaten bis 7 Jahren diese Wirkung beobachtet (Cox). Ähnlich verhält sich offenbar die Niere, die sich dann im Knochenszintigramm nur noch zum Teil darstellt (Lutrin) [72].

8. Knochenszintigramm bei malignen Veränderungen

Maligne Veränderungen stellen sich in der Regel im Szintigramm als Orte mit vermehrter Aktivitätsaufnahme dar. Es besteht aber ein Unterschied zwischen lytischen und blastischen Veränderungen im Faktor der Anreicherung gegenüber der gesunden Seite. Piard [87] fand für blastische Metastasen 5,3 (Minimum 2, $n = 33$) und für lytische 2,4 (Minimum 0,8 (!), $n = 38$). Osteolytische Metastasen treten häufig beim Mammakarzinom auf (ca. 90%), osteoblastische beim Prostatakarzinom (Condon) [20].

Die Anreicherungsfaktoren sind auch abhängig von der Lokalisation der Veränderung: Bei Schädel, Thorax und Becken betragen sie im Schnitt 2,5 ($n = 51$), in der Wirbelsäule sind sie kleiner 1,6 ($n = 19$) und in den Extremitäten größer 3,8 ($n = 21$) (Anger) [4].

Der Anreicherungsfaktor ist ebenso abhängig von der Masse der Metastasen (Zahl, Größe). Sie entziehen offenbar dem Restskelett und den Weichteilen die Aktivität. Bei 1—4 Metastasen reichern die Metastasen noch etwa 3mal mehr Aktivität an als der normale Knochen, bei 5—9 1,5mal mehr und bei mehr als 10 Metastasen etwa 1,3mal mehr (Piard) [87].

Bei disseminierter Metastasierung sind die einzelnen Metastasen im Knochen oft nicht mehr zu erkennen. Das Skelett speichert bis auf einige Ausnahmen homogen mehr Aktivität, und es wird kaum noch Aktivität durch die Nieren ausgeschieden, die sich

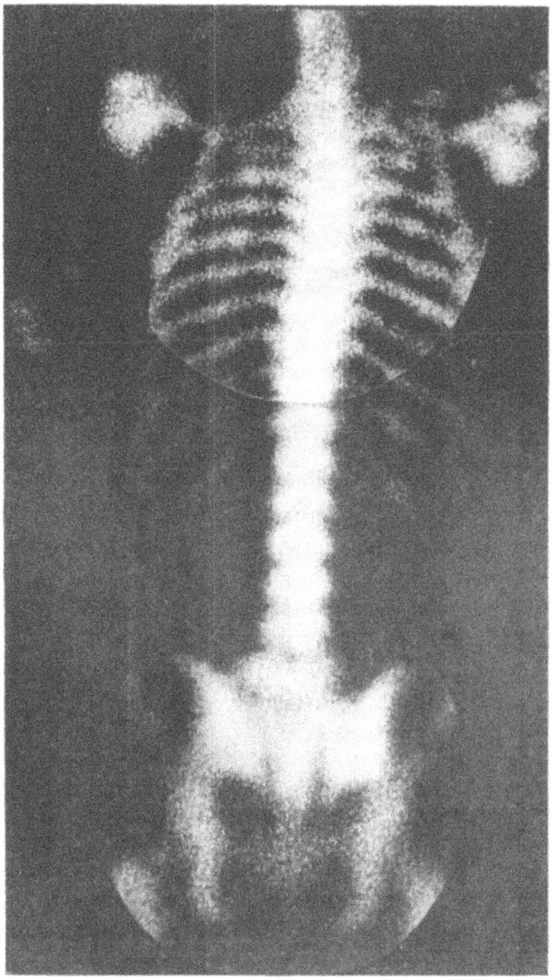

Abb. 2. Disseminierte Skelettmetastasierung. Keine Nierendarstellung (46 Jahre alte Patientin, 1 Jahr nach Operation wegen Mammakarzinom im Stadium II)

dann z. T. nicht mehr darstellen (Sy) [108], (Wilson) [120], (Osmond) [83], (Winter) [121], (Lunia) [70], (Constable) [21], (Fogelman) [31], (Goergen) [45]. Im wesentlichen handelt es sich dabei um Patienten mit Prostatakarzinom-Metastasen. Diese Bilder finden sich dort in etwa 10% der Fälle (Constable) [21], aber auch vereinzelt beim Blasenkarzinom (Sy) [108], beim Mammakarzinom und der chronischen lymphatischen Leukaemie (Lunia) [70].

Aber auch nichtmaligne Veränderungen rufen derartige Bilder hervor (renale Osteodystrophie bei dialysierten Patienten, D-Hypervitaminose) (Fogelman) [31]. In diesen Patienten ist der Quotient der Aktivitätsaufnahme vom 12. Brustwirbelkörper zu Weichteilen zwischen Beckenkamm und der Niere im Bereich von 20 ± 4 (normal: $4 \pm 1{,}5$) (Constable) [21].

Lytische Tumoren stellen sich — wenn auch sehr selten — als reine Defekte dar und können dann in einigen Fällen im Szintigramm erkannt werden. Kim [62] berichtet über

zwei lytische Metastasen in den LWK (nasopharyngeale Tumoren). Beide waren röntgenologisch nicht dargestellt worden.
Metastasen verteilen sich nicht ganz gleichmäßig über das ganze Skelett. Für das Mammakarzinom und das Bronchialkarzinom fand WILSON [119] folgende Verteilung:

Tabelle 4. Verteilung von Knochenmetastasen beim Mamma- und Bronchialkarzinom (WILSON) [119]

Region	Lokalisationen	%
Thorax	269	37
Wirbelsäule	186	26
Becken	118	16
Extremitäten	105	15
Schädel	46	6
Gesamt	724	

Die Anfertigung eines Szintigramms mit Darstellung von Extremitäten und Schädel dauert sehr viel länger als die Szintigrafie des Rumpfes. In wieviel Fällen erhält man aber zusätzliche oder entscheidende Informationen? Solitäre Metastasen traten im Schädel in 4% und in den Extremitäten in 9% ($n = 697$ pathologische Szintigramme) auf, dabei 85% ($n = 62$) in den unteren Extremitäten (TOFE) [112]. Damit empfiehlt sich die Anfertigung eines Ganzkörperszintigramms generell.
Der Grad der Durchblutung ist bei den verschiedenen Tumoren unterschiedlich. Aufnahmen einige Minuten nach der Injektion vom interessierenden Bereich weisen bei hoher Anreicherung auf eine gute Durchblutung hin.

9. Differentialdiagnose aus dem Knochenszintigramm?

Die Knochenszintigrafie ist kein Verfahren, das spezifisch den Tumor im Knochen nachweist. Man kann in der Regel aus dem Szintigramm nicht verschiedene Tumoren von Entzündungen, degenerativen Veränderungen oder Frakturen unterscheiden.

9.1. Kinetik

Abhängig von der Tumordurchblutung weist das ^{99m}Tc-Diphosphonat bei malignen Tumoren in der Regel eine andere Kinetik auf als bei benignen Tumoren. Es erfolgt beim Osteosarkom, EWING-Sarkom, Lymphom im Knochen oft eine schnelle Aktivitätsaufnahme während der ersten Minuten (HARCKE) [53]. Aber auch gutartige Veränderungen weisen z. T. eine hohe Durchblutung auf, wie z. B. das Osteoidosteom (SMITH) [104], obwohl auch das nicht regelmäßig zu sein scheint (ASH) [6]. Die aneurysmatische Zyste, die sich später nur noch an ihrem knöchernen Rand darstellt (ASH), weist zu Beginn eine erheblich vermehrte Durchblutung auf. Eine Reihe benigner Veränderungen weist keine Vermehrung der Durchblutung auf (HARCKE), so daß wohl statistisch gewisse Unterschiede vorhanden sind, die sich für die Einzeldiagnose aber nur mit größtem Vorbehalt nutzen lassen.

9.2. Aktivitätsaufnahme

Auch in der absoluten Aktivitätsaufnahme nach einigen Stunden finden sich statistische Unterschiede zwischen benignen und malignen Tumoren. Die benignen Knochentumoren nehmen in der Regel weniger Aktivität auf und sind dann auch in einem Drittel der

Fälle nicht dargestellt, während sich im Prinzip alle malignen Veränderungen nachweisen lassen (PAPST) [85]. Das Osteosarkom, das EWING-Sarkom, das Retikulosarkom (SNEPPEN) [105], (HARCKE) [53], das Chondrosarkom (SNEPPEN), die lymphomatösen Veränderungen (HARCKE) weisen meist abhängig vom Nekrosegrad eine hohe Aktivitätsaufnahme auf, während sich Neurinoblastommetastasen uneinheitlich verhalten (HARCKE). Andererseits gibt es eine Reihe benigner Veränderungen jeder Art mit deutlich erhöhter Aktivitätsaufnahme. Der Nutzen einer Quantifizierung dieser Szintigramme scheint unbestritten sehr klein zu sein (ANGER) [4], (PFEIFER) [89], (HARCKE) [53], (ADAMS) [2], (SNEPPEN) [105].

Ein Weg für eine Diskriminierung zwischen Metastasen und anderen Ursachen ist die Berücksichtigung der Zahl der Anreicherungsbezirke im Knochen (SCHALLDACH) [99]. Bei Vorhandensein mehrerer Prozesse wird die Wahrscheinlichkeit einer Metastasierung größer. Da mehr als 80% der Metastasen zum Zeitpunkt der Stadieneinteilung nicht einzeln vorhanden sind, läßt sich daraus ein gewisser Hinweis ableiten.

Da szintigrafisch sowohl benigne als auch maligne Veränderungen des Knochens im Szintigramm oft gleiche Darstellungen aufweisen, ist es üblich, alle positiven Befunde röntgenologisch zu klären zu versuchen. Dadurch lassen sich relativ sicher alle benignen Veränderungen ausschließen (BAKER) [7], (GRAVENSTEIN) [50], (SCHALLDACH) [99], (LINDHOLM) [67]. Es bleiben mit höherer Wahrscheinlichkeit maligne Veränderungen, die bioptisch oder szintigrafisch kontrolliert werden können (SCHALLDACH), da die Röntgenuntersuchung weniger empfindlich ist als die Szintigrafie. Insgesamt sind nur etwa 60% der positiven Szintigramme durch Metastasen verursacht. Gegebenenfalls könnte eine weitere Klärung auch durch Computertomographie oder Angiografie versucht werden (PAPST) [85].

10. Szintigrafie bei primären und sekundären malignen Knochentumoren

Mehr als drei Viertel aller Indikationen zur Knochenszintigrafie kommen aus der Onkologie. Andererseits ist die Knochenszintigrafie eine der am häufigsten durchgeführten nuklearmedizinischen Untersuchungen. Aufgrund ihrer unübertroffenen Empfindlichkeit und der geringen Strahlenbelastung sowie der relativ kurzen Untersuchungszeit eignet sie sich hervorragend für die Verlaufs- und Therapiekontrolle. Wegen ihrer begrenzten Spezifität wird sie in der primären Diagnostik nur mit sehr begrenzter Zielstellung eingesetzt.

10.1. Primäre Diagnostik

Wegen ihrer wesentlich größeren Spezifität bei der Diagnose von primären malignen Knochentumoren wird in fast allen Fällen der Röntgendiagnostik der Vorzug gegeben.

Aufgrund ihrer Empfindlichkeit ist die Szintigrafie dann aber geeignet, die Ausdehnung dieser Tumoren zu bestimmen, und in einer Reihe von Fällen ist das tumoröse Geschehen ausgedehnter als nach dem Röntgenbild vermutet (CASARA) [15], (MCKILLOP) [76]. Das betrifft einen Teil der Patienten mit Osteosarkom, Chondrosarkom und EWING-Sarkom. Diese Befunde sind aber nicht durch alle Autoren bestätigt (GOLDMAN) [46]. Es gibt beim Nachweis praktisch keine falsch-negativen Befunde (SNEPPEN) [105], so daß das Verfahren zum Ausschluß des Osteosarkoms, EWING-Sarkoms, Riesenzelltumors, intraossären Fibrosarkoms und Chondrosarkoms mit Anreicherungen von 1,5—8fach in jedem Falle geeignet ist (SNEPPEN).

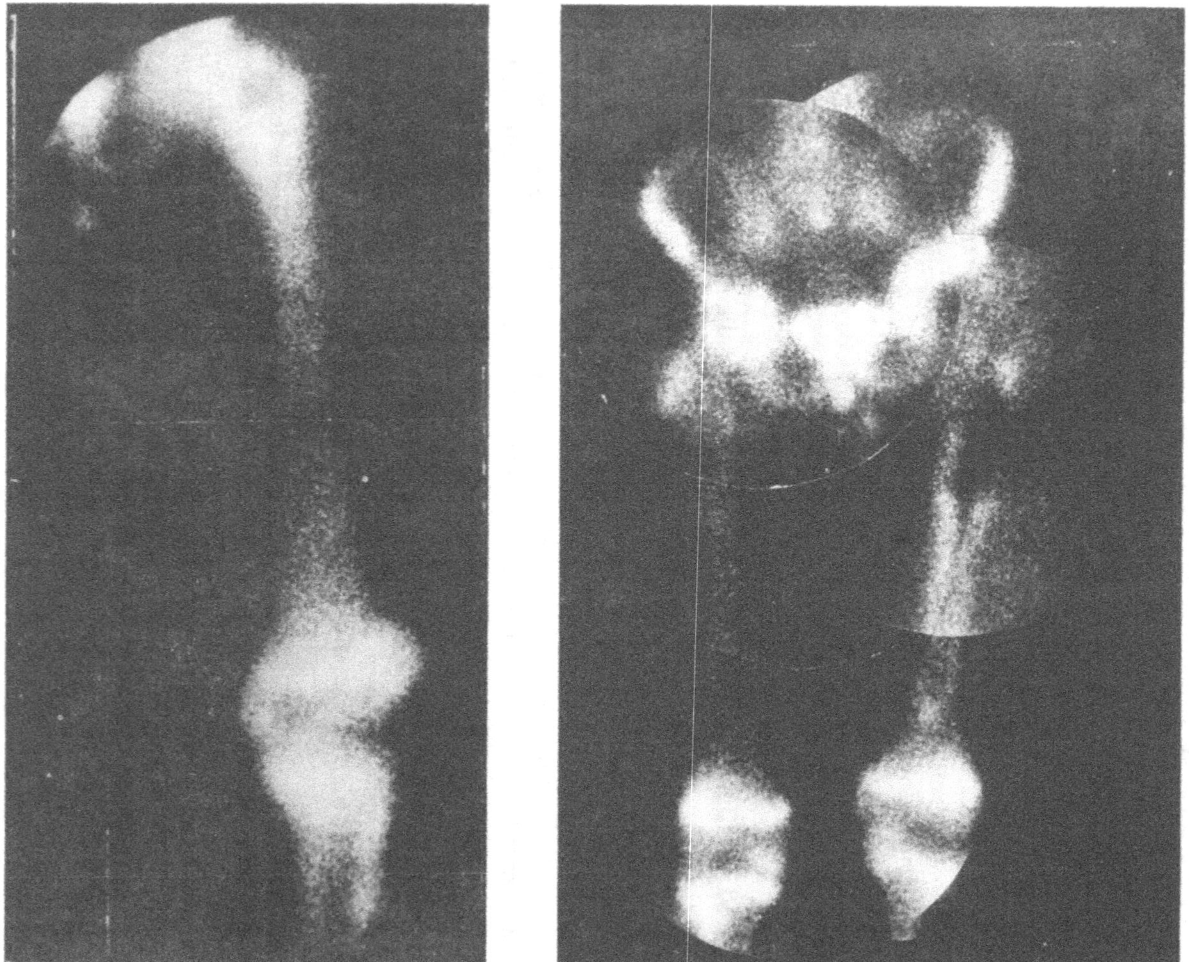

links rechts

Abb. 3. Osteosarkom.
14 Jahre alter Patient.
links: Tumor im linken proximalen Femur mit zentraler Nekrose.
rechts: 6 Monate nach Implantation einer Endoprothese. Darstellung der Unterbrechung der Kontinuität des Oberschenkels. Vermehrte Speicherung im Bereich des linken Hüftgelenks.

10.2. Stadienfestlegung

Bei Tumoren, die früh metastasieren, ist es vor Beginn der Therapie wichtig zu wissen, ob bereits eine Metastasierung erfolgt ist oder nicht. Da ca. zwei Drittel der Metastasen keine Schmerzen verursachen, fehlt oft jeder Hinweis auf eine Metastasierung (NAGEL) [81], (GRAVENSTEIN) [50], (MOLINO) [79]. In jedem Falle sollte das gesamte Skelett untersucht werden, um beim Auftreten von Metastasen überradikale therapeutische Eingriffe zu vermeiden.
Es ist ratsam festzustellen, ob keine, eine oder mehrere Metastasen vorhanden sind, da dadurch das therapeutische Vorgehen bestimmt wird. Bei der Entscheidung für eine Szintigrafie zur Stadieneinteilung sind 2 Fragen wesentlich:

1) Metastasiert das Karzinom häufig früh in den Knochen?
2) Leiten sich aus dem Ergebnis der Untersuchung therapeutische Konsequenzen ab?

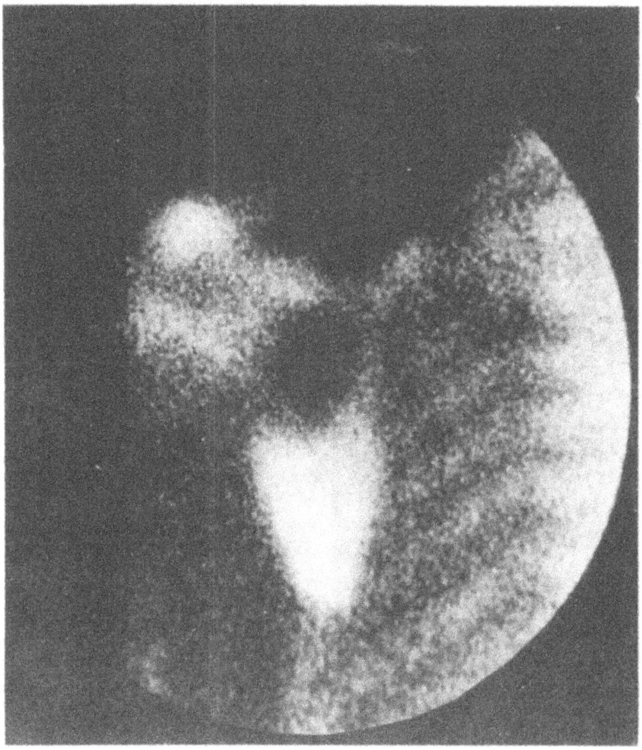

Abb. 4. Osteosarkom im Angulus caudalis der linken Skapula. 18 Jahre alter Patient. Befund war röntgenologisch nicht in seiner ganzen Ausdehnung darzustellen.

Für einige wesentliche bösartige Neubildungen lassen sich diese Fragen positiv beantworten (ANGER) [4], (FOGELMAN) [37]:

— Mammakarzinom
— Prostatakarzinom
— Bronchialkarzinom
— Maligne Lymphome
— Haemoblastosen.

Für andere sind diese Fragen anders zu beantworten:

— Nierenkarzinom
— Nebennierenkarzinom
— Darmtumoren
— Blasentumoren.

Sie metastasieren seltener und sind z. T. Therapien schlechter zugänglich, so daß ein Screening nicht so sinnvoll ist und die Diagnostik beim Auftreten von lokalen Knochenbeschwerden, extraossären Fernmetastasen und pathologischen Röntgenbefunden durchgeführt wird.

10.2.1. Mammakarzinom

Die größten Erfahrungen liegen bei Patienten mit Mammakarzinom vor. Falls Knochenmetastasen entdeckt und gesichert werden, die vorher nicht bekannt waren, kann eine Hormon- bzw. zytostatische Chemotherapie begonnen werden.
In den verschiedenen Stadien des Mammakarzinoms gibt es unterschiedliche Wahrscheinlichkeiten für das Vorhandensein von Knochenmetastasen. Hör [58] gibt für das Stadium I 2 bis 7%, für das Stadium II 2 bis 25% und für das Stadium III 28 bis 58% an.

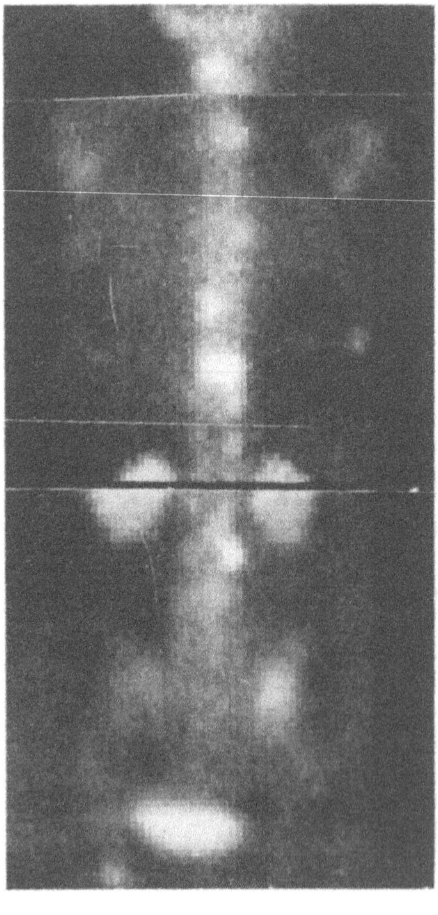

Abb. 5. Metastasen in der Wirbelsäule bei einer Patientin mit Mammakarzinom.

Fernmetastasen des Mammakarzinoms sind in erster Linie im Knochen vorhanden. Es gibt eine Reihe von Einrichtungen, für die das prätherapeutische Szintigramm eine Selbstverständlichkeit ist (SCHAFFER) [98], (GALASKO) [40], (GERBER) [43], (KOMAKI) [63], (ROBERTS) [96]. Andere plädieren für den gezielten Einsatz nur in den Stadien III und IV aus eindeutig ökonomischen Ursachen (BAKER) [7], (CREUTZIG) [25], (BUTZELAAR) [14], (KHANDEKAR) [61], (NOMURA) [82], (WILSON) [118], [LEE) [65].
Sie argumentieren: Bei einer begrenzten Zahl von Patienten mit Knochenmetastasen in den Stadien I und II und einer Methode, bei der mit einer größeren Anzahl falsch positiver Befunde gerechnet werden muß, die letztlich die Patienten verängstigen können, lohnt sich der Aufwand nicht, noch dazu ist nicht schlüssig bewiesen, daß Patienten nach frühzeitig eingeleiteter systemischer Therapie länger leben als traditionell betreute Patienten (KHANDEKAR) [61]. Die von diesen Gruppen empfohlene Szintigrafie erst beim Auftreten von Beschwerden kann das Screening in keiner Weise ersetzen. Ein zu Beginn der Behandlung angefertigtes Szintigramm könnte im negativen Fall auch als Basisszintigramm dienen und würde eine Verlaufsuntersuchung effektiver gestalten.
Die Zahlen, die als Grundlage der Entscheidung für und gegen eine Untersuchung in frühen Stadien benutzt werden, unterscheiden sich erheblich. Sie reichen von 0 bis 20% Knochenmetastasen in den Stadien I und II (KHANDEKAR) [61], (ROBERTS) [96] mit einer insgesamt ungeklärten sinkenden Tendenz seit 1978.
Auch die Zahl der falsch positiven Szintigramme bei diesen Untersuchungen variiert erheblich: von 3—64% (KHANDEKAR, Sammelstatistik). Damit ist die Grundlage für eine derartige Entscheidung würdig, überprüft zu werden. Unbestritten bleibt, daß es praktisch keine falsch negativen Untersuchungen gibt (KHANDEKAR) [61].
Im Stadium III werden mehr als 23% Patienten mit Knochenmetastasen nachgewiesen (KHANDEKAR) [61], im Stadium IV bis zu 75% (KOMAKI) [63]. Wo die Möglichkeiten existieren, halten wir eine Stadienkontrolle für alle Patienten für sinnvoll. Wo das nicht möglich ist, sollten Patienten mit positiven Lymphknoten untersucht werden, die wesentlich häufiger Knochenmetastasen haben. Nach einer Literaturübersicht bei LEE, 1981, haben 11% von 300 Patienten mit Lymphknotenmetastasen auch Knochenmetastasen gegenüber 3% von 314 Patienten, die keine Lymphknotenmetastasen hatten. Ähnliches gilt für Primärtumoren, die mehr als 5 cm Durchmesser haben.

10.2.2. Prostata-Karzinom

Die Untersuchung zur Feststellung von Knochenmetastasen bei allen Patienten mit Prostatakarzinom scheint nicht strittig zu sein. Abhängig vom Malignitätsgrad und der Tumorgröße ergibt sich eine Beziehung zur Metastasenhäufigkeit (BIERSACK) [10] (siehe Tab. 5 und 6).

Tabelle 5. Häufigkeit von Knochenmetastasen beim Prostatakarzinom abhängig von der Malignität (BIERSACK) [10]

Malignität	Metastasen
G 1 ($n = 41$)	7%
G 2 ($n = 40$)	40%
G 3 ($n = 52$)	39%
G X ($n = 50$)	50%

Tabelle 6. Häufigkeit von Knochenmetastasen beim Prostatakarzinom abhängig von der Tumorgröße (BIERSACK) [10]

Tumorgröße	Metastasen
T 1 ($n = 14$)	7%
T 2 ($n = 62$)	19%
T 3 ($n = 51$)	39%
T 4 ($n = 20$)	65%

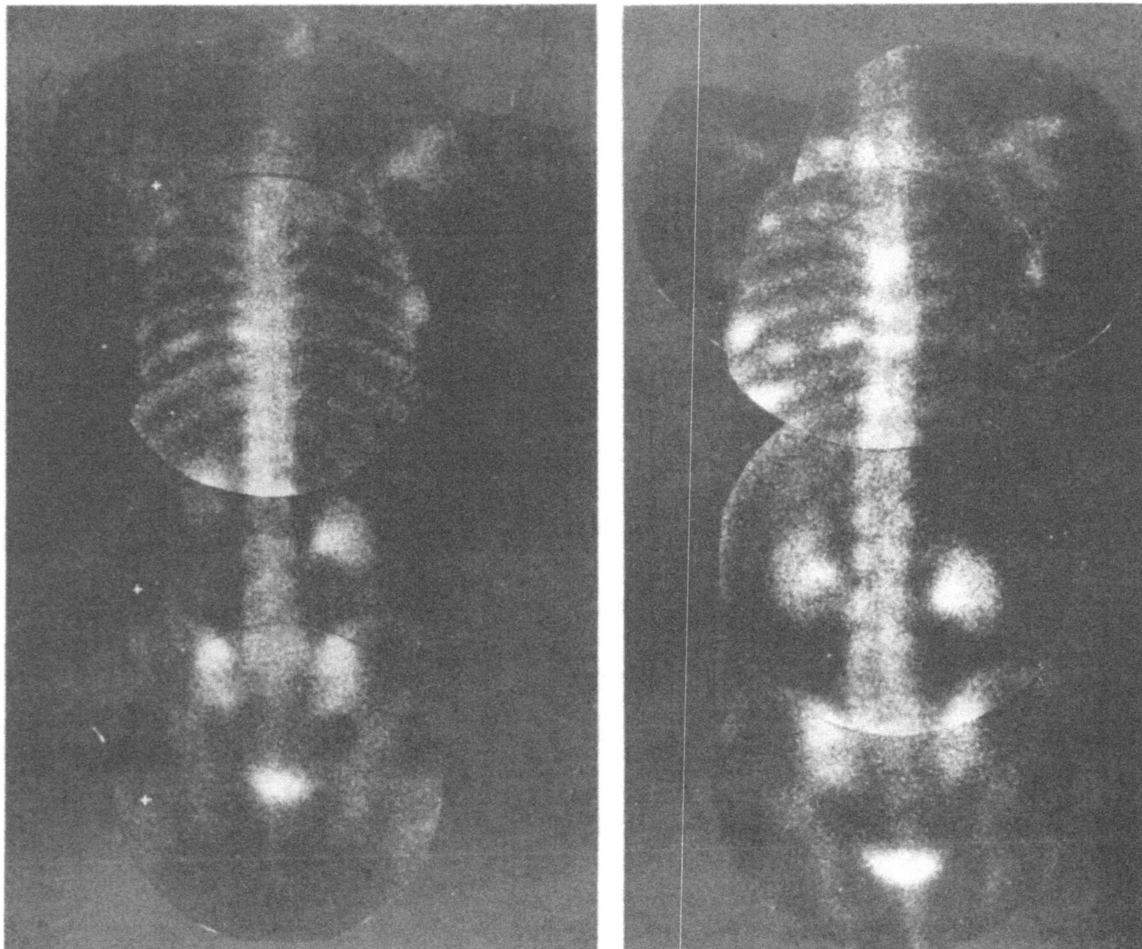

links rechts

Abb. 6. 56jährige Patientin mit Mammakarzinom 6 Jahre nach Operation im Stadium II.
links: Beginnende Veränderung in einem Wirbelkörper und einer Rippe
rechts: 3 Monate später Schmerzen im linken Thorax und links paravertebral. Zunahme der Metastasierung in Wirbelsäule und Rippen

Abhängig vom Patientengut wird mit 20—40% Knochenmetastasen bei Therapien gerechnet (PABST) [85], (PERKINS) [86], (POLLEN) [90].
Durch Röntgenkontrolle der positiven szintigrafischen Befunde sind benigne Veränderungen auszuschließen bzw. bei charakteristischen Befunden die Metastasen zu bestätigen. Falls das nicht möglich ist, erfolgt die bioptische Befundklärung (WAHNER) [115].
Der Anteil benigner Veränderungen ist bei verschiedenen Untersuchern sehr variabel. Falsch positive Befunde werden von 4% (SCHAFFER) [98] bis 28% (PABST) [85] bei großen Untersuchungsreihen gefunden.
Falsch negative Szintigramme sind sehr selten. Der Anteil geht gegen 0% (SCHAFFER) [98]. Problematisch sind allerdings z. T. die disseminierten Metastasierungen in alle Knochen, die zu einem höheren Speicherungsniveau als beim Normalskelett führen, aber keine diskreten, als pathologisch zu deutenden, Anreicherungen aufweisen. (PERKINS) [86], (WITHERSPOON) [122], (WAHNER) [115]. Deswegen sind quantitative Hilfen bei der Auswertung erforderlich.
Auf die früher üblichen Röntgen-Ganzkörperuntersuchungen und Bestimmungen der sauren und alkalischen Phosphatasen wird wegen ihrer sehr viel geringeren Empfindlichkeit seit Mitte der 70er Jahre zunehmend verzichtet (SCHAFFER) [98].
Untersuchungen über die Relevanz des Schmerzes als Indikator für eine Knochenmetastasierung beim Prostatakarzinom zeigen einen positiven prädiktiven Wert von 85% und einen negativen prädiktiven Wert von 59% (SCHAFFER) [98], d. h. in 85% sind die Schmerzen durch Knochenmetastasen verursacht, aber 41% der Patienten ohne Schmerzen haben Knochenmetastasen. Damit ergibt sich: Beim Vorliegen sinnvoller Therapiekonzepte sollte mit der Knochenszintigraphie nicht gewartet werden, bis ein Patient Beschwerden hat.

10.2.3. Bronchialkarzinom

Abhängig vom histologischen Typ metastasiert das Bronchialkarzinom offenbar unterschiedlich schnell in den Knochen. Knochenmetastasen wurden bei wenig differenziertem und anaplastischem Karzinom in etwa 1/4 der Patienten, bei Plattenepithel- und kleinzelligem Karzinom in mehr als einem Drittel der Fälle nachgewiesen (BIERSACK) [9].
Szintigrafisch wurden von BIERSACK bei 25 von 28 Patienten die Knochenmetastasen nachgewiesen. Bisher befassen sich wesentlich weniger Einrichtungen mit dem Knochenmetastasenscreening beim Bronchialkarzinom als beim Prostata- oder Mammakarzinom.

10.2.4. Maligne Lymphome

Die Skelettbeteiligung wird häufiger bei diffusen als bei nodulären Lymphomen (HODGKIN, Non-HODGKIN) beobachtet. Mit der fortschreitenden Dauer der Krankheit nimmt die Skelettbeteiligung zu (SCHUECHTER) [100].
Bei 17 von 26 seiner Patienten beobachtete SCHUECHTER szintigrafisch eine Skelettbeteiligung, ein Ergebnis war falsch negativ. (Schmerzen waren nur bei 11 Patienten vorhanden.) 6 Veränderungen waren röntgenologisch nicht erkannt worden.
BRAUNSTEIN [12] findet bei 3 von 19 Patienten falsch negative Szintigramme, röntgenologisch aber wesentlich mehr negative Befunde. Die Knochenbeteiligung wird auch von GILDAY [44] beschrieben.

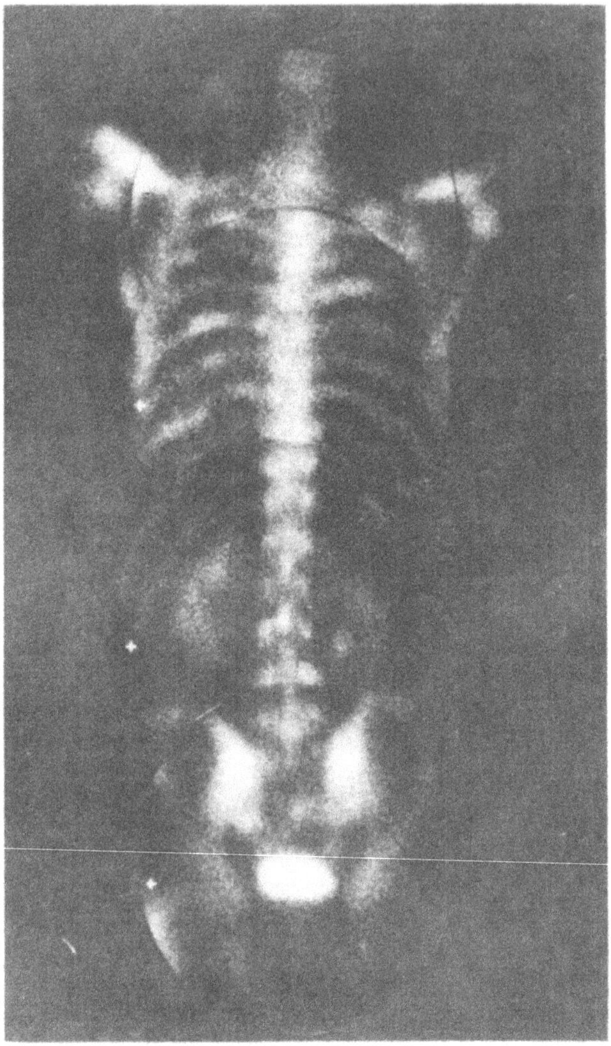

Abb. 7. Bronchialkarzinom mit Knochenmetastasen (Wirbelsäule, Rippen, linkes Schulterblatt) bei einem 57 Jahre alten Patienten mit Schmerzen in der oberen Brustwirbelsäule.

10.2.5. Chronische myeloische Leukämie

Knochenveränderungen bei der chronischen myeloischen Leukämie wurden mit 3—15% angegeben. Välimäki [113] berichtet über 2/3 positive Szintigramme bei 33 Patienten. Gilday [44] hat vergleichbare Ergebnisse. In der akuten Phase waren ca. 80% und in der chronischen Phase ca. 50% der Befunde positiv (Välimäki). Röntgenologisch war in ca. einem Drittel der Fälle ein positiver Befund zu erheben.
Välimäki beschreibt 2 Anreicherungstypen:

1) eine erhöhte symmetrische diffuse juxtaartikuläre Aufnahme in die langen Röhrenknochen in der akuten Phase ($n = 14$),
2) eine erhöhte lokale Aufnahme in Brustwirbelsäule und Lendenwirbelsäule, Schädel, Rippen ($n = 13$) in der akuten und in der chronischen Phase.

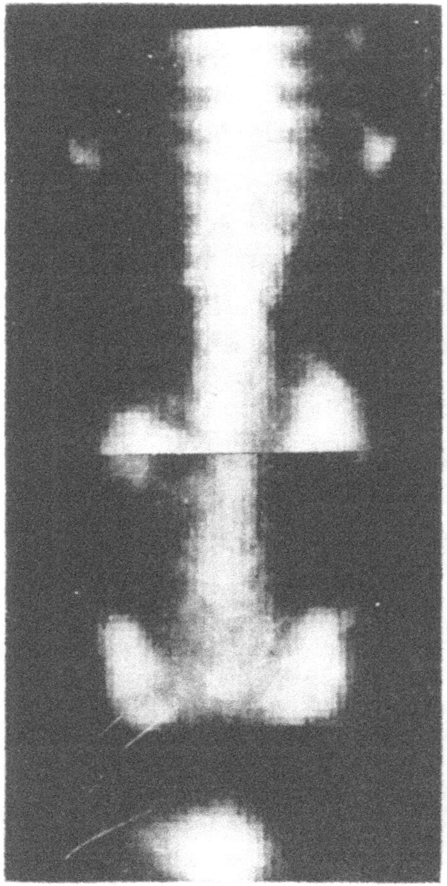

Abb. 8 a. präoperativ

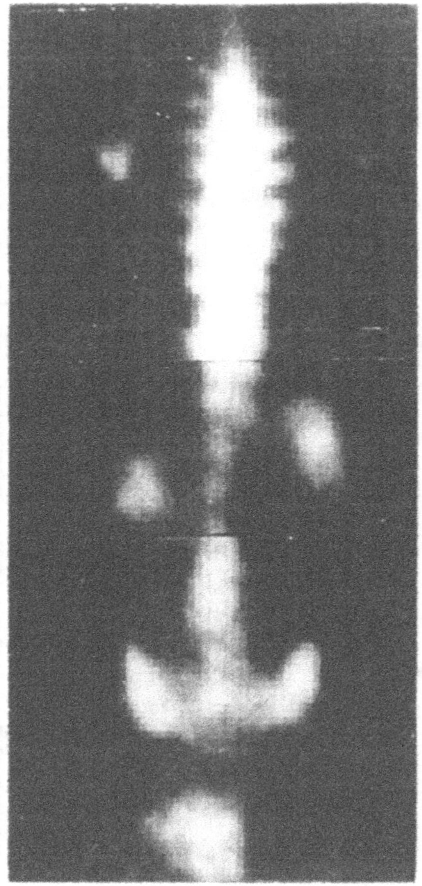

Abb. 8 b. 3 Monate postoperativ, kein Hinweis auf Knochenmetastasen

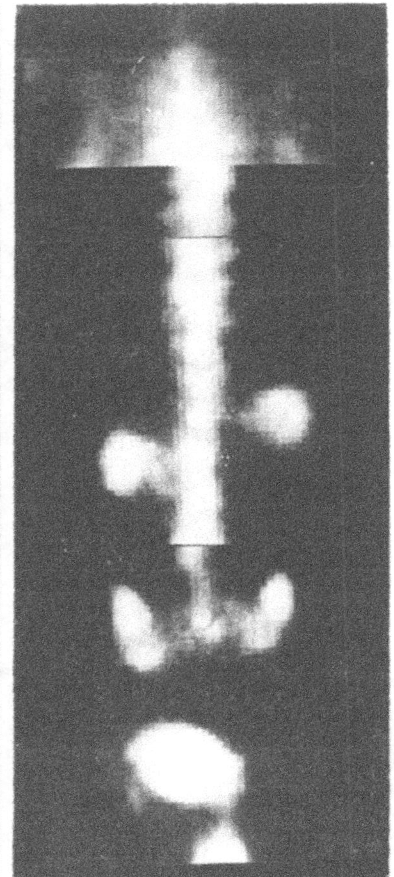

Abb. 8 c. 6 Monate postoperativ, kein Hinweis auf Knochenmetastasen

Abb. 8
Verlaufskontrolle.
56jährige Patientin mit Mammakarzinom.
Operation im Stadium II. pa-Szintigramm.
(s. Seite 80 d—f)

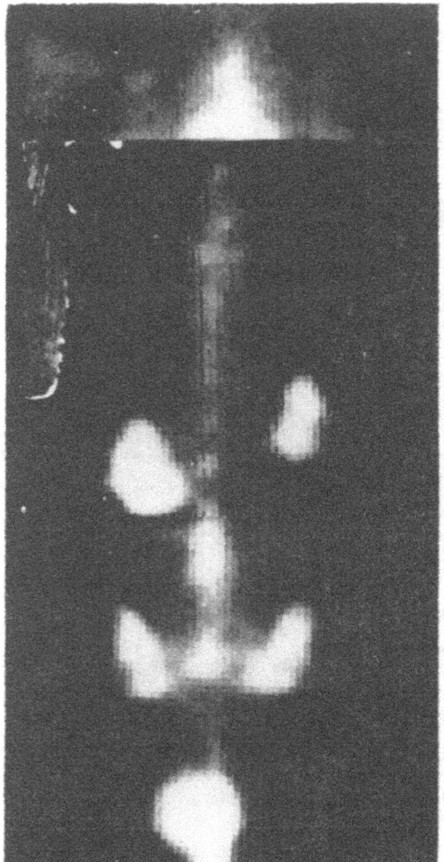

Abb. 8 d. 12 Monate postoperativ, kein Hinweis auf Knochenmetastasen

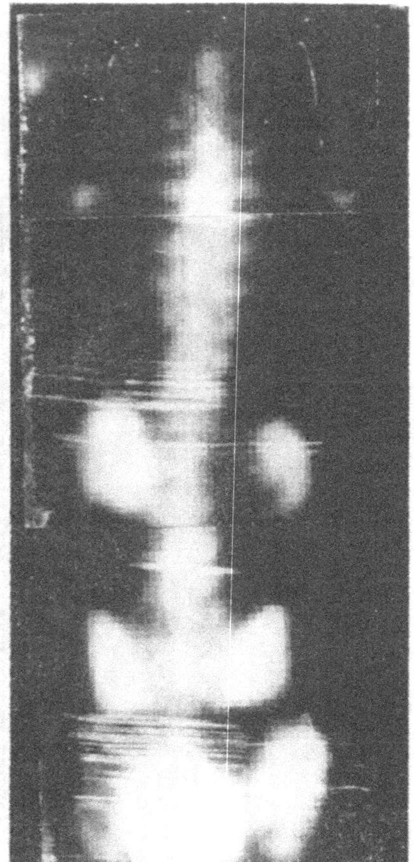

Abb. 8 e. 24 Monate postoperativ, Metastase im rechten Becken

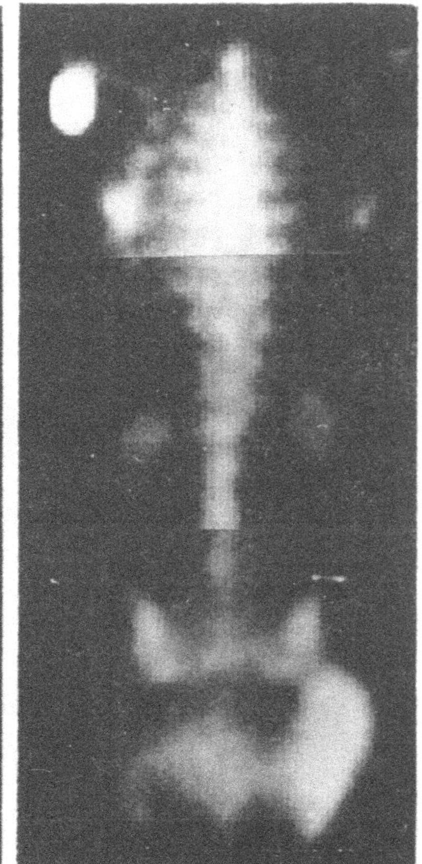

Abb. 8 f. 30 Monate postoperativ, Weitere Metastasen in linker Skapula und in den Rippen links paravertebral

Abb. 8. Verlaufskontrolle. 56jährige Patientin mit Mammakarzinom. Operation im Stadium II. pa-Szintigramme.

Er empfiehlt die Szintigrafie als eine Grundlage für die Therapieentscheidung.
In einer zweiten Gruppe seien hier Karzinome genannt, die seltener in den Knochen metastasieren und bei denen eine Untersuchung zur Stadieneinteilung bisher nicht üblich ist.

10.2.6. Gynäkologische Tumoren

Bei gynäkologischen Tumoren werden bei Autopsien seltener Knochenmetastasen gefunden (5–20%) (Harbert) [54], (Katz) [60]. In den Stadien 0, I und II fanden Harbert ($n = 54$) und Katz ($n = 100$) szintigrafisch keine Knochenmetastase. Sie halten bei asymptomatischen Patienten in diesen Stadien die Knochenszintigrafie nicht für erforderlich. Etwas anders ist das in den Stadien III und IV.

10.2.7. Schilddrüsenkarzinome

Das follikuläre Karzinom und seine Metastasen im Knochen lassen sich mit ^{131}Jod behandeln und szintigrafisch darstellen. Dewan [29] berichtet, daß mit der Knochenszintigrafie bei 6 Patienten alle Lokalisationen bis auf eine dargestellt wurden. Das kann eine gewisse Bedeutung haben, da mit ^{131}Jodid auch andere, nicht knöcherne Strukturen dargestellt werden, die z. T. den Knochen überlagern.
Eine Reihe falsch negative Ergebnisse weist Castillo [16] vor. 60% seiner Lokalisationen bei 8 Patienten ließen sich nicht darstellen. (Es gibt keine Angabe über den histologischen Typ.)

10.2.8. Nierenkarzinom

Wenn auch beim Nierenkarzinom bis zu 10% Knochenmetastasen beschrieben wurden (Neugut) [81], so ist die Knochenszintigrafie bei diesen Tumoren offenbar eine seltene Untersuchung. Witherspoon [122] beschreibt auch hier die Möglichkeit einer diffusen Skelettmetastasierung (Nierenbecken-Karzinom).

10.2.9. Malignes Melanom

Bei der Untersuchung von Patienten mit malignem Melanom fand Thomas [110] nur eine sehr geringe Zahl von Knochenmetastasen. Stadium I ($n = 31$) keine, Stadium II ($n = 48$) eine, Stadium III ($n = 57$) vier. Er teilt mit, daß Knochenmetastasen mit Sicherheit ausgeschlossen werden (Empfindlichkeit 100%).

10.2.10. Multiples Myelom

Die szintigrafische Diagnostik des multiplen Myeloms ist problematisch. Bei allen Untersuchungen findet sich ein erheblicher Anteil falsch negativer Befunde. Die osteoblastische Komponente im Prozeß der Knochenveränderungen ist offenbar wegen des langsamen Wachstums der Tumoren wesentlich weniger ausgeprägt als bei allen anderen malignen Prozessen im Knochen. Woolfenden [123] verweist auf 39% nicht nachgewiesene Lokalisationen ($n = 51$ Patienten) und Wahner [115] sogar auf mehr als 90% ($n = 27$ Patienten). Szintigrafisch lassen sich rein lytische Veränderungen nicht er-

kennnen. Der Schmerz ist ein empfindlicherer Indikator als die Szintigrafie beim multiplen Myelom. Bei 27 Patienten war er in 78% der Fälle vorhanden, ein pathologisch verändertes Szintigramm nur in 37% der Fälle (WAHNER). Wenn auch die Röntgendiagnostik wesentlich empfindlicher die Veränderungen nachweist als die Szintigrafie, so gibt es doch in einzelnen Fällen Knochenveränderungen, die szintigrafisch und nicht röntgenologisch nachgewiesen werden können.
Insgesamt ist die Untersuchung für das multiple Myelom kaum sinnvoll einzusetzen.

10.3. Verlaufskontrolle

Es ist möglich, durch die Knochenszintigrafie frühzeitig Knochenmetastasen zu erkennen und durch sinnvolle Folgeuntersuchungen zu sichern. Das Verfahren ist wesentlich empfindlicher als alle bisher bekannten. Knochenmetastasen werden oft um Monate vor dem Auftreten von röntgenologisch nachweisbaren Veränderungen erkannt. Voraussetzung für derartige Untersuchungen sind:

- praktisch keine falsch negativen Befunde (hohe Sensitivität der Methode),
- eine vertretbare Zahl falsch positiver Befunde, da jeder falsch positive Befund Angst und Kosten verursacht,
- die Wahrscheinlichkeit des Auftretens von Knochenmetastasen in einem bestimmten Prozentsatz,
- Festlegung und Gewährleistung sinnvoller Zeitabstände zwischen den Untersuchungen,
- Sicherstellung der Röntgenkontrolle (ist meist nicht gewährleistet — McNEIL [77])
- Möglichkeiten zur Therapie bei Knochenmetastasen,
- standardisierte Untersuchungsbedingungen, um Veränderungen sicher zu erkennen,
- möglicherweise Quantifizierung der Aufnahme zur Objektivierung der Aussage (CONDON) [20].

Bisher sind Verlaufskontrollen bei wenigen Karzinomformen durchgeführt worden: beim Mammakarzinom, seltener beim Prostatakarzinom und kaum beim Bronchialkarzinom und in wenigen Fällen beim Osteosarkom. Die Zeitabstände sind zu Beginn in der Regel 6 Monate zwischen den Untersuchungen, später nach 2—3 Jahren werden jährlich die Kontrollen durchgeführt. In jedem Fall wird bei Therapiebeginn ein Ganzkörperszintigramm angefertigt. Nach 5 Jahren wird die Szintigrafie meist nur noch bei Symptomen durchgeführt (GERBER) [43], (CREUTZIG) [25].

10.3.1. Mammakarzinom

Beim Mammakarzinom gibt es unterschiedliche Auffassungen in bezug auf die Stadien, mit denen Patienten einzubeziehen sind, da die Rate mit positivem Resultat bei Patientinnen im Stadium III höher ist als bei den Stadien I und II (SCHUTTE) [101], (CREUTZIG) [25], (GERBER) [43]. McNEIL [77] hat die Wahrscheinlichkeit des Auftretens von Metastasen als Funktion der Zeit berechnet (n = 73). Nach 32 Monaten hatten 32% der Patienten Knochenmetastasen. Im ersten Jahr nach Operation gab es einen monatlichen Zuwachs von 0,5% und im 2. Jahr von 2% bei Patienten im ersten Stadium.
Als problematisch erweist sich oft, daß Patienten nach erfolgter Therapie nicht zu den anberaumten Kontrolluntersuchungen erscheinen.

10.3.2. Andere Karzinome

Bei Prostata- und Bronchialkarzinom ist die Zahl der abgeschlossenen Serien wesentlich kleiner (POLLEN) [90]. POLLEN empfiehlt die Untersuchung alle 3 Monate.
Beim Osteosarkom beginnt sich die Ansicht über die Sinnfälligkeit der Verlaufskontrolle zu wandeln, nachdem durch zytostatische Chemotherapie die Überlebenszeit verlängert werden konnte (GOLDSTEIN) [48], (MCKILLOP) [76]. Anders als beim Mammakarzinom nimmt die Metastasenzahl linear über die Zeit zu. Nach 3 Jahren hatten 50% von 57 Patienten Metastasen (MCNEIL) [77]. 50% der Metastasen finden sich im Trunkus, der Rest im Schädel und in den Extremitäten, so daß eine Ganzkörperszintigrafie erforderlich ist (GOLDSTEIN) [48]. Neben den Knochenmetastasen stellten sich teilweise auch Lungenmetastasen (4/28) und Lymphknotenmetastasen (1/1) dar (MCKILLOP) [76]. Wenn im Operationsstumpf nach 6 Monaten ein Anstieg der Aktivitätsaufnahme nachgewiesen wird, kann auf ein Rezidiv geschlossen werden (MCKILLOP) [76]. In jedem Fall ist bei Aufnahme ein Szintigramm anzufertigen, das z. T. auch schon Knochenmetastasen zeigt (MCKILLOP) [76], (MAHONEY) [73].

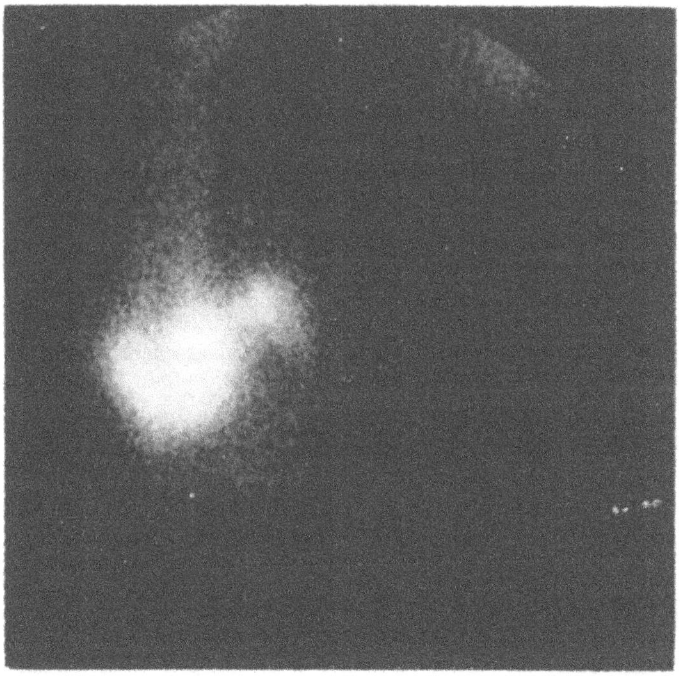

Abb. 9. Rezidiv im Stumpf des rechten Oberschenkels bei einem 19jährigen Patienten mit Osteosarkom 3 Monate postoperativ.

Ähnlich liegt die Problematik beim EWING-Sarkom. Einerseits haben sich die Therapiemöglichkeiten verbessert, und andererseits findet eine fortschreitende Knochenmetastasierung statt, die szintigrafisch nachgewiesen wird (GOLDSTEIN) [47].
GILDAY [44], empfiehlt bei einer Reihe von Tumoren im Kindesalter eine Verlaufskontrolle. Er findet bei 159 Patienten in einer prospektiven Serie 44 Metastasierungen (siehe Tab. 7).

Tabelle 7. Knochenmetastasen bei kindlichen Tumoren (GILDAY) [44]

Diagnose	Zahl Patienten	Metastasierung	Bemerkung
EWING-Sarkom	8	2	Blutpool-Bilder positiv
Osteogenes Sarkom	19	7	Blutpool-Bilder positiv
Neuroblastom	30	11	z. T. nachweisbare Defekte
Eosinophiles Granulom	19	5	
Lymphosarkom	29	9	

10.4. Therapiekontrolle

Die erfolgreiche zytostatische Chemotherapie beeinflußt auch Knochenmetastasen. Die Zerstörung von Knochenmetastasen verursacht eine Reihe von Prozessen, die zu einer Änderung der Darstellung der betreffenden Region im Szintigramm führen können:

- absterbendes Tumorgewebe wird nekrotisch. Am nekrotischen Gewebe kann sich Diphosphonat ablagern;
- Knochenregenerationsprozesse können ablaufen und führen in dieser Zeit zu einer vermehrten Aktivitätsaufnahme, besonders wenn es sich um lytische Metastasen handelt (ALEXANDER) [3], (POULOUSE) [91];
- nach Abschluß des Umbaus vermindert sich die Aktivitätsaufnahme bei sinkender Osteoblastenaktivität;
- osteoblastische Tumoren, die z. T. gut durchblutet sind, vermindern ihre Leistung und die Aktivitätsaufnahme reduziert sich.

Unabhängig vom Ablauf dieser Prozesse wird bisher nur die Verminderung, allenfalls die Konstanz des Grades der Aktivitätsaufnahme als Therapieerfolg gewertet (CONDON) [20].
Ein anderer Parameter für den Therapieerfolg ist die Reduzierung der Progredienz der Metastasierung. Wenn nach der Therapie keine neuen Metastasen auftreten, ergibt sich ein positiver Wertungsparameter (CONDON).
Der Einsatz der Knochenszintigrafie für die Therapiekontrolle erfordert eine Eichung der Methode. Dazu ist die Röntgendiagnostik mit ihrer begrenzten Empfindlichkeit nur mit Einschränkungen geeignet. CITRIN [18] verfolgte 34 Mammakarzinom-Patienten mit Knochenmetastasen, die auch Weichteilmetastasen hatten, die einer messenden Diagnostik wesentlich besser zugänglich waren und behandelte die Patienten systematisch zytostatisch und/oder mit Hormonen. Die szintigrafische Untersuchung wurde quantifiziert, indem der relative betroffene Anteil des Gesamtskeletts ermittelt wurde. Die Untersuchung wurde vor Beginn der Therapie und nach 3—4 Monaten durchgeführt. Bei 20 Patienten trat eine Voll- oder Teilremission ein. Bei 17 von diesen Patienten war szintigrafisch das gleiche Ergebnis vorhanden. Es trat keine Progredienz der Metastasierung auf. Der szintigrafische Befund hatte sich allerdings bei einem von 12 Patienten mit einer Vollremission und bei 2 von 8 Patienten mit einer Teilremission verschlechtert. Bei 14 Patienten ohne Therapieerfolg (stationär + progredient) wurde szintigrafisch bei 13 Patienten das gleiche Ergebnis erzielt. Bei einem verbesserte sich der szintigrafische Befund. Damit ergibt sich ein positiv prädiktiver Wert von etwa 90% und ein negativ prädiktiver Wert von etwa 80% bei Einsatz dieses Verfahrens in

der Knochenszintigrafie bei Patienten mit Mammakarzinom zur Beurteilung des Erfolges systemischer Therapie.
Den Trend dieser Beobachtung bestätigt BITRAN [11], der 18 Patienten mit Mammakarzinom ohne Quantifizierung der Szintigrammaussage untersuchte. Auch KHANDEKAR [61] hält eine szintigrafische Therapiekontrolle beim Mammakarzinom für sinnvoll.

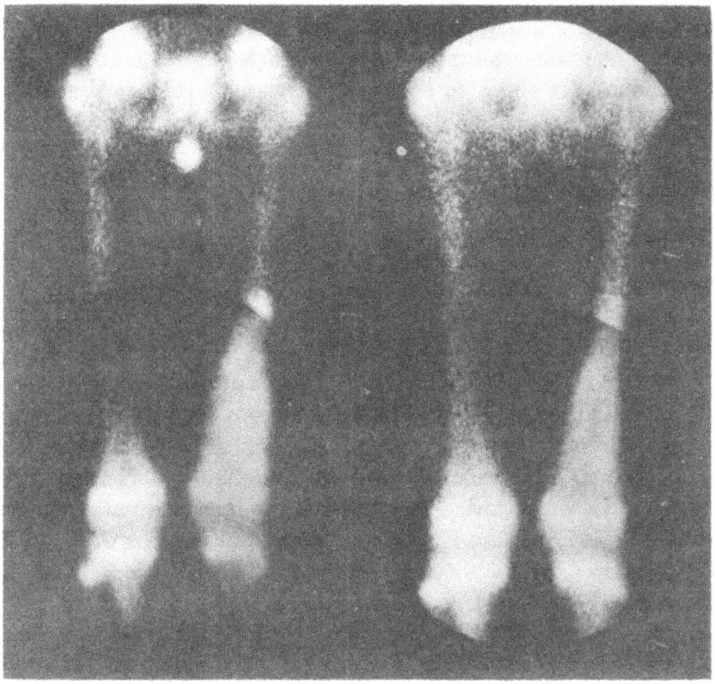

Abb. 10. Therapiekontrolle: 19jährige Patientin mit Osteosarkom im linken distalen Femur. Präoperative Chemotherapie

links: prätherapeutisch

rechts: 4 Monate später nach Therapie: keine Progredienz, geringgradige Verschmälerung

Nach erfolgreicher Therapie des Prostatakarzinoms mit Hormonen, Chemotherapie oder Strahlentherapie ändert sich die Aktivitätsaufnahme in Knochenmetastasen. Anfangs erhöht sie sich, offenbar im Sinne von Reparaturvorgängen und fällt dann innerhalb von 3—6 Monaten auf das normale Niveau ab (LISBONA) [68]. Während nicht bestrahlte Metastasen zunehmend mehr Aktivität aufnehmen (und normaler Knochen unverändert viel aufnimmt), reduziert sich das Niveau in Knochenmetastasen auf ca. zwei Drittel der Aufnahme vor der Bestrahlung (ROBILLARD) [94]. Auf ähnliche Beziehungen zwischen erfolgreicher Behandlung und Szintigrafie weisen auch andere Autoren hin (PABST) [85], (POLLEN) [90]. CONDON [20] warnt vor einer unkritischen Beurteilung des Szintigramms, offenbar in bezug auf den zeitlichen Ablauf der Speicherung, und hält für wesentlich, das Auftreten neuer Metastasen in höherem Maße zu werten. PERKINS [86] gibt seine positiven Erfahrungen mit der Quantifizierung wieder.
Zunehmend werden Versuche durchgeführt, mit kurzlebigen Radionukliden markierte

Aminosäuren zur Beurteilung der Stoffwechselaktivität von Tumoren einzusetzen. Reimann [93] nutzt diese Möglichkeit, indem er die ^{13}N-L-Glutamat-Anreicherung in Knochentumoren (osteogenes Sarkom) vor und nach Chemotherapie vergleicht. Nekrotisches Gewebe nimmt die Aminosäure nicht mehr auf, und eine Einschätzung des Therapieerfolges wird quantifizierbar.
Umfangreiche gute Erfahrungen mit der Knochenszintigrafie liegen bei der Therapiekontrolle des M. Paget vor (De Rossi) [27], (Lurye) [71], (Waxman) [116] und haben für die malignen Erkrankungen Modellcharakter gewonnen. Quantifizierte Auswertungen von Knochenszintigrammen vor und nach Kalzitonintherapie sind hier z. Z. nicht durch andere Verfahren zu ersetzen (Vellenga) [114], (Waxman) [117].

10.5. Prognose aus dem Knochenszintigramm

Die Überlebenszeit des Patienten wird wesentlich durch das Auftreten von Metastasen verkürzt. So kann auch eine Beeinflussung durch Knochenmetastasen erwartet werden. Wie fest diese Beziehung ist, wurde durch eine Reihe von Untersuchungen geprüft, um Hinweise auf die Prognose zu erhalten.
Galasko [40] und Citrin [17] weisen auf die Verkürzung der Lebenserwartung bei Patienten mit Mammakarzinom bei Knochenmetastasen hin. Beim Mammakarzinom zeigte McKillop [75] in einer prospektiven Serie, die über ca. 3 Jahre geführt wurde, daß positive Szintigramme und negative Szintigramme einen hohen Diskriminationswert haben: Von 75 Patienten wurden 11 beim Staging mit positivem Szintigramm gefunden (Patienten der Stadien I und II). Davon überlebten lediglich drei. Später wurden weitere 15 positiv, davon überleben bisher sechs. Von den 49 Patienten mit negativem Szintigramm hingegen überleben 44.
Auch das Ergebnis der szintigrafischen Einschätzung der Wirksamkeit der Chemotherapie hat eine prognostische Bedeutung (Bitran) [11]: Patienten im Stadium IV mit Progression (mehr Metastasen/Größenwachstum) nach Chemotherapie überlebten im Mittel ca. 8 Monate ($n = 9$), ohne Progression ca. 18 Monate ($n = 9$). Citrin [18] fand bei szintigrafischer Progression 9 Monate ($n = 16$), bei unveränderter Darstellung 19 Monate ($n = 8$) und bei Regression 29 Monate ($n = 10$)).
Auch beim Prostatakarzinom lassen sich Hinweise auf die Überlebenschance aus der Beurteilung des Therapieerfolges durch die Knochenszintigrafie erhalten: Bei progressivem Verlauf ($n = 21$) überlebten die Patienten ca. 6 Monate, bei stationärem Verhalten oder regressivem Verlauf 13 Monate ($n = 20$). Die mittlere Jahresüberlebenschance beträgt bei szintigrafisch nachgewiesener Progredienz 7%, ohne Progredienz 60%.
Beim Bronchialkarzinom fand Gravenstein [50], daß die Patienten mit positivem Knochenszintigramm nur ca. 6 Monate überlebten.

11. Methodenvergleich und Stellenwert der Knochenszintigrafie

Die behandelten Fragestellungen zu bösartigen Neubildungen im Skelett wurden und werden mit einer Reihe von Methoden diagnostisch bearbeitet. Es soll hier im folgenden eine Einschätzung versucht werden.

11.1. *Histologie*

Die Histologie ist das empfindlichste und spezifischste Verfahren. An ihm orientieren sich, wie in der gesamten Tumordiagnostik, alle anderen Verfahren. Die Materialgewinnung ist allerdings oft relativ schwierig und erfordert vor der Biopsie eine Lokalisation der Veränderung. Ein Screening oder eine Verlaufs- bzw. Therapiekontrolle ist dadurch nur in sehr engen Grenzen möglich. Wenn allerdings durch eine lokalisierende diagnostische Methode die Dignität der Veränderungen nicht bestimmt werden kann, sollte bioptiert werden (Schalldach) [99], (Nagel) [80]. Nach Collins [19] gelingt die Biopsie in etwa 85% ($n = 130$) bei verschiedensten Lokalisationen.

11.2. *Röntgendiagnostik*

Nach der Entkalkung des Knochens in bestimmtem Maß und mit einem gewissen Durchmesser durch den malignen Prozeß gelingt der röntgendiagnostische Nachweis der pathologischen Veränderung und teilweise auch eine Artdiagnose (Nagel). Dafür bietet die bis heute durch kein anderes Verfahren erreichte Ortsauflösung eine gute Voraussetzung. Dadurch ist auch die Röntgendiagnostik bei allen Fragen der primären Diagnostik von Knochentumoren das erste Verfahren.
Für den Einsatz der Röntgendiagnostik gibt es zwei wesentliche Einschränkungen: 1. Es erfordert das Verfahren einen bestimmten Entkaltungs- bzw. Sklerosierungsgrad des Knochens, um positiv zu werden, d. h. einen längeren Verlauf, und 2. liegt die Strahlenbelastung relativ hoch und bei Ganzkörperuntersuchungen addiert sich diese, so daß das Verfahren abhängig von der klinischen Fragestellung Vor- und Nachteile hat.
Das Verfahren ist für die Stadieneinteilung, die Verlaufs- und Therapiekontrolle nicht empfindlich genug. Es gibt zuviele falsch negative Befunde (Schalldach) [99], (Braunstein) [12], (Schaffer) [98], (Robillard) [94], (Pabst) [85], (Schuechter) [100], (Shafer) [97], (Biersack) [9, 10], (Fogelman) [35], (Osmond) [83], (Citrin) [18] im Bereich von 25—50%, und es dauert oft Monate, bis szintigrafisch nachgewiesene Veränderungen ein röntgenologisches Korrelat finden.
Da aber in vielen Fällen eine Dignitätsbestimmung röntgenologisch gelingt, wird das Verfahren zum Ausschluß von gutartigen Skelettveränderungen nach der Ganzkörperszintigrafie in jedem Falle eingesetzt und hat in dieser Kombination einen hohen Wert (Wahner) [115], (Galasko) [40], (Biersack) [9, 10], (Schalldach) [99], (Schaffer) [98].
Einen höheren Wert hat die Röntgendiagnostik in den Fällen, in denen szintigrafisch falsch negative Befunde erhalten werden: beim multiplen Myelom (Woolfenden) [123], (Wahner) [115] und bei unglaubwürdig negativen Szintigrammen bei ungeklärtem Skelettschmerz.
Sehr wesentlich kann auch die Erkennung einer Frakturgefährdung nach szintigrafischer Feststellung eines Befalls sein. Auch werden Rekalzifizierungen in seltenen Fällen nach erfolgreicher Hormontherapie, nicht nach Chemotherapie, beim Mammakarzinom beobachtet (Bitran) [11].

11.3. *Laboruntersuchungen*

Es hat bis dahin als unbestritten gegolten, daß besonders die Konzentration der sauren Phosphatase der empfindlichste Gradmesser der Skelettmetastasierung beim Prostatakarzinom sei.

Nach Einführung der Knochenszintigrafie zu Beginn der 70er Jahre gilt das nicht mehr (SCHAFFER) [91], (POLLEN) [90], (SCHUTTE) [101]. Lediglich die Messung der Konzentration von Isoenzymen der alkalischen Phosphatase zeigt eine Korrelation zu szintigrafisch nachgewiesenen Metastasen und z. T. bei erfolgreicher Therapie, wobei teilweise der szintigrafische Nachweis vor dem Anstieg der Konzentration erfolgt (POLLEN).
Die saure Phosphatase zeigte ca. 50% falsch negative und falsch positive Befunde (PISTENMA) [88]. Zu ähnlichen Zahlen kommt hier SHAFER [97]: ca. 50% falsch negative und 15% falsch positive Befunde.
Die alkalische Phosphatase erscheint ungeeignet mit ca. 60% falsch negativen und 30% falsch positiven Befunden (PISTENMA). Die hitzelabile alkalische Phosphatase zeigte ca. 50% falsch negative und ca. 20% falsch positive Befunde (SHAFER) [97].
Die Hydroxyprolinkonzentration ist im Urin häufig bei Knochenmetastasen erhöht, ohne daß sie eine Bedeutung für die Skelettmetastasendiagnostik hat (NAGEL) [80].

11.4. Klinischer Befund

Schmerzen im Skelett sind ein wesentlicher Indikator für eine Skelettmetastasierung Es gibt aber so viele still verlaufende Knochenmetastasierungen, daß der diagnostische Wert begrenzt bleibt (WAHNER), (NAGEL). Bei einigen Tumoren mit seltener Knochenmetastasierung und ohne wesentliche therapeutische Konsequenzen beim Vorhandensein von Knochenmetastasen sind sie Veranlassung für eine szintigrafische oder röntgenologische Klärung. Es gibt Fälle, in denen trotz Schmerzen keine szintigrafische oder röntgenologische Klärung des pathologischen Befundes erhoben werden kann. In solchen Fällen kann der nächste Schritt die Biopsie sein.

11.5. Knochenszintigrafie

Die Knochenszintigrafie ist ein sehr empfindliches Verfahren, das aber nur eine sehr begrenzte Spezifität hat. Das Verfahren ist für die wesentlichsten onkologischen Fragestellungen 50—80% empfindlicher als die Röntgenuntersuchung und bei der geringen Strahlenbelastung für den Patienten sehr gut für die Verlaufskontrolle, aber auch die Stadieneinteilung und Therapiekontrolle geeignet.
Falsch negative Befunde sind sehr selten. Sie treten auf bei großen Nekrosen, bei Durchblutungsstörungen im Tumorgebiet (NAGEL) [80], disseminierter Metastasierung ohne lokalisierte vermehrte Speicherung (OSMOND) [83], bei jugendlichem Alter mit Tumor in den Wachstumszonen, bei einigen lytischen Metastasierungen, bei Überdekkung des Knochentumors im Becken durch eine gefüllte Blase, in bestrahlten Regionen (MALL) [74]. Sie sind offenbar häufiger im Knochen mit viel Knochenmark (COX) [24]. Sie machen aber weniger als 1% aus (Literaturzusammenstellung von MALL, $n = 1000$). Eine Reihe von Autoren haben keine falsch negativen Befunde. Sicher ist es aber so, daß nicht alle Lokalisationen der Metastasierungen erkannt werden und es bisher kein Verfahren gibt, das das ermöglichte.
Befunde, die ohne maligne Veränderungen im Knochenszintigramm positive Befunde bringen (falsch positive), sind in verschiedenem Umfang vorhanden. Viele benigne, entzündliche, frakturbedingte oder degenerative Prozesse verursachen Speicherungen, und die Häufigkeit ihres Auftretens im jeweiligen Patientengut ist ein lediglich statistisches Problem. Die Diagnosesicherung erfordert dann aber zusätzlichen Aufwand

für diese Patienten. Da die Knochenszintigrafie aber z. T. Monate vor der Röntgenuntersuchung positive Befunde aufweist, ist es oft schwierig, die Diagnose angemessen zu sichern, und wenn sie sich erst im Verlauf ergibt, hat man die Chance für eine frühere Therapie vergeben.
Es gibt heute folgenden Einsatz der Knochenszintigrafie in der Onkologie:

1) Bestimmung der Ausdehnung von malignen Knochenveränderungen (z. B. zur Bestimmung der Amputationshöhe);
2) Stadieneinteilung bei Tumoren, die frühzeitig in den Knochen metastasieren;
3) Verlaufskontrolle bei diesen Tumoren;
4) Therapiekontrolle. Hier existieren wertvolle Ansätze;
5) Ableitung von Hinweisen für die Prognose bei einigen Erkrankungen;
6) Versuch zur Diagnostik ungeklärter Schmerzen;
7) Vorbereitung der Biopsie;
8) Differentialdiagnose: Knochen/Hirnmetastasierung.

Viele Probleme und offene Fragen werden diskutiert und bearbeitet. Insgesamt hat sich die Knochenszintigrafie als eine sehr sinnvolle diagnostische Methode in der Onkologie erwiesen.

12. Literatur

1. Adams, F. G.; P. W. Horton; G. Stenhouse: The clinical comparison of skeletal imaging agents. Eur. J. Nucl. Med. 5 (1980), 257–260
2. Adams, F. G.; P. W. Horton: Rectilinear bone scanning: differentiation between metastases and degenerative bone disease. Brit. J. Rad. 51 (1978), 281–285
3. Alexander, J. L.; P. L. Gillespie, G. A. Edelstyn: Serial bone scanning using technitium 99m diphosphonate in patients undergoing cyclical combination chemotherapy for advanced breast cancer. J. Nucl Med. 16 (1975), 191
4. Anger, K., K. Küper: Die quantitative Ganzkörper-Skelettszintigrafie. III. Klinische Bedeutung für die Diagnostik von Skelettmetastasen, Skelett-Systemerkrankungen und Gelenkerkrankungen. Nucl. Med. 19 (1980), 108–119
5. Aprile, C.; G. Bernardo; M. Carena et al.: Accumulation of ^{99m}-Tc-Sn-pyrophosphate in pleural effusions. Eur. J. Nucl. Med. 3 (1978), 212–222
6. Ash, J. M.: The diagnostic role of bone scanning in pediatrics Proc. Brit. Inst. Radiol. 52 (1979), 247
7. Baker, R. R.; R. H. Holmes; P. O. Anderson et al.: An evaluation of bone scans as screening procedure for occult metastasis in primary breast cancer. Ann. Surg. 186 (1977), 363–368
8. Bell, E. G.; J. G. McAfee; W. C. Constable: Local radiation damage to bone and marrow demonstrated by radioisotopic imaging. Radiology 92 (1969), 1083–1088
9. Biersack, H. J., P. Potthoff; H. Frommhold et al.: Ossäre Metastasierung des Bronchialkarzinoms. Nuc Compact II (1980), 64–66
10. Biersack, H. J.; G. Wegner; W. Distelmaier et al.: Ossäre Metastasierung des Prostata-Karzinoms in Abhängigkeit von Tumorgröße und Geschwulstdifferenzierung. Nucl. Med. 19 (1980), 29–32
11. Bitran, J. D.; C. Bekerman; R. K. Desser: The predictive value of serial bone scans in assessing response to chemotherapy in advanced breast cancer. Cancer 45 (1980), 1562–1568
12. Braunstein, E. M.; S. White: Non-Hodgkin lymphoma of bone. Radiology. 135 (1980), 59–63
13. Büll, U.; J. P. Pfeiffer; H. P. Niendorf et al.: A computer assisted comparison of ^{99m}Tc-

methylene-disphosphonate and ^{99m}-Tc-pyrophosphate bone imaging. Brit. J. Radiol. **50** (1977), 629—636
14. Butzelaar, R. M. J. M.; J. A. van Dongen; J. B. van der Schoot et al.: Evaluation of routine pre-operative bone scintigraphy in patients with breast cancer. Eur. J. Cancer **13** (1977), 19—21
15. Casara, D., P. de Besi; M. Forentino et al.: False positive bone scan in bone tumors of the lower limb. Eur. J. Nucl. Med. **2** (1977), 79—81
16. Castillo, L. A.; S. D. J. Yeh, R. D. Leeper et al.: Bone scans in bone metastasis for functioning thyroid carcinoma. Clin. Nucl. Med. **5** (1980), 200—209
17. Citrin, D. L.; C. M. Furnival; R. G. Bessent et al.: Radioaktive technetium phosphate bone scanning in preoperative assessment and follow up study of patients with primary cancer of the breast. Surg. Gynecol. Obstet. **143** (1976), 360—364
18. Citrin, D. L., C. Hougen; W. Zweibel et al.: The use of serial bone scans in assessing response of bone metastases to systemic treatment. Cancer **47** (1981), 680—685
19. Collins, J. D.; L. Basset, G. D. Main et al.: Percutaneous biopsy following positive bone scan. Radiology. **132** (1979), 439—442
20. Condon, B. R.; R. Buchanan; N. W. Garvie: Assessment of progression of the secondary bone lesions following cancer of the breast or prostate using serial radionuclide imaging. Brit. J. Radiol. **54** (1981), 18—23
21. Constable, A. R.; R. W. Cranage: Recognition of the superscan in prostatic bone scintigraphy. Brit. J. Radiol. **54** (1981), 122—125
22. Choy, D.; I. P. C. Murray: Metastatic visceral calcification identified by bone scanning. Skeletal Radiol. **5** (1980), 151—159
23. Cox, P. H.: Abnormalities in skeletal uptake of ^{99m}Tc polyphosphate complexes in areas of bone associated with tissues which have been subjected to radiation therapy. Brit. J. Radiol. **47** (1974), 851—856
24. Cox, P. H.: The pharmacological behaviour of technetium in bone, bone marrow and joints and its significance in relation to malignant disease. Progress of Radiopharmacology, ed. by P. H. Cox, Elsevier North Holland Medical Press, Amsterdam (1979), 45—62
25. Creutzig, H.: Knochenszintigrafie zur Stadieneinteilung bei Mammakarzinom-Patienten? Radiologe. **18** (1978), 179—183
26. Davies, C. J.; P. A. Griffiths; B. J. Preston et al.: Staging breast cancer: role of bone scanning. Brit. Med. J. **2** (1977), 603—605
27. De Rossi, G.; C. Focassi; C. L. Maini et. al.: The particular usefulness of radioisotope methods in some benign bone diseases. Eur. J. Nucl. Med. **4** (1979), 203—206
28. Desai, A.; M. Eymont; A. Alavi et al.: ^{99m}Tc-MDP uptake in nonosseus lesions. Radiology **135** (1980), 181—184
29. Dewan, S. S.: Bone scan in thyroid cancer. J. Nucl. Med. **20** (1979), 271—272
30. Dihlmann, W.; W. Frick: Die tumorinduzierte, unspezifische Kompaktareaktion. Fortschr. Röntgenstr. **119** (1974), 64—74
31. Fogelman, I., J. A. McKillop; I. T. Boyle et al.: Absent kidney sign associated with symmetrical and uniformly increased uptake of radiopharmaceutical by skeleton. Eur. J. Nucl. Med. **2** (1977), 257—259
32. Fogelman, I.; W. R. Greig; R. G. Bessent et al.: Skeletal uptake of Tc-99m HEDP in primary hyperparathyreoidism. J. Nucl. Med. **18** (1977), 1040—1041
33. Fogelman, I.; R. G. Bessent; J. G. Turner et al.: The use of whole body retention of Tc-99m diphosphonate in the diagnosis of metabolic bone disorders. J. Nucl. Med. **19** (1978), 210—215
34. Fogelman, I.; C. Goll; J. H. McKillop et al.: A clinical comparison of 2 h and 4 h bone scans obtained with ^{99}Tc HEDP. Eur. J. Nucl. Med. **3** (1978), 15—17
35. Fogelman, I.; I. T. Boyle: The bone scan in clinical practice. Scott. Med. J. **25** (1980), 45—49
36. Fogelman, I.: D. Carr: A comparison of bone scanning and radiology in the assessment of patients with symptomatic Paget's disease. Eur. J. Nucl. Med. **5** (1980), 417—421

37. Fogelman, I.; Skeletal uptake of diphosphonate: A Review. Eur. J. Nucl. Med. **5** (1980), 413–416
38. Fogelman, I., R. Bessent: Age related alterations in skeletal metabolism — 24 hr. woholebody retention of diphosphonate in 250 normal subjects. J. Nucl. Med. **23** (1982), 296–300
39. Fogelman, I.; D. W. Pearson, A. J. Tofe et al.: A comparison of skeletal uptakes of three diphosphonates by whole-body retention. J. Nucl. Med. **22** (1981), 880–883
40. Galasko, C. S.: The significance of occult skeletal metastasis, detected by skeletal scintigraphy in patients with otherwise apparently "early" mammary carcinoma. Brit. J. Surg. 62 (1975), 694–696
41. Galvan, G.: Die klinische Bedeutung der Skelettszintigrafie. Wien, Med. Wschr. **130** (1980), 704–707
42. Garcia, A. C.; S. D. J. Yeh; R. S. Benua: Accumulation of bone-seeking radionuclides in liver metastasis from colon carcinoma. Clin Nucl. Med. **2** (1977), 265–269
43. Gerber, F. H.; J. J. Goodreau; P. T. Kirchner et al.: Efficacy of preoperative and postoperative bone scanning in the management of breast carcinoma. New Engl. Med. J. **297** (1977), 300–303
44. Gilday, D. L.; J. M. Ash; B. J. Reilly: Radionuclide skeletal survey for pediatric neoplasms. Radiology. **123** (1977), 399–406
45. Goergen, T. G.; A. Taylor; N. Alazraki: The missing kidneys sign: a manifestation on bone scan of wide spread metastatic disease. Nucl. Med. **15** (1976), 204–205
46. Goldman, A. B.; M. H. Becker; K. C. Braunstein et al.: Bone scanning osteogenic sarcoma: correlation with surgically pathology. Am. J. Roentgenol. **124** (1975), 83–90
47. Goldstein, H., B. McNeil; E. Zufall et al.: Is there still a peace for bone scanning in Ewing's sarcoma? Concise Communication. J. Nucl. Med. **21** (1980), 10–12 (2)
48. Goldstein, H.; B. J. McNeill; E. Zufall et al.: Changing indication for bone scintigraphy in patients with osteosarcoma. Radiology. **135** (1980), 177–180 (1)
49. Gordon, L.; S. I. Schabel; R. D. Holland: ^{99m}-Tc-methylene diphosphonate accumulation in ascites fluid due to neoplasm. Radiology. **139** (1981) 699–702
50. Gravenstein, S.; M. A. Peltz; W. Pories: How ominous is an abnormal scan in bronchogenic carcinoma. J. Amer. Med. Assoc. **241** (1979), 2523–2524
51. Greyson, N. D.; D. Walker: Delayed imaging to distinguish bone lesions from urinary tract activity. Radiology. **124** (1977), 524–526
52. Hahn, P.; K. J. Vikterlöf; H. Ryoman et al.: The value of whole body bone scan in the preoperative assessment in carcinoma of the breast. Eur. J. Nucl. Med. **4** (1979), 207–209
53. Harcke, H. T.: Bone imaging in infants and children: a review J. Nucl. Med. **19** (1978), 324–329
54. Harbert, J. C.; L. Rocha; F. P. Smith et al.: The efficacy of radionuclide and bone scans in the evaluation of gynecologic cancers. Cancer **49** (1982), 1040–1042
55. Hashimoto, M.: Pathology of bone marrow. Acta haemat. **27** (1962), 193–216
56. Hellner, H.: Die Biopsie. Notwendigkeit, Fehler und Grenzen. Chirurg **34** (1963), 540–545
57. Henrichs, K.; A. Kaul: Strahlenexposition von Kindern und Jugendlichen in der nuklearmedizinischen Diagnostik. Nucl.-Med. **19** (1980), 228–231
58. Hör, G.; F. D. Maul; R. Standke et al.: Scintigraphy in oncology. In: Medical Radionuclide Imaging 1980. I.A.E.A. Wien 1981
59. Humphry, A.; D. L. Gilday; R. G. Brown: Bone scintigraphy in chondroblastoma. Radiology **137** (1980), 491–499
60. Katz, R. D.; P. O. Anderson; N. B. Rosenhein: Utility of bone scanning in detecting occult skeletal metastasis from cervical carcinoma. Radiology **133** (1979), 469–472
61. Khandekar, J. D.: Role of routine bone scans in operable breast cancer: an opposing view point. Cancer Treatment Rep. **63** (1979), 1241–1244
62. Kim, E.; F. H. Delano; Y. Maruyama: Decreased uptake in bone scans ("cold lesions") in metastatic carcinoma. J. Bone Joint Surg. **60** (1978), 844–846
63. Komaki, R.; W. Donegan; R. Manoli et al.: Prognostic value of pretreatment bone scans in breast carcinoma. Amer. J. Roentgenol. **132** (1979), 877–881

64. LAHTINEN, T.; P. KARJALAINEN; E. M. ALHAUA: Measurement of bone flow with a ^{133}Xe washout method Eur. J. Nucl. Med. **4** (1979), 435–439
65. LEE, Y. N.: Bone scanning in patients with early breast carcinoma: should it be routine staging procedure? Cancer **47** (1981), 486–496
66. LENTLE, B. C.; A. S. RUSSEL; P. G. HESLIP et al.: The scintigraphic finding in Paget's disease of the bone. Clin. Radiol. **27** (1976), 129–135.
67. LINDHOLM, Å., L. LUNDELL; B. MÅRTENSON et al.: Skeletal scintigraphy in the assessment of women with breast cancer. Acta chir. scand. **145** (1979), 65–71
68. LISBONA, R., M. J. PALAYEW: Misleading skeletal surveys of prostatic carcinoma. J. Can. Assoc. Radiol. **30** (1979), 159–161
69. LISBONA, R.; L. ROSENTHAL: Role of radionuclide imaging in osteoid osteoma. AJR **132** (1979), 77–80
70. LUNIA, S. L.; M. HERAUI; V. GOEL: Pitfalls of absent or faint kidney sign on bone scan. J. Nucl. Med. **21** (1980), 894–895
71. LURYE, D. R., F. P. CASTRONOVO; M. S. POTSAID: An improved method for quantitative bone scanning. J. Nucl. Med. **18** (1977), 1069–1073
72. LUTRIN, C. L.; M. L. GORIS: Pyrophosphate retention by previously irradiated renal tissue. Radiology **133** (1979), 207–209
73. MAHONEY, D. H.; D. A. SHEPHERD; E. G. DE PUEY: Childhood multifocal osteosarcoma diagnosis by ^{99m}Technetium bone scan: A case report. Med. pediatric Onc. **6** (1979), 341–352
74. MALL, J. C.; C. BEKERMAN; P. B. HOFFER et al.: A unified radiological approach to the detection of skeletal metastases. Radiology **118** (1976), 323–328
75. MCKILLOP, J. H.; L. H. BLUMGART; C. P. WOOD et al.: The prognostic and therapeutic implications of the positive radionuclide bone scan in clinically early breast cancer. Brit. J. Surg. **65** (1977), 649–652
76. MCKILLOP, J. H.; E. ETCUBANAS; M. L. GORIS: The indications for and limitations of bone scintigraphy in osteogenic sarcoma. A review of 55 patients. Cancer **48** (1981), 1133–1138
77. MCNEIL; B. J.; J. HANLEY: Analysis of serial radionuclide bone images in osteosarcoma and breast carcinoma. Radiology **135** (1980), 171–176
78. MERRICK, M. U.: Review article — Bone scanning. Brit. J. Radiol. **48** (1975), 321–351
79. MOLINO, A.; F. BENINI; P. G. GIORGETTI et al.: Evaluation of the scintigraphic technique for detecting bone metastases in 100 breast cancer patients. Tumori **65** (1979), 473–479
80. NAGEL, G.: Diagnostische Maßnahmen bei Skelettmetastasen. Dtsch. Med. Wschr. **105** (1980), 710–711
81. NEUGUT, A. I.: E. S. CASPER; T. A. GODWIN et al : Osteoblastic metastases in renal cell carcinoma. Brit. J. Radiol. **54** (1981), 1002–1004
82. NOMURA, Y.; H. KONDO; J. YAMAGATA et al.: Evaluation of liver and bone scanning in patients with early breast cancer, based on results obtained from more advanced cancer patients. Eur. J. Cancer **14** (1978), 1129–1136
83. OSMOND, J. D.; H. PENDERGRASS; M. S. POTSAID: Accuracy of ^{99m}Tc-diphosphonate bone scans and roentgenograms in the detection of prostate, breast and lung carcinoma metastasis. Amer. J. Roentgenol. **125** (1975), 972–977
84. OYAMADA, H., S. TERUI; H. FUKUMA: Clinical significance of abnormal accumulations found in vertebrae on the bone scintigram of cancer patients. Tohoku J. Exp. Med. **130** (1980), 341–352
85. PABST, H. W.; H. LANGHAMMER: Detection and differential diagnosis of bone lesions by scintigraphy. Eur. J. Nucl. Med. **2** (1977), 261–268
86. PERKINS, A. C.; J. G. HARDY; M. L. WASTIE et al.: Serial radionuclide imaging during treatment of patients with diffuse bone metastases from carcinoma of the prostate. Eur. J. Nucl. Med. **7** (1982), 322–323
87. PIARD, J.-N.; F. MOREAU; F. VAILLANT et al.: Scintigraphie numerique du squelette: interet dans le surveillance des cancers osteophiles. Nouv. Presse Med. **7** (1978), 1216
88. PISTENMA, O. A.; I. R. MCDOUGALL; J. P. KRISS: Screening for bone metastases. Are only scans necessary? J. Amer. Med. Assoc. **231** (1975), 46–50

89. Pfeiffer, J.-P.; U. Büll; H. Pfeifer: Quantitative assessment of ^{99m}Tc-MDP scans in investigation. Eur. J. Nucl. Med. 4 (1979), 407–412
90. Pollen, J. J.; K. Gerber; W. L. Ashburn et al.: Nuclear bone imaging in metastatic cancer of the prostate. Cancer 47 (1981), 2585–2594
91. Poulouse, K. P.; R. C. Reba; W. C. Eckelman et al.: Extra-osseous localization of ^{99}Tc-Sn Pyrophosphate. Brit. Radiol. 48 (1975), 724–726
92. Rausch, J. M.; D. Resnick; T. G. Goergen et al.: Bone scanning in osteolytic Paget's disease: Case report. J. Nucl. Med. 18 (1977), 699–701
93. Reiman, R. E.; A. G. Huvos; R. S. Benua et al.: Quotient imaging with N-13L-glutamate in osteogenic sarcoma: correlation with tumor viability. Cancer 48 (1981), 1976–1981
94. Robillard, J.; J. E. Couette; L.V. Hoa et al.: La scintigraphie numerique dans l'exploration des metastases osseus. J. Fr. Biophys. et Med. Nucl. 5 (1977), 207–213
95. Rosenthal, D. I; H. L. Chandler; F. Azizi et al.: Uptake of bone imaging agents by diffuse pulmonary metastatic calcification. Amer. J. Roentgenol. 129 (1977), 871–874
96. Roberts, M.: Bone scanning in breast cancer: preliminary statement by British Breast Group on bone scanning. Brit. Med. J. 2 (1978), 180–181
97. Shafer, R. B., D. B. Reinke: Contribution of bone scan, serum acid and alkaline phosphatase, and the radiographic bone survey to the management of newly-diagnosed carcinoma of the prostate. J. Nucl. Med. 18 (1977), 605
98. Schaffer, D. L.; H. P. Pendergrass: Comparison of enzyme, clinical, radiographic and radionuclide methods of detecting bone metastasis from carcinoma of the prostate. Radiology 121 (1976), 431–434
99. Schalldach, U., W. Drescher; G. Endert et al.: Die Effektivität der radiologischen Skelettdiagnostik (Kombination von Skelettszintigraphie mit Röntgendiagnostik) zur Erfassung von Knochenmetastasen beim Mammakarzinom. Zbl. Chirurgie 106 (1981), 1383–1386
100. Schuechter, J. P.; S. E. Jones; J. M. Woolfenden: Bone scanning in lymphoma. Cancer 38 (1976), 1142–1148
101. Schutte, H. E.: The influence of bone pain on the results of bone scan. Cancer 44 (1979), 2039–2043
102. Siegal, T.; Y. Matzner; L. O. Samuels: Spinal meningeal uptake of technetium-99m methylene diphosphonate in meningeal seeding by malignant lymphoma. Cancer 46 (1980), 2413–2415
103. Silberstein, E. B.: A radiopharmaceutical and clinical comparison of ^{99m}Tc-Sn-hydroxymethylene diphosphonate with ^{99m}Tc-Sn-hydroxyethylene diphosphonate. Radiology 136 (1980), 747–751
104. Smith, F. W.; D. L. Gilday: Scintigraphic appearance of osteoid osteoma. Radiology 137 (1980), 191–195
105. Sneppen, O.; J. Heerfordt; I. Dissing et al.: Numerical assessment of bone scintigraphy in primary bone tumors and tumorlike conditions. J. Bone Joint Surg. 60 (1978), 966–969
106. Subramanian, G., J. G. McAfee: A new complex of ^{99m}Tc for skeletal imaging. Radiology 99 (1971), 192–196
107. Subramanian, G.; J. G. MaAfee; R. J. Blair et al.: Technetium-99m-methylene diphosphonate — A superior agent for skeletal imaging: comparison with other technetium complexes. J. Nucl. Med. 16 (1975), 744–755
108. Sy, W. M.; Patel; H. Faunce: Significance of absence or faint kidney sign on bone scan. J. Nucl. Med. 16 (1975), 454–456
109. Syed, I. B.; N. Flowers; D. Granlick et al.: Radiation exposure in nuclear cardiovascular studies. Health Physics 42 (1982), 159–163
110. Thomas, J. H.; D. Panoussopoulous; G. E. Liesmann: Scintiscans in the evaluation of patients with malignant melanomas. Surg. Gynecol. Obstet. 149 (1979), 514–516
111. Tofe, A. J.; M. D. Francis; W. J. Harvey: Correlation of neoplasm with incidence and localisation of skeletal metastasis: an analysis of 1.355 diphosphonate bone scans. J. Nucl. Med. 16 (1975), 986–989

112. Tofe, A. J.; M. D. Francis; W. J. Harvey: Incidence of solitary skull and extremity involvements in whole-body scintigrams. J. Nucl. Med. **17** (1976), 755—756
113. Välimäki, M.; P. Vuopio; K. Liewendahl: Bone lesions in chronic myeloic leukaemia. Acta med. scand. **210** (1981), 403—408
114. Vellenga, C. J. L. R.; E. K. J. Pauwels; W. B. Frijlink: Scintigraphic aspects of the recurrences of treated Pagets's disease of bone. J. Nucl. Med. **22** (1981), 510—517
115. Wahner, H. W.; R. A. Kyle; J. W. Beabout: Scintigraphic evaluation of the skeleton in multiple myeloma. Mayo Clin. Proc. **55** (1980), 739—746
116. Waxman, A. D.; S. Ducker, D. McKee et al.: Evaluation of ^{99m}Tc diphosphonate kinetics and bone scans in patients with Paget' disease before and after calcitonin treatment. Radiology **125** (1977), 761—764
117. Waxman, A. D.; D. McKee; J. K. Siemsen et al.: Gallium scanning in Paget's disease of bone: effect of calcitonin. Amer. J. Roentgenol. 134 (1980), 303—306
118. Wilson, G. S.; M. A. Rich; M. J. Brennan: Evaluation of bone scan in preoperative clinical staging of breast cancer. Arch. Surg. **115** (1980), 415—419
119. Wilson, M. A.; Calhoun, F. W.: The distribution of skeletal metastases in breast and pulmonary cancer: concise communication. J. Nucl. Med. **22** (1981), 594—597
120. Wilson, M. A.: The effect of age on the quality of bone scans using technetium-99m pyrophosphate. Radiology **139** (1981), 703—705
121. Winter, P. F.; P. M. Johnson: Significance of renal visualization during bone scanning in Pagets's disease. Nucl. Med. **15** (1976), 131—134
122. Witherspoon, L. R.; L. Blonde; S. E. Shuler et al.: Bone scan patterns of patients with diffuse metastatic carcinoma of the axial skeleton. J. Nucl. Med. **17** (1976), 253—257
123. Woolfenden, J. M.; M. J. Pitt, G. M. Brian et al.: Comparison of bone scintigraphy and radiotherapy in multiple myeloma. Radiology **134** (1980), 723—728
124. Wootton, R., J. Reeve; N. Veall: The clinical measurement of skeletal blood flow. Clin. Sci. Molecular Med. **50** (1976), 261—268
125. Yeh, S. D. J.: Bone scans in the early detection of cancer. Clin. Bull. **5** (1975), 9—11

5. Die nuklearmedizinische Diagnostik von primären und sekundären Malignomen der Leber

von H.-J. ALTENBRUNN

1. Einleitung

Die Leber ist die häufigste Lokalisation von Metastasen. Nach WALTHER [65] wurden in Zürich bei 266 von 979 (27%) an bösartigen Geschwülsten verstorbenen Patienten Lebermetastasen nachgewiesen. Der hohe Anteil an Lebermetastasen bei Malignomkranken von etwa 30% wird auch in der DDR von KETTLER [33] bestätigt. Nur ein geringer Prozentsatz der Lebermetastasen wird dabei in vivo erkannt.
Primäre Leberkarzinome sind dagegen selten. Nach REIFFERSCHEID [53] beträgt die Häufigkeit der primären Leberkarzinome 1–2% der von Lebermetastasen.
Die Entwicklung der Leberchirurgie unter anderem zur Resektion von primären Leberkarzinomen und Lebermetastasen (BENGMARK u. a. [3]), aber auch die kurative Bestrahlung (BRASE u. a. [5]) und die erfolgreiche Therapie von malignen Lebertumoren mit Zytostatika (GANGJI u. a. [23]) rechtfertigen alle Bemühungen für eine möglichst frühzeitige Diagnostik und Lokalisation von malignen Lebertumoren.
Eine allgemeine Diagnostik über das Vorliegen von Lebermetastasen ist durch die Konzentrationsbestimmung folgender Substanzen im Serum mit unterschiedlicher Wahrscheinlichkeit möglich: alkalische Phosphatase (a. P.), Laktatdehydrogenase (LDH), Aldolase und Prothrombin (GOLLIN u. a., [25]). Primäre Leberkarzinome werden

durch die Bestimmung von alpha-Fetoprotein (AFP) mit Radioimmunoassays nachgewiesen. Zur bedeutungsvolleren Lokalisation und Größenbestimmung der malignen Lebertumoren werden zur Zeit folgende Untersuchungsverfahren genutzt:

- Laparoskopie
- Sonografie
- Computertomografie (CT)
- Angiografie
  - Leberarteriografie
  - transumbilikale Portohepatografie
- Szintigrafie
  - Untersuchungen mit einem Radiopharmakon
  - Doppelradionuklidszintigrafie
  - Doppelnuklidszintigrafie mit EDV-Bearbeitung der Szintigramme
  - Emissionscomputertomografie (ECT).

Die szintigrafischen Untersuchungsverfahren belästigen den Patienten wenig. Geschwülste sind mit dieser Methode im gesamten Leberparenchym nachweisbar. Trotzdem bereitet der szintigrafische Nachweis von malignen Lebertumoren aus verschiedenen Gründen erhebliche Schwierigkeiten:

- Es gibt keine Radiopharmaka, die spezifisch in malignen Lebertumoren angereichert werden. Die Methode der Wahl ist deshalb die Szintigrafie nach i. v. Injektion eines radioaktiv markierten Kolloids, das zu etwa 90% im RHS der Leber homogen gespeichert wird. An den Stellen, wo das Lebergewebe durch Tumorgewebe ersetzt ist, kann wegen des Fehlens von Zellen des RHS kein radioaktiv markiertes Kolloid gespeichert werden. Der Tumor gelangt als Speicherungsdefekt (kalter Bezirk) im Szintigramm zur Darstellung.
- Wegen der Größe der Leber (rechter Leberlappen in a. p.—p. a.-Richtung maximal 20 cm Ausdehnung) werden Metastasen in Abhängigkeit von ihrem Durchmesser von mehr oder weniger dicken gesunden Leberparenchymschichten überdeckt, die mit ihrer Radiokolloidspeicherung den Nachweis des Speicherungsdefektes erschweren oder bei kleinen Tumoren sogar unmöglich machen.
- Durch die Atemexkursionen der Leber, vor allem in kraniokaudaler Richtung, tritt bei der szintigrafischen Darstellung eine Bewegungsunschärfe auf, so daß im Szintigramm die Lebergrenzen und die Speicherungsdefekte verwischt werden.
- Dieses Prinzip der Leberszintigrafie ist völlig unspezifisch, d. h. Neoplasmen, Zysten, Hämatome, Abszesse, Narben usw. gelangen alle in gleicher Weise als kalte Bezirke zur Darstellung.
- Gegenüber einer Reihe anderer szintigrafisch darstellbarer Organe, z. B. Knochen und Gehirn, weist die Leber eine Vielzahl von Formvarianten auf. Am Leberrand treten dadurch zusätzliche Schwierigkeiten bei der Szintigramm-Beurteilung auf. Durch die Beziehungen der Leber zu den Nachbarorganen, vor allem Dickdarm, Niere und Herz, werden diese Schwierigkeiten noch erhöht.

1.1. Leberszintigrafie mit radioaktiv markierten Kolloiden

Die Leberszintigrafie ist eines der ältesten Untersuchungsverfahren. Nachdem Sheppard [59] u. a. 1951 gezeigt hatten, daß radioaktives kolloides Gold bestimmter Partikelgröße von den Kupfferschen Sternzellen im RHS der Leber angereichert wird, haben

YUHL und STIRRET [69] 1953 ^{198}Au-Kolloid erstmals zur Diagnostik raumfordernder Prozesse in der Leber eingesetzt. Nach EICHHORN u. a. [14] beträgt die effektive HWZ von ^{198}Au-Kolloid im Serum nach i. v.-Applikation des Radiopharmakons bei Gesunden und bei Malignompatienten mit Lebermetastasen 4,39 min ± 1,36 min. Die Autoren konnten durch Untersuchungen am Kaninchen zeigen, daß 94% des Radiopharmakons im RHS der Leber, 5% in dem der Milz und 1% im RHS des Knochenmarkes gespeichert wird. ROOT und Mitarbeiter [54] haben bei Patienten mit Lebermetastasen die Konzentration von ^{198}Au-Kolloid im Leberparenchym und in den Lebermetastasen bestimmt. Bei 7 Bestimmungen betrug die mittlere Konzentration des ^{198}Au-Kolloides 1,185 MBq (32,04 μCi)/g Lebergewebe und 1,406 kBq (0,038 μCi)/g Tumorgewebe; das heißt, die Konzentration des Radiopharmakons im Tumorgewebe betrug nur etwa 0,1% von der des nicht befallenen Leberparenchyms. Damit war bewiesen, daß vom Gesichtspunkt der Aktivitätsverteilung mit radioaktiv markierten Kolloiden optimale Bedingungen für eine negative Tumorszintigrafie (Nachweis kalter Bezirke) gegeben sind.
Anfang der 60er Jahre wurde die Aktivitätsverteilung im Organ mit einem Scanner dargestellt (^{198}Au, 412 keV). Der Kristalldurchmesser der Szintillationssonden betrug damals 3 Zoll. Es wurden Strich- und Fotoszintigramme angefertigt. Eine Untergrundsubtraktion war teilweise möglich. Um so erstaunlicher ist, daß bereits NAGLER u. a. [47] 1963 bei 548 Patienten in 84% der Fälle szintigrafisch die richtige Diagnose stellen konnten. OESER u. a. [49] berichteten, daß die Nachweisbarkeitsgrenze für Lebermetastasen bei 2 cm Metastasendurchmesser liegt und daß deshalb in etwa 20% der Fälle von Lebermetastasen im Szintigramm der Nachweis nicht gelingt.
Zur Leberszintigrafie wurden Anfang der 60er Jahre auch ^{131}J-markierte Radiopharmaka eingesetzt, ^{131}J-Bengalrosa, das in den Leberparenchymzellen angereichert und in die Galle ausgeschieden wird, sowie ^{131}J-markierte Partikel aus hitzedenaturiertem Humanserumalbumin, die im RHS gespeichert werden. Beide Verfahren wurden durch die Entwicklung von ^{99m}Tc-markierten Partikeln für die Leberszintigrafie bedeutungslos. ^{99m}Tc als reiner Gammastrahler mit einer monoenergetischen Strahlung von 140 keV und einer physikalischen HWZ von 6 h wurde von HARPER u. a. [29] 1964 zur Herstellung und Markierung von verschiedenen Radiopharmaka verwendet. Von einer Säule mit dem längerlebigen ^{99}Molybdän eluiertes ^{99m}Technetium wurde mit H_2S versetzt und in Gegenwart von Gelatine gekocht. Auf diese Weise wurden ^{99m}Tc-Schwefel-Kolloid-Partikel gewonnen. Durch die Markierung mit dem kurzlebigen ^{99m}Tc ist der Einsatz höherer Aktivitätsmengen von etwa 75—300 MBq (2—8 mCi) gegenüber 9,25 MBq (250 μCi) ^{198}Au-Kolloid bei geringerer Strahlenbelastung möglich. Durch die mehr als 10fach höhere Aktivität stehen viel mehr Impulse pro Zeiteinheit zur szintigrafischen Registrierung zur Verfügung. Die Auflösung der mit dem Scanner angefertigten Szintigramme wurde besser, allerdings bemerkten HARPER u. a. [29] sehr richtig: „Die Artefakte, die durch die Leberbewegung hervorgerufen werden, sind jetzt peinlich offensichtlich."
Die von ANGER 1964 entwickelte Szintillationskamera gestattet es, mit ihrem großen stationären Detektor (Kristalldurchmesser 28 cm) alle aus der Leber emittierten Gammaquanten, die den Kollimator passiert haben, auf einem Oszilloskop koordinatengerecht abzubilden und fotografisch zu registrieren. Mit der Szintillationskamera können Szintigramme in kürzerer Zeit angefertigt werden als mit dem Scanner. Trotz der niederenergetischen Gammastrahlung des ^{99m}Tc und der dadurch bedingten Absorption der Gammastrahlung im Patienten lassen sich durch die hohe Effektivität der Szintillationskamera für diese Strahlenergie Leberszintigramme mit diesem Nachweisgerät

in guter Qualität herstellen. Routinemäßig werden Szintigramme in 3 Positionen — a. p., rechtsseitig und p. a. — angefertigt und so bessere Informationen über die Lage von herdförmigen Veränderungen in der Leber erhalten. Die von Harper u. a. [29] bei der Scannerszintigrafie beobachteten Artefakte durch die Atemexkursionen der Leber gelangen bei der Kameraszintigrafie in dieser Form nicht zur Darstellung, da durch die Atemexkursionen der Leber während der Anfertigung der Szintigramme die Lebergrenzen sehr oft an verschiedenen Stellen entsprechend der Stärke der Atemexkursionen abgebildet werden. Die Lebergrenzen, vor allem die kranialen und kaudalen, werden auf diese Weise im Szintigramm der Szintillationskamera verwischt dargestellt. Die in der Leber evtl. vorhandenen Speicherungsdefekte werden in gleicher Weise „verschoben", so daß die Erkennung von Speicherungsdefekten mit der Szintillationskamera ähnlich wie bei der Szintigrafie mit dem Scanner erschwert ist. Turner [63] stellte fest, daß die Leberszintigrafie mit der Szintillationskamera der Szintigrafie mit dem Scanner überlegen ist.

In den letzten Jahren wurden fast alle Szintillationskameras in unserem Lande mit Rechnersystemen gekoppelt. Diese Technik eröffnet für die Leberszintigrafie folgende Möglichkeiten einer qualitativ verbesserten Darstellung der Szintigramme:

- Kamerakorrektur zur Eliminierung von Inhomogenitäten im Szintigramm, die systembedingt bei der Anwendung von Szintillationskameras eintreten,
- Glättung der erhaltenen Szintigramme mit dem Ziel, statistische Schwankungen der registrierten Impulse im Szintigramm zu reduzieren,
- Darstellung von statistisch signifikant unterschiedlichen Isoimpulsbereichen zur besseren Interpretierbarkeit der Szintigramme,
- Differenzenszintigramme zur Darstellung von Aktivitätsgradienten, in denen der Unterschied des Impulsinhaltes eines Bildpunktes zu denen benachbarter Bildpunkte dargestellt wird. Dabei werden in Bildregionen mit homogener Aktivitätsverteilung sehr geringe Unterschiede und am Organrand sowie an den Grenzen von Speicherungsdefekten große Unterschiede dargestellt.
- Eliminierung der Atembewegungsunschärfe im Szintigramm durch Einsatz einer zusätzlichen technischen Einrichtung (externe Szintillationssonde zur Registrierung der Atembewegung der Leber (Plaga u. a. [51]).

1.2. Doppelnuklidszintigrafie der Leber

Durch Einsatz der EDV zur Leberszintigrafie ist es erst möglich, Doppelnukliduntersuchungen optimal durchzuführen und damit den diagnostischen Wert der Leberszintigrafie zu erhöhen. Die ^{99m}Tc-Schwefelkolloid-Szintigrafie der Leber gestattet keine Aussage über das Substrat des kalten Bezirkes im Szintigramm.

^{67}Ga-Zitrat weist eine unspezifische Aktivitätsanreicherung in einer Reihe von Tumorformen auf. Aber auch die Leber und das Kolon reichern physiologisch mehr ^{67}Ga-Zitrat als das umgebende Gewebe an. In Regionen mit akuten und chronischen Entzündungen kommt es ebenfalls zur Aktivitätsspeicherung. Das Problem ist, die gering über das physiologische Maß hinaus erhöhte Aktivitätsspeicherung im ^{67}Ga-Zitrat-Szintigramm dem im ^{99m}T-Szintigramm nachgewiesenen oder vermuteten kalten Bezirk zuzuordnen. Die im ^{99m}Tc-Szintigramm bei kleineren Defekten unbefriedigenden Ergebnisse lassen sich nur, wie von Buraggi u. a. [7] vorschlagen, durch Anwendung der Doppelnuklidszintigrafie mit einem speziellen EDV-Programm verbessern. Die in gleicher Position angefertigten Szintigramme werden in der Weise bearbeitet, daß als Resultat

bei der Verknüpfung der Szintigramme die physiologisch unterschiedliche Speicherung in den Szintigrammen eliminiert und die pathologische Aktivitätsanreicherung zur Darstellung gelangt. Auf diese Weise kommen die genannten Autoren bei der Differenzierung von malignen Tumoren und benignen Leberläsionen bei 82 Untersuchungen zu 79 richtigen Diagnosen (96%).
Auf die Perspektive und die Weiterentwicklung der Leberszintigrafie unter den Bedingungen der in Zukunft breiter angewendeten Sonografie und Computertomografie zur Tumordiagnostik in der Leber wird am Ende des Kapitels eingegangen.

2. Untersuchungsverfahren zur Leberszintigrafie

2.1. Technik der Leberszintigrafie mit radioaktiv markierten Kolloiden

2.1.1. Radiopharmaka

^{198}Au-Kolloid mit seiner physikalischen HWZ von 2,7 d steht in allen nuklearmedizinischen Einrichtungen ständig zur Verfügung. Da das Radiopharmakon als steriles Kolloid geliefert wird, braucht die zu applizierende Aktivität — maximal 9,25 mBq (250 µCi) für einen Erwachsenen — nur entnommen und, nach einer Kontrollmessung der Radioaktivität in der Spritze, dem Patienten sicher i. v. appliziert zu werden. Paravenös gespritzte Radiokolloide gelangen auf dem Lymphweg in den nächst gelegenen Lymphknoten. Die ^{198}Au-Kolloid-Aktivität von maximal 9,25 mBq (250 µCi) sollte nicht überschritten werden, da das ^{198}Au zu 94% in den Kupfferschen Sternzellen des RHS der Leber phagozytiert wird und dort mit der physikalischen HWZ des ^{198}Au abklingt. Eine zusätzliche unerwünschte Strahlenbelastung wird durch die β-Strahlung des Radiopharmakons bewirkt. Zur Szintigrafie wird die Gammastrahlungsenergie von 411 keV verwendet. Die Szintigrafie sollte frühestens 30 min nach der i. v. Injektion erfolgen (effektive HWZ im Serum 4,4 min).

^{99m}Tc-Schwefelkolloid

Die Anfertigung des Radiopharmakons erfordert etwa 30 min. Aus einem ^{99}Mo-Steril-Generator, dessen Molybdän mit einer physikalischen Halbwertszeit von 67 h ständig ^{99m}Tc bildet, wird das ^{99m}Tc als Pertechnetat eluiert. Das Eluat wird in Kapsolutflaschen gegeben, die Kaliumperrhenat und Thiosulfat enthalten. Nach Zugabe von Hydrochlorsäure wird das Gemisch für 5 min in kochendem Wasser erhitzt. Anschließend werden die gebildeten ^{99m}Tc-S-Re-Kolloide (^{99m}Tc-Kolloid) durch Polyvinylpyrolidon und Phosphatpuffer stabilisiert und neutralisiert. Nach dem Abkühlen kann das ^{99m}Tc-Kolloid sofort bis 2 h nach der Präparation dem Patienten appliziert werden.
Die physikalische HWZ des ^{99m}Tc beträgt 6 h unter Emission einer monoenergetischen Gammastrahlung von 140 keV, die effektive HWZ im Serum beträgt etwa 3 min. 85% des Radiopharmakons werden in der Leber angereichert (gegenüber 94% beim Goldkolloid). Die Speicherung des Radiopharmakons in der Milz ist höher. Mit der Szintigrafie kann 30 min nach der Injektion von 75—180 MBq (2—5 mCi) begonnen werden.

^{99m}Tc-Mikrosphären

1981 wurden im Zentralinstitut für Kernforschung, Dresden-Rossendorf, Albumin-Mikrosphären mit definierter Größe entwickelt, die als Einschritt-Reaktion direkt mit ^{99m}Tc markiert werden. Die zeitaufwendige Erhitzung des Kolloides entfällt; ein

Waschprozeß ist ebenfalls nicht erforderlich, da, wie wir uns bei chromatografischen Kontrollen überzeugen konnten, 99% des ^{99m}Tc an die Partikel gebunden waren. 10 min nach Zugabe des ^{99m}Tc-Pertechnetates kann die i. v. Injektion erfolgen. Die Partikelsuspension kann bis 4 h nach der Markierung verwendet werden. Vor der i. v. Injektion sollten die sich in der Spritze absetzenden Partikel durch Drehen der Spritze in der Injektionsflüssigkeit verteilt werden.
Die anzuwendende Aktivitätsdosis und die Verteilung des Radiopharmakons im RHS der Organe entspricht der des ^{99m}Tc-Schwefelkolloides.

^{113m}In-Kolloid

Die ^{113m}In-Kolloid-Herstellung erfordert ebenfalls einen Zeitaufwand von 30 min. Von einem Sterilgenerator mit ^{113}Sn (physikalische HWZ 115 d) wird das kurzlebige Tochternuklid ^{113m}In mit einer physikalischen HWZ von 1,7 h eluiert. ^{113m}In emittiert eine monoenergetische Gammastrahlung von 393 keV. Das Eluat wird in sterile Kapsolutflaschen gegeben, die Phosphatpuffer oder Hydroxyde enthalten und das ^{113}In in Kolloide umwandeln. Ein Waschprozeß ist nicht erforderlich. Bis 300 MBq (8 mCi) können Erwachsenen i. v. appliziert werden. Die effektive Halbwertszeit ist nach Haubold [30] im Serum noch kürzer als die von ^{99m}Tc-Schwefelkolloid. Mit dem Szintigramm sollte dennoch frühestens 30 min nach der i. v. Injektion begonnen werden.
Diese vier für die Leberszintigrafie verwendeten Radiopharmaka verursachen, falls keine Gelatine als Stabilisator zugesetzt ist, keinerlei Nebenwirkungen.

2.1.2. Beschreibung des Untersuchungsverfahrens

Voruntersuchungen zur Durchführung einer Leberszintigrafie sind nicht erforderlich. Bei Verdacht auf Lebermetastasierung ist es zur Befundung der erhaltenen Szintigramme sehr nützlich, diese mit früher hergestellten zu vergleichen, um Änderungen von Leberform, Größe der Leber und Speicherungsverhalten besser beurteilen zu können; d. h. bei Primärtumoren, die zur Lebermetastasierung neigen, sollten vor der Therapie, auch wenn das Vorliegen von Lebermetastasen unwahrscheinlich ist, Leberszintigramme angefertigt werden. Als Voraussetzung zur Leberszintigrafie ist zu sagen, daß der Patient während der Untersuchung ruhig liegen muß. Bei Patienten mit Schmerzen ist die Kameraszintigrafie mit ^{99m}Tc-Kolloid wegen der kürzeren Untersuchungszeit zu bevorzugen, eventuell sind vor der Untersuchung Analgetica zu verabfolgen. Die Anfertigung eines Szintigramms mit dem Scanner dauert mit Lagerung und Einstellung der Scanparameter bei ^{198}Au-Kolloid etwa 30 min, mit der Szintillationskamera etwa 10 min. Der Patient soll nicht sprechen und ruhig atmen, um die Atemexkursionen der Leber gering zu halten. Zur Untersuchung brauchen die Patienten nicht nüchtern zu sein.
Die Szintigramme können mit allen vier genannten Radiopharmaka mit dem Scanner oder günstiger mit der Szintillationskamera ausgeführt werden.
Tabelle 1 zeigt, daß zur Leberszintigrafie am besten ^{99m}Tc-Kolloid geeignet ist. Wegen der Energie der Gammaquanten von 140 keV können hochauflösende Kollimatoren verwendet werden. Die Absorption im Gewebe (Halbwertsdicke im Wasser) beträgt 5 cm, deshalb werden oberflächennahe Organteile besser dargestellt als solche, die in der Tiefe des Körpers gelegen sind. Mit der Szintillationskamera werden bei Aufnahmen von verschiedenen Richtungen (z. B. a. p. und p. a.) unterschiedliche Szintigramme erhalten, die für die Lokalisation eines pathologischen Prozesses wesentliche Hinweise geben.
Bei der Szintigrafie mit dem Scanner ist die Untergrundaktivität (etwa 5 bis 10% des Impulsmaximums über der Leber) zu subtrahieren. Außerhalb der Leber müssen

Tabelle 1. Vor- und Nachteile der Leberszintigrafie mit dem Scanner und mit der Szintillationskamera bei Anwendung unterschiedlicher Radiopharmaka

		^{198}Au-Kolloid (411 keV)	^{113m}In-Kolloid (393 keV)	^{99m}Tc-Kolloid (140 keV)
Scanner	Vorteile	Abbildung im Szintigramm 1:1, leichte Markierung von Rippenbogen und Lebergrenzen, hohe Effektivität des Nachweises der Gamma-Strahlung durch den Detektor, durch fokussierten Kollimator deutlich unterschiedliche Abbildung bei a. p. und p. a. Scan;		
	Nachteile	lange Untersuchungszeit, Veratmungseffekte im Leberszintigramm deutlich sichtbar;		
Kamera	Vorteile	kürzere Untersuchungszeiten, Veratmungseffekte im Leberszintigramm kaum sichtbar, die Atembewegungen führen zu einer „Verwischung" der Lebergrenzen im Szintigramm, die Atemexkursionen der Leber im Szintigramm können durch ein spezielles Untersuchungsverfahren ausgeschaltet werden.		hohe Effektivität des Nachweises der Gamma-Strahlung durch den Detektor;
	Nachteile	Abbildung in verkleinertem Maßstab, Schwierigkeiten bei der Markierung des Rippenbogens, relativ geringe Effektivität des Detektors für diese Energien.		schlechtere Darstellung tiefer gelegener Leberbezirke,

einzelne Impulse registriert werden, da bei zu hoch gewählter Subtraktion das Organ zu klein erscheint und dünne Leberparenchymschichten (linker Leberlappen) nicht mehr zur Darstellung gelangen.

Die Milz sollte nach Möglichkeit im szintigrafisch abgebildeten Bereich liegen. Die Scangeschwindigkeit ist so zu wählen, daß über dem Impulsmaximum 1000 Impulse/cm^2 registriert werden, um eine ausreichend gute Zählstatistik zu erreichen.

Nach Beendigung der Untersuchung sind der Rippenbogen, der Prozessus ensiformis, die laterale Brustwand und evtl. der untere Leberrand sowie tastbare Resistenzen zu markieren. Bei Verwendung von Doppelkopfscannern werden simultan zwei Szintigramme von a. p. und p. a. geschrieben, so daß die gesonderte Anfertigung des stets erforderlichen p. a.-Scans entfällt. Bei Verdacht auf Speicherungsdefekte im rechten Leberlappen ist die Leberszintigrafie in linker Seitenlage zur Darstellung des lateralen Anteiles des rechten Leberlappens zu empfehlen. Die zusätzliche Anfertigung von Fotoszintigrammen neben den Farbszintigrammen ist nicht erforderlich, da sie keine zusätzlichen Informationen liefern.

Bei der Szintigrafie mit der Szintillationskamera — günstigstes Radiopharmakon ^{99m}Tc-Kolloid — hat sich folgendes Untersuchungsverfahren als optimal erwiesen: Je eine Aufnahme mit $1 \cdot 10^6$ Impulsen im Untersuchungsfeld erfolgt in folgenden Untersuchungsrichtungen: a. p., p. a. und rechts lateral. Eine vierte Aufnahme wird in a. p.-Richtung mit $1 \cdot 10^5$ Impulsen angefertigt, dazu wird ein 5 mm dicker und 2 cm breiter Bleistreifen auf den Rippenbogen aufgelegt, um eine Aussage über eine mögliche Lebervergrößerung machen zu können. Die Darstellung der Impulse erfolgt auf dem zur Verfügung stehenden Oszilloskop. Während der Untersuchung ist der Verschluß des am

Oszilloskop angepaßten Fotoapparates geöffnet, so daß die Lichtblitze auf dem Film registriert werden. Nach der Entwicklung des Filmes (optimal: Anwendung von Polaroidfilmen) erfolgt die visuelle Auswertung des Szintigramms.
Beim Einsatz von Kamera-Rechnersystemen werden zur Szintigrammdarstellung Bildraster von 64 × 64, besser 128 × 128 Bildpunkten angewendet. Vorteile der Szintigrammbearbeitung siehe 1.1.
Bei der Leberszintigrafie werden sowohl vom Scanner als auch von der Szintillationskamera mit oder ohne EDV-Bearbeitung Szintigramme erhalten, die visuell vom Arzt beurteilt werden müssen.
Die Strahlenbelastung bei der Leberszintigrafie wird von French u. a. [20] wie folgt angegeben:

Tabelle 2. Strahlenbelastung bei der Leberszintigrafie nach French u. a.

Radiopharmakon	Dosis		Ganzkörperbestrahlung		Leber (kritisches Organ)	
	MBq	mCi	in mGy	rad	in mGy	rad
^{198}Au-Kolloid	7,4	0,2	1,24	0,124	84,0	8,4
^{99m}Tc-Schwefelkolloid	74,0	2,0	0,32	0,032	6,8	0,68
^{113m}In-Kolloid	74,0	2,0	0,19	0,019	9,0	0,9

Tabelle 2 zeigt, daß mit den ausschließlich monoenergetische Gammastrahlung emittierenden Nukliden ^{99m}Tc und ^{113m}In die Leberszintigrafie mit einer Strahlenbelastung des Organs unter 10 mGy (1 rad) — etwa 10% derjenigen des ^{198}Au-Kolloids — möglich ist.

2.2. Technik der Doppelnuklidszintigrafie in der nuklearmedizinischen Leberdiagnostik

2.2.1. Radiopharmaka

Unterschiedliche Tumorformen (auch primäre Leberkarzinome und Lebermetastasen) speichern verschiedene Radiopharmaka, im wesentlichen ^{67}Ga-Zitrat und das Zytostatikum Bleomycin mit ^{111}In, ^{57}Co oder ^{131}J markiert. Die genannten Radiopharmaka werden außer in malignen Geschwülsten auch in Regionen mit entzündlichen Veränderungen unterschiedlicher Genese gespeichert. ^{67}Ga als Galliumzitrat und ^{111}In-Bleomycin stehen als Fertigprodukte zur Verfügung.

2.2.2. Beschreibung des Untersuchungsverfahrens

24 bis 48 h nach i. v. Injektion von 75—110 MBq (2—3 mCi) eines der erwähnten Radiopharmaka werden Szintigramme mit dem Scanner oder mit der Szintillationskamera angefertigt und das Szintigramm auf einem Datenträger gespeichert. Anschließend wird dem liegenden Patienten ^{99m}Tc-Kolloid i. v. appliziert. Nach 30 min wird ein zweites Szintigramm in gleicher Position aufgezeichnet und ebenfalls gespeichert. Nach Buraggi u. a. [7] ist es nicht zweckmäßig, die erhaltenen Szintigramme ohne mathematische

Verknüpfung der darin enthaltenen Informationen visuell zu vergleichen, da bei der Beurteilung der verschiedenen Szintigramme durch unterschiedliche Untersucher fast 80% der Szintigramme unterschiedlich beurteilt wurden. BURAGGI u. a. [7] wenden ebenso wie MOREAU u. a. [46] ein Rechenprogramm an, das nach Glättung und Ausgleichsrechnung beider Szintigramme die Impulsmaxima in beiden Szintigrammen gleichsetzt und anschließend eine Subtraktion des ^{99m}Tc-Szintigramms vom ^{67}Ga-Szintigramm vorsieht.

2.3. Probleme bei der Beurteilung von Leberszintigrammen

Beim Lebergesunden wird eine homogene Verteilung des Radiokolloids im gesamten Organ beobachtet. Bei verschiedenen Veränderungen kommt es durch Ausfall der KUPFFERschen Sternzellen zu kleineren oder größeren Speicherungsdefekten, die sich von einer bestimmten Größe an szintigrafisch darstellen lassen.

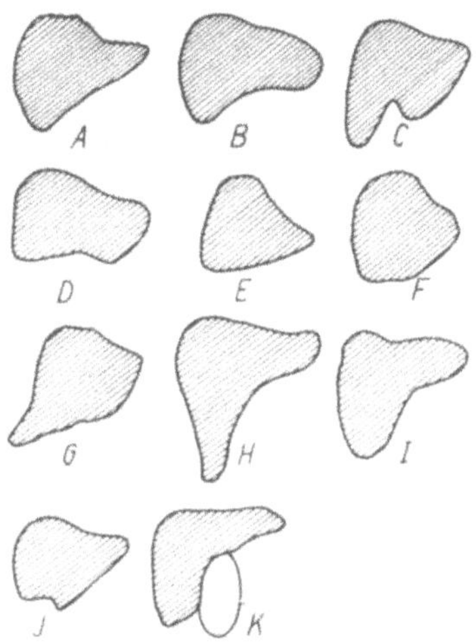

Abb. 1.: Varianten der Leberform im a.p.-Szintigramm nach MCAFEE u. a. bei FEINE und ZUM WINKEL „Nuklearmedizin — Szintigrafische Diagnostik", 1969, 242
A, B und C Dreieckform der Leber (62% der normalen Lebern).
A: Typische Dreieckform (41%), der kraniale Leberrand erscheint nicht selten etwas gezackt, was durch die Veratmung bedingt ist; B: Dreieckform mit konkavem Unterrand (6%); C: Hiläre Einkerbung (15%); D: Rechteckleber (12%); E: „en capeau de gendarme" bei hohem Zwerchfellstand (14%); F: Kugelförmige Leber (3%); G: Hornförmige Leber (bedingt durch Rippenimpression); H: Leber mit RIEDELschem Lappen (4—5%); I: „oberer zusätzlicher Lappen"; J: Fehlende untere Ausbuchtung des rechten Lappens; K: Nierenimpression im rechten Lappen.

Das Leberszintigramm ist bestimmt durch:

— die stark variierende Leberform bei sonst intaktem Leberparenchym mit homogener Speicherung.
— Variationen der Lage der Nachbarorgane, die die Leberform beeinflussen bzw. im Szintigramm Bezirke mit herabgesetzter Speicherung verursachen, wenn die Organe bei der Szintigrafie zwischen Leber und Detektor gelegen sind.

- Störungen der Darstellung durch verstärkte Atemexkursionen während der Szintigrafie.
- Störungen der Radiokolloidspeicherung im Leberparenchym.
- Lokale Störungen der Kolloidspeicherung, solitär und multipel, führen bei einem Durchmesser von 2 bis 3 cm bei sonst homogener Aktivitätsverteilung zu einem kalten Bezirk im Szintigramm. Bei nodulären Speicherungsdefekten am Leberrand kommt es zu Ausbuchtungen der Leberkontur. Multiple Bezirke (bis etwa 5) sind in der Regel isoliert darstellbar, bei einer großen Zahl kalter Bezirke in der Leber wird durch die unregelmäßig verteilten RHS-Reste eine inhomogene Aktivitätsverteilung beobachtet. In diesen Fällen kommt es zu einer erhöhten Speicherung des radioaktiven Kolloids in der Milz.

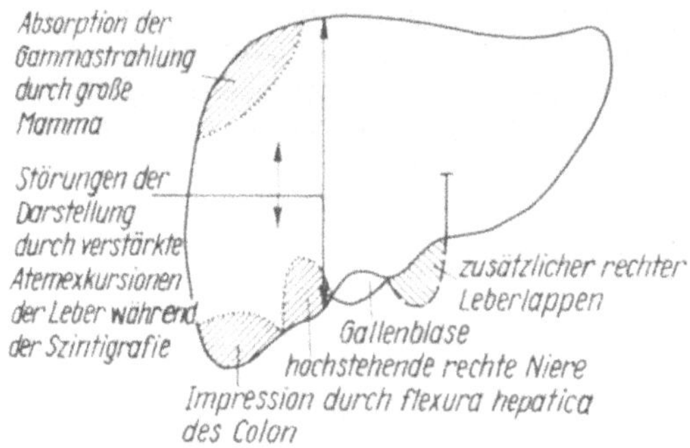

Abb. 2a. Lokale physiologische Störungen der szintigrafischen Darstellung der Leber

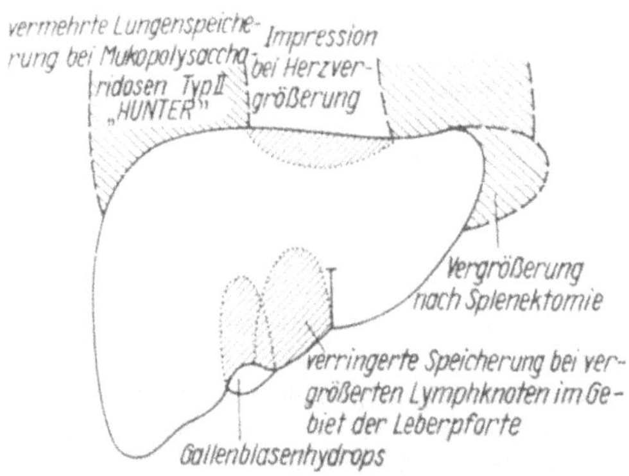

Abb. 2b. Lokale pathologische Störungen der szintigrafischen Darstellung der Leber

Da die Szintigramme nicht mit Hilfe von EDV-Programmen beurteilt werden können, muß die szintigrafische Diagnose visuell vom beurteilenden Arzt gestellt werden. Die Genauigkeit der Diagnose ist dabei von der Erfahrung des Nuklearmediziners abhängig. Nishiyama u. a. [48] haben 40 Szintigramme mit gesicherten pathologischen Befunden (20 noduläre Prozesse, darunter 12 Metastasenlebern und 20 disseminierte Leberveränderungen) sowie 36 normale Lebern von Untersuchern mit verschieden großer Erfahrung beurteilen lassen.

Die Tabelle 3 zeigt einen Ausschnitt der von Nishiyama u. a. [48] gefundenen Ergebnisse. Daraus ist zu ersehen, daß mit der Erfahrung des beurteilenden Arztes der Prozentsatz der richtigen Diagnosen ansteigt. Interessant ist, daß beim Anfänger 1 die Zahl der richtig positiven Diagnosen hoch ist. Dieser hohen Rate richtig positiver Befunde steht eine hohe Rate falsch positiver Diagnosen gegenüber. Von Anfänger 2 werden fast alle negativen Befunde richtig diagnostiziert; dabei steigt jedoch die Rate der falsch negativen Befunde deutlich an.

Tabelle 3. Beurteilung von pathologischen und normalen Leberszintigrammen durch verschiedene Untersucher mit unterschiedlichen Erfahrungen nach NISHIYAMA u. a.

	richtig +	falsch −	richtig −	falsch +	richt. Befunde	% richt. Befunde
Untersucher 1 (3 Mon. Training)	38/40	2/40	18/36	18/36	56/76	74
Untersucher 2 (3 Mon. Training)	29/40	11/40	32/36	4/36	61/76	80
Untersucher 3 (mehr als 4 Jahre Erfahrung)	37/40	3/40	30/36	6/36	67/76	88
Untersucher 4 (mehr als 4 Jahre Erfahrung)	37/40	3/40	33/36	3/36	70/76	92

ALTENBRUNN u. a. [1] haben die szintigrafisch feststellbaren Veränderungen bei unterschiedlich gesicherten Lebererkrankungen zusammengestellt (Formveränderungen, inhomogene Aktivitätsspeicherung, Nachweis von Defekten sowie verstärkte Milzdarstellung) (Tabelle 4).

Bei 55 Metastasenlebern wurde bei 43 Fällen eine inhomogene Aktivitätsspeicherung beobachtet (78%), während Speicherungsdefekte nur bei 33 Patienten (60%) nachweisbar waren. Bei 69 sicher Lebergesunden wurden in keinem Fall Defekte, jedoch in 15 Fällen = 22% eine inhomogene Aktivitätsspeicherung beobachtet. Aus dieser Untersuchung geht hervor, daß das szintigrafische Leitsymptom für die Metastasendiagnostik der Nachweis von Speicherungsdefekten ist. Von Interesse ist, daß bei 55 Metastasenlebern in 10 Fällen = 18% ein normales Leberszintigramm erhalten wurde.

In Abbildung 3 wird die szintigrafische Erkennbarkeit von Lebermetastasen in Abhängigkeit vom Metastasendurchmesser von den gleichen Autoren dargestellt. Das Leitsymptom „Defekt“ wird bei 29 Verstorbenen mit Lebermetastasen mit einem Durchmesser unter 3 cm (zum Zeitpunkt der Autopsie) nur bei 11 Fällen und bei einem Meta-

Tabelle 4. Scanveränderungen bei Lebererkrankungen nach ALTENBRUNN u. a.

Patientengruppe	Anzahl	normal		Formveränderung		inhomogen		Defekte		vermehrte Milzstellung	
		Anz.	%	Anz.	%	Anz.	%	Anz.	%	Anz.	%
1. Metastasen	55	10	18	32	58	43	78	33	60	11	20
2. Hepatitis	36	4		23		28		12		7	
3. Polycythämie	5	0		4		1		0		5	
4. Fettlebern	16	3		7		12		7		2	
5. Stauungslebern	11	0		6		10		2		1	
6. Besonderheiten	11	0		8		11		6		0	
7. morphologisch o. B.	69	54	78	4	6	15	22	0		1	1
Summe	203										
Gruppen 2–6	79	7	9	48	61	62	79	27	34	15	19

stasendurchmesser von über 3 cm in 22 von 26 Fällen beobachtet. Die auch bei normalen Lebern in 22% der Fälle beobachtete „inhomogene Speicherung“ ist bei beiden Metastasendurchmessern häufiger als das Auftreten von isolierten Speicherungsdefekten.
An dieser Stelle sollen einige typische Leberszintigramme demonstriert werden. Es handelt sich um Szintigramme, die nach Injektion von radioaktiven Kolloiden oder die unter Anwendung der Doppelradionuklidszintigrafie angefertigt wurden (Abb. 4—15).

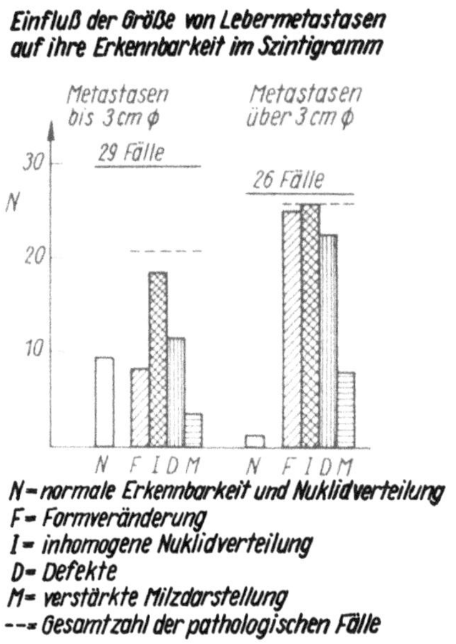

Abb. 3. Szintigrafische Erkennbarkeit von Lebermetastasen in Abhängigkeit vom Metastasendurchmesser

3. Stellung der Leberszintigrafie im diagnostischen Gesamtkonzept

An dieser Stelle kann nur auf tumordiagnostische Fragestellungen eingegangen werden. Da die Leberszintigrafie den Patienten wenig belästigt, sollte sie bei folgenden Fragestellungen eingesetzt werden:

— Bei nachgewiesenem Primärtumor, der mit hoher Wahrscheinlichkeit zu einer Lebermetastasierung führt (z. B. Magen-Darm-Ca, Bronchial-Ca, fortgeschrittenes Mamma-Ca), sollte durch ein prätherapeutisches Szintigramm versucht werden, eine Lebermetastasierung nachzuweisen bzw. weitgehend auszuschließen (Staging). Außerdem kann zur Ausdehnung der möglichen Metastasierung Stellung genommen werden. Eine Sicherung der Diagnose sollte durch Laparoskopie oder gezielte Biopsie anhand des Szintigramms erfolgen.
— Beziehung eines Tumors zur Leber — meistens palpable Resistenz im Oberbauch.
— regelmäßige posttherapeutische Leberszintigrafie bei Tumorformen, die häufig eine Lebermetastasierung hervorrufen, bzw. bei allgemeinen Hinweisen auf Generalisierung einer malignen Geschwulst (z. B. Anstieg der alkalischen Phosphatase).
— Nachweis und Ausdehnung von primären Leberkarzinomen mit Doppelnuklidszintigrafie und Nachweis von erhöhtem AFP-Spiegel im Serum.
— Nachweis des Leberbefalls beim Morbus Hodgkin und bei der Leukämie.

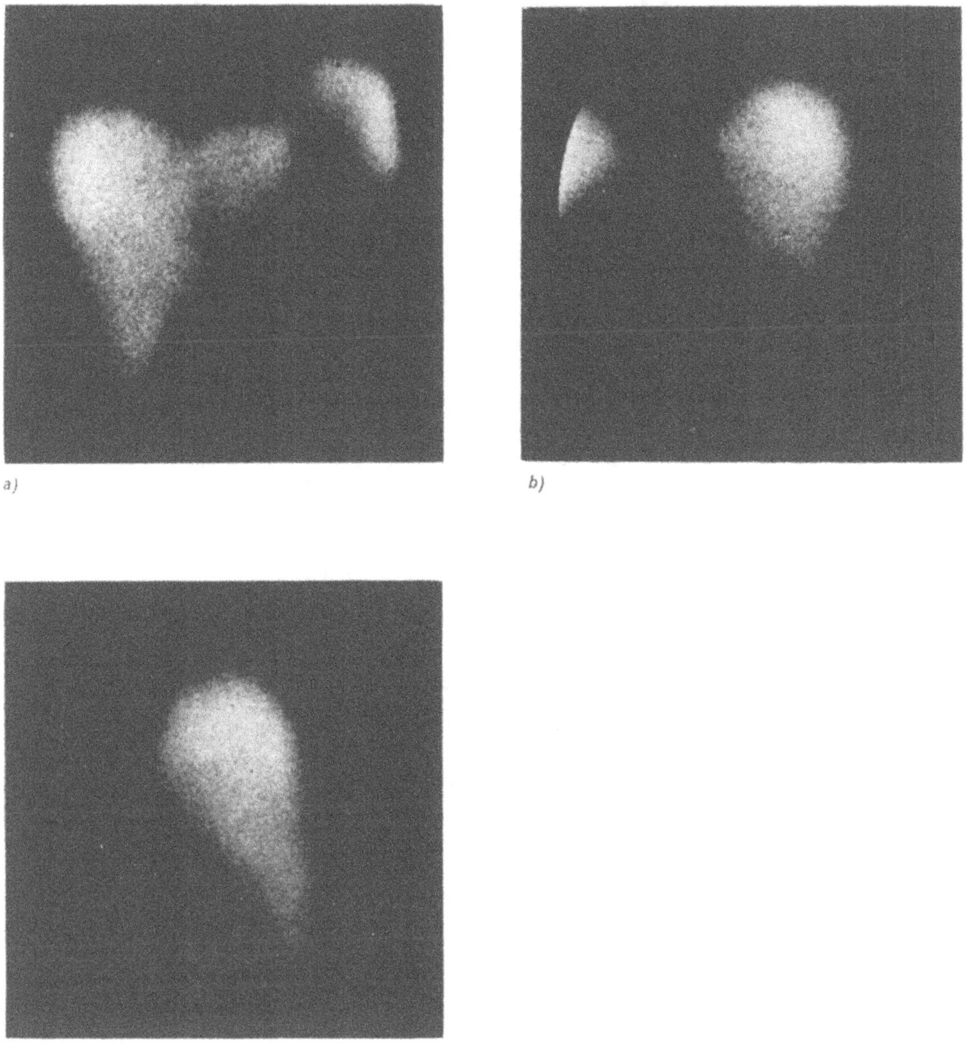

a) b) c)

Abb. 4. Kameraszintigrafie der Leber — Normalbefund. Für jedes Szintigramm wurden eine Million Impulse dargestellt. a) ap-Szintigramm b) pa-Szintigramm c) seitliches Szintigramm, Kollimator der rechten Thoraxwand anliegend.

Beachte im ap-Szintigramm (Abb. 4a) die scharfe Kontur der Leber (wenig Impulse außerhalb der Leber-Milz-Region) mit den typischen Begrenzungen am ventralen, kranialen und lateralen Leberrand. Die Verteilung des Radiokolloids in der Leber ist homogen. Lateral kranial gelangt die Milz zur Darstellung. Im pa-Szintigramm (Abb. 4b) ist auf der rechten Bildseite der rechte Leberlappen nach kranial und lateral scharf begrenzt zu erkennen. Nach medial ist die Begrenzung wegen der Strahlenabsorption durch die rechte Niere und die Wirbelsäule unscharf, der linke Leberlappen gelangt kaum zur Darstellung (große Entfernung zum Detektor). Die dorsal gelegene Milz ist am lateralen Bildrand links gut zu erkennen. Im rechtslateralen Szintigramm (Abb. 4c) ist der rechte Leberlappen, größter Durchmesser unterhalb der Zwerchfellkuppe und nach kaudal ventral spitz endend, gut dargestellt. Hinter dem rechten Leberlappen ist die Milz deutlich schwächer dargestellt erkennbar.

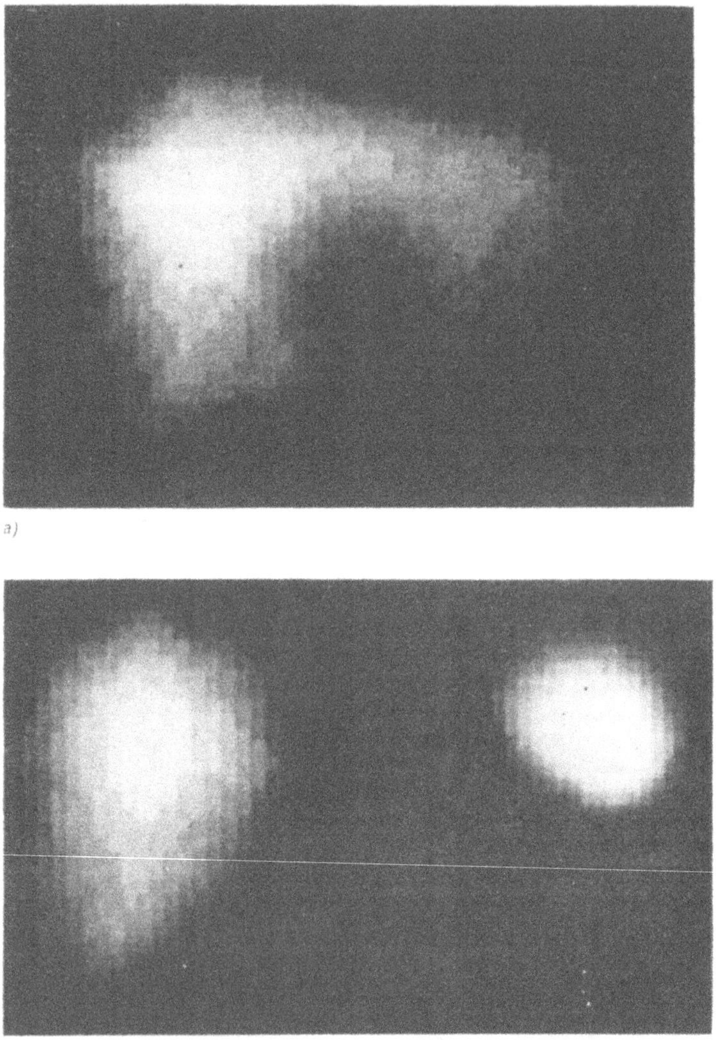

a)

b)

Abb. 5. Solitäre Lebermetastase, Kernspeicherszintigramm

a) ap-Szintigramm. b) pa-Szintigramm. Bei der 39jährigen Patientin Ha. wurde 3 Tage vor der Resektion eines Sigmakarzinoms im ap-Szintigramm (Abb. 5a) ein 4 cm großer Speicherungsdefekt im medialen Anteil des linken Leberlappens nachgewiesen. Während der Operation konnte im Bereich des Speicherungsdefektes die solitäre Metastase gefunden, exstirpiert und anschließend histologisch gesichert werden.

— Beurteilung des Therapieerfolges (Primärtumoren und solitäre Metastasen) nach chirurgischer Entfernung, Chemotherapie und kurativer Bestrahlung.

Kontraindikationen zur Leberszintigrafie gibt es nicht.

Zum Tumornachweis in der Leber bietet sich ebenfalls als den Patienten nicht belästigendes Untersuchungsverfahren die Sonografie (siehe 5.1.) an. Da nach GOLDBERG (1981 [24]) mit der Ultraschall-Schnittbildtechnik bei der Diagnostik von Lebermetastasen ähnlich gute Ergebnisse wie mit der Szintigrafie erhalten wurden, ist von ihm,

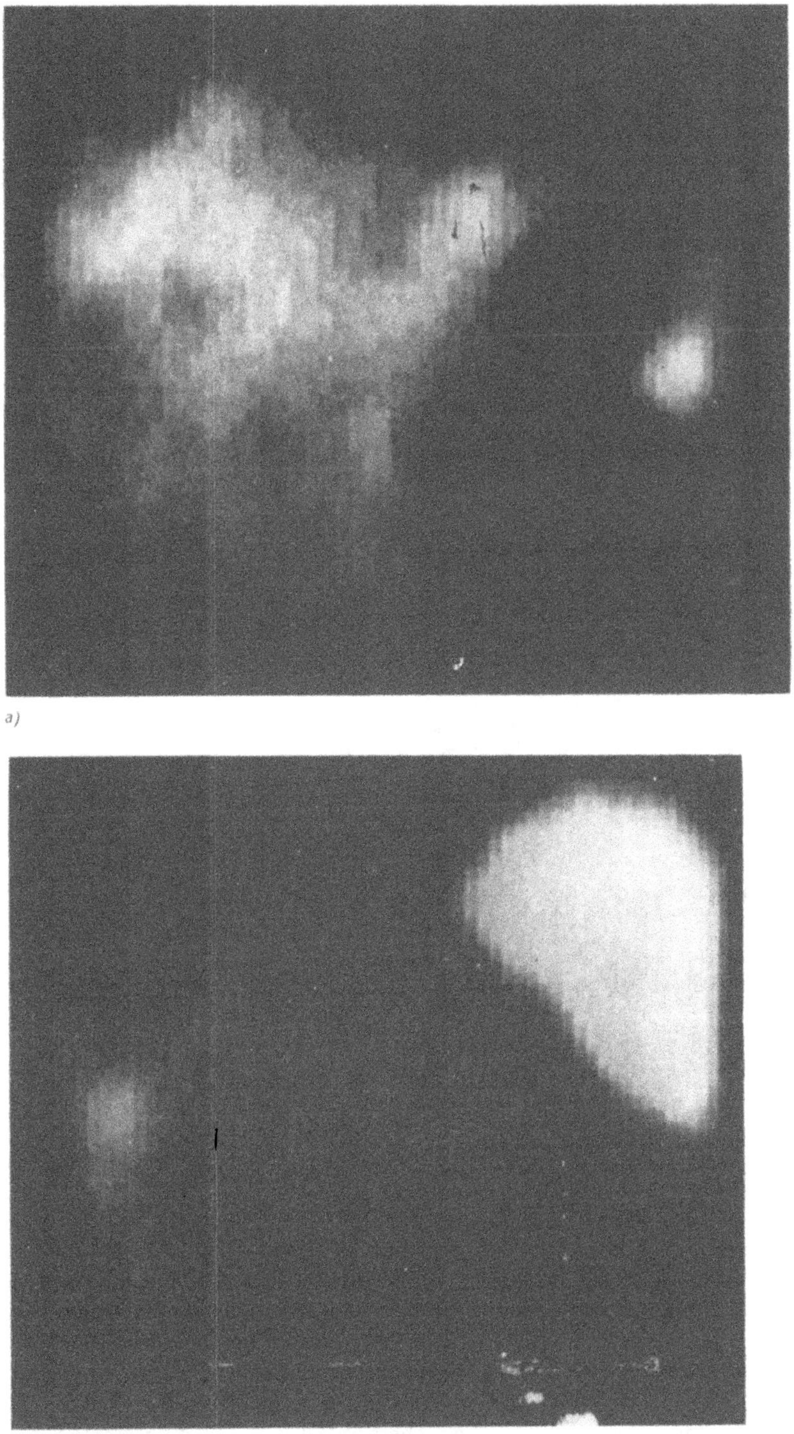

a)

b)

Abb. 6. Multiple große Lebermetastasen, Kernspeicherszintigrafie
a) ap-Szintigramm b) pa-Szintigramm

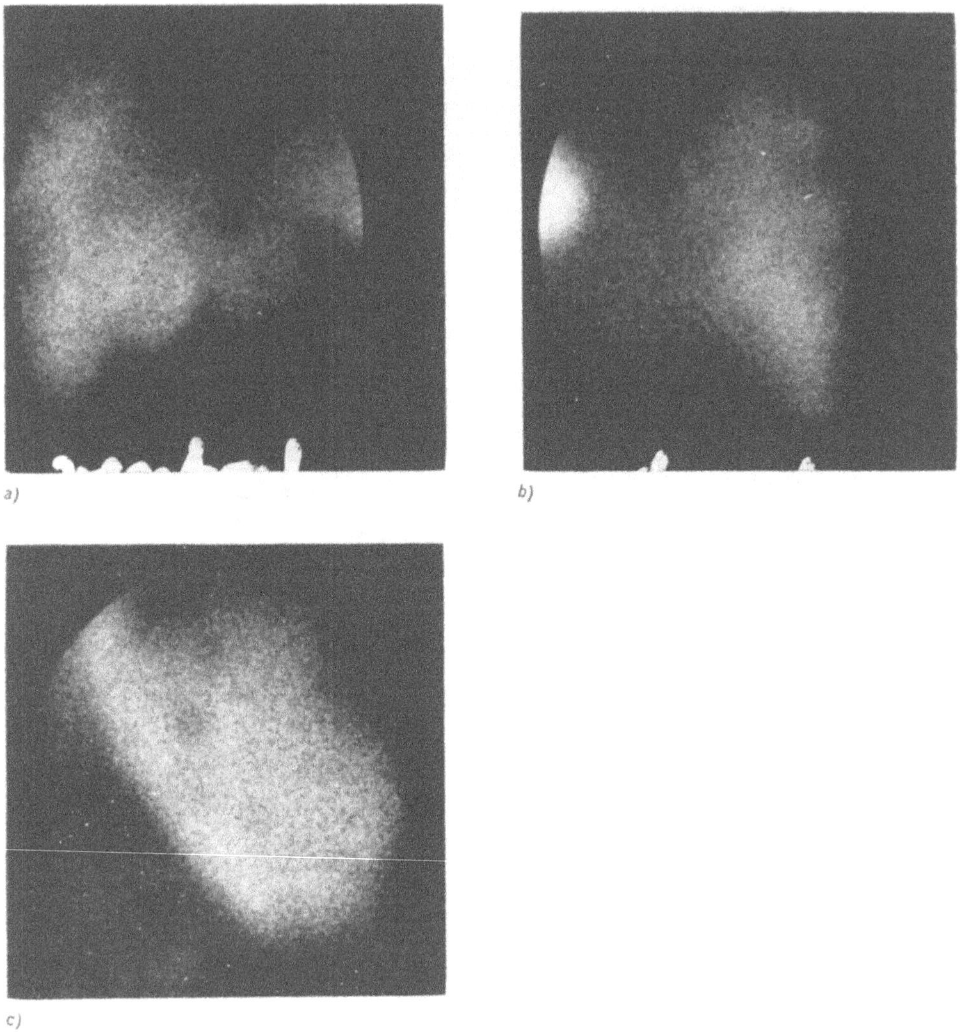

Abb. 7.

wie auch von Taylor (1979 [62]) empfohlen worden, die Leberszintigrafie für die genannten Fragestellungen als Erstuntersuchung einzusetzen. Bei pathologischen oder nicht sicher beurteilbaren Szintigrammen soll die Sonografie als Zweituntersuchung erfolgen. Die Sonografie, mit ihrer hohen Nachweiswahrscheinlichkeit von herdförmigen Prozessen in der Leber und der Möglichkeit die Größe eines Tumors und seine Beziehung zur Leberoberfläche und den Nachbarorganen anzugeben, bietet Vorteile gegenüber der Szintigrafie. Deshalb ist die Sonografie bei therapeutischen Entscheidungen als Erstuntersuchung zu empfehlen. Die Leberszintigrafie, mit dem Vorteil, das gesamte Leberparenchym auf wenigen Szintigrammen gut reproduzierbar darstellen zu können, sollte zur Metastasendiagnostik bei der Verlaufskontrolle sowie zur Kontrolle nach der Behandlung von Lebermetastasen eingesetzt werden.

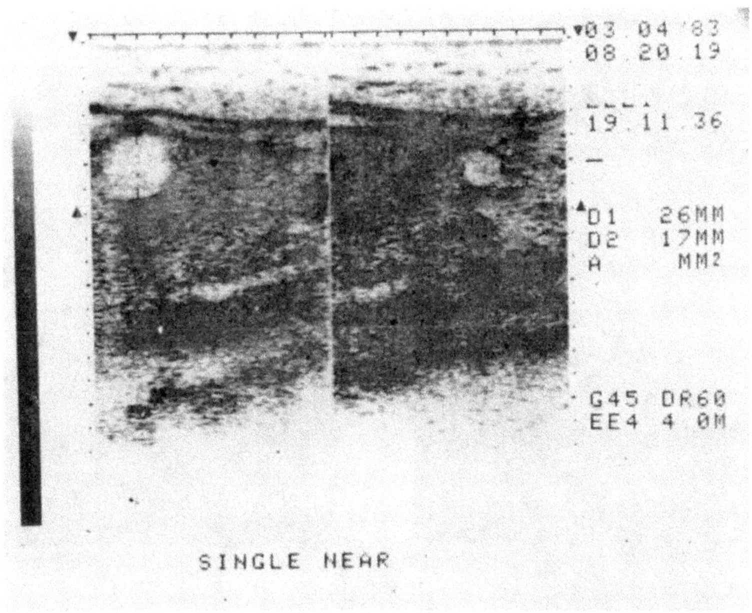

Abb. 8

Abb. 7. und Abb. 8. Multiple kleine Lebermetastasen bei einer Patientin mit Mammakarzinom.

Abb. 7. Kameraszintigrafie der Leber vom 2. 3. 1983.
a) ap-Szintigramm b) pa-Szintigramm c) rechtsseitiges Szintigramm

Abb. 8. Sonogramm der Leber der gleichen Patientin vom 4. 3. 1983.

Bei der jetzt 46jährigen Patientin Hö. war am 29. 3. 1982 wegen eines undifferenzierten Mammakarzinoms eine Mammaradikaloperation links (T3, N2, M0) durchgeführt worden. Postoperativ wurde eine Chemotherapie eingeleitet (Adriablastin, Cyclophosphamid und Ftorafur).
Im ersten Leberszintigramm vom 16. 8. 1982 können in der vergrößerten Leber mit inhomogener Speicherung kleine Speicherungsdefekte ventral am Übergangsbereich vom rechten zum linken Leberlappen nicht ausgeschlossen werden. Es wurde deshalb eine Sonografie empfohlen, die am 24. 9. 1982 vorgenommen wurde. Wegen der Adipositas der Patientin waren nur die oberflächennahen Leberanteile beurteilbar. Metastasen wurden nicht beschrieben. Abb. 7 zeigt das zweite Leberszintigramm der Patientin vom 2. 3. 1983. Im ap-Szintigramm (Abb. 7a) stellt sich eine vergrößerte Leber vor allem im Bereich des linken Leberlappens dar. Die Aktivitätsspeicherung ist inhomogen. Im linken Leberlappen medial ist ein kleiner Bezirk mit herabgesetzter Aktivitässpeicherung nachweisbar. Im lateralen Scan (Abb. 7c) sind kranial dorsal zwei kleine Speicherungsdefekte zu erkennen — die auch auf dem pa-Scan (Abb. 7b) lateral zu sehen sind.
Zur Sicherung des Befundes wurde am 4. 3. 1983 eine Sonografie ausgeführt.
In Abb. 8 sind zwei echoarme Bezirke (Metastasen) von 2,6 und 1,7 cm Durchmesser in der Nähe der Leberoberfläche deutlich zu erkennen. Die im Sonogramm nachgewiesenen Metastasen entsprachen den kalten Bezirken.
Die solitäre ventrale Lebermetastase wurde am 18. 3. 1983 durch eine Laparoskopie gesichert. Die anderen Metastasen waren nicht einsehbar.

Abb. 9, 10 und 11: Lebermetastasierung bei einer Patientin mit Mammakarzinom — Verlaufskontrolle.

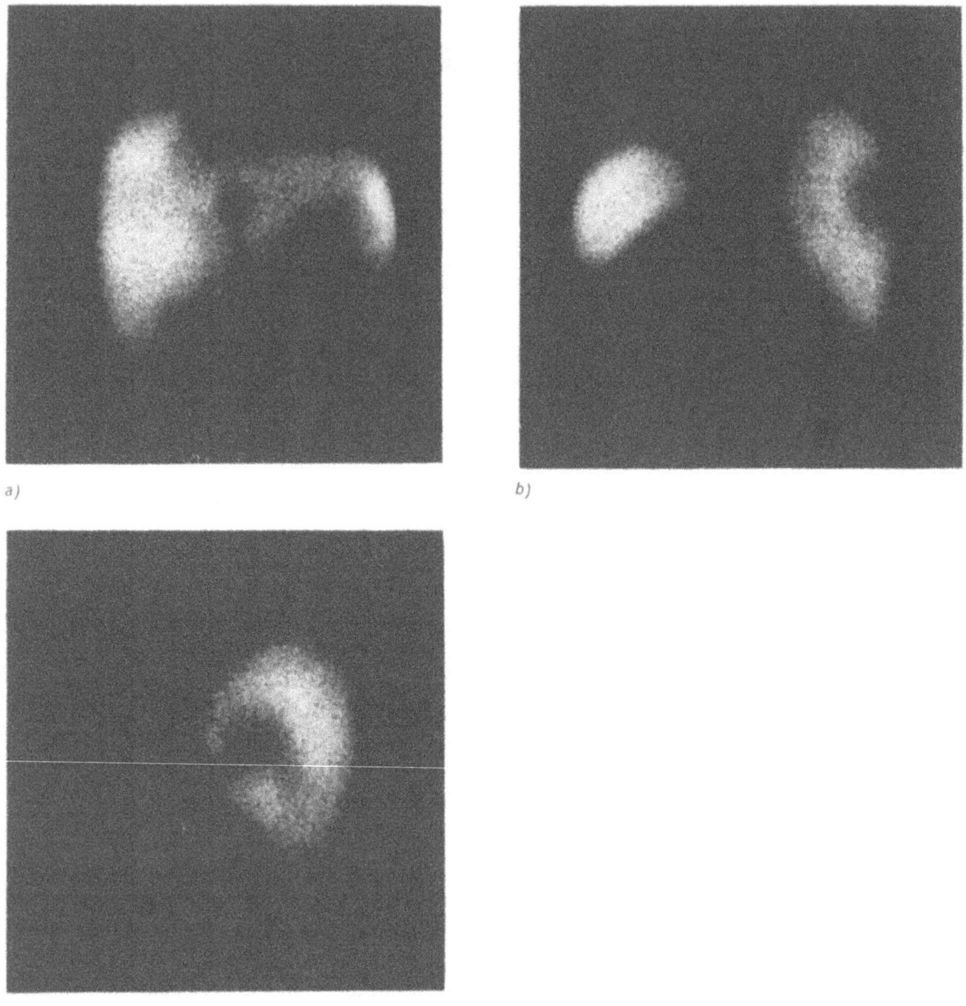

Abb. 9. Leberszintigramme vom 18. 7. 81, a) ap-; b) pa-; c) seitliche Darstellung

Bei der jetzt 48jährigen Patientin Vo. war am 15. 2. 80 eine Mammaradikaloperation links (T2, N2, M0; klinisches Stadium 3) vorgenommen worden. Wegen Verdachtes auf Lebermetastasierung (Inappetenz, entfärbter Stuhl, Gewichtsabnahme) wurde am 18. 7. 81 ein Leberszintigramm angefertigt (Abb. 9). Es stellt sich eine vergrößerte Leber mit inhomogener Aktivitätsspeicherung dar. Große Speicherungsdefekte sind nachweisbar im Bereich des Mesohepaticum ventrale, darüber an der ventralen Leberkuppe (Abb. 9a) und im rechten Leberlappen lateral (gut auf den Abbildungen 9b und 9c erkennbar). Laparoskopisch wurde eine einzelne Metastase zwischen dem rechten und linken Leberlappen von 4 cm Größe bestätigt, die anderen Metastasen konnten nicht nachgewiesen werden.

Im Juli 1981 erfolgte die Radiomenolyse und es wurde mit einer Chemotherapie begonnen (Adriablastin, 5-Fluorurazil und Cyclophosphamid), die bis jetzt fortgesetzt wurde. Unter der Behandlung bildeten sich die Lebermetastasen zurück (siehe Abb. 10 u. 11).

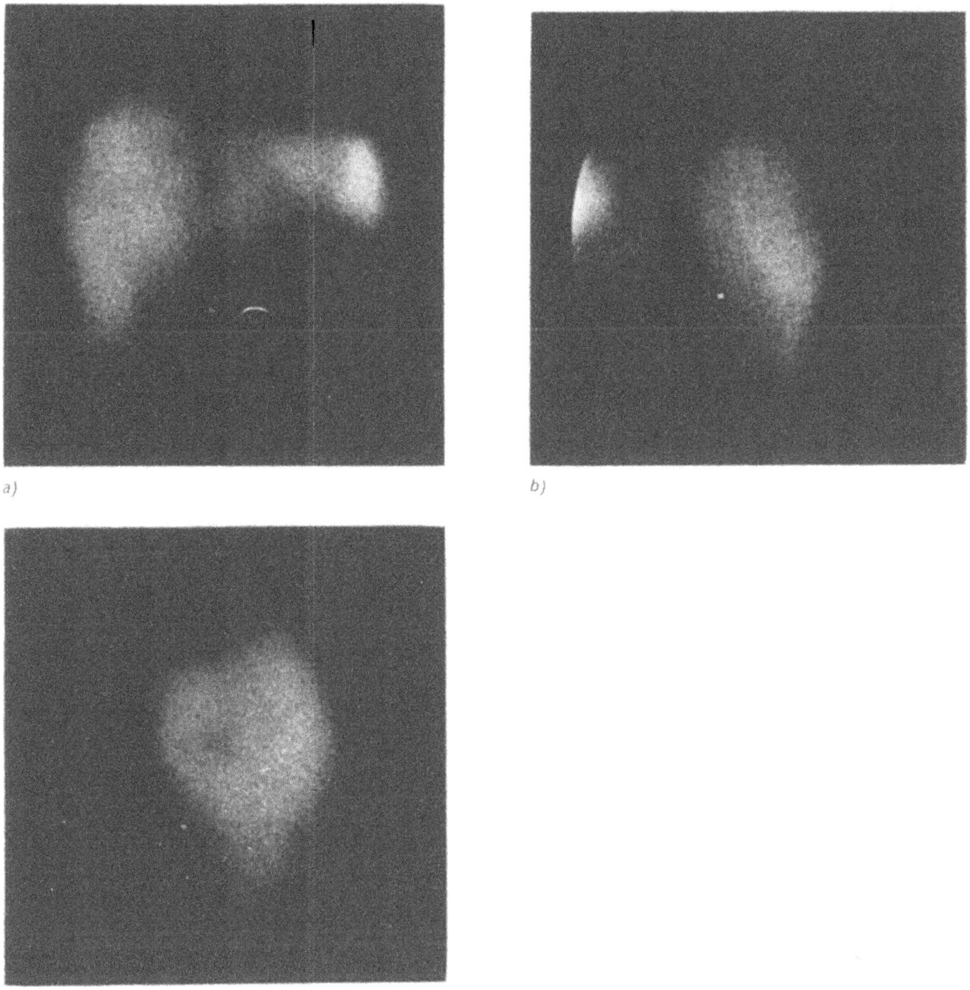

Abb. 10. Leberszintigramme vom 30. 9. 82, a) ap-; b) pa-; c) seitliche Darstellung

Abb. 10. Im Szintigramm vom 30. 9. 82 stellt sich die Leber in etwa gleicher Größe wie im Juli 81 dar. Die Aktivitätsspeicherung ist nicht homogen. Die Speicherungsdefekte sind im ap-Szintigramm (Abb. 10a) nicht mehr nachweisbar, der große Speicherungsdefekt im rechten Leberlappen ist im lateralen Scan (Abb. 10c) kaum noch zu erkennen.

4. Sicherheit der Leberszintigrafie

Die Beurteilung des Leberszintigramms wird vom Nuklearmediziner visuell vorgenommen. Technisch einwandfreie Szintigramme (hohe Impulszahl/cm^2, geringe Atemexkursionen der Leber während der Anfertigung des Szintigramms) sind Voraussetzungen für die richtige Beurteilung des Szintigramms. Die Erfahrung des Nuklearmediziners bei der Deutung von physiologischen Besonderheiten und dem Nachweis von Speicherungsdefekten als Leitsymptom im Leberszintigramm zur Tumordiagnostik ist von

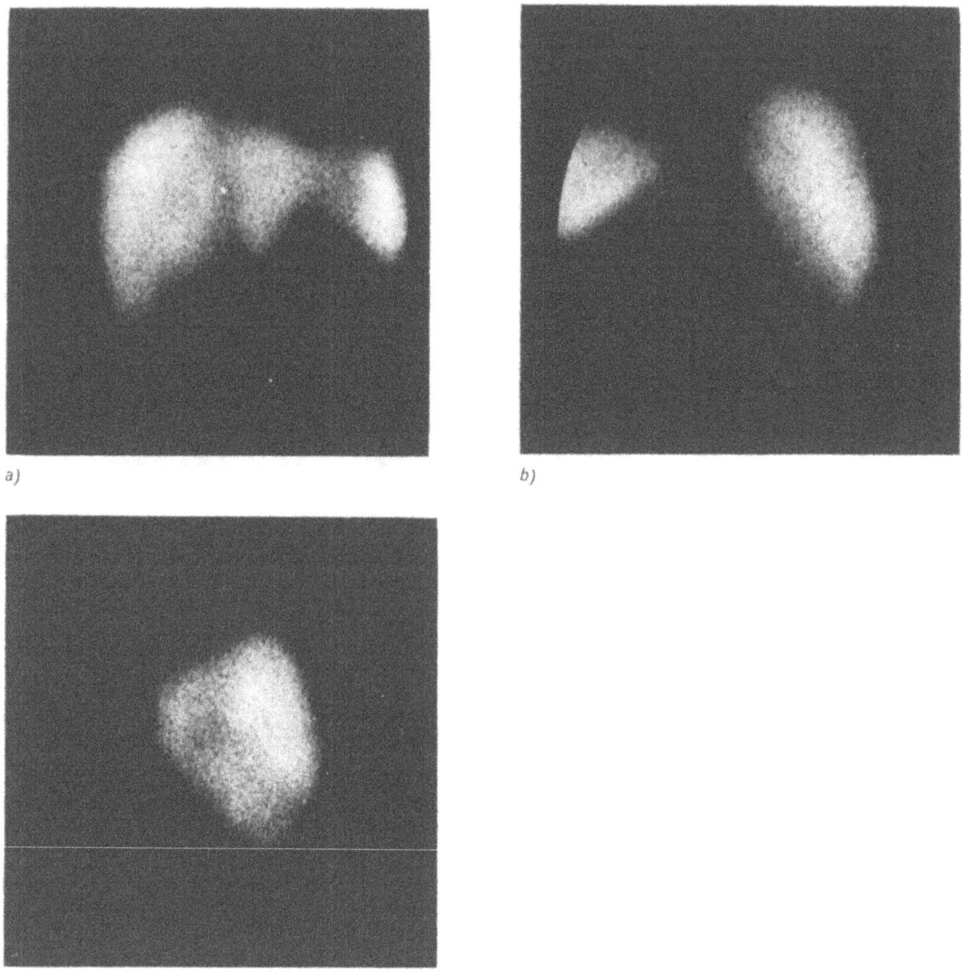

Abb. 11. Leberszintigramme vom 13. 1. 83, a) ap-; b) pa-; c) seitliche Darstellung

Abb. 11. Das Szintigramm vom 13. 1. 1983 zeigt die weitere Rückbildungstendenz speziell im Gebiet der Metastase im rechten Leberlappen lateral.

großer Bedeutung (siehe 2.3.). Vom Nuklearmediziner ist bei der Szintigrafie mit radioaktiven Kolloiden nur der unspezifische Nachweis von Speicherungsdefekten als Hinweis auf einen primären oder sekundären malignen Lebertumor zu erwarten. Zur „Sicherheit der Leberszintigrafie" wurden Publikationen ausgewertet, in denen die Ergebnisse der Leberszintigrafie durch Biopsie, Operation oder Autopsie gesichert wurden.

Einige Bemerkungen zur Sicherung der szintigrafischen Befunde. Zur Therapie und zur wissenschaftlichen Auswertung ist es erforderlich, bei dem szintigrafischen Nachweis von Speicherungsdefekten in der Leber die Ursache dieses herdförmigen RHS-Ausfalls zu klären. Andere Untersuchungsverfahren wie Angiografie, Sonografie, aber auch die

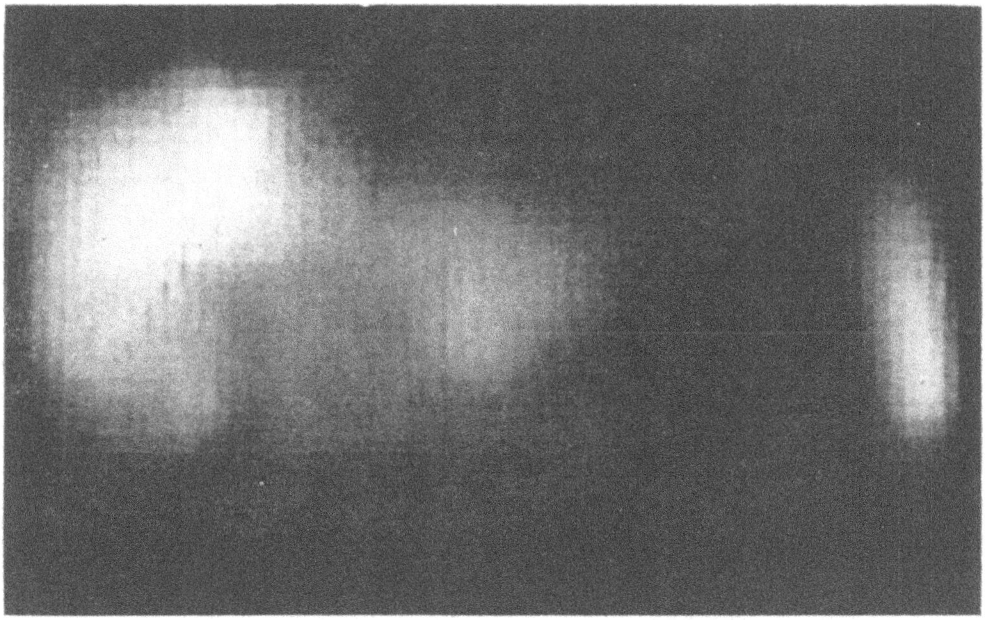

Abb. 12

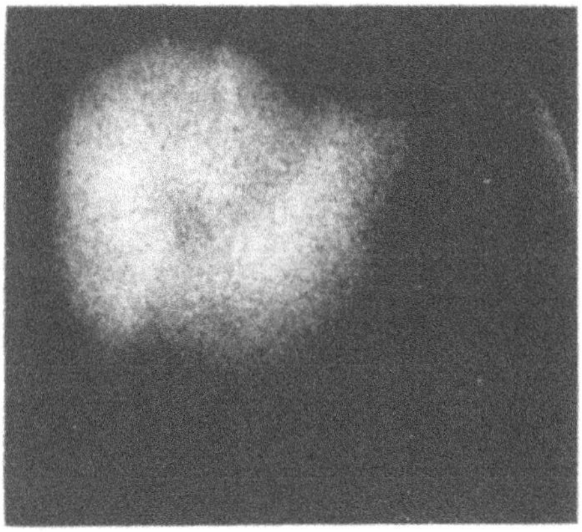

Abb. 13

Abb. 12 und 13. Leber-ap-Szintigramme bei Leberzysten. Jetzt 83jähriger Patient Ba. 18 Monate nach transanaler Elektrokoagulation eines Rektumkarzinoms. Praeoperativ Speicherungsdefekte (Durchmesser 4 cm) im rechten Leberlappen medial und im linken Leberlappen medial (Abb. 12). Laparoskopisch Nachweis einer 4 cm großen Leberzyste (2. Zyste möglicherweise nicht einsehbar). In drei Jahren keine wesentliche Änderung des szintigrafischen Befundes (Abb. 13).

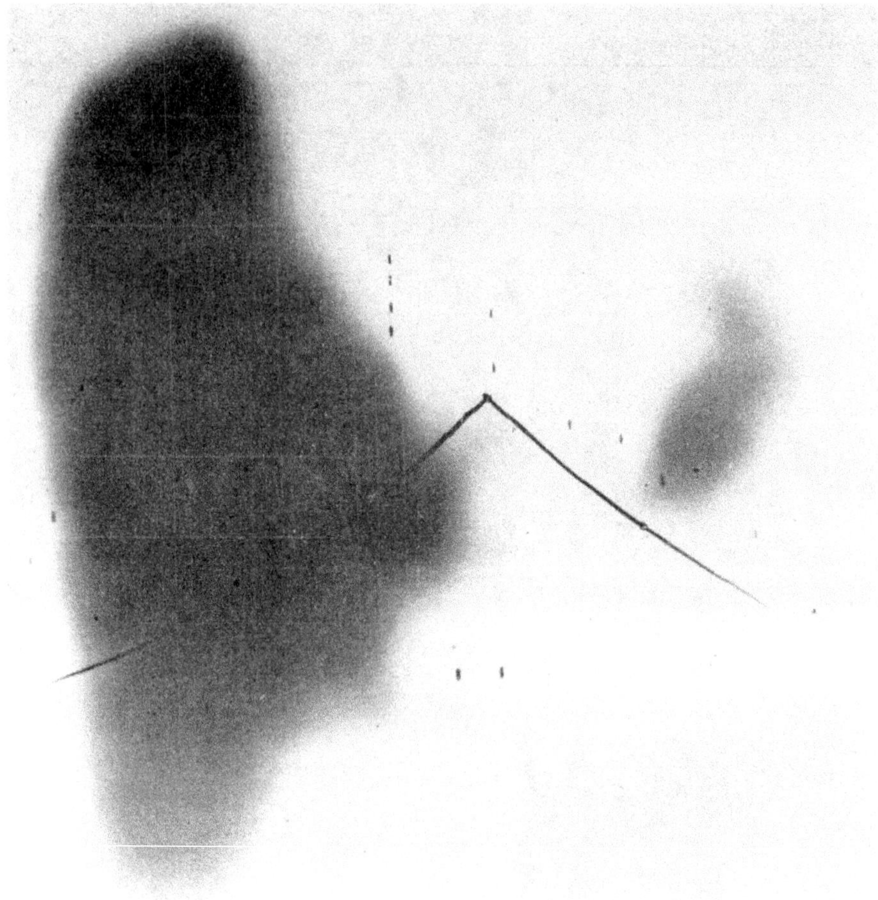

Abb. 14. Leber-ap-Szintigramm (Fotoszintigramm) mit Speicherungsdefekt (Pat. Ib.) — Rippenbogen markiert.

Bestimmung der Konzentration von Fermenten und für den Leberstoffwechsel wichtiger Substanzen im Serum können es wahrscheinlich machen, daß der Speicherungsdefekt im Leberszintigramm durch einen malignen Tumor hervorgerufen wurde. Gesichert werden kann der Befund jedoch nur histologisch, d. h. zum Beispiel durch eine Laparoskopie mit gezielter Biopsie. Die Schwierigkeit dieser Form der Sicherung zeigen SAUER u. a. [56], die bei 26 Fällen von hepatozellulären Karzinomen die Ergebnisse von Szintigrafien mit denen von Laparoskopien verglichen haben. Bei der Szintigrafie waren 20 von 26 Fällen richtig positiv (77%), bei der Laparoskopie in Kombination mit der Histologie des Leberpunktates nur 18 von 26 Fällen (69%). Bei den 18 richtigen Diagnosen waren in 12 Fällen die Laparoskopie und die histologische Diagnose richtig. In vier Fällen war nur der Befund der Laparoskopie richtig und der der Histologie negativ, in zwei weiteren Fällen war der Laparoskopiebefund falsch und die histologische Diagnose richtig. Nach CONN [9] werden über 25% der malignen Lebertumoren bei der Nadelbiopsie nicht nachgewiesen. Selbst bei einer Laparotomie entgehen 15% der Lebermetastasen dem Nachweis (OZARDA u. a. [50]). So bietet lediglich die Autopsie die Gewähr für eine Sicherung des Befundes — Größe, Lokalisation, Histologie.

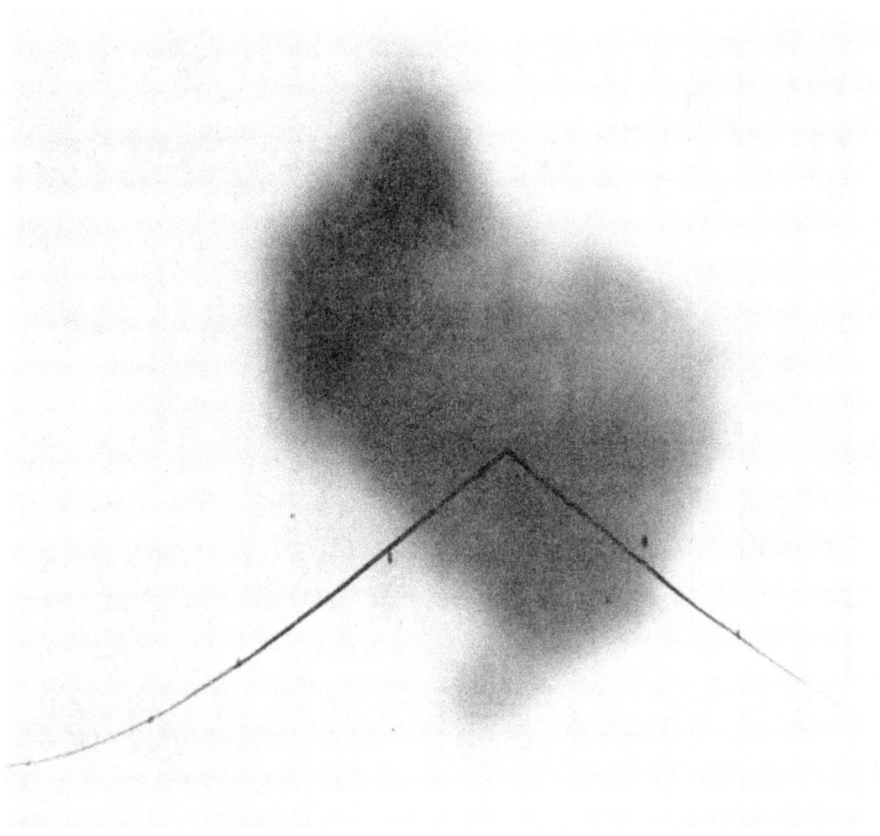

Abb. 15. ap-Szintigramm der Leberregion (Fotoszintigramm) nach iv-Injektion von Ga-Zitrat (Pat. Ib.) — Rippenbogen markiert.

Bei der 35jährigen Patientin Ib. war im Juni 72 wegen eines Mammakarzinoms rechts mit Lymphknotenmetastasierung eine Mammaradikaloperation vorgenommen worden. Im August 72 Entfernung eines Lokalrezidivs, danach palliative ^{60}Co-Telekobaltbestrahlung. Pleuraerguß rechts im April 73. Mai 73 Leberszintigrafie (Abb. 14) mit 11×13 cm großem Speicherungsdefekt im linken Leberlappen kranial auf den rechten Leberlappen übergreifend (Rippenbogen markiert).

Abb. 15 zeigt das Szintigramm der gleichen Region 48 h nach iv-Injektion von 93 MBq (2,5 mCi) ^{67}Ga als Galliumzitrat. Im Fotoszintigramm stellt sich ein Anreicherungsbezirk dar, der im Leberbereich recht genau dem Defekt im Kolloidszintigramm entspricht. Die nach kranial über der Leber nachweisbare flaue Aktivitätsanreicherung ist durch eine autoptisch bestätigte Pleurakarzinose hervorgerufen. Durch die Autopsie wurde ebenfalls eine große Lebermetastase im Bereich des Speicherungsdefektes im Kolloidszintigramm nachgewiesen.

In der folgenden Tabelle 5 sind Ergebnisse der Leberszintigrafie von verschiedenen Autoren, nach den Jahren ihrer Publikationen geordnet, dargestellt. Im einzelnen sind in den Spalten der Tabelle folgende Angaben enthalten:

— Patientenzahl und Prozentsatz der Patienten mit malignen Lebertumoren
— richtig positiv beurteilte Szintigramme
— richtig negativ beurteilte Szintigramme

Tabelle 5. Ergebnisse der Leberszintigrafie

Nr.	Autoren	Jahr d. Publikationen	Patientenzahl	Prozentzahl der Patienten mit Lebertumoren	richtig +	richtig −	falsch +	falsch −	richtige Diagnose	in %
1	2	3	4	5	6	7	8	9	10	11
1	Nagler u. a.	63	548	64	333/351	128/197	69/197	18/351	461/548	84
2	Czerniak	64	323	84	208/273	50/50	0/50	65/273	258/323	80
3	Gollin u. a.	64	129	78	74/101	25/28	3/28	27/101	99/129	77
4	Smith u. a.	68	201	40	51/81	107/120	13/120	30/81	158/201	79
5	Ariel u. a.	69	196	100	170/196			26/196	170/196	85
6	Poulose u. a.	69	72	100	59/72			12/72	59/72	82
7	Wilson u. a.	69	70	26	14/18	46/52	6/52	4/18	60/70	86
8	Covington u. a.	70	223	100	136/223			87/223	136/223	61
9	Altenbrunn u. a.	71	203	27	117/134	54/69	15/69	17/134	171/203	84
10	Ihingran u. a.	71	146	100	121/146			25/146	121/146	83
11	Castagni u. a.	72	109	52	41/57	40/52	12/53	16/57	81/109	74
12	Hamamoto u. a.	72	29	100	28/29			1/29	28/29	97
13	Du Priest u. a.	73	57	33	10/12	33/38	5/38	9/19	43/57	75
14	Rosenthal u. a.	73	111	35	21/39	62/72	10/72	18/39	89/111	75
15	Fee u. a.	74	70	31	17/22	42/48	6/48	5/22	59/70	84
16	McCartney u. a.	74	225	21	37/47	171/178	7/178	10/47	208/225	93
17	Kim u. a.	75	118	100	103/118			15/118	103/118	87
18	Erjavec u. a.	75	95	54	47/51	38/44	6/44	4/51	85/95	90
19	Lunia u. a.	75	581	44	152/253	297/328	31/328	101/253	449/581	77
20	Nishiyama u. a.	75	76	16	37/40	30/36	6/36	3/40	67/76	88
21	Sears u. a.	75	100	2	2/2	95/98	3/98	0/2	97/100	97
22	Yeh u. a.	75	91	100	77/91			10/91	71/91	78
23	Buraggi u. a.	76	82	45	36/37	43/45	2/45	1/37	79/82	96

24	Bleiberg u. a.	76	59	75	36/44	11/15	4/15	8/44	47/59	80
25	Drum u a.	76	321	44	111/142	172/179	7/179	31/142	283/321	88
26	Felix u. a.	76	323	3	6/11	300/312	12/312	5/11	306/323	95
27	Gottschalk u. a.	76	169	100	136/169			33/169	136/160	80
28	Mateev u. a.	76	60	61	18/37	19/23	4/23	19/37	37/60	62
29	McNeil u. a.	76	344	75	231/258	54/86	32/86	27/258	285/344	83
30	Moreau u. a.	77	22	27	5/6	16/16	0/16	1/6	21/22	95
31	Scherer u. a.	78	83	60	38/50	30/33	3/33	12/50	68/83	82
Zahl der Patienten			5236		2466/3117	1863/2119	256/2119	651/3117	4329/5236	
Mittelwert der Ergebnisse in %					79,3	87,9	12,1	20,7	82,7	82,7

Die wenigen Berichte, die zu dieser Frage nach der Fertigstellung des Manuskriptes veröffentlicht wurden, verändern die hier mitgeteilten Ergebnisse nicht, so daß auf die Berücksichtigung dieser Zahlen verzichtet wird.

— falsch positiv beurteilte Szintigramme (Leber gesund, Szintigramm pathologisch bewertet)
— falsch negativ beurteilte Szintigramme (Leber krank bei normalem Szintigramm)
— die Zahl der richtig beurteilten Szintigramme und die Gesamtzahl der Leberszintigramme
— die richtig beurteilten Szintigramme in Prozent

Die Auswertung der Untersuchungsergebnisse bei über 5000 Patienten von 31 Untersuchern hat folgendes Ergebnis:

— Szintigrafische Veränderungen, die durch eine maligne Geschwulst hervorgerufen sein können, sind in fast 80% richtig (79,3% richtig positive Befunde). Bei jedem fünften normal gedeuteten Leberszintigramm sind bei Malignomverdacht tatsächlich Lebermetastasen vorhanden.
— Als normal beurteilte Szintigramme besitzen eine hohe Sicherheit, daß keine Metastasen vorliegen (87,9% richtig negative Befunde).
— Der Prozentsatz aller richtigen Befunde (richtig positiv und richtig negativ), verglichen mit der Gesamtzahl aller Leberszintigramme, beträgt im Mittel 82,7%.
— Untersucher mit hohem Prozentsatz gesunder Lebern im Patientengut (z. B. Sears u. a. [58]) haben einen über dem Durchschnitt liegenden Wert richtiger Diagnosen.
— Verfasser, die die Leberszintigrafie mit 2 Radiopharmaka durchführen und die erhaltenen Szintigramme durch ein EDV-Programm verknüpfen, haben über 90% richtige Ergebnisse (213 von 228 = 94% — Hamamoto [29], Erjavec [16], Buraggi [7], Moreau [46]).
— Allgemein werden lokalisierte Prozesse — also auch Metastasen — besser erkannt als diffuse Leberschädigungen, die im ausgewerteten Patientenmaterial nicht von den lokalisierten Leberschädigungen getrennt werden konnten.

Primäre Leberkarzinome sind mit radioaktiven Kolloiden gut als Speicherungsdefekte nachweisbar. So haben Levin u. a. [37] 1974 bei 200/202 Patienten mit histologisch gesichertem Leberzellkarzinom Speicherungsdefekte nachgewiesen; lediglich 2 waren szintigrafisch als Leberzirrhosen gedeutet worden.

Tabelle 6. Ergebnisse der Leberszintigrafie bei primärem Leberkarzinom mit ^{67}Ga-Zitrat

Autor	richtige Befunde	untersuchte Patienten	Gesamtzahl richtiger Befunde in %
Levin u. a.	27	38	
Lomas u. a.	11	12	
James u. a.	16	18	
Weiss u. a.	32	41	
	86	109	79

Weiss [66] fand in allen untersuchten Fällen mit primärem Leberkarzinom im Leberszintigramm mit ^{99m}Tc-Kolloid Speicherungsdefekte.
Die von verschiedenen Autoren beobachtete Aktivitätsanreicherung im ^{67}Ga-Zitrat-Szintigramm im Gebiet des Leberkarzinoms ist in Tabelle 6 aufgeführt.

5. Einschätzung des Untersuchungsverfahrens

5.1. Vergleich der Leberszintigrafie zur Malignomdiagnostik mit anderen Untersuchungsverfahren

Zum Vergleich der Leistungsfähigkeit der Leberszintigrafie mit anderen Untersuchungsverfahren wurden Literaturangaben ausgewertet, bei denen die Leistungsfähigkeit der Leberszintigrafie in der Mehrzahl bei den gleichen Patienten mit der von anderen Untersuchungsverfahren verglichen wurde. Dazu wurden folgende Untersuchungsverfahren angewendet:

- die Emissionscomputertomografie (ECT)
- die Computertomografie (CT)
- die Sonografie
- die Angiografie (Zöliakografie, superselektive Angiografie der A. hepatica oder A. mesenterica superior und die transumbilikale Portohepatografie).

Da die untersuchten Patientenzahlen klein sind, wird lediglich der Prozentsatz der richtigen und falschen Diagnosen angegeben. Bei den untersuchten Patienten war die Diagnose histologisch gesichert worden. Einzelne Untersucher haben nur die Befunde bei malignen bzw. benignen herdförmigen Lebererkrankungen ausgewertet.
Die Tabelle 7 mit den publizierten Vergleichsuntersuchungen zeigt folgendes:

- Die Leberszintigrafie, ausnahmslos als Radiokolloidszintigrafie durchgeführt, liefert im Mittel etwa 85% richtige Diagnosen bei raumfordernden Prozessen in der Leber.
- Die CT führt bei etwa 90% der Fälle mit raumfordernden Prozessen zur richtigen Diagnose und zur Lokalisation des pathologischen Prozesses.
- Die Sonografie ist in der Lage, herdförmige Prozesse in der Leber ab einem Durchmesser von 0,5—2 cm zu lokalisieren (Goldberg [24]). Obwohl die Auflösung der Sonografie 1—2 mm beträgt, sind zum Nachweis von echogebenden Läsionen bei technisch guten Sonogrammen Veränderungen von 5—10 mm, bei echoarmen Bezirken 10—20 mm Durchmesser erforderlich. Taylor [62] demonstrierte einen Fall mit szintigrafisch multiplen, großen Lebermetastasen (später histologisch gesichert), die bei der Sonografie nicht zur Darstellung gelangten. Es überrascht deshalb nicht, daß die Treffsicherheit der Ultraschalldiagnostik beim Nachweis von Lebermetastasen (Zahl der richtig positiven und richtig negativen Befunde bezogen auf die Summe der untersuchten Patienten) für 1979 und 1980 von Goldberg [24] mit 84—92% angegeben wird (in der Sammelstatistik, Tabelle 7, etwa 85%), wobei die falsch negativen Befunde prozentual höher als die falsch positiven Befunde liegen.
  Taylor [62] wie auch Goldberg [24] ist der Meinung, daß Szintigrafie und Sonografie bei der Diagnostik von Lebertumoren sich ergänzende Untersuchungsverfahren sind, da sie auf unterschiedlichen Prinzipien beruhen. Beide Autoren sind der Meinung, daß bei Verdacht auf Lebermetastasen und routinemäßigen Nachuntersuchungen von Patienten mit bestimmten Malignomformen zunächst die Leberszintigrafie durchgeführt werden soll. Bei pathologischen oder suspekten Szintigrammen ist die Ultraschalldiagnostik und danach, bei weitergehender Diagnostik — Biopsie und Laparoskopie — anzuschließen.
- Die Angiografie hat eine Trefferquote von über 90%. Von der Methode her bietet die bei etwa 90% der Patienten durchführbare transumbilikale Portohepatografie wegen der Möglichkeit, eine hohe Kontrastmittelkonzentration in der Leber zu

Tabelle 7. Vergleich der Leistungsfähigkeit der Leberszintigrafie mit anderen Untersuchungsverfahren

Nr.	Autor	Jahr der Publikation	Patientenzahl	Malign. in %	Szintigrafie richtig %	Szintigrafie falsch %	Emissionscomp.-Tomografie richtig %	Emissionscomp.-Tomografie falsch %	Computertomografie richtig %	Computertomografie falsch %	Sonografie richtig %	Sonografie falsch %	Angiografie richtig %	Angiografie falsch
1	Hamamoto	72	29	100	97	3							87	13
2	Lee u. a.	74	16		100	0					88	12		
3	Kim u. a.	75	118	100	87	13							93	7
4	Mateev u. a.	76	60		62	38							90	10
5	Mayrhofer u. a.	77	102		90	10					80	20	91	9
6	Taylor u. a.	77									92	8		
7	Zatz u. a.	77			83	17					73	27		
8	Bryan u. a.	78	51	100	91	9			88	12	92	8		
9	Firusian u. a.	78	32		88	12					85	15		
10	Firusian u. a.	78	150				92	8						
11	Frühling u. a.	78	55	31	82	18			82	18				
12	Fuchs u. a.	78							(84—93)	(7—16)				
13	Scheerer u. a.	78	83		81	19			94	6				
14	Goldberg	81	94								84—92	8—16		
		über	816	87	87	13	92	8	88	12	85	15	90	10

erreichen (Mateev u. a. [42]), die günstigsten angiografischen Nachweismöglichkeiten von Lebermetastasen.
— Die Leistungsfähigkeit der Emissionscomputertomografie in der Leberdiagnostik soll wegen der erst am Anfang stehenden Entwicklung nicht eingeschätzt werden.

Sehr gut haben Grossmann u. a. [27] anhand von eigenen Vergleichsuntersuchungen bei 31 Patienten mit lokalen histologisch gesicherten Leberveränderungen die Vor- und Nachteile von Szintigrafie, Sonografie und CT bei der Diagnostik dargestellt (Tab. 8).

Tabelle 8. Vor- und Nachteile der Leberszintigrafie, der Sonografie und der Computertomografie (CT) bei der Diagnostik von histologisch gesicherten, herdförmigen Lebererkrankungen. Erfahrungen von Untersuchungen mit allen 3 Methoden bei 31 Patienten nach Grossmann u. a.

Methode	Vorteil der Methode	Zahl der Fälle	Nachteile der Methode	Zahl der Fälle
Szintigrafie	für die Sonografie nicht beurteilbare Leberregionen darstellbar	8	begrenzte Auflösung	6
			vergrößerte Portalregion oder Gallenblase	6
			„Eckeneffekt“ rechts lateral	2
Sonografie	Darstellung der Portalregion, der Gallenblasenanatomie und des „Eckeneffektes“, bessere Auflösung	6	rechter Leberlappen unter dem Rippenbogen nicht beurteilbar	2
			Darmgas- oder Rippenartefakte	4
			Knoten von Leberparenchym nicht abgrenzbar	2
CT	Darstellung der Portalregion, der Gallenblase,	4	Bewegungsartefakte und Isodensitätsprobleme	13
	Untersuchung mit Kontrastmitteln günstig	3	zu geringe Dichteunterschiede	3

Die Autoren, die auch die CT unter Kenntnis des szintigrafischen Befundes durchgeführt haben, fanden die beste Darstellung lokaler pathologischer Leberveränderungen mit der Sonografie (Grenze zu Gewebe und Flüssigkeit — Zysten und nekrotische Metastasen sehr gut darstellbar). Die Leberszintigrafie mit radioaktivem Kolloid wird von den Autoren in ihrer Leistungsfähigkeit etwas geringer als die Sonografie eingeschätzt.
Die CT ist zur Zeit besser als die Szintigrafie zur Lokalisation herdförmiger Veränderungen in der Leber geeignet. Das Untersuchungsverfahren ist jedoch als Erstuntersuchung zu aufwendig. Auch die Bestimmung von Leberenzymen und für den Leberstoffwechsel wichtiger Substanzen wird zur Suche nach Lebermetastasen eingesetzt und außerdem, um Hinweise zu erhalten, ob nachgewiesene Defekte im Leberszintigramm mit einer Generalisierung eines Malignoms in die Leber in Zusammenhang gebracht werden können.
In der folgenden Tabelle 10 sind dazu die Untersuchungsergebnisse von Gollin u. a. [25] und Wilson [67] bei Patienten mit gesicherten Lebermetastasen sowie bei Patienten ohne Lebermetastasen aufgeführt.
Die Tabelle 9 zeigt, daß vor allem die alkalische Phosphatase (AP) bei Patienten mit Lebermetastasen in etwa gleichem Prozentsatz patholog sche Werte aufweist, wie im

Szintigramm Speicherungsdefekte nachgewiesen werden. Auch die falsch positiven Werte bei den metastasenfreien Patienten liegen mit 20% niedrig genug, um die Serumkonzentration der AP für die Beurteilung von Speicherungsdefekten im Leberszintigramm (tumorbedingt oder nicht) heranzuziehen.

Tabelle 9. Leberszintigrammbefund und Serumkonzentrationen von einigen Leberfermenten und leberspezifischen Substanzen bei Patienten mit gesicherten Lebermetastasen und gesicherten lebergesunden Kontrollpatienten. Ergebnisse nach GOLLIN u. a. sowie WILSON u. a.

	Pat. mit Lebermetastasen	richtig	richtig in %	Pat. ohne Lebermetastasen	falsch
Scan	101	74	73	28	3
	18	14	78	52	6
Akl. Phosphatase	100	76	76	25	6
	15	12	80	45	17
SGOT	74	41	55	7	1
SGPT	74	33	45	6	2
LDH	60	35	58	7	2
Prothrombin	87	63	72	19	11

DALLÜGE u. a. [12] fanden bei 7 Tumorpatienten, bei denen ausschließlich Lebermetastasen nachgewiesen werden konnten, eine erhöhte Aldolase-Konzentration im Serum. Bei 49 Patienten ohne Lebermetastasen mit Lokalrezidiven und Fernmetastasen war in 80% der Fälle, und bei 25 Patienten ohne Lebermetastasen mit Fernmetastasen in anderen Organen, aber ohne Lokalrezidiv war in 68% der Fälle die Konzentration der Aldolase im Serum erhöht. Die erhöhte Aldolase-Konzentration im Serum spricht für einen malignen Prozeß, der sowohl durch eine Lebermetastasierung als auch durch Lokalrezidive und Fernmetastasen in anderen Organen hervorgerufen sein kann.

Es ist auch versucht worden, den CEA-Spiegel bei malignen Lebertumoren zur Klärung von Speicherungsdefekten im Leberszintigramm zu nutzen. MACNAB u. a. [41] haben bei 72 Patienten mit hepatozellulärem Karzinom und bei 100 Leber-Gesunden die CEA-Konzentration im Serum bestimmt. Über 3 ng/ml, einem Wert nur wenig höher als die höchsten Werte der Kontrollserie, wurden nur bei 26/72 = 36% der hepatozellulären Karzinome nachgewiesen. Über 20 ng/ml (sicherer Malignombereich) konnten nur bei 4/72 = 3% der Patienten mit hepatozellulärem Karzinom bestimmt werden.

McCARTNEY u. a. [44] haben bei 225 Patienten mit gesicherten Leberbefunden die CEA-Konzentration im Serum bestimmt. Als pathologisch wurden Werte über 9 ng/ml betrachtet. Von Interesse sind dabei die nach den Angaben der Autoren zusammengestellten Ergebnisse über den diagnostischen Wert von Szintigrammen und CEA-Bestimmung (Tab. 10).

Obwohl die falsch positiven Werte dreimal und die falsch negativen Werte doppelt so hoch sind wie die Befunde bei der Szintigrafie, erscheint auch der Weg gangbar, durch

Tabelle 10. Ergebnisse von Leberszintigrafie und CEA-Bestimmung bei Patienten mit und ohne Lebermetastasierung (47 Metastasenlebern, 178 Lebern ohne bösartige Geschwülste = 225 Patienten nach McCartney u. a.)

Methode	falsch positives Ergebnis	falsch negatives Ergebnis	richtiges Ergebnis	Prozentsatz richtiger Ergebnisse
Szintigrafie	7/178	10/47	208/225	93%
CEA-Bestimmung	21/178	19/47	185/225	82%

Tabelle 11. AFP-Konzentration und ^{67}Ga-Zitrat-Speicherung in hepatozellulären Karzinomen

Autor	Patienten-zahl	erhöhte AFP-Konzentration	^{67}Ga-Zitrat-Speicherung
Levin u. a.	45	26/38 = 69%	27/38 = 73%
Weiss u. a.	51	40/51 = 78%	32/41 = 78%

CEA-Bestimmungen bei Speicherungsdefekten im Leberszintigramm die Diagnose Lebermetastasierung wahrscheinlicher zu machen.
Bei Verdacht auf ein hepatozelluläres Karzinom kann die Diagnose durch eine AFP-Bestimmung gesichert werden. Da die Tumoren durch die ^{67}Ga-Zitrat-Szintigrafie meistens darstellbar sind, bietet sich auch eine ^{67}Ga-Zitrat-Szintigrafie als Doppelnuklidunterşuchung an. In Tabelle 11 sind die Ergebnisse von 2 Autoren zusammengefaßt.

5.2. Abschließende Einschätzung der diagnostischen Möglichkeiten der Leberszintigrafie

Für die nächsten Jahre wird sich am Prinzip der Leberszintigrafie nichts ändern. Das bedeutet, daß funktionslose Bezirke in der Leber als kalte Bezirke nachgewiesen werden müssen und damit speziell für das große Organ Leber die ungünstige negative und unspezifische Tumordarstellung beibehalten werden muß. Vom Kliniker werden die Ergebnisse der Leberszintigrafie mit radioaktiven Kolloiden häufig als unbefriedigend empfunden, da die Nachweisbarkeitsgrenze für lokalisierte pathologische Prozesse je nach Lage in der Leber 2 bis 3 cm Durchmesser beträgt. Die Hauptprobleme für die Verbesserung des szintigrafischen Nachweises maligner Tumoren in der Leber liegen in folgendem:

- Ausschaltung der Atemexkursionen der Leber im Leberszintigramm. Die Atemexkursionen betragen z. B. bei linksseitig pneumonektonierten Patienten bis über 3 cm in kranio-kaudaler Richtung.
- Verbesserte Darstellung der Szintigramme durch Entwicklung und Anwendung von Rechenprogrammen, um Aussagen über „inhomogene Speicherung" oder „Speicherungsdefekte" nach vorgewählten Kriterien, unabhängig vom Untersucher, zu treffen.

— Bei Nachweis oder Verdacht auf Defekte Durchführung der Doppelnuklidszintigrafie, wobei das ^{99m}Tc-Szintigramm nach Bearbeitung und Normierung von dem bearbeiteten und normierten ^{67}Ga-Szintigramm subtrahiert wird.

Unter diesen Bedingungen wird die Leistungsfähigkeit der Leberszintigrafie bei Malignombefall auf über 90% richtige Befunde steigen und damit gleich gute Ergebnisse erzielen wie die Sonografie, die kostenaufwendige Computer-Tomografie oder die den Patienten erheblich belästigende Angiografie.
Auch mit der ECT ist eine Verbesserung der Diagnostik von Malignomen in der Leber zu erwarten.
Die Anwendung des ^{99m}Tc-Glukoheptonats scheint von erheblicher Bedeutung zu sein, da das Radiopharmakon nur in malignen Lebertumoren angereichert wird und so szintigrafisch einen spezifischen Tumornachweis gestatten soll (Vorne u. a. [64]).
Bedeutungsvoller wäre der möglich erscheinende positive szintigrafische Tumornachweis mit monoklonalen anti-CEA-Antikörpern. Nachdem Mach u. a. (1982 [40]) eine 2,2—4,6fache Anreicherung von monoklonalen ^{131}J-Antikörpern gegen CEA im Vergleich zu ^{125}J-IgG in 15—50 g schweren Tumoren erzielt und eine Abhängigkeit der Antikörperanreicherung vom CEA-Gehalt nachgewiesen haben, ist damit zu rechnen, daß auch der direkte szintigrafische Nachweis von primären und sekundären malignen Lebertumoren in der Zukunft mit ^{131}J-anti-AFP- bzw. ^{131}J-anti-CEA-Antikörpern möglich wird.

6. Literatur

1. Altenbrunn, H.-J.; J. Markwardt; E. Carl: Der klinische Wert der Leberszintigrafie In: Symposiumsband 8. Nuklearmed. Symp. Reinhardsbrunn 1971, Berlin: Isocommerz 1971, S. 87—103
(Schriftenreihe: Wiss. Tagungen in der DDR)
2. Ariel, I. M.; D. Molander; D. Galey: Hepatic gammascanning, an aid in determining treatment policies for cancer involving the liver. Amer. J. Surg. **118** (1969), 5—14
3. Bengmark, S.: Liver surgery. Prog. Surg., **6** (1968), 1—59
4. Bleiberg, H.; M. Rozencweig; E. Longeval u. a.: Peritoneoscopy as a diagnostic supplement to liver function tests and liver scan in patients with carcinoma. Surg. Gynec. Obstet., **145** (1977), 821—825. Zit. nach Lee, Y., Liver scanning in patients with malignancy: Rationale, results and limitations. Cancer Treatm. Rep. **62** (1978), 1183—1191
5. Brase, A.; H. Bockslaff; M. Kaumann: Szintigrafische Verlaufsuntersuchungen nach Co-60-Bestrahlungen von Lebertumoren. Strahlentherapie, **143** (1972), 179—185
6. Bryan, J. P.; W. M. Dinn; Z. D. Grossmann: Correlation of computed tomography, gray scale ultrasonographie and radionuclide imaging of the liver in detecting spaceoccupying process. Radiology. **124** (1977), 387—393
7. Buraggi, G. L.; Laurini; A. Rodari; E. Bambardieri: Double-tracer scintigraphy with Ga-67-citrate and Tc-99m-colloid in the diagnosis of hepatic tumors. J. Nucl. Med., **17** (1976), 369—373
8. Castagna, J.; J. R. Benfield; H. Yamada; E. E. Johnson: The reliability of liver scans and function tests in detecting metastases. Surg. Gynec. Obstet., **134** (1972), 463—466
9. Conn, H. O.: Rational use of liver biopsy in the diagnosis of cancer. Gastroenterology, **62** (1972), 142
10. Covington, E. E.: The accuracy of liver photoscans. Amer. J. Roentgenol. **109** (1970), 742
11. Czerniak, P.: Scanning study of 700 livers. Evaluation of existing diagnostic procedures. In: Medical radioisotopic scanning. Bd. II, 1964, S. 401—430 (International Atomic Energy Agency, Wien 1964)

12. Dallüge, K.-H.; H.-J. Eichhorn; R. Ziegenbein; J. Hüttner; R. Jacob: Die Wertigkeit von Serumfermentuntersuchungen für die Erkennung von Rezidiven und Metastasen bösartiger Geschwülste. Dt. Gesundh. Wesen, **30** (1975), 1090—1096
13. Drum, D. E.; J. M. Beard: Scintigraphic criteria for hepatic metastases from cancer of the colon and the breast. J. Nucl. Med. **17** (1976), 677—680
14. Du Priest, R. W.; J. E. Haines; J. Rösch; W. W. Krippaehne: A comparison of scintiscans and arteriograms for identifying metastatic intrahepatic tumors. Surg. Gynec. Obstet., **136** (1973), 705—710
15. Eichhorn, H.-J.; H. Ernst; H. Berndt: Die Funktionsprüfung des retikulo-endothelialen Systems der Leber mit kolloidalem Radiogold bei malignen Tumoren und Hämoblastosen. Strahlentherapie, **118** (1962), 111—121
16. Erjavec, M.; T. Movrin; J. Snajder: Subtraction scanning of liver metastasis with ^{67}Ga-and ^{99m}Tc. J. Nucl. Biol. Med., **19** (1975), 53—57
17. Fee, H.-J.; E. K. Prokop; J. L. Cameron; H. N. Wagner: Liverscanning in patients with suspected abdominal tumor. J. Amer. Med. Ass., **230** (1974), 1675—1677
18. Felix, E. L.; D. H. Bagley; W. F. Sindelar u. a.: The value of the liver scan in preoperative screening of patients with malignancies. Cancer, **38** (1976), 1137—1141. Zit. nach Lee, Y. T. N.: Liver scanning in patients with malignancy: Rationale, results and limitations. Cancer Treatm. Rep., **62** (1978), 1183—1191
19. Firusian, N.; R. Heckemann; M. Nowrousian; U. Giesche: Beitrag zur Diagnostik der umschriebenen Lebererkrankungen unter besonderer Berücksichtigung der Sonografie. Med. Welt, **29** (1978), 1893—1900
20. French, R. J.; P. F. Johnson; N. G. Trott: Dosimetry of ^{113m}Indium. In: Proc. Symp. Medical Radioisotope Scintigraphy. Wien 1969 (Internat. Atomic Energy Agency) S. 843 bis 862
21. Frühling, J.; M. Osteaux: Correlation between liver scintigraphy and computed tomography in the detection of liver metastases. Europ. J. Nucl. Med., **3** (1978), 169—174
22. Fuchs, H. F.; R. Kellner: Erfahrungen mit der Ganzkörper-Computertomografie. Wiener Med. Wschr., **128** (1978), 665—668
23. Gangji, D.; W. Pilloy; C. G. Heuson; J. Frühling: Regression of massive liver involvement by metastatic breast cancer after chemotherapy as monitored by scinigrams using a stereological method. Europ. J. Cancer, **13** (1977), 155—161
24. Goldberg, B. B.: Ultrasound in Cancer. Clinics in diagnostic ultrasound VI, Churchill Livingstone, New York, Edinburgh, London and Melbourne 1981, 1—20
25. Gollin, F. F.; J. L. Sims; I. R. Cameron: Liver scanning and liver function tests. J. Amer. Med. Ass., **187** (1964), 111—116
26. Gottschalk, A.; E. J. Potchen: Golden's diagnostic radiology. Baltimore: The Williams & Wilkins Company 1976, 452
27. Grossman, Z. D.; B. W. Wistow; P. J. Bryan; W. N. Dinn; J. G. McAfee; S. A. Kieffer: Radionuclide imaging, computed tomography and grayscale ultrasonography of the liver: a comparative study. J. Nucl. Med. **18** (1977), 327—332
28. Hamamoto, K.; K. Torizuka; T. Mukai; T. Suzuki; I. Honjyo: Usefulness of computer scintigraphy for detecting liver tumors with Ga-67-citrate and the scintillating camera. J. Nucl. Med. **13** (1972), 667—672
29. Harper, P. V.; K. A. Lathrop; F. Jiminez; R. Fink; A. Gottschalk: Technetium 99m as a scanning agent. Radiology, **85** (1965), 101—109
30. Haubold, U.: Zur Szintigrafie und Funktionsdiagnostik der Leber mit Au-198, Tc-$99m_2$-S_7 und In-113m$(OH)_3$ Kolloiden.
In: Ergebnisse der klinischen Nuklearmedizin, Diagnostik, Therapie, Forschung (7. Jahrestagung der Gesellschaft für Nuklearmedizin). Stuttgart/New York: Schattauer Verlag 1971, 612—617
31. Ihingran, S. G.; L. Jordan; M. F. Johns; T. P. Haynie: Liver scintigrams compared with alkaline phosphatase and BSP determinations in the detection of metastatic cancer. J. Nucl. Med., **12** (1971), 227

32. JAMES, O.; E. J. WOOD, S. SHERLOCK: 67-Gallium scanning in the diagnosis of liver disease. Gut. **15** (1974), 404—410
33. KETTLER, L. H.: Die Leber. In: Lehrbuch der speziellen Anatomie von E. M. KAUFMANN und E. M. STAEMMLER, Bd. 2
34. KIM, D. K.; I. MCSWEENY; S. D. J. YEH; I. R. FORTNER: Tumors of the liver as demonstrated by angiography, scan and laparotomy. Surg., Gynec. Obstet., **141** (1975), 409—410
35. LEE, G. C.; R. L. WILSON, A. D. WAXMAN, J. K. SIEMSEN: Correlation of scintigrafic and sonografic findings in focal liver disease. J. Nucl. Med., **15** (1974), 511
36. LEVIN, P.; E. W. GEDDES; M. C. KEW: Radionuclide scanning of the liver in primary hepatic cancer: an analysis of 202 cases. J. Nucl. Med., **15** (1974), 296—299
37. LEVIN, J.; M. C. KEW: Gallium-67-citrate scanning in primary cancer of the liver. Diagnostic value in the presence of cirrhosis and relation to alphafetoprotein. J. Nucl. Med., **16** (1975), 949—951
38. LOMAS, F. P.; P. E. DIBOS; H. WAGNER: Increased specivity of liver scanning with the use of 67-Gallium-citrate. New Engl. J. Med., **286** (1972), 1323—1329
39. LUNIA, S.; K. L. PARTHASARATHY; S. BASHI; M. A. BENDER: An evaluation of Tc-99-sulfur colloid liver scintiscans and their usefulness in metastatic workup. J. Nucl. Med. **16** (1975), 62—65
40. MACH, J.-P.; F. BUCHEGGER; M. FORNI; C. HASKELL; C. GIRADET; R. S. ACCOLLA; S. CARNEL; A. DONATH; J. RITSCHARD: Photoscanning detection of colon carcinoma after injection of monoclonal anti-CEA antibodies. Nuclearmedicine and biology. Proceedings of the third world congress of nuclearmedicine and biology, August 29 = Septembre 1 1982, Paris, France, Editor: C. RAYNAUD, Pergamon Press, 1982, Band 4, 3655—3658
41. MACNAB, G. M.; J. M. URBANOWICZ; M. C. KEW: Carcinoembryonic antigen in hepatocellular cancer. Brit. J. Cancer, **38** (1978), 51—54
42. MATEEV, B.; W. WIRBATZ: Transumbilicale Portohepatografie. In: Handbuch der Medizinischen Radiologie. Bd. 12/1. Berlin/Heidelberg/New York: Springer-Verlag 1976, 219—391
43. MAYRHOFER, H. P.; H. CZEMBIREK; H. IMHOF; C. H. NOWOTNY; H. POKIESER: Sonografische Differentialdiagnose pathologischer Leberprozesse: Korrelation mit Szintigrafie und Angiografie. Wien. klin. Wschr., **89** (1977), 442—447
44. MCCARTNEY, W. H.; P. B. HAFFER; E. LAWRENCE: Use of the CEA titer as an adjunct to the liver scan in the diagnostic of hepatic metastases. J. Nucl. Med., **15** (1974), 514—515
45. MCNERL, B. J.; S. I. ADELSTEIN: Determining the value of diagnostic and screening tests. J. Nucl. Med. **17** (1976), 439—448
46. MOREAU, R.; F. SOUSSALINE, S. CHAUVAUD; C. PARMENTIER; R. DI PALDA; P. CHARBORD; M. TUBIANA: Detection of hepatoma in liver cirrhosis. Europ. J. Nucl. Med., **2** (1977), 183 to 188
47. NAGLER, W.; M. A. BENDER; M. BLAU: Radioisotope photoscanning of the liver. Gastroenterology, **44** (1963), 36
48. NISHIYAMA, H.; T. W. LEWIS, A. B. ASHARE; E. L. SAENGER: Interpretation of radionuclide liver images: do training and experience make a difference? J. Nucl. Med., **16** (1975), 11—16
49. OESER, H.; H. ERNST; U. BAUER; U. V. PAWEL-RAMMINGEN: Nachweis von Lebermetastasen mit Hilfe von Radionukliden. Möglichkeiten und Grenzen der Methode. Münch. Med. Wschr., **106** (1964), 1460—1463
50. OZARDA, A.; I. PICKREN: The topographic distribution of liver metastases. Its relation to surgical and isotopic diagnosis. J. Nucl. Med., **3** (1962), 149
51. PLAGA, U.; J. MARKWARDT; G. NAUBER: Rechnergesteuerte Reduzierung von Atembewegungsunschärfen bei der Leberszintigrafie. Radiobiol. Radiother., **20** (1979), 459—464
52. POULOUSE, K. P.; R. C. REBA; F. H. DELAND; H. N. WAGNER: Role of liver scanning in the preoperative evaluation of patients with cancer. Brit. Med. J., **4** (1969), 585—587
53. REIFFERSCHEID, M.: Chirurgie der Leber. Klinik und Technik. Stuttgart: Thieme-Verlag 1957
54. ROOT, S. W.; G. A. ANDREWS; R. M. KNISELEY; M. P. TYOR: The distribution and radiation effects of intravenously administrated colloidal Au-198 in man. Cancer, **7** (1956), 856—866

55. ROSENTHAL, S.; S. KAUFMAN: The liver scan in metastatic disease. Arch. Surg., **106** (1973), 656–659
56. SAUER, R.; R. FRIDRICH; H. FAHRLÄNDER: Zur Diagnostik chronischer Lebererkrankungen mit Hilfe der Radiokolloid-Szintigrafie. Fortschr. Röntgenstr., **119** (1973), 175–184
57. SCHERER, U.; U. BÖLL; R. ROTHE; I. EISENBURG; F. W. SCHILDBERG; P. MEISTER; I. LISSNER: Computerized tomography and nuclear imaging of the liver. Europ. J. Nucl.-Med., **3** (1978), 71–80
58. SEARS, H. F.; F. H. GERBER, D. L. STURTZ, W. F. FOULY: Liver scan and carcinoma of the breast. Surg. Gynec. Obstet., **140** (1975), 409–411
59. SHEPPARD, C. W.; G. JORDAN; P. F. HAHN: Disappearance of isotopically labeled gold colloids from the circulation of the dog. Amer. J. Physiol., **164** (1951), 345
60. SMITH, L. B.; R. D. WILLIAMS: The relative diagnostic accuracy of liver radioactive isotope photoscanning. Arch. Surg., **96** (1968), 693–697
61. TAYLOR, D.; D. SULIVAN; A. D. ROSENFIELD; A. GOTTSCHALK: Gray scale ultrasound and isotope scanning: complementary techniques for imaging the liver. Amer. J. Roentgenol., **128** (1977), 277–281
62. TAYLOR, K. J. W.: Diagnostic ultrasound in gastrointestinal disease. Clinics in diagnostic ultrasound I, Churchill Livingstone, New York, Edinburgh and London 1979, 23–71
63. TURNER, D. A.: Scintillation camera versus rectilinear scanner for liver imaging. J. Nucl. Med., **17** (1976), 419–420
64. VORNE, M.; K. JÄRVI; K. KARPINEN; S. SAKKI; S. VÄHÄTALO: Tc-99m glucoheptonate in liver tumor detection. Nuclearmedicine and biology, Proceedings of the third world congress of nuclearmedicine and biology, August 29-Septembre 2, 1982 Paris, France, Editor C. RAYNAUD, Pergamon Press, 1982, Band 1, 194–196
65. WALTER, H. E.: Krebsmetastasen. Basel: Schwabe-Verlag, 1948
66. WEISS, W.: Die Diagnose des primären Leberkarzinoms. Dt. med. Wschr., **103** (1978), 188 bis 189
67. WILSON, F. E.; D. F. PRESTON; E. L. OVERHOLT; Detection of hepatic neoplasma. J. Amer. med. Ass., **209** (1969), 676–679
68. YEH, D. J.; R. D. LEEPER; R. S. BENUA: Multi-radionuclide studies of filling defects in liver and spleen of patients with cancer. J. Nucl. Med., **16** (1975), 583
69. YUHL, E. T.; L. A. STIRRET: Clinical evaluation of the hepatic survey. Amer. Surg., **138** (1953), 857
70. ZATZ, L. M.; J. A. GOULDIN; G. A. HANLEY: A comparison of gray scale ultrasound and radionuclide imaging for the detection of focal hepatic lesions: open shutter technique. J. clin. Ultrasound, **5** (1977), 178–184

6. Die nuklearmedizinische Diagnostik von malignen Lungentumoren

von W.-G. Franke

1. Einleitung

Da bei der Diagnostik von Lungentumoren die Perfusionsszintigrafie von entscheidender Bedeutung ist, wird im Rahmen dieses Beitrages auf eine Reihe anderer nuklearmedizinischer Untersuchungsverfahren, wie die weniger verbreitete Ventilationsszintigrafie mit markierten Edelgasen nur in den Diskussionen und die ^{67}Ga-Zitrat-Szintigrafie bei der Diagnostik vor allem von peripheren Lungentumoren, nicht eingegangen.
Die ersten szintigrafischen Darstellungen der Lunge des Menschen wurden von Ernst (unveröffentlichte Ergebnisse, mündliche Information von Altenbrunn) bereits 1960 in Berlin-Buch nach i. v.-Injektion von steriler Tierkohle von definierter Größe, an die ^{198}Au-Kolloid adsorbiert war, vorgenommen. Da derartige Kohlepartikel nicht abgebaut werden können, wurden die Untersuchungen abgebrochen.
1963 wurde von Altenbrunn die Ventilationsszintigrafie der Lungen entwickelt. Nach Inhalation von Ultraschall-vernebeltem ^{198}Au-Kolloid wurde szintigrafisch die Ventilation der verschiedenen Lungenbezirke dargestellt sowie mit einem semiquantitativen Verfahren ihr Anteil an der Gesamtatmung bestimmt. Im Januar 1964 konnte berichtet werden (Altenbrunn 1964 [1]), daß beim zentralen Bronchialkarzinom die betroffene Lunge zwar lufthaltig (Pendelluft), aber durch den Tumor praktisch funktionslos ist.
Auf der Suche nach einfachen, nichtinvasiven und sicheren Methoden zur Diagnostik von Lungenembolien stießen die Arbeitsgruppen von Taplin et al. [41] und Wagner et al. 1964 [43] ebenfalls auf ein geeignetes Verfahren, die Perfusionslungenszintigrafie. Entsprechend dem damaligen Entwicklungsstand der Radiopharmazie mußte für die Markierung der verwendeten Eiweißpartikel, die als Albuminmakroaggregate (MAA) bezeichnet wurden, noch das relativ langlebige Radiojod-Isotop ^{131}J herangezogen werden. Für die Durchsetzung der routinemäßigen Anwendung dieser Nukleartechnik in der Pulmologie und somit die Erhöhung der Untersuchungszahl in Patientengruppen, die unter dem Gesichtspunkt der Tumordiagnostik besondere Beachtung verdienen, erwies sich die 1969 etwa gleichzeitig durch Subramanian et al. [38] sowie Dreyer und Münze [5] eingeführte Technologie der Partikelmarkierung mit dem kurzlebigen Radionuklid

Technetium-99m (^{99m}Tc) als Meilenstein. Im gleichen Jahr führten als weiteren Fortschritt in der Perfusionslungenszintigrafie gegenüber den irregulär geformten Makropartikeln ZOLLE [45] und Mitarbeiter als Radioaktivitätsträger, untereinander weitgehend identische, kugelförmige Eiweißteilchen, sogenannte Albumin-Mikrosphären (HAM), ein. Für die Tumordiagnostik wurde die Perfusionslungenszintigrafie schlagartig bedeutsam, als zwei Jahre nach ihrer Einführung MAXFIELD et al. [22], OESER und Mitarbeiter [26] und etwas später HENNIG et al. [13] überraschende Ergebnisse bei zentralen Bronchial-Karzinomen mitteilten. Die Radionuklituntersuchung, als sehr empfindlich eingeschätzt, wurde der Thorax-Röntgenuntersuchung in der Frühdiagnose als überlegen angesehen. Aufsehen erregten in Fortsetzung dieser Ergebnisse Veröffentlichungen aus den Jahren 1969 bis 1973 (SECKER-WALKER und PROVAN, 1969 [36], JAMES et al., 1971 [16, 17], SVANBERG, 1972 [39], FLETCHER et al., 1973 [9]), die über die diagnostischen Möglichkeiten zur Erfassung der lokalen Metastasierung und die Einschätzung des zu erwartenden Operationsrisikos berichteten.
Heute stellt die Perfusionslungenszintigrafie ein routinemäßig angewendetes nuklearmedizinisches Diagnoseverfahren dar, dessen technische Durchführung in den meisten Einrichtungen nahezu gleich erfolgt.
Ziel der folgenden Ausführungen soll sein, das Verfahren knappgefaßt darzustellen und die derzeitige Einschätzung der weiteren Dignität im Rahmen der Erfassung und Beurteilung von pulmonalen Geschwülsten, besonders im Blick auf das gesamte Spektrum der Verfahren zur Lungentumordiagnostik, zu beleuchten.

2. Untersuchungsmethodik

Die Perfusionslungenszintigrafie ist die bildliche Darstellung der intrapulmonalen Radioaktivitätsverteilung nach intravenöser Injektion radioaktiv markierter Teilchen, die in den Kapillaren und Präkapillaren der Lunge zeitweilig fixiert werden. Da die Gültigkeit entsprechender Voraussetzungen an die Teilchen, wie z. B. gleichmäßige Mischung mit dem Blut, komplette Extraktion beim Eintritt in das Lungenfilter, Indifferenz gegenüber der Verteilung, gesichert werden konnte (Tow et al., 1966 [42]), kann man konstatieren, daß die Teilchendistribution die Durchblutung der Lunge repräsentiert. Unterschiedlichste Pathomechanismen, bei denen das Kapillarnetz reduziert oder ausgeschaltet wird, oder bei denen die Strombahn mehr oder weniger eingeengt ist, werden durch umschriebene Durchblutungsstörungen respektive Partikelfixationsstörungen sichtbar. Obwohl weder das verwendete Radionuklid noch die Oberfläche der Partikel grundsätzliche Einflüsse auf das Ergebnis der Szintigrafie ausüben, finden heute nur noch ^{99m}Tc-MAA und ^{99m}Tc-HAM Verwendung. Zwei Gründe sind dafür ausschlaggebend:
Die Strahlenbelastung der Lunge und der Gonaden ist unter Verwendung von ^{99m}Tc trotz der achtmal höheren applizierten Radioaktivität und der damit verbundenen wesentlichen Verbesserung der Bildqualität viermal und die der Schilddrüse fünfunddreißigmal geringer, als dies bei Verwendung von ^{131}Jod der Fall war (Tab. 1). Tabelle 1 enthält Angaben zur Strahlenbelastung der Organe bei der Perfusionsszintigrafie mit ^{99m}Tc markierten Radiopharmaka.
Die Technologie der Mikrosphärenherstellung führt zu geometrisch exakt definierbaren Teilchen mit relativ geringer Streuung der Durchmesser. Damit wird sowohl der Nachteil zu kleiner Teilchen, ein zu stark störender Radioaktivitätsuntergrund, als auch der Nachteil zu großer Teilchen, die Gefahr der Embolisation von Arteriolen, ausgeschlossen. Die Lyophilisierung der Partikel erlaubt die monatelange Aufbewahrung als ideale

Tabelle 1. Strahlenbelastung bei der Perfusionslungenszintigrafie in mGy (bzw. mrad)/ 37 MBq bzw. 1 mCi injizierte Aktivität
(in Anlehnung an HENNIG und WOLLER, 1978)

^{99m}Tc-Albuminmikrosphären

Lunge	Schilddrüse	Leber	Gonaden	Ganzkörper
0,3–0,6 (30–60)	0,13 (13,27)	0,02–0,03 (2,31)	0,01 (1,42)	0,01 (1,22)

^{99m}Tc-Albuminmakroaggregate

Lunge	Schilddrüse	Leber	Gonaden	Ganzkörper
0,22 (22)				0,1–0,2 (10–20)

Voraussetzung für die Verwendung im Testbesteck, einer Form des Präparates, wie sie bei der Markierung mit dem Generatorradionuklid ^{99m}Tc als optimal anzusehen ist. Weitere Qualitätskriterien, die von kommerziellen Präparaten heute erfüllt werden sollen (Tab. 2), leiten sich von zwei, die Anwendbarkeit limitierenden Parametern ab:

Tabelle 2. Qualitätskriterien der radioaktiv markierten Teilchen
(in Anlehnung an LÜTGEMEIER et al., 1979)

	^{99m}Tc-MAA	^{99m}Tc-HAM
Aktivität/Volumen MBq/ml (mCi/ml)	 74–296 2–8	 74–296 2–8
Aktivität/ Albuminmenge MBq/mg (mCi/mg)	 37–148 1–4	 37–148 1–4
Albuminmenge in mg	2–10/Präparation	2–10/Präparation
Teilchendurchmesser in µm	 12–28/85% 10–100/95%	 20–40/90% 10–45/95%
Teilchenmenge (Anzahl/Präparation)	 $6 \times 10^5 - 1{,}5 \times 10^6$	 $1{,}5 \times 10^5 - 3 \times 10^5$
Radiochemische Reinheit (%)	 98–99	 98–99
chemische Zusätze	Benzylalkohol Propylenglykol Natriumazetat Zinnchlorid	Benzylalkohol Propylenglykol Natriumazetat Zinnchlorid
Dauer der Präparation in min	 10–15	 5–20
End-pH der Lösung	4,8–8	3–6

Um einerseits eine genügende Impulszählrate/Zeit zu erzielen, muß die spezifische Aktivität so eingestellt werden, daß, gebunden an 60000 bis 150000 Mikrosphären, 37 bis 111 MBq (1—3 mCi) ^{99m}Tc injiziert werden können. Andererseits darf die applizierte Albuminmenge 10 mg/kg Körpergewicht nicht überschreiten, um toxische Wirkungen sicher ausschließen zu können (Taplin und McDonald, 1971 [41]).

Unter Zugrundelegung der Angaben von Weibel (1963 [44]) zur Zahl der Kapillaren und Präkapillaren ließ sich kalkulieren, daß unter den oben genannten Bedingungen das Verhältnis von verschlossenen zu unverschlossenen arteriellen Gefäßen zwischen 1 : 10^4 und 1 : 10^5 liegt. Nach der Partikelfixierung setzt bald deren mechanische und fermentative Zerlegung ein. Die dabei entstehenden submikroskopischen Bestandteile verlassen die Lunge rasch: Nach der Applikation sind 28% der anfangs intrapulmonal gespeicherten Radioaktivität bereits aus der Lunge eliminiert.
Antigene Eigenschaften der injizierten Eiweißpartikel ließen sich weder durch Kontrolle auf Serumantikörper noch durch Antikörpernachweis in der IgM- und IgG-Fraktion entdecken (Burdine, 1971 [4]).
Für den Nachweis der Radioaktivitätsverteilung muß heute der Meßanordnung mit dem stationären Detektor (Szintillationskamera und Einsatz eines divergierenden Kollimators) gegenüber Geräten, die mit bewegtem Detektor (Scanner) arbeiten, der Vorzug gegeben werden, da bei vergleichbarem Bildauflösungsvermögen die Untersuchungsdauer verkürzt werden kann und die Untersuchung notfalls auch im Sitzen durchführbar ist (Lütgemeier et al., 1979 [20]).

3. Untersuchungsablauf

Eine spezielle Vorbereitung auf die Untersuchung ist nicht erforderlich. Es sei aber daran erinnert, daß früher bei der Verwendung von ^{131}J-markierten Verbindungen eine Blockade der Schilddrüse durchgeführt werden mußte. So verabfolgte man etwa vor der Applikation des Radiopharmakons 5 ml KJ-Lösung und setzte die Medikation noch 2 bis 3 Tage danach fort. Die intravenöse Injektion der unmittelbar vorher aufgeschüttelten, etwa 1 ml betragenden Suspension erfolgt innerhalb von 10 bis 20 Sekunden, abhängig von der vermuteten Lokalisation eines Prozesses in Pronation oder Supination des liegenden Patienten bzw. am sitzenden Patienten und bei Atemstillstand nach vertiefter Inspiration. Aspiration von Blut in die Spritze und Mischung mit der Partikelsuspension wird vermieden, da vor allem bei Vorliegen einer Hyperkoagulabilität durch kleine, radioaktiv markierte Koagelartefakte im Szintigramm sogenannte „hot spots" zustandekommen können (Preston und Greenlaw, 1970 [27]). Unmittelbar nach der (bereits auf dem Untersuchungstisch erfolgenden) Injektion wird mit der Aktivitätsaufzeichnung begonnen. Sowohl bei Verwendung des Scanners als auch der Szintillationskamera ist die Darstellung der Lungen in 4 Positionen — ap, pa, rechtslateral und linkslateral — anzustreben, da nur durch eine räumliche Vorstellung die wahre Ausdehnung der Durchblutungsstörung zu erfassen ist und die mangelhafte Durchdringung der weichen Technetium-Strahlung ausgeglichen werden kann. Der Aktivitätsuntergrund wird höchstens am Bildschirm des Kamera-Rechnersystems gering reduziert.
Muß mit dem Scanner für die Darstellung in allen 4 Positionen eine Untersuchungszeit von mindestens 25 Minuten in Kauf genommen werden, so lassen sich mit der Kamera diese Aktivitätsaufzeichnungen innerhalb von insgesamt 8 bis 10 Minuten gewinnen.

Als eine Modifikation des Untersuchungsverfahrens, die für die perfusionsszintigrafische Tumordiagnostik eine große Bedeutung besitzt, sei die Pharmakoszintigrafie erwähnt. Damit gelingt durch Anwendung von gefäß- bzw. bronchodilatatorischen Pharmazeutika (z. B. Isoproterenol)[1] mittels Doppelradionuklidtechnik die Differenzierung zwischen funktionellen und organischen Lungendurchblutungsstörungen (nach Hennig und Woller, 1978 [14]).

Die Auswertung der Perfusionslungenszintigramme im Rahmen der Geschwulstdiagnostik erfolgt überwiegend rein visuell durch Vergleich mit normalen Bildern. Erhebt sich dagegen die Frage nach dem Ausmaß der funktionellen Einschränkung im Rahmen der operativen Indikationsstellung und der postoperativen Nachsorge sowie bei der kombinierten Ventilations-/Perfusionsszintigrafie, kommen in zunehmenden Maße quantitative Verfahren zum Tragen, wobei die Zählraten über interessierenden und meist korrespondierenden Gebieten bestimmt und unter Einbeziehung eines Standards verglichen werden.

Da das Perfusionslungenszintigramm primär nicht Strukturen abbildet, sondern das Momentanbild eines Funktionszustandes — der Lungendurchblutung — widerspiegelt und infolgedessen die nuklearmedizinisch nachgewiesenen Perfusionsausfälle unspezifisch sind, ist für die Auswertung die Kenntnis des klinischen Befundes und das Vorliegen eines aktuellen Röntgenbildes obligat (Hahn, 1979 [11]).

Das normale szintigrafische Bild der ap- und pa-Projektion läßt eine im allgemeinen symmetrische Radioaktivitätsverteilung mit einer durch das Herz hervorgerufenen, angedeutet dreieckförmigen Aussparung mediobasal links erkennen. Für alle Projektionen gelten als Kriterien des Normalen homogene Aktivitätsverteilung mit einer der Lungendicke proportionalen Impulsrate sowie scharfe und glatte Konturen (Abb. 1a—1d).

Eine Fülle von nicht pathologisch zu wertenden Normabweichungen kommen durch Abhängigkeit der Radioaktivitätsverteilung von der Lage des Patienten während der Injektion zustande oder werden in Form von Speicherungsstörungen durch mediastinale und intrapulmonale Strukturen (z. B. Hilusgefäße) sowie überlagernde Muskel- und Fettansätze bedingt. Sie müssen dem Auswerter genau bekannt sein und dürfen nicht mit pathologischen Speicherstörungen verwechselt werden, die regional begrenzt und diffus, singulär und multipel, total und partiell auftreten können. Beachtung finden schließlich bei der Szintigrammanalyse die Kontur der Lunge und die Gestalt des Mediastinum.

4. Stellung des Untersuchungsverfahrens im diagnostischen Gesamtkonzept

Der Wert eines Untersuchungsverfahrens hängt nicht nur von der diagnostischen Aussagekraft, sondern auch von Häufigkeit und möglichem Schweregrad eventueller Nebenwirkungen der Untersuchung ab.

Tierexperimentell wurde für ^{131}J-MAA von Taplin und McDonald (1971 [41]) eine toxische Minimaldosis von 20 mg Eiweiß/kg Körpergewicht, für Albumin-Mikrosphären von Rhodes et al. (1969 [30]) bei Mäusen eine LD_{50} von $>$ 200 mg/kg Körpergewicht ermittelt.

Systematische Studien an kleinen Patientengruppen konnten weder eine Beeinträchtigung funktioneller Parameter noch Schädigungen und Reaktionen des Lungengewebes

[1] in der DDR Novodrin (Isoprenalinsulfat)

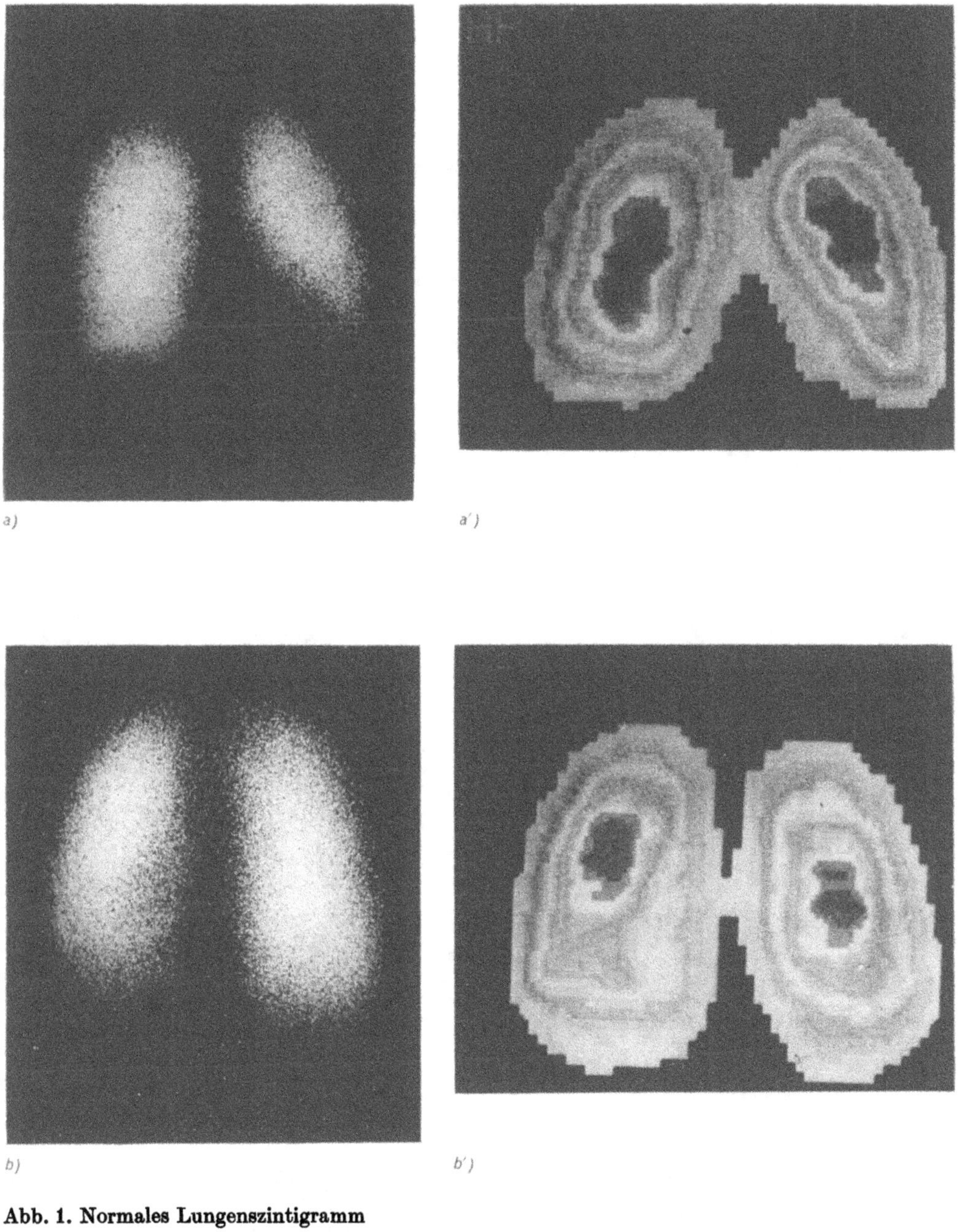

Abb. 1. Normales Lungenszintigramm

a) anteriore Sicht (ap), unbearbeitet
a') gleiches Bild wie a), nach Klassenbildung vom Bildschirm des Kamera-Rechnersystems
b) posteriore Sicht (pa), unbearbeitet
b') gleiches Bild wie b), nach Klassenbildung vom Bildschirm des Kamera-Rechnersystems
c) linkslaterale Sicht (li), unbearbeitet
c') gleiches Bild wie c), nach Klassenbildung vom Bildschirm des Kamera-Rechnersystems
d) rechtslaterale Sicht (re), unbearbeitet
d') gleiches Bild wie d), nach Klassenbildung vom Bildschirm des Kamera-Rechnersystems

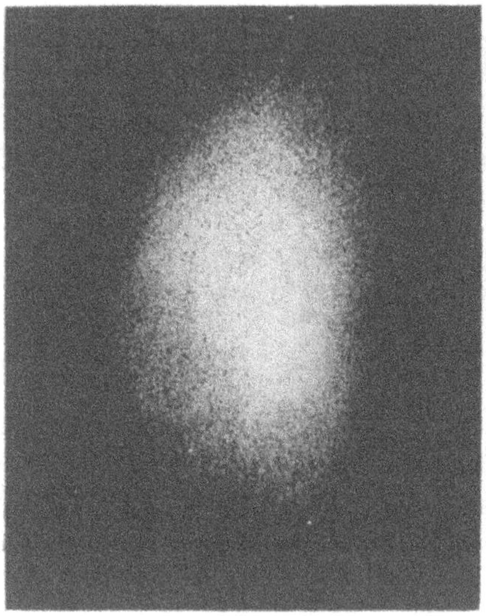

c)

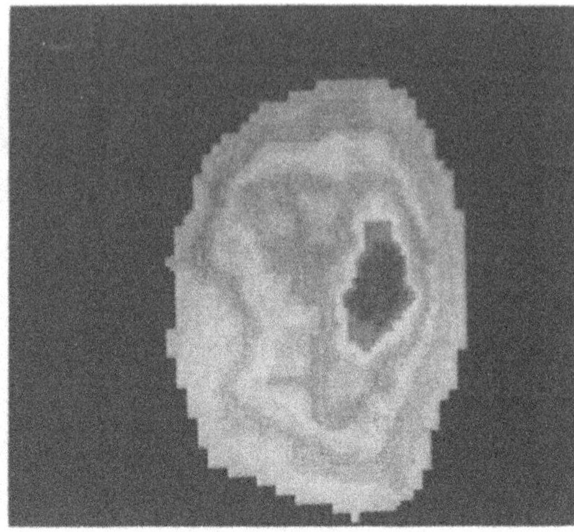

c')

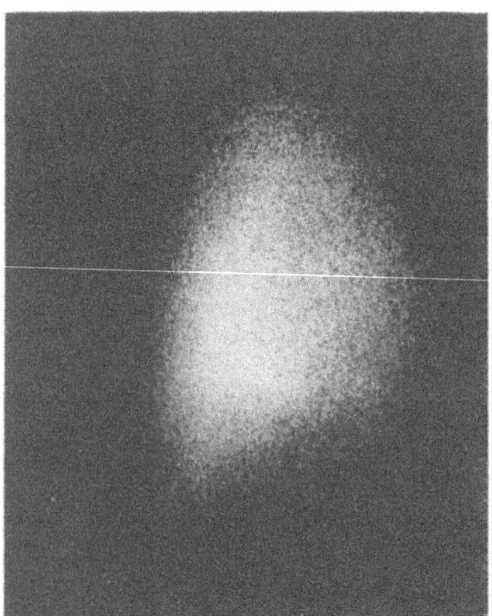

d)

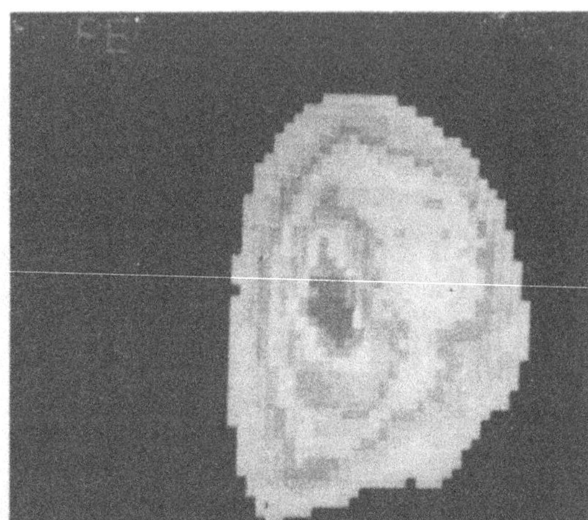

d')

Beachte: Höchste Impulsraten über den Gebieten mit dem größten Tiefendurchmesser; linke Lunge zeigt geringere Speicherintensität als die rechte; nach der seitlichen Darstellung mäßige Speicherungsminderung im Bereich der großen Gefäße des Lungenhilus; linke Lunge erscheint basal schmaler als die rechte — bedingt durch die stärkere Ausladung des Herzens nach links; in den seitlichen Sichten ist die Aktivität vorwiegend dorsal lokalisiert, bedingt durch die Injektion in Rückenlage.

nachweisen (JOHNSON, 1971 [17]). Antikörper gegen Humanserumalbumin fanden sich auch nach mehrfach wiederholter Lungenszintigrafie bei gleichen Patienten nicht. Weltweit wurden dennoch tödlich verlaufende Krankheitszustände bekannt, bei denen ein Zusammenhang mit einer Lungenszintigrafie nahelag. Jedoch wurde bislang über keinen Fall berichtet, bei welchem ^{99m}Tc-MAA oder ^{99m}Tc-HAM Verwendung fanden.
Zwischenfälle ohne Todesfolge wurden ebenfalls niemals bei Verwendung von ^{99m}Tc-HAM beobachtet, jedoch bei anderen Partikeln, vor allem bei Indiumeisenhydroxyd.
Im einzelnen wurden Bronchospasmen, Tachykardie, Blutdruckabfall, Asthma bronchiale beschrieben. Bakterielle Verunreinigung des Präparates konnte ausgeschlossen, Hautsensibilisierung durch negative Hauttestung als unwahrscheinlich angesehen werden.
Zur richtigen Einschätzung der Relationen sei darauf verwiesen, daß nach Angabe der Society of Nuclearmedicine 1967 bis 1969 die Zahl der Zwischenfälle bei 11 Mio nuklearmedizinischen Untersuchungen 111 (0,001%) betrug. 1970 hatte in den USA die Lungenszintigrafie an 26 schweren Reaktionen einen Anteil von 42%. Um weiterhin zu verdeutlichen, wie gering dennoch diese Zahl von Zwischenfällen vergleichsweise ist, sollte bedacht werden, daß bei Mediastinoskopien immerhin 0,2% bis 8% unerwünschte Reaktionen auftreten und 0,06% bis 0,78% tödlich ausgehen.
Ausgehend davon, daß die üblicherweise injizierten Eiweißmengen um den Faktor 100 bis 1000 unter der Menge liegen, die tierexperimentell nachweisbar Nebenwirkungen hervorrief, wurde die Perfusionslungenszintigrafie als ein sehr sicheres Verfahren eingeordnet (HENNIG et al., 1978 [14]), für das es keine absoluten Kontraindikationen gibt, sofern folgende Bedingungen eingehalten werden: Sterilität und Pyrogenfreiheit der Lösung, nicht mehr als 10 mg Albumin/kg Körpergewicht injizieren, kein Teilchen darf einen Durchmesser größer als 100 µm besitzen, keine Injektion von Blutgerinnseln (HENNIG et al., 1978 [14]). Vorsicht ist jedoch bei hochgradigen kardiopulmonalen Insuffizienzen geboten.
Die jeweilige Stellung der Perfusionslungenszintigrafie im diagnostischen Gesamtkonzept hängt von der speziellen diagnostischen Fragestellung ab. Zur Klärung der Diagnose wird sie im allgemeinen zeitlich nach der Thorax-Übersichtsaufnahme stehen, deren pathologisches Ergebnis erst zur Durchführung der Perfusionslungenszintigrafie führen wird. Repräsentativ für viele Autoren vertreten LÜTGEMEIER et al. (1979 [20]) die Meinung, daß sie als „Screening"-Verfahren zum diagnostischen Programm der Bronchialtumoren gehören solle. Ihre Indikation sei bereits beim klinischen Verdacht gegeben, und sie solle simultan mit der röntgenologischen Thoraxuntersuchung durchgeführt werden, insbesondere bei exponierten Patienten und bei Rauchern, die älter als 40 Jahre sind.
Bei negativem Röntgen- und szintigrafischen Befund kann dem Patienten der Eingriff einer Bronchoskopie erspart werden. Die Diagnostik ist dagegen fortzusetzen, wenn entweder das Röntgenbild oder das Szintigramm oder gar beide Methoden verdächtige Veränderungen ergeben.

5. Sicherheit des nuklearmedizinischen Befundes

Zentrales Bronchialkarzinom:

Es handelt sich um Karzinome im Bereich der Trachea sowie der Haupt-, Lappen- und Nebenbronchien. Das Perfusionslungenszintigramm zeigt sehr oft typischerweise ausgedehnte Ausfälle der Radioaktivitätsspeicherung (Abb. 2a—2d), die mehrere

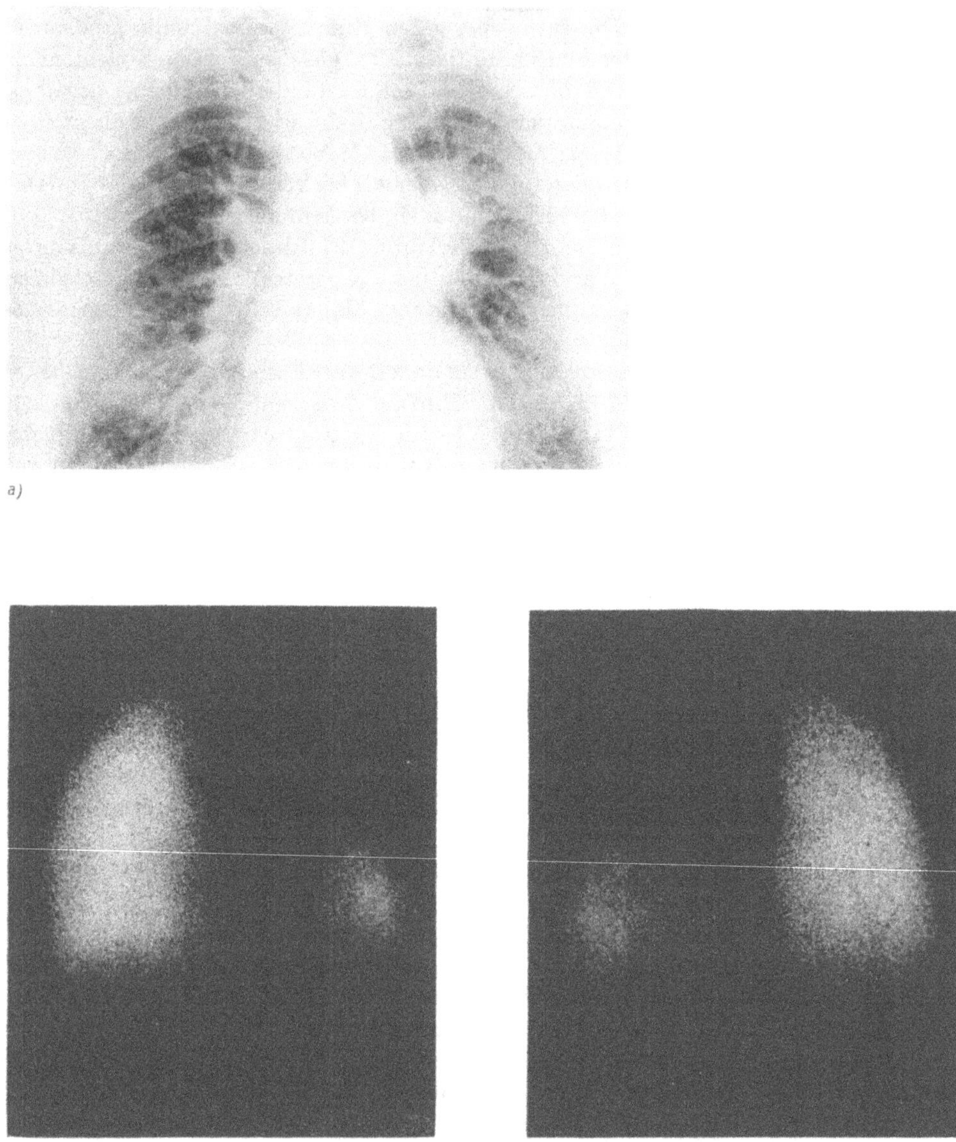

Abb. 2. Zentrales Bronchialkarzinom

a) Röntgenübersichtsbild des Thorax (ap), faustgroße, polyzyklische Verschattung links epihilär mit besenreiserartigen Ausläufern

b)—d) Lungenperfusionsszintigramme

(b—d Aufnahmen vom originalen Oszilloskopschirmbild, c'—d' die gleichen Aufnahmen mit dem Kameraauswertesystem bearbeitet; Untergrundsubtraktion von 10%, Glättung) — b = ap, c = pa, d = linkslateral

Nach Applikation von 37 MBq (1 mCi) ^{99m}Tc-HAM; nach ap- und pa-Sicht nahezu vollständiger Speicherungsausfall des linken Oberlappens und der Lingula; nach der seitlichen Aufnahme

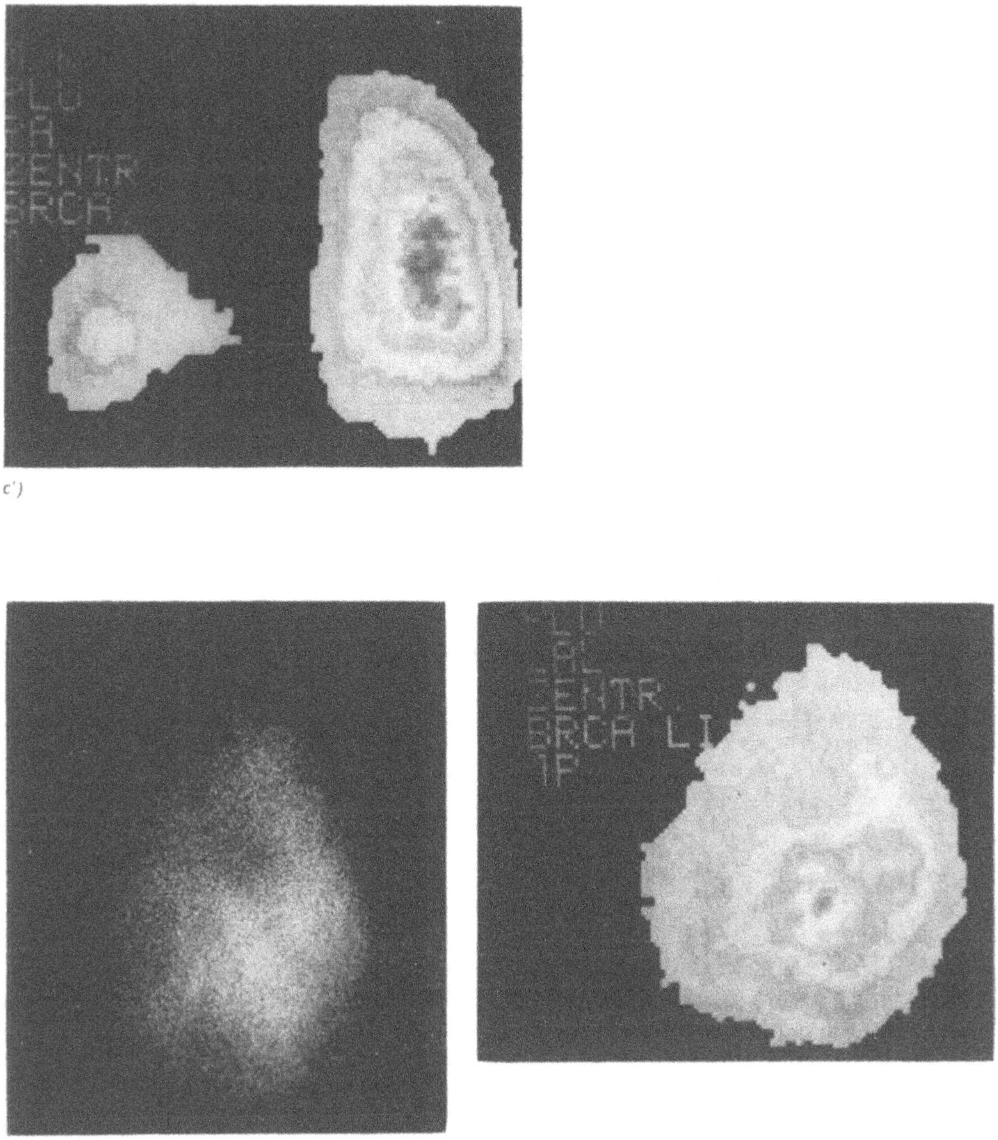

c')

d) d')

Abb. 2 (Fortsetzung)

sind vor allem das anteriore Oberlappensegment sowie die beiden Lingulasegmente betroffen; die Ausdehnung des szintigrafischen Befundes übertrifft bei weitem das Ausmaß der im Röntgenbild sichtbaren epihilären Verschattung.

Die röntgenologische Vermutungsdiagnose eines zentralen Bronchialkarzinoms wurde durch das Ergebnis der Lungenszintigrafie praktisch gesichert. In dem durch transbifurkale und transbronchiale Punktion gewonnenem Gewebe- bzw. Zellmaterial fanden sich Tumorzellen eines kleinzelligen Bronchialkarzinoms.

Segmente, Lappen und nicht selten die gesamte Lungenhälfte betreffen (Abb. 3). Sie steht in vielen Fällen im auffälligen Gegensatz zum Röntgenbefund, in dem der Primärtumor oder die Atelektase wesentlich kleiner und begrenzter zur Darstellung kommen. Viel seltener stimmen szintigrafischer und röntgenmorphologischer Befund bezüglich der Ausdehnung überein (Altenbrunn et al., 1967 [2], Hennig et al., 1967 [12, 13], Ernst, 1968 [7], Secker-Walker, 1971 [34], Rösler, 1973 [32, 33]). Zur Deutung der Ausdehnung der Durchblutungsstörung und der Differenz zwischen dem szintigrafischen und dem Röntgen-Befund wurden verschiedene Pathomechanismen verantwortlich gemacht.

Die größte Rolle spielt wohl der sogenannte alveolovaskuläre Mechanismus (Euler-Liljestrand-Reflex), obwohl pharmakoszintigrafische Untersuchungen (Sill et al.,

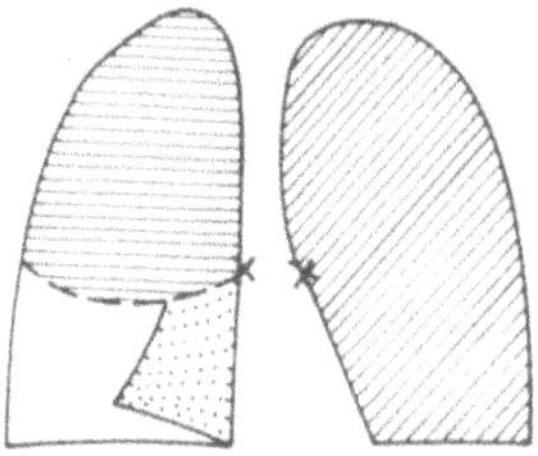

Abb. 3. Möglichkeiten für Speicherungsausfälle bei zentralen Bronchialkarzinomen (anteriore Sicht)
punktiert: 1 Segment
querschraffiert: 1 Lappen
schrägschraffiert: Totalausfall einer Lunge
×: Sitz des Bronchialkarzinoms

1974 [37]) den Beweis für die Richtigkeit dieser Annahme bisher nicht erbringen konnten. Im einzelnen sind die Vorstellungen so, daß alveoläre Hypoxie eine Drosselung der korrespondierenden Strombahnen auslöst. Obwohl diese Durchblutungsstörung szintigrafisch evident werden kann, fehlt das röntgendiagnostische Äquivalent (Arbo-relius, 1971 [3]) einschließlich kompensatorischer Parenchymverlagerungen, Mediastinalverziehung, Zwerchfellhochstand, solange durch interalveolären Austausch Luftersatz stattfindet. Als weitere Mechanismen verdienen Erwähnung die Eröffnung arteriell bronchial-pulmonaler Anastomosen durch Veränderung des alveolokapillären Gasdruckgefälles und Ausbildung eines Links-Rechts-Shunts, der zu einer vermehrten regionären Perfusion der Pulmonalgefäße führt, die direkte Verlegung von Blutgefäßen durch Einengung und Kompression sowie die hinsichtlich ihrer Bedeutung noch nicht sicher einschätzbaren „collapsible vessels" — Kompression der Kapillaren durch den Druck der umgebenden Alveolarluft und arteriovenösen Anastomosen (Quinn und Head, 1966 [28]).

Tabelle 3 zeigt, daß hinsichtlich des Nachweises eines zentralen Bronchialkarzinoms die Perfusionslungenszintigrafie sehr empfindlich bzw. sehr treffsicher ist. Wenn auch der Sicherheitsgrad des Nachweises unterschiedlich angegeben wird, so sei doch angeführt, daß der nahezu 100%igen Nachweiswahrscheinlichkeit zentraler Bronchialkarzinome nur 75% positive Befunde bei klinischem Verdacht auf Lungenembolie gegenüberstehen (Lütgemeier et al., 1979 [20]). Da die Befunde bei Vorliegen eines zentralen Bronchialkarzinoms für sich allein betrachtet unspezifisch sind, spielen differentialdiagnostische Erwägungen im Falle eines Speicherdefektes eine große Rolle.

Tabelle 3. Treffsicherheit (Sensitivität) der Perfusionslungenszintigrafie bei Bronchialkarzinomen. (Die Werte einzelner Autoren wurden sowohl getrennt dargestellt als auch verarbeitet in der Sammelstatistik.)

Autoren	Zahl der Untersuchungen	richtig	falsch
Zentrales Bronchialkarzinom (histologisch gesichert)			
ERNST (1969)	120	120 (100%)	–
MAYNARD (1971)	79	77 (97%)	2 (3%)
LÜTGEMEIER (1979)	128	126 (98,4%)	2 (1,6%)
Sammelstatistik:			
ERNST (1969) MAYNARD (1971) RÖSLER (1973)	356	349 (98,2%)	7 (2%)
Peripheres Bronchialkarzinom			
Sammelstatistik:			
ERNST (1968, 1969, 1971) MAYNARD (1971) RÖSLER et al. (1973)	–	40–50%	50–60%

Fast stets werden die Schwierigkeiten durch eine gemeinsame Beurteilung mit Röntgenbefund sowie klinischen Angaben und erforderlichenfalls durch Kombination mit der Ventilationsszintigrafie ausgeräumt. Stichwortartig seien in Anlehnung an LÜTGEMEIER et al. (1979 [20]) einige Kriterien für die Unterscheidung aufgezählt:

Lungenembolie: überwiegend Segmentbezogenheit und Multiplizität, totaler Durchblutungsausfall selten, regionale Diskordanz zwischen Ventilation und Perfusion

Lobärpneumonie: keine Differenz bezüglich der Ausdehnung der Prozesse zwischen Szintigramm und Röntgenbefund

gutartig.
Mediastinaltumoren: ausschließlich Zeichen der Mediastinalverdrängung

Die Ausdehnung der Speicherungsstörung erlaubt einen gewissen Rückschluß auf die lokale Tumorausdehnung (FLETCHER et al., 1973 [9]). Sind mehr als 2/3 der Perfusionsfläche der erkrankten Seite ausgefallen, sinkt die Erfolgschance einer Operation unter 5% (SECKER-WALKER, 1971 [35], PROVAN, 1969). Während die Hilusmetastasen durch ihre Auswirkung auf das szintigrafische Bild schon frühzeitig nachweisbar werden, kann umgekehrt aus dem Perfusionslungenszintigramm allein nicht differenziert werden, ob der Ausfall durch ein hilusnahes Malignom oder im wesentlichen durch regionäre Metastasen bedingt ist.
Die präoperative Information über den Ausfall der Durchblutung eines Lungenlappens bzw. einer Lunge ist für den Chirurgen bei der geplanten Lob- oder Pneumonektomie von großer Bedeutung im Hinblick auf das Operationsrisiko. Bei nachgewiesenem Durchblutungsausfall ist biologisch die Verringerung des Lungenparenchyms, wie sie durch eine Resektion von Lungengewebe zwangsläufig erfolgt, bereits abgelaufen; eine zusätzliche Verringerung des Lungenparenchyms durch die Resektion des nicht mehr perfundierten Gewebes erfolgt nicht. Diese szintigrafische Information beruht darauf,

daß sich der Perfusionsausfall im Szintigramm sowohl analog zu der Ventilationseinschränkung im Ventilationsszintigramm als auch zu der lokal bronchospirometrisch bestimmten Reduktion der Atemfunktion verhält (SVANBERG, 1972 [39], ARBORELIUS et al., 1971 [3]). Somit kann umgekehrt aus dem Ausmaß der Perfusionsstörung auf die Schwere und die Ausdehnung der Ventilationseinschränkung geschlossen werden. Der Vorteil liegt in der gegenüber den anderen Methoden einfacheren Durchführbarkeit der Perfusionslungenszintigrafie. Durch Bezug auf die mittels Spirometrie ermittelten ventilatorischen Lungenfunktionen kann der durch den operativen Eingriff zu erwartende regionale Ausfall eingeschätzt werden. Weiterhin lassen sich Perfusionsstörungen aufdecken, die beispielsweise durch eine vorangegangene Embolie oder durch Gewebsuntergang, wie bei den Lungengerüsterkrankungen, bedingt sind, und die somit nichts mit dem malignen Grundleiden zu tun haben.
Interessanterweise fand man dabei, daß durch Eröffnung von Bronchialgefäßen in 20% der Fälle die tumorbefallene Lunge besser als die Gegenseite perfundiert war. Szintigrafische Verlaufskontrollen nach Strahlentherapie oder Zytostatikabehandlung vermitteln Aussagen über den Behandlungserfolg bzw. über die Progredienz des Geschwulstleidens. Nach Strahlentherapie fanden sich sowohl Verbesserung der Durchblutung als Ausdruck der Bestrahlungswirkung auf die Geschwulst als auch Verschlechterung des szintigrafischen Bildes, hervorgerufen durch die Strahlenreaktion der Lunge.

Weitere Geschwülste:

Peripheres Bronchialkarzinom:

Es handelt sich um eine maligne Neubildung jenseits der Segmentbronchien. Szintigrafisch stellt es sich als isolierter Speicherdefekt dar, der in Ausdehnung und Form der Tumorverschattung im Röntgenbild entspricht, sofern nicht eine Hilusmetastasierung besteht. Die szintigrafische Darstellung gelingt erst bei einem Geschwulstdurchmesser von mindestens 4 cm.
Die Nachweiswahrscheinlichkeit mit Hilfe der Perfusionslungenszintigrafie wird auf durchschnittlich 40%, maximal 50%, eingeschätzt (RÖSLER et al., 1973 [33]).
Abweichende szintigrafische Bilder mit größeren Ausfällen als im Röntgenbefund sprechen für das zusätzliche Vorliegen von Hilusmetastasen, die sich sowohl homolateral als auch kontralateral finden können.

Mediastinaltumoren:

Expansiv wachsende Mediastinaltumoren werden im Szintigramm durch Verdrängung und Verformung der Mediastinalkonturen und Verbreiterung des Mediastinums sichtbar (Abb. 4a—4c). Infiltrierende, vom Mittelfeld ausgehende Geschwülste induzieren dagegen Speicherungsausfälle, die über den röntgenologischen Befund hinausgehen, da sie zu intrapulmonalen Durchblutungsstörungen führen. Als Beispiel soll einerseits die Mitteilung von NOVAK und HILWEG (1971 [24]) dienen, wonach mediastinal und hilär lokalisierte maligne Lymphome, die aber nicht die Lunge einbezogen hatten, auch nicht zu Perfusionsstörungen führten. Andere Erfahrungen machten dagegen FADEJEW und seine Mitarbeiter (1975 [8]) bei Lymphogranulomatose mit röntgenologisch nachgewiesenem Lungenbefall, indem stets auch szintigrafisch Durchblutungsstörungen beobachtet wurden.
Fußend auf diesen Ergebnissen wollen die Autoren Perfusionsstörungen bei Morbus HODGKIN als Frühsymptom der Lungenbeteiligung angesehen wissen.

6. Vergleich der Ergebnisse der nuklearmedizinischen Untersuchungen mit anderen Verfahren

Lütgemeier [20] berichtete 1979 über eine vergleichende Studie mit Röntgendiagnostik und Lungenszintigrafie bei 128 Patienten (Tabelle 4) mit zentralem Bronchialkarzinom.

Wie die Ergebnisse zeigen, wurden mit beiden Methoden in etwa 99% der Fälle typische Befunde erhalten. In 2/3 der Fälle war — wie zu erwarten — der szintigrafische Befund

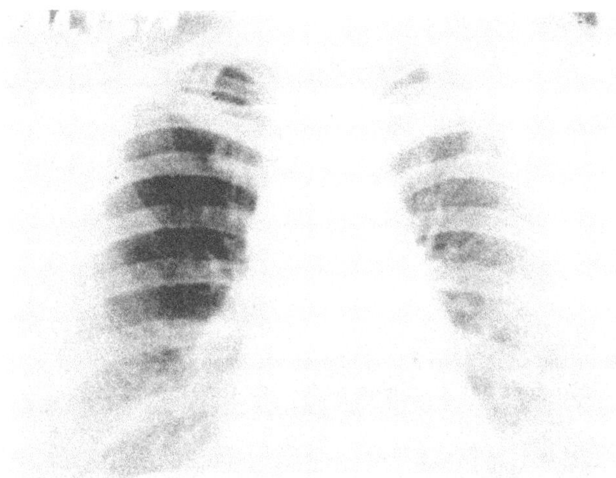

a)

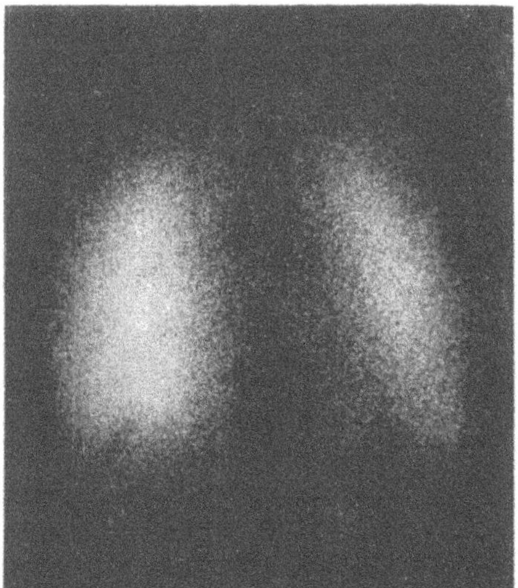

b)

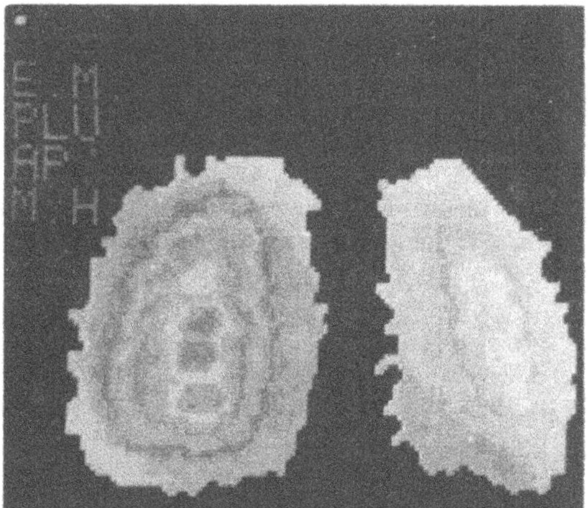

b')

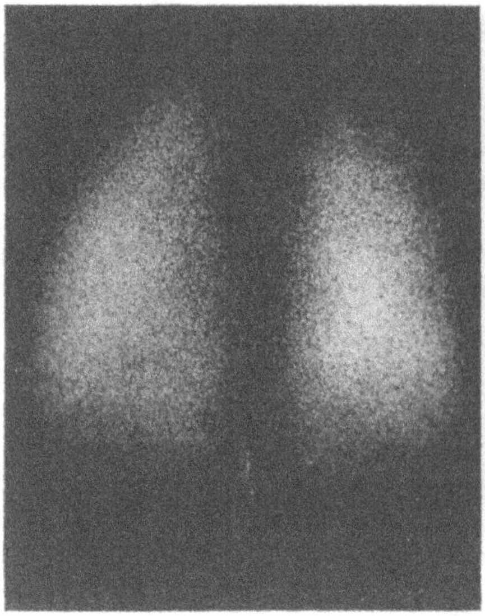

c)

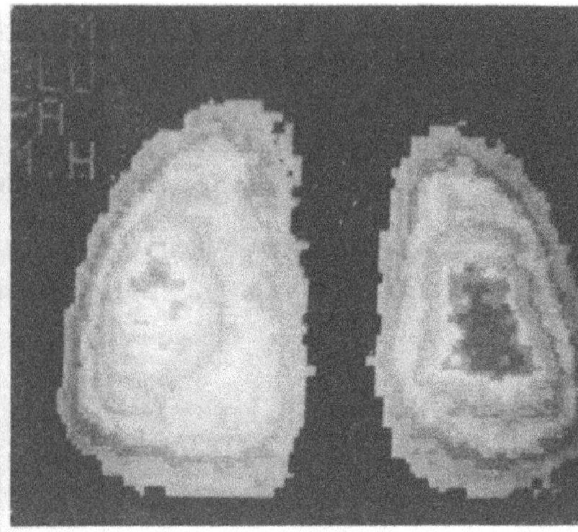

c')

Abb. 4. Mediastinaler Morbus HODGKIN

a) Röntgenthorax-Übersicht:

flachbogig konvexe Verbreiterung des rechten mittleren und oberen Mediastinum;
Verbreiterung des linken oberen Mediastinum mit schräglaufender, glatter Begrenzung

b, c) Lungenperfusionsszintigramm

in anteriorer und posteriorer Sicht (nach Applikation von 37 MBq (1 mCi) ^{99m}Tc-MAA):

b = ap, c = pa

b und c Aufnahmen vom originalen Oszilloskopschirmbild, b' und c' Aufnahmen von Bildern mit dem Kameraauswertesystem bearbeitet; Untergrundsubtraktion von 10%, Glättung
Bizyklische Verbreiterung des gesamten linken Mediastinum und flachbogig auch des oberen Mediastinum rechts.
Nach dem Szintigramm ist der Mediastinalbefall ausgedehnter, als bei Betrachtung des Röntgenfilmes zu erwarten war. Der Befall ist jedoch nicht mit Veränderungen bei zentralem Bronchialkarzinom zu verwechseln, da sich weder ein totaler Speicherverlust noch eine Ausdehnung in das Lungengewebe hinein nachweisen läßt.
Im Originalszintigramm stellte sich die Speicherungsstörung detaillierter dar. Auf den bearbeiteten Bildern kommt die schlechtere Gesamtdurchblutung der linken Lunge besser zur Darstellung.

wesentlich größer als der Röntgenbefund. 1971 konnten ERNST und KOPPENHAGEN [6] berichten, daß von weit über 200 histologisch gesicherten zentralen Bronchialkarzinomen 12% szintigrafisch sichtbar wurden, ohne daß bereits ein Tumor im Röntgenbild nachweisbar war. Bereits 1968 hatten sie formuliert, daß in bestimmten Fällen durch die Perfusionslungenszintigrafie ein Zeitgewinn von 5—10 Monaten für die Frühdiagnose möglich sei. Über Speicherstörungen ohne röntgenologisches Substrat berichteten auch andere Autoren (MAYNARD und KORWAN, 1971 [23], RÖSLER et al., 1972 [31, 32], SECKER-WALKER und SIEGEL, 1973 [36], KAMPMANN et al., 1975, HENNIG et al., 1978 [14]), ohne daß sie Zahlenangaben machten oder eine derart große Differenz zwischen den Ergebnissen der beiden Untersuchungsverfahren fanden. Auch RAMOS und RÖSLER [29] vertraten 1978 im „Handbuch der medizinischen Radiologie" die Ansicht, daß die Lungenszintigrafie, worunter sie jedoch stets die Kombination von Perfusions- und Ventilationsszintigrafie verstehen, im Frühstadium aufgrund ihrer geringen Zahl falsch negativer Aussagen, d. h. aufgrund ihrer hohen Sensitivität, einen hohen diagnostischen Aussagewert aufweist. Die Spezifität der szintigrafischen Ergebnisse kann aber bei fehlender Selektion des Untersuchungsgutes stark eingeschränkt sein, so daß die Rate falsch positiver Ergebnisse bis zu 37% beträgt (RAMOS und RÖSLER, 1978 [29]).

Tabelle 4. Szintigrafische und röntgenologische Untersuchungsergebnisse beim zentralen Bronchialkarzinom, $n = 128$ (nach LÜTGEMEIER et al., 1979 [20])

positiver Röntgenbefund	127
falsch negativer Röntgenbefund	1
positiver szintigrafischer Befund	126
falsch negativer szintigrafischer Befund	2
szintigrafischer Befund = Röntgenbefund	40 (31%)
szintigrafischer Befund ungleich Röntgenbefund	84 (66%)

Bei Patienten, die zur nuklearmedizinischen Diagnostik aus thorax-chirurgischen Spezialkliniken überwiesen werden, traten dagegen überhaupt keine falsch positiven Resultate auf. Aus diesen Ergebnissen leitet sich die Schlußfolgerung ab, daß die Indikation zur Lungenszintigrafie wie auch zur Röntgendiagnostik bereits beim klinischen Verdacht auf Bronchialkarzinom gegeben ist. Noch nicht abzuschätzen ist gegenwärtig der Wert der Lungenszintigrafie bei positivem zytologischem Befund, der in 40 bis 80% nach dreimaliger Wiederholung zum Nachweis von Tumorzellen führen soll (LESCH, 1979 [19]), ohne daß Röntgenzeichen existieren. Immerhin konnten NOLAN et al. (1974 [25]) in 6 von 12 derartigen Fällen das Karzinom seitenrichtig lokalisieren. Keine zusätzliche Verbesserung der Frühdiagnostik gegenüber der Partikelszintigrafie brachte bisher die Ventilationsszintigrafie mit Partikeln und die allein angewendete Radiospirometrie.

Bei den Malignomen des Mediastinums ist die Perfusionslungenszintigrafie stets integraler Bestandteil der röntgenologischen und bioptischen Untersuchungsverfahren. Bei malignen Lymphomen ist eine diagnostische Hilfe ausschließlich bei Lokalisation im Hilusbereich gegeben. Im Hinblick auf den Nachweis der Tumorausdehnung, den Ausschluß mediastinaler Metastasen und der daraus folgenden Einschätzung der lokalen Operabilität kann sowohl die Perfusionslungenszintigrafie als auch die Mediastinoskopie zum Einsatz gelangen. Dabei ist die Mediastinoskopie das differenziertere Verfahren (MAASEN, 1974 [21]), aber mit einer Komplikationsrate von 0,59% (KAISER, 1979 [18]) bzw. 1,5% (MAASEN, 1974 [21]) und einer Mortalitätsquote von 0,09% auch das risikoreichere Verfahren. Vergleichsuntersuchungen stehen noch aus. Es wäre denkbar (LÜTGEMEIER et al., 1979 [20]), daß bei histologisch gesicherten Bronchialkarzinomen

auf die Mediastinoskopie zugunsten der Perfusionslungenszintigrafie verzichtet werden könnte, wobei zwar die Zahl der befallenen Lymphknoten nicht weiter gesichert werden könnte, jedoch die Operationsindikation weiter zu erhärten wäre.
In der präoperativen Funktionsdiagnostik steht der Perfusionslungenszintigrafie als noch sicherere Methode die Radiospirometrie gegenüber. Vorteilhaft für die Perfusionslungenszintigrafie erweist sich jedoch ihre einfachere Durchführbarkeit.

7. Literatur

1. ALTENBRUNN, H. J.: Die Isotopenthorakografie nach Inhalation von radioaktiven Aerosolen. Radioaktive Isotope in Klinik und Forschung Bd. 6, Verlag Urban und Schwarzenberg 1965, 396—403, 5. Symposion in Badgastein 1964
2. ALTENBRUNN, H. J.; P. GEORGI; K. ROTTE: Lungenventilation und Lungendurchblutung beim Bronchialkarzinom. Radiobiol. Radiother. 8 (1967), 517
3. ARBORELIUS, M.; S. KRISTERSSON; S. E. LINDELL; G. MIÖRNER; L. SVANBERG: ^{133}Xenon radiospirometry and extension of lung cancer. Scand. J. Resp. Dis. 52 (1971), 145
4. BURDINE, J.; L. RYDER; R. SONNEMAKER; G. DE PUEY; M. CALDERON: ^{99m}Tc-human albumin microspheres (HAM) for lung imaging. J. Nucl. Med. 12 (1971), 127
5. DREYER, R.; R. MÜNZE: Zur Tc^{99m}-Markierung von Serumalbumin. Isotopenpraxis 5 (1969), 269
6. ERNST, H.; K. KOPPENHAGEN: Wert der Perfusionslungenszintigraphie beim Nachweis hilusnaher Bronchialkarzinome, in: Ergebnisse der klinischen Nuklearmedizin. Diagnostik, Therapie, Forschung (W. HORST und H. PABST), F. K. Schattauer, Stuttgart—New York 1971
7. ERNST, H.: Die Lungenszintigraphie zum Studium der normalen und pathologischen Blutverteilung im kleinen Kreislauf, in: G. HOFFMANN und R. HÖFER (Eds.): Radionuklide in Kreislaufforschung und Kreislaufdiagnostik. F. K. Schattauer, Stuttgart—New York 81 (1968)
8. FADEJEW, N. P.; M. L. GERSHANDWICH; S. I. JUSHKANTSEV: O skennirowanii legkich pri limfogranulomatose (Über die Lungenszintigraphie bei Lymphogranulomatose). Voprosi Onkologii 14 (1973), 25—30
9. FLETCHER, J. W.; A. E. JAMES; B. L. HOLMAN: Regional lung function in cancer. In: B. L. HOLMAN und F. LINDEMAN (Eds.): Progress in Nuclear Medicine. Vol. 3. S. Karger, Basel—New York 135 (1973)
10. FOWLER, F. K.; J. READ: Effect of alveolar hypoxia on zonal distribution of pulmonary blood flow. J. Appl. Physiol. 18 (1963), 244
11. HAHN, K.: Perfusionsdiagnostik der Lunge. Therapiewoche 29 (1979), 6993—7013
12. HENNIG, K.; F. ANSTETT; P. WOLLER; W.-G. FRANKE; P. KNOLL: Ergebnisse der Lungenszintigraphie mit markierten Albumin-Makroaggregaten beim Bronchialkarzinom. Radiol. Diagn. 8 (1967), 715
13. HENNIG, K.; P. WOLLER; W.-G. FRANKE: Erfahrungen bei der Lungenszintigraphie. Fortschr. Röntgenstr. 107 (1967), 600—609
14. HENNIG, K.; P. WOLLER: Perfusions- und Inhalationsszintigraphie mit Partikeln. In: Handbuch der medizinischen Radiologie, Band XV, Teil 2, Hsg. L. Diethelm et al., Nuklearmedizin Teil 2, Hsg. v. H. Hundeshagen. Springer-Verlag Berlin—Heidelberg—New York 1978
15. JAMES, E.; S. EATON: Pulmonary microembolism. In: W. HORST (ed.): Frontiers of Nuclear Medicine. Springer-Verlag Berlin—Heidelberg—New York 128 (1971)
16. JAMES, E.; R. WHITE; M. COOPER: Vergleich von Lungenödemen des interstitiellen und alveolären Typs in der Lungenaufnahme mit dem Verteilungsmuster im Lungenperfusionsszintigramm. Radiol. Clin. Biol. 41, 14 (1971)
17. JOHNSON, P. M.: The role of lung scanning in pulmonary embolism. Seminars Nucl. Med. 1 (1971), 161—184

18. KAISER, D.: Die operative Behandlung des Bronchialkarzinoms. Therapiewoche **29** (1979), 7213–7224
19. LESCH, R.: Das Bronchialkarzikom: Nomenklatur, Morphologie, Präneoplasien. Therapiewoche **29** (1979), 7157–7179
20. LÜTGEMEIER, J.; H. KAMPMANN; U. KONIETZKO; W. E. ADAM: Lungendiagnostik mit Radionukliden. Fischer, Stuttgart 1979
21. MAASEN, W.: Diagnostische Maßnahmen in der Thoraxchirurgie. In: R. ZENKER, D. DEUCHER, W. SCHINK (Eds.): Chirurgie der Gegenwart, Band III, Urban & Schwarzenberg, München–Wien **1** (1974)
22. MAXFIELD, W. E.; H. B. HATCH; J. L. OCHSNER: Perfusion lung scanning in patients with bronchogenic carcinoma. Surg. Clin. Amer. **46** (1966), 1389
23. MAYNARD, D.; R. J. CORWAN: Role of scan in bronchogenic carcinoma. Sem. Nucl. Med. **1** (1971), 195
24. NOVAK, D.; D. HILWEG: Häufigkeit und Formen intrathorakaler Manifestation maligner Lymphome. Dtsch. Med. Wschr. **96** (1971), 230–234
25. NOLAN, N. G.; R. S. FONTANA; D. R. SANDERSON: Use of ^{133}Xenon in lokalization of X-ray-occult, sputum-positive lung cancer. J. Nucl. Med. **15** (1974), 520
26. OESER, H.; H. ERNST: Die Lungenszintigraphie als Mittel zur Früherkennung des Lungenkrebses. Dtsch. Med. Wschr. **91** (1966), 333
27. PRESTON, D., R. GREENLAW: "Hot spots" in lung scans. J. Nucl. Med. **11** (1970), 422
28. QUINN, J.; L. HEAD: Radioisotope photoscanning in pulmonary diseases. J. Nucl. Med. **7** (1966), 1
29. RAMOS, M.; H. RÖSLER: Untersuchungen zur Lungen-Perfusion und -Ventilation mit radioaktiven Edelgasen. In: Handbuch der medizinischen Radiologie, Bd. XV, Teil 2, Hsg. L. Diethelm et al.; Nuklearmedizin Teil 2, Hsg. H. Hundeshagen. Springer-Verlag Berlin–Heidelberg–New York 1978
30. RHODES, B.; I. ZOLLE; J. BUCHANAN; H. N. WAGNER: Radioactive albumin microspheres for studies of pulmonary circulation. Radiology **92** (1969), 1453
31. RÖSLER, H.; P. SCHNAARS; J. KINSER; H. R. BAUMANN; M. BAUMGARTNER; W. HOFFMANN; A. ZUPPINGER: The diagnosis of bronchial carcinoma in the combined ^{133}Xenon-IMAA lung scintigram. In: H. Fellinger und R. HÖFER (Eds.): Radioisotope in Klinik und Forschung, Urban & Schwarzenberg, München–Wien **344** (1972)
32. RÖSLER, H.; M. BAUMGARTNER; M. RAMOS; A. ZUPPINGER: Ergebnisse der kombinierten ^{133}Xe/^{99m}Tc-MAP-Lungenszintigraphie beim Bronchialkarzinom. Schweiz. Med. Wschr. **103** (1973), 1034
33. RÖSLER, H.: ^{133}Xe/^{99m}Tc-MAA-Lungenszintigraphie: Differentialdiagnostik der Lungendurchblutungsstörung. Fortschr. Röntgenstr. Suppl. **102** (1973)
34. SECKER-WALKER, R. H.; J. L. PROVAN: Scintillation scanning of lungs in praeoperative assessment of carcinoma of bronchus. Brit. Med. J. **3** (1969), 327
35. SECKER-WALKER, R. H.; J. L. PROVAN; J. A. JACKSON; J. GOODWIN: Lung scanning in carcinoma of the bronchus. Thorax **26** (1971), 23
36. SECKER-WALKER, R. H.; B. A. SIEGEL: The use of Nuclear Medicine in the diagnosis of lung disease. Radiol. Clin. N. Amer. **9** (1973), 215
37. SILL, V.; N. VÖLKEL; K. SCHERER; D. NOWAK; K. MONTZ: Experimental model for the pharmako-perfusion lung scanning. Pneumonologie **150** (1974), 13–17
38. SUBRAMANIAN, G.; E. G. BELL; J. G. MCAFEE: Preparation and labelling of gelatin, amylose and human serum albumin microspheres for in vivo use in nuclear medicine. J. Nucl. Med. **10** (1969), 373
39. SVANBERG, L.: Regional function decrease in bronchial carcinoma. Ann. Thorac. Surg. **13** (1972), 170
40. TAPLIN, G. V.; D. E. JOHNSON; E. K. DORE; H. S. KAPLAN: Suspensions of radioalbumin aggregates for photoscanning the liver, spleen, lung and other organs. J. Nucl. Med. **5** (1964), 259
41. TAPLIN, G. V.; N. S. MCDONALD: Radiochemistry of macroaggregated albumin and newer lung scanning agents. Seminars Nucl. Med. **1** (1971), 132–152

42. Tow, D. E.; H. N. Wagner; V. Lopez-Majano; E. M. Smith; T. Migita: Validity of measuring regional pulmonary arterial blood-flow with macroaggregates of human serum albumin. Amer. J. Roentgenol. **96** (1966), 664–676
43. Wagner, H. N.; C. D. Sabiston; M. Ito; J. G. McAfee; J. R. Meyer; J. K. Langan: Regional pulmonary blood flow in man, radioisotope scanning. J. Amer. med. Ass. **187** (1964) 601–603
44. Weibel, E.: Morphometrie der menschlichen Lunge. Springer-Verlag Berlin–Heidelberg–New York (1963)
45. Zolle, I.; B. A. Rhodes; H. N. Wagner: Preparation of metabolizable radioactive human serum albumin microspheres for studies of the circulation. Int. J. Appl. Radiol. **21** (1970), 155–167

7. Nuklearmedizinische Diagnostik von malignen Pankreastumoren

von J. Markwardt

1. Einleitung

1.1. Stellung der Pankreasszintigrafie im derzeitigen Rahmen diagnostischer Möglichkeiten

Die Entwicklung der diagnostischen Technologie in den vergangenen Jahren läßt sich wohl kaum deutlicher aufweisen als an den Anstrengungen zur Erkennung krankhafter Veränderungen des Pankreas, wie Computertomografie, Ultraschalluntersuchungen, Szintigrafie, Angiografie, endoskopische retrograde Cholangiopankreatikografie (ERCP). Zu oft sind die unbefriedigenden Ergebnisse herkömmlicher Verfahren in einem augenfälligen Widerspruch zum Verlauf der am Pankreas verkannten oder wahrscheinlich gemachten Erkrankung geraten, so daß gerade die Pankreasdiagnostik für viele Ärzte eine Herausforderung zum Einsatz aller geeigneten Mittel wurde, um den zahlreichen Patienten mit Pankreaskrankheiten durch eine hinreichend frühe Erkennung von Schäden an der Bauchspeicheldrüse Voraussetzungen für eine Behandlung zu bieten.
Durch die Entwicklung, vor allem der Elektronik in den vergangenen Jahren, wurde auch eine neue Phase der medizinischen Technologie eingeleitet, die für die Diagnostik bis dahin undenkbare Möglichkeiten für die Erkennung von Körperstrukturen erbrachte, indem sehr komplexe Funktionen auf kleinstem Raum in den Untersuchungsgeräten realisiert wurden. Lange bekannte physikalische Erscheinungen wie Ultraschallreflektion oder die Absorption von Röntgenstrahlen werden auf neue Art und Weise genutzt, vor allem um Körperquerschnitte bildlich darzustellen und die störenden Effekte der Überlagerung unterschiedlicher Strukturen des Körpers dadurch zu eliminieren. Dadurch wird eine Differenzierung von Strukturen auf der Basis nur eines Kriteriums ihrer Beschaffenheit möglich, z. B. ihrer Dichte. Die Nutzung weiterer Parameter als Basis für die Schnittbildtechnik deuten sich an, wie Emissionscomputertomografie oder die Kernmagnetresonanzspektrometrie.
Da die dreidimensionale Darstellung räumlicher Strukturen derzeit noch Probleme bereitet, kann die Anfertigung von Körperschnittbildern als derzeitiger Zielpunkt grobmorphologischer Diagnostik aufgefaßt werden, wenn allgemeine Strukturdaten der lebenden Materie bildwirksam werden sollen.

Nicht in allen Fällen ist die Schnittbildtechnik erforderlich:

1. Strukturen, deren genutzte Parameter sich sehr von denen in ihrer Nachbarschaft unterscheiden, nehmen eine Sonderstellung ein. Beispielsweise läßt sich das knöcherne Skelett mit seiner hohen Dichte röntgendiagnostisch gut darstellen. Der technische Aufwand zur bildlichen Darstellung kann dann relativ gering sein.
2. Zum Teil genügt es auch, Stoffe in bestimmten Systemen selektiv anzureichern und dadurch künstlich erhebliche Differenzen im Vergleich zur Nachbarschaft zu schaffen. Auf dieser Basis arbeiten vor allem angiografische Verfahren sowie eine Vielzahl nuklearmedizinischer abbildender Verfahren, wie die Schilddrüsendiagnostik oder die Leber- und Knochenszintigrafie. Aber die Möglichkeiten sind auch hier begrenzt.

Es werden zunehmend Verfahren angewendet, die nur sehr geringe örtliche Unterschiede nutzbar machen, wenn die zugrunde liegenden Besonderheiten der Strukturen wesentliche, anders nicht zu erhaltende Erkenntnisse vermitteln können, wie beispielsweise die Darstellung von Strukturen auf der Basis ihrer Proteinsynthese bei der Pankreasszintigrafie. Natürlich ist bei der Abbildung aller Orte mit Proteinsynthese eine erhebliche Überlagerung von Strukturen zu erwarten.
Speziell für die Pankreasdarstellung auf der Basis der Szintigrafie ergibt sich folgende Situation:

1. Die Proteinsynthese/Gramm Gewebe ist wohl im normalen Pankreas höher als in den meisten Nachbar-Organen. Sie kann im krankhaft veränderten Pankreas aber niedriger sein.
2. Als positiv erweist sich, daß das Pankreas in Richtung a. p. relativ dünn ist, so daß innerhalb des Pankreas eine Überlagerung unterschiedlicher Schichten nicht störend wirkt (etwa vergleichbar mit der Situation der Schilddrüse bei der Schilddrüsenszintigrafie).
3. Außer den Organen des Gastro-Intestinal-Traktes gibt es praktisch keine störende Überlagerung. Dabei ist die wesentlichste, nämlich die Leber, komplett aus der Darstellung zu eliminieren, weil sich die Leber szintigrafisch isoliert durch ein anderes nuklearmedizinisches Verfahren darstellen läßt.
4. Das Pankreas hat eine sehr stabile Position im Oberbauch, die sich durch topografische Hilfen lokalisieren läßt. Dadurch sind die zum Teil überlagernden Strukturen des gastrointestinalen Hohlraumsystems zu diskriminieren.

Daraus ergibt sich in bezug auf die Überlagerungsfreiheit des Pankreas eine ausgesprochen günstige Situation, die eine Schnittbilddarstellung nicht unbedingt erforderlich erscheinen läßt, und andererseits ist hier das einzige Verfahren vorhanden, das das gesamte Pankreas in einem Bild darstellen läßt. Allerdings ist das Problem aller szintigrafischen Darstellungen, die begrenzte Ortsauflösung, auch hier durch 6 bis 8 cm Abstand des Pankreas von der Oberfläche noch etwas kritischer und erfordert zusätzlichen Aufwand bei der Realisierung der szintigrafischen Darstellung.
Die Gewinnung einer bildlichen Darstellung des Pankreas auf der Basis der Proteinsynthese eröffnet neben dem Vorteil weitgehender Überlagerungsfreiheit nach der Bildbearbeitung die Möglichkeit, auf dieser Basis maligne Tumoren auf Grund ihrer Proteinsynthese darzustellen und zum Beispiel von Zysten oder entzündlichen Tumoren zu unterscheiden. Auch ist der Grad der Proteinsynthese ein empfindlicher Indikator für alle krankhaften Pankreasveränderungen noch bevor morphologische Veränderungen erkennbar werden.

Während zu Beginn bei unseren Untersuchungen Anfang der 70er Jahre lediglich eine statistische Koinzidenz zwischen der Häufigkeit szintigrafisch nachgewiesener pathologischer Veränderungen und der Häufigkeit pathologischer Veränderungen in Autopsieserien gezeigt werden konnte, wurde später an vielen Einzelfällen die Relevanz szintigrafischer Befunde bestätigt.

1.2. Die Entwicklung der Pankreasszintigrafie

Die Basis für die szintigrafische Darstellung der Proteinsynthese ist die i. v. Injektion des 1961 von Blau [9] erstmalig synthetisierten ^{75}Se-Methionins. Dem ersten Einsatz für die Szintigrafie der Bauchspeicheldrüse 1962 (Blau, Manske, Bender [10]) folgte eine euphorische Phase, die erst gestoppt wurde, als eine Vielzahl falscher Resultate, insbesondere eine hohe Rate falsch positiver Ergebnisse bekannt wurde. Sie hatte ihre Ursache in einer zu einfachen Technologie bei der Szintigrafie, insbesondere:

1. in der sehr begrenzten Ortsauflösung wegen zu geringer Impulszahlen pro Flächenelement;
2. in der Unkenntnis der topografischen Besonderheiten, die das Pankreasszintigramm bietet;
3. in der Störung der Pankreasdarstellung durch die Leberabbildung im Szintigramm;
4. in den nicht ausgeschöpften Möglichkeiten zur Interpretation des Szintigramms.

Dadurch trat trotz der mittlerweile durch Ben Porath et al. 1966 [6] eingeführten Methode der Eliminierung der Leber aus dem primären Selenmethionin-Szintigramm bei der Doppelradionuklid-Szintigrafie anfang der 70er Jahre eine Ernüchterung ein, die durch Bachrach et al. 1972 [4] klar formuliert wurde:

1. Zu viele Pankreasszintigramme sind nicht interpretierbar;
2. es gibt zu viele falsch positive Befunde (allerdings kaum falsch negative);
3. die differentialdiagnostischen Möglichkeiten sind zu begrenzt.

Die Situation begann sich zu wandeln mit Einsatz von Computern für die Doppelnuklidszintigrafie des Pankreas (Bergaron, Vogel, 1970 [7], Hundeshagen, Creutzig, 1971 [24], Markwardt, Rosche, Nauber, 1974 [33]) und der Benutzung der Szintillationskamera (Powel, Miale, Anger, 1966 [38]; Markwardt, 1970 [32]). So wird heute die Pankreasszintigrafie einmal in herkömmlicher Weise durchgeführt und zum anderen mit hohem technischem Aufwand. Eine Pankreasszintigrafie kann nach unserer Erkenntnis nur mit Szintillationskamera und Computer durchgeführt werden. Alle anderen Verfahren sind überholt und sollten verlassen werden.

1.3. Aufgabenstellung

In der Tumordiagnostik ergeben sich für die Pankreasszintigrafie folgende Aufgaben:

1. Ausschluß eines Pankreastumors bei Tumorverdacht.
   Da die klinischen Zeichen eines Pankreaskarzinoms vieldeutig sind, erscheinen viele Patienten mit dem ausgesprochenen Verdacht auf einen Pankreastumor, so daß der sichere Ausschluß einer Neubildung im Pankreas wesentlich ist.
2. Erkennung eines Pankreaskarzinoms.
   Das Pankreaskarzinom ist eine der häufigen Neubildungen (Abb. 1). Jährlich treten in der DDR ca. 1400 Pankreaskarzinome neu auf (Berndt [8]). Bei Männern ist das

Pankreaskarzinom an achter Stelle und bei Frauen an elfter Stelle der Häufigkeit an Neubildungen (HEROLD, TANNEBERGER, VARADI [23]). In den USA steht es an 7. Stelle der Häufigkeit von bösartigen Neubildungen und an 4. Stelle der Mortalität (PLEDGER [37]). Die 3-Jahres-Überlebenschance liegt in den USA bei 10% (COHN [13]). Es hat die niedrigsten Überlebensraten, vergleichbar mit denen der akuten Leukämie.

3. Differenzierung von Tumoren im Pankreas von anderen Pankreaskrankheiten. Pankreaszysten und entzündliche Tumoren des Pankreas und andere entzündliche degenerative Veränderungen des Pankreas treten relativ häufig auf. Sie führten 1970 in der DDR zu mehr als 6000 Krankenhausaufnahmen (KECK [26]).
4. Differenzierung von Oberbauchtumoren.
   Die Diagnostik von Tumoren des Oberbauches, insbesondere retroperitoneal raumfordernden Prozessen, ist oft sehr problematisch, so daß der Ausschluß eines Pankreastumors wesentlich sein kann.

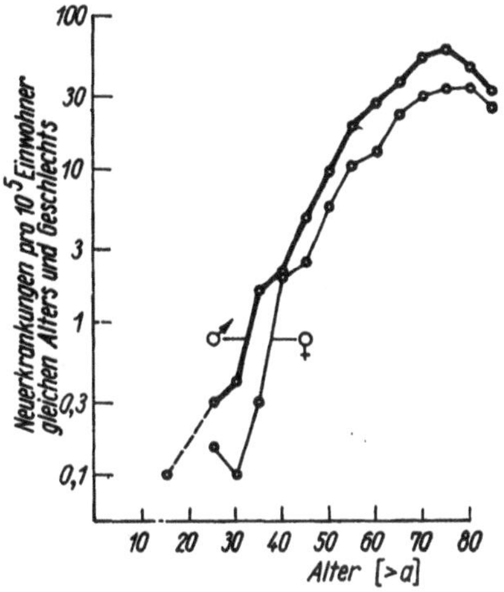

Abb. 1. Häufigkeit des Pankreaskarzinoms in der DDR (Altersabhängigkeit)

2. Computerszintigrafie des Pankreas

2.1. Voraussetzungen für die Untersuchung

2.1.1. Symptome des Pankreaskarzinoms

Sehr selten tritt das Pankreaskarzinom bei Patienten unter 40 Jahren auf (FRANTZ [18]).

Es ist beim Mann häufiger als bei der Frau. Die wesentlichen Symptome sind Schmerzen (in 40–90%, abhängig vom Untersucher), Gewichtsverlust und Ikterus. Seltener sind Diarrhoe oder Obstipation, allgemeine Schwäche, Appetitlosigkeit oder Übelkeit. Als erste Symptome können alle genannten auftreten, selten ist der Gewichtsverlust erstes Symptom. Diese Aufzählung von uncharakteristischen Beschwerden weist schon auf die Problematik der richtigen Vorauswahl der Patienten hin, so daß bei jedem Patienten über 40 Jahre der Verdacht auf ein Pankreaskarzinom ausgeschlossen werden sollte:

1. bei unklaren intestinalen Beschwerden,
2. bei ungeklärtem Gewichtsverlust größer als 10%,

3. bei plötzlicher Gelbsucht,
4. bei Bauch- oder Rückenschmerzen,
5. bei unerklärbarer Pankreatitis.

2.1.2. Pathologisch-anatomisches Substrat des Pankreaskarzinoms

a) Das Pankreaskarzinom verursacht Symptome dadurch, daß es den Pankreasgang verschließt. Dadurch wird der Druck im distalen Pankreasgangsystem größer. Es entsteht ein Ödem mit Entzündungserscheinungen, letztlich eine rezidivierende Pankreatitis im distalen Pankreas. Beim Kopfkarzinom ist davon ein größerer Teil des Pankreas betroffen als beim Schwanzkarzinom. Der Verschluß kann auch zu einer Insuffizienz führen und damit zu gastrointestinalen Symptomen, insbesondere zu einer gestörten Fettverdauung. Abhängig von der Lokalisation sind diese Erscheinungen durch Gangverschluß beim Kopfkarzinom ausgeprägter. Beim Körper-Schwanz-Karzinom treten diese Symptome später auf. Auch deswegen werden Kopfkarzinome wesentlich früher entdeckt als Körper-Schwanz-Karzinome. Das Restpankreas kann später fibrotisch verändert sein.
b) Um das Karzinom herum entsteht eine fibrosierende Pankratitis, die zu einem narbigen Saum um den Tumor führen kann. Der Tumor wird dadurch größer. Das Karzinom ist nicht eindeutig vom entzündlichen Gewebe abzugrenzen, es gibt kein Pankreaskarzinom ohne Entzündung. Dadurch ist unter anderem eine makroskopische Diagnostik unter der Operation in den meisten Fällen unmöglich.
c) Durch den Druck auf den distalen Teil des Gallenganges oder das Einwachsen des Karzinoms in den Gallengang wird der Patient ikterisch.
d) Das Karzinom wächst in die nervenfaserreiche Umgebung des Pankreas ein und verursacht auf diese Weise Schmerzen.
e) Durch Zerstörung des Inselapparates entsteht, meist sehr spät, ein Diabetes.

Da alle Symptome in der Regel spät auftreten, ist das Pankreaskarzinom zum Zeitpunkt seiner Entdeckung meist groß. Es wird inkurabel durch invasives Wachstum und Metastasierung. Metastasen sind in etwa 75% beim Pankreaskopfkarzinom und in 95% beim Pankreasschwanzkarzinom vorhanden, wenn die Diagnose gestellt wird. Die Metastasen finden sich vorwiegend in regionalen Lymphknoten, der Leber, im Peritoneum, seltener in der Lunge, kaum in Knochen und Hirn. Das Pankreaskarzinom ist in der Regel ein Adenokarzinom (Warren et al. [53], Cubilla [14]). Bei fortgeschrittenem Karzinom kann der Ursprungsort des Karzinoms oft nicht erkannt werden (Magen, Kolon, Dünndarm). Da das Pankreaskarzinom in etwa der Hälfte der Fälle schlecht durchblutet ist (Schlick [45]), treten im Tumor Nekrosen auf, die zum Teil zystisch umgebildet werden.

2.2. Voruntersuchungen

Vor der Pankreaszintigrafie sollten weitgehend Krankheiten, insbesondere Tumoren im Magen und im Gallenwegssystem, ausgeschlossen werden durch Cholangiografie und Magen-Darm-Passage. Zum Teil lassen sich dadurch auch Hinweise auf einen Pankreastumor gewinnen. Es sollten Amylase/Lipase-Konzentrationen im Plasma/Urin bestimmt worden sein. Wenn möglich sollte eine Ultraschalluntersuchung des Oberbauches durchgeführt worden sein.

2.3. Gerätetechnische Voraussetzungen

Für die Pankreasszintigrafie sind eine Szintillationskamera und ein Computer erforderlich.

2.4. Patientenvorbereitung

Es ist keine Vorbereitung des Patienten erforderlich.

2.5. Beschreibung der Computerszintigrafie des Pankreas

2.5.1. Gewinnung der primären Szintigramme

Es werden drei Szintigramme des Oberbauches angefertigt.

1. Das primäre ^{75}Se-Methionin-Szintigramm als Basis der Pankreasdarstellung.
2. Das Kolloidszintigramm zur Darstellung von Leber und Milz.
3. Das ^{131}J-Hippurat-Szintigramm zur Darstellung der Nieren.

2.5.1.1. Das primäre ^{75}Se-Methionin-Szintigramm

Unmittelbar nach der Applikation von ca. 10 MBq (250 µCi) ^{75}Se-Methionin kann mit der Untersuchung begonnen werden. Der Patient wird unter den geneigten und gekippten Kameradetektor gelegt (Abb. 2).
Durch diese Anordnung des Detektors gelingt eine gewisse Freiprojektion des Pankreas unter der Leber.
Der Patient wird so gelegt, daß Leber und Pankreas im Bild erscheinen. Dieser Teil der Untersuchung wird abgeschlossen, wenn überall in der Pankreasregion 1000 Impulse/cm² erreicht sind. Damit ist im Pankreas eine Auflösung von 1,5 cm zu erreichen (Markwardt [34]). Die Zeit für die Gewinnung dieses primären ^{75}Se-Methionin-Szintigrammes ist abhängig vom Körperdurchmesser des Patienten und der Selenmethionin-

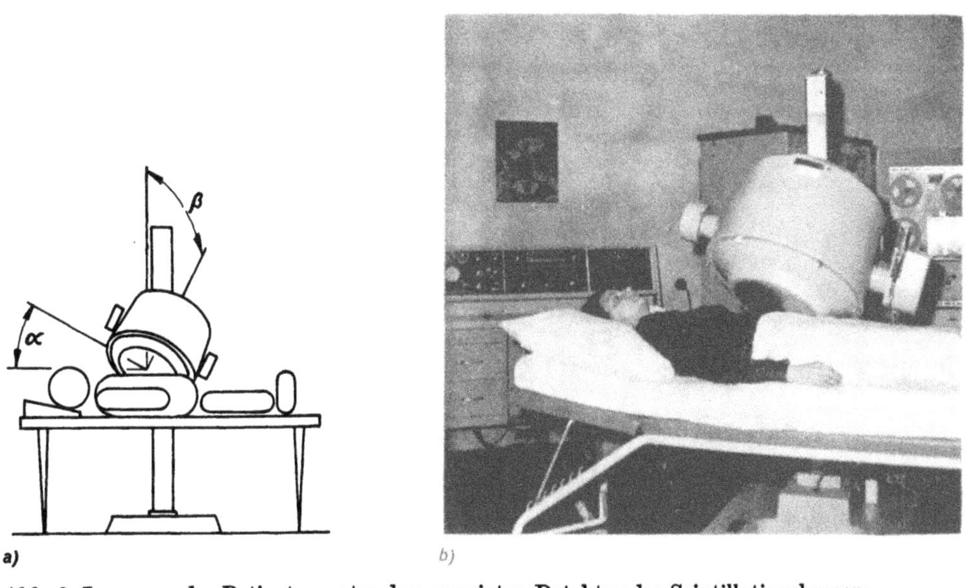

a) b)

Abb. 2. Lagerung des Patienten unter dem geneigten Detektor der Szintillationskamera

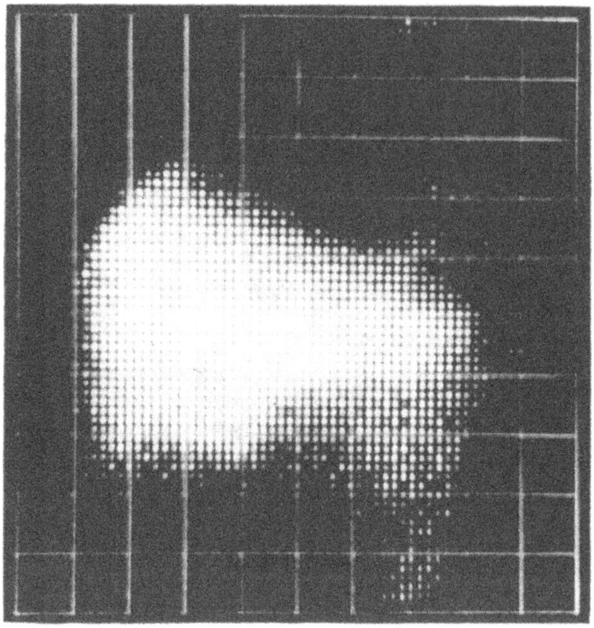

Abb. 3. Primäres Selenmethioninszintigramm des Oberbauches

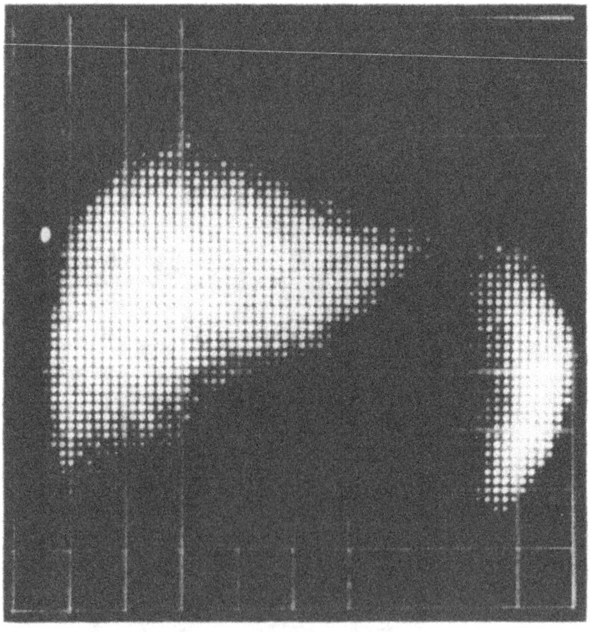

Abb. 4. Kolloidszintigramm von Leber und Milz

Aufnahme in das Pankreas und dauert zwischen 40 und 120 min, durchschnittlich 70 min.
Eine diätetische Vorbereitung des Patienten hat sich bei uns als überflüssig erwiesen. Die Anfertigung mehrerer Szintigramme ist nicht anzuraten, da jedes Einzelbild eine schlechte Zählstatistik aufweist, und es braucht nach unseren kinetischen Messungen nicht mit dem Untersuchungsbeginn gewartet zu werden, da das das Pankreas schon nach ca. 2 min 80 bis 90% seiner maximalen Aufnahme erreicht hat.

2.5.1.2. Das ^{131}J-Hippurat-Szintigramm

Nach Anfertigung des primären ^{75}Se-Methionin-Szintigramms erhält der Patient ca. 4 mBq (100 µCi) ^{131}J-Hippurat zur Darstellung der Nieren, die eine wesentliche topografische Hilfe darstellen. 30 s danach wird für 3 min ein Szintigramm registriert.

2.5.1.3. Das Kolloidszintigramm

Im Anschluß erhält der Patient ein markiertes Kolloid zur Darstellung von Leber und Milz. Als sinnvoll hat sich die Applikation von ^{113m}In-markierten Albumin-Mikrokolloiden erwiesen. Der Patient erhält etwa 75 MBq (2 mCi) ^{113m}In-Mikropartikel. Es werden mehr als 4000 Impulse im Maximum der Leberdarstellung gewonnen. Es wird ca. 3 min nach der Applikation mit der Impulsspeicherung begonnen. Dieser Teil der Untersuchung dauert weniger als 10 min.
Die mögliche Anwendung von ^{99m}Tc-Technetium-Schwefelkolloid hat den Nachteil, daß im 140 keV-Kanal das 136 keV-Peak von ^{75}Selenmethionin mitregistriert wird (das ist nicht ohne Bedeutung, da die Emissionswahrscheinlichkeit bei ^{75}Se in diesem Bereich doppelt so groß ist wie bei 265/280 keV) und andererseits die Energien von ^{75}Se zur Darstellung des primären Selenmethionin-Szintigramms und des ^{99m}Technetiums zur Anfertigung des Kolloidszintigramms so verschieden sind, daß unterschiedliche Leberschichten dargestellt werden und es Schwierigkeiten bei der Elimination der Leber aus dem primären Se-Methionin-Szintigramm resultieren.
Eine gleichzeitige Injektion von ^{75}Se-Methionin und ^{113m}Indium-Kolloid mit Doppelkanalregistrierung ist wegen der Mitmessung eines Teils von ^{113m}In emittierten Impulsen im Selenkanal unvorteilhaft.

2.5.1.4. Die orale Applikation von ^{99m}Tc-Pertechnetat

In sehr seltenen Fällen (weniger als 1%) haben wir nach Applikation von ca. 40 MBq (1 mCi) ^{99m}Tc-Pertechnetat eine Darstellung von Magen und oberem Dünndarm durchgeführt, um eine bessere Differenzierung zwischen Pankreas und oberem Gastro-Intestinaltrakt zu erreichen.

2.5.2. Computerbearbeitung der Szintigramme

Ziele der Computerbearbeitung bestehen in:

1. der Beseitigung von Fehlern,
2. der Eliminierung der Leber aus dem ^{75}Se-Methionin-Szintigramm,
3. der Verbesserung der Darstellung des Pankreas

2.5.2.1. Eliminierung von Fehlern der szintigrafischen Darstellung

Alle gewonnenen Szintigramme müssen wegen der Inhomogenität der Darstellung durch die Szintillationskamera korrigiert werden. Eine homogene Aktivitätsverteilung würde durch die Szintillationskamera nicht homogen dargestellt werden. So werden für alle Bildpunkte Korrekturfaktoren errechnet, mit denen dann die primären Szintigramme von ^{75}Se und ^{113m}In-Kolloid multipliziert werden (NAUBER, MARKWARDT [36]).

2.5.2.2. Die Eliminierung der Leberdarstellung aus dem primären ^{75}Se-Methionin-Szintigramm

Die Eliminierung der Leber aus dem primären ^{75}Se-Methionin-Szintigramm ist wesentlichster Schritt der Bearbeitung. Ziel ist die vollständige Eliminierung der Leber aus dem primären ^{75}Se-Methionin-Szintigramm (Abb. 3). Da sich im Kolloid-Szintigramm

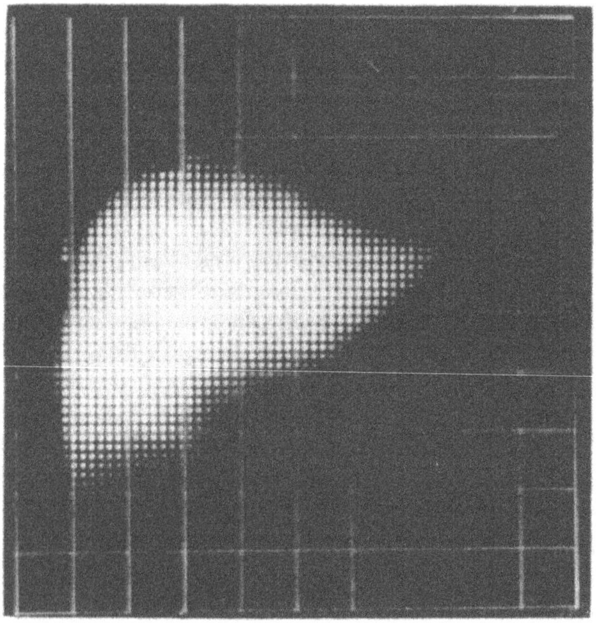

Abb. 5. Darstellung der Leber nach Entfernung der Milz

(Abb. 4) auch die Milz darstellt, ist diese vorher aus dem Kolloid-Szintigramm zu eliminieren, um bei der Subtraktion eine Eliminierung des Pankreasschwanzes zu vermeiden. Nach Anhebung des Untergrundes im Kolloid-Szintigramm auf mindestens 10% des Maximums der Leber und einer Ausgleichsrechnung steht das nutzbare Kolloid-Szintigramm zur Verfügung (Abb. 5). Diese Darstellung der Leber muß dann an die Darstellung der Leber im ^{75}Se-Methionin-Szintigramm angepaßt werden. Das gelingt optimal durch Angleichung der Darstellung im Kolloidszintigramm ausgehend von der maximalen Impulszahl im Kolloidszintigramm, so daß diese Maxima dann in beiden Szintigrammen identisch sind. Anschließend wird vom primären ^{75}Se-Methionin-Szintigramm das Leberszintigramm subtrahiert (Abb. 6). Damit ist das Pankreas nicht mehr durch die Leber überlagert.

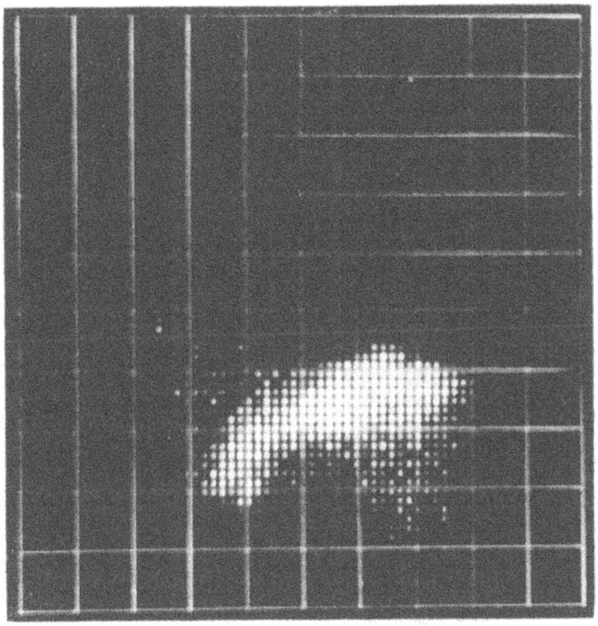

Abb. 6. Nach Eliminierung der Leber bleibt das Pankreas

2.5.2.3. Die topografische Situation des Pankreas

Die topografische Zuordnung des Pankreas erfolgt nach dem Eintragen aller ermittelten Organkonturen in ein Koordinatensystem. Danach wird die Position des Pankreas zu den Nieren, zur Milz und zur Leber erkennbar (Abb. 7).
Auf der Abbildung 8 zeigen Pfeile, die sich auf dem jeweiligen Organ befinden, zu einer Skala. Die Graduierung entspricht jeweils einem Viertel des jeweiligen Durchmessers. Die Skala zwischen Pankreas und Leber zeigt Halbbreitenschritte. Es wurden wahrscheinliche Lokalisationen des Pankreas bestimmt, die eine Einschätzung für jeden Fall erlauben.

2.5.2.4. „Bildkosmetische" Bearbeitung

Es folgt eine Ausgleichsrechnung mit einer Bildvergrößerung mit dem Faktor 2 sowie eine Differenzierung des Szintigramms. In der Darstellung der ersten Ableitung in zwei Dimensionen sind die Konturen des Pankreas dargestellt (Abb. 9).

2.5.2.5. Berechnung der ^{75}Se-Methionin-Aufnahme durch das Pankreas

Aus den Impulszahlen aus Untergrund- und Pankreasaktivität wird mit Zusatzdaten des Patienten, des Untersuchungsgerätes und der applizierten Aktivität die ^{75}Se-Methionin-Aufnahme durch das Pankreas berechnet. Sie liegt normalerweise zwischen 4% und 8% der applizierten Dosis.

2.6. Belästigung des Patienten

Außer der Liegezeit von ca. 2 Stunden und drei Injektionen ist die Untersuchung für den Patienten nicht belästigend.

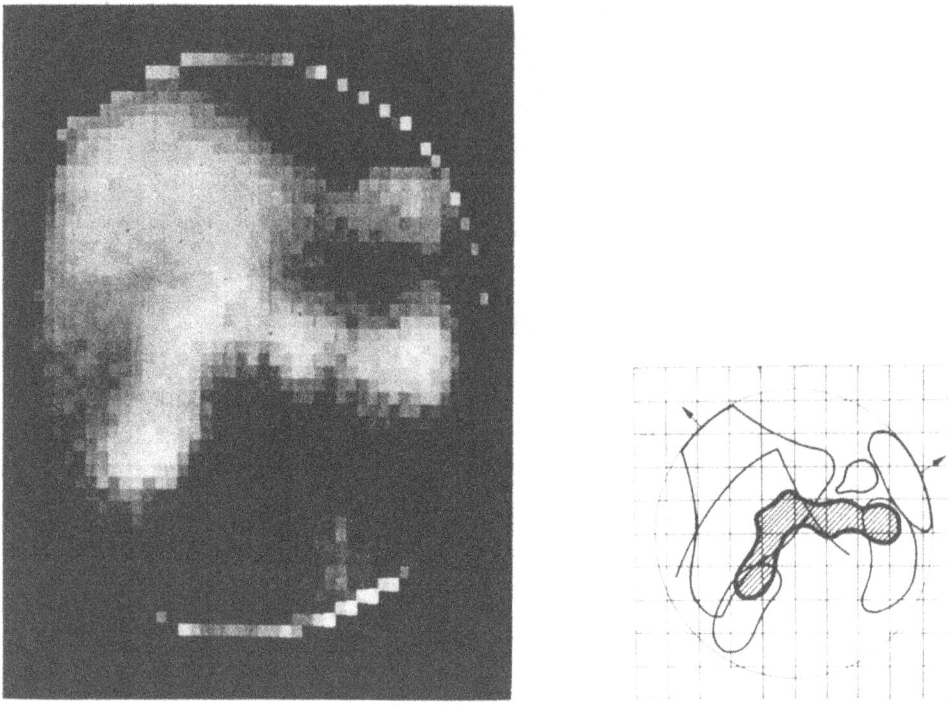

a) b)

Abb. 7. Topografie im Oberbauch

a) Primäres Selenmethioninszintigramm

b) Topografische Beziehungen des Pankreas zu Leber, Nieren und Magen als Skizze in einem Koordinatensystem

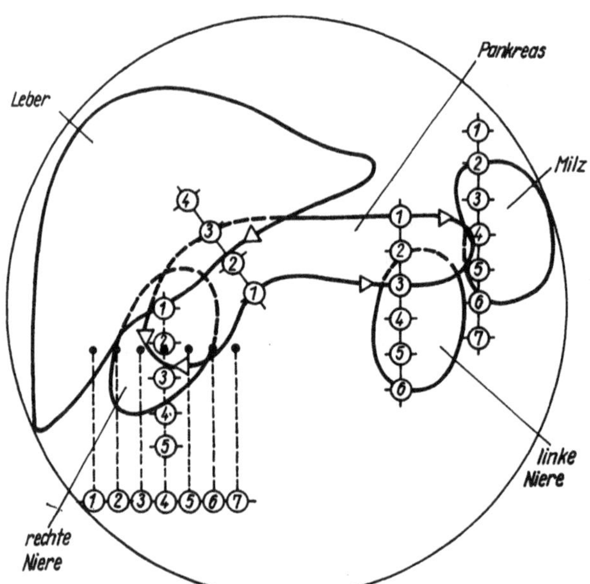

Abb. 8. Darstellung der häufigsten und damit wahrscheinlichsten topografischen Beziehungen des Pankreas zu seinen Nachbarorganen

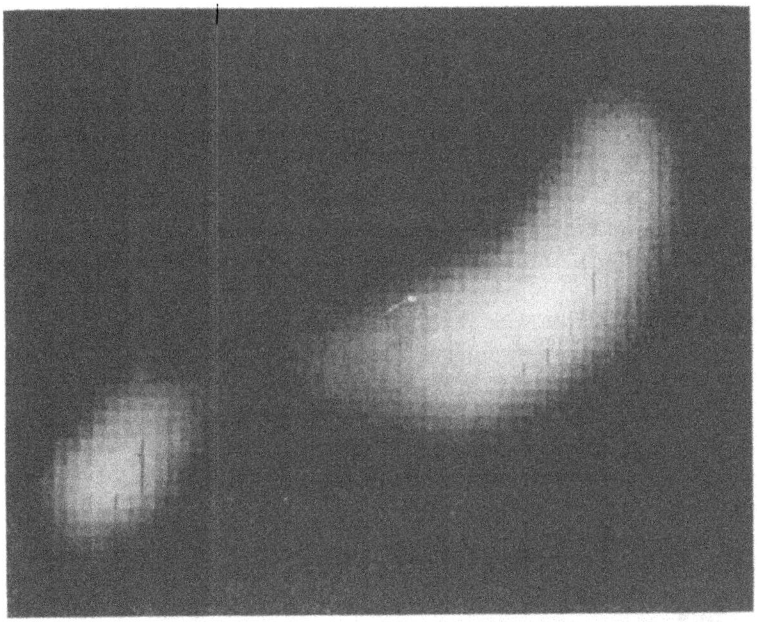

a)

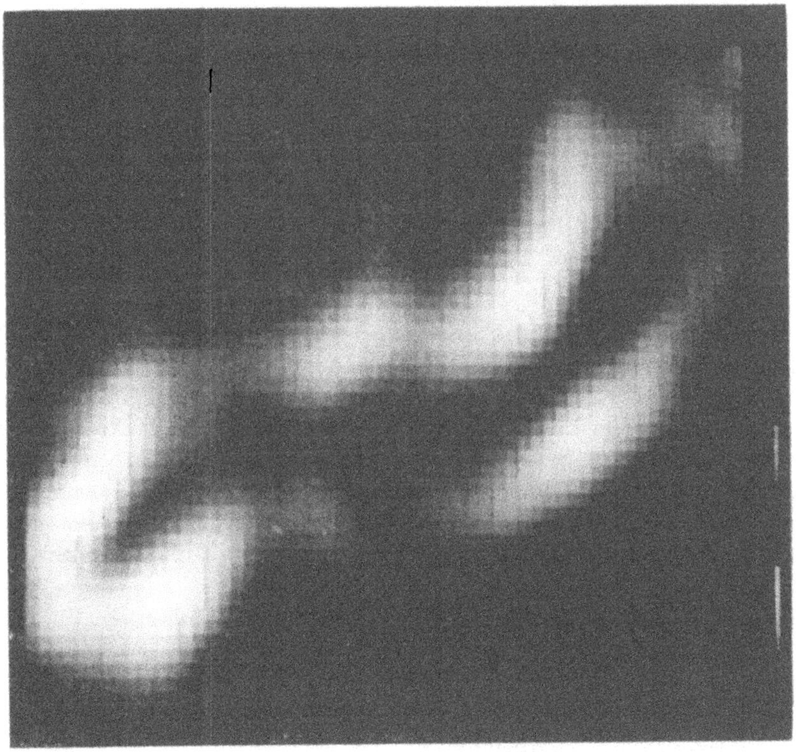

b)

Abb. 9. Normales Pankreas

a) Analoge Darstellung der homogenen Speicherung in einem sigmoiden Pankreas

b) Darstellung der Pankreaskontur nach zweidimensionaler Differenzierung

2.7. *Strahlenbelastung des Patienten*

Die kritischste Stelle des Untersuchungsverfahrens ist die relativ hohe Strahlenbelastung des Patienten von ca. 2 cGy (2 rad) (BEN PORATH et al. [6], IRCP-Publikation 17), die durch das ^{75}Se mit der Halbwertszeit von 120 Tagen und der langen biologischen Halbwertszeit des Methionins verursacht wird. Alle Versuche, andere Radiopharmaka für die Pankreasszintigrafie nutzbar zu machen, sind bisher ohne Erfolg geblieben. Es handelte sich vor allem um Aminosäuren, die durch ^{99m}Tc, ^{18}F oder ^{131}J markiert worden waren.
Das Problem ist die Instabilität der Verbindungen bzw. die Änderung der Struktur durch die Markierung, so daß das gewonnene Radiopharmakon nicht mehr in den Aminosäurestoffwechsel einbezogen wird. ^{131}J- Methylthyrosin wird beispielsweise nach einer relativ kurzen Transitzeit im Pankreas durch die Nieren ausgeschieden (RITZL [42]). Der Einsatz von ^{11}C-markierten Aminosäuren erscheint erfolgversprechend zu werden, allerdings sind dann in der Nähe der Untersuchungseinrichtungen Zyklotrons erforderlich (SYROTA [50]).

2.8. *Rüstzeit*

Die notwendige Vorbereitungszeit, Rüstzeit (Eichungen, Abfüllung der Radiopharmaka) beträgt pro Tag ca. 1 Stunde bei 4 Patientenuntersuchungen.

2.9. *Ergebnis der Untersuchung*

2.9.1. Zeichen im Pankreasszintigramm

2.9.1.1. Topografie

Normalerweise hat das Pankreas eine feste Beziehung zu seiner Umgebung. Dystopien des gesamten Pankreas oder seiner Teile treten durch raumfordernde Prozesse, insbesondere retroperitoneale Tumoren (Liposarkom, Lymphogranulome, Metastasen und anderes) und vor allem durch größere Pankreaszysten auf. Pankreaskarzinome verlagern das Pankreas seltener. Auch durch Zug, zum Beispiel Narbenzug nach Magenoperationen (nach kranial im Pankreaskörperbereich) oder bei Splenomegalie durch Zug der Arteria und Vena lienalis (nach kaudal im Schwanzbereich) kommt es zu Veränderungen. In einigen Fällen bleibt die Ursache für eine Dystopie unklar.

2.9.1.2. Kontur des Pankreas

Störungen der Darstellung der Pankreaskontur sind beim Karzinom ausgeprägt. Sie betreffen nicht nur den Karzinombereich, sondern auch das distale Pankreas durch die chronisch-rezidivierenden entzündlichen Veränderungen dort. Organverbreiterungen mit Doppelkonturbildungen finden sich lokal oder im gesamten Organ bei entzündlichen Schwellungen (entzündlicher Tumor). Impressionen werden durch Nachbarorgane (z. B. Magen von kranial im Körperschwanzbereich, randständige Pankreaszysten, extrapankreatische Tumoren) verursacht.

2.9.1.3. Defekte in der Darstellung des Pankreas

Alle nicht normalen Bereiche des Pankreas fallen durch Minderaufnahme von ^{75}Se-Methionin auf. Sie sind verursacht durch entzündlich degenerative Veränderungen (lokale Fibrosierung, Narben, kleine Zysten oder Neubildungen).

2.9.1.4. Minderaufnahme von ^{75}Se-Methionin ins Pankreas

Minderdurchblutung (z. B. durch Zöliakastenose), Druck von außen oder lokale bzw. vollständige Fibrosierung bei chronischer Pankreatitis rufen eine Minderaufnahme von ^{75}Se-Methionin hervor. Ursache einer distalen Fibrosierung kann auch ein Gangverschluß durch ein Karzinom sein. Es gibt kein Pankreas mit einer insgesamt normalen Selenmethioninaufnahme beim Vorhandensein eines Pankreaskarzinoms.

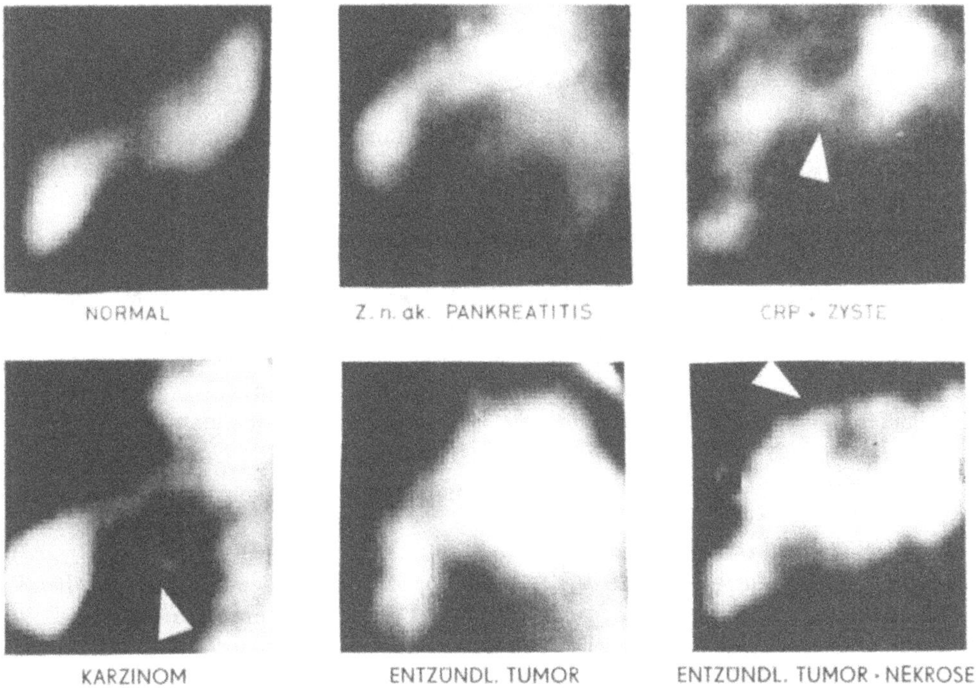

Abb. 10A—F.

Abb. 10. Szintigrafische Befunde bei verschiedenen Pankreata

A. Normales Pankreas

B. Bei verminderter Speicherung im Pankreas stellt sich der Untergrund deutlicher dar (Zustand nach oedematöser Pankreatitis).

C. Chronisch rezidivierende Pankreatitis mit Zysten in Kopf und Körper und Defekten durch Narben

D. Karzinom in Körper und Schwanz mit kranialem und kaudalem Saum. Der Kopf ist unverändert. Erhebliche Darstellung des Untergrundes im Schwanzbereich (Magen, Dünndarm)

E. Entzündlicher Tumor in Körper und Schwanz mit homogener Darstellung bei einer chronisch rezidivierenden Pankreatitis

F. Entzündlicher Tumor mit Nekrose, die als Defekt dargestellt ist

2.9.1.5. Darstellung eines Randsaumes

Eine mehr oder weniger geschlossene dem Pankreas adhärente Kontur wird als Randsaum definiert (MARKWARDT [34]). Normalerweise kann sie hervorgerufen sein durch die Magenwand kranial von Körper und Schwanz und kaudal zwischen Pankreaskopf und Körper. Diese Kontur ist regelmäßig. Auch regelmäßig und kreisrund stellt sich ein Randsaum um größere Pankreaszysten dar. Mehr unregelmäßige Randsäume werden durch Pankreaskarzinome hervorgerufen. Sie entsprechen der Selen-Methioninaufnahme in einem Gewebesaum um den nekrotischen Tumor herum.

2.9.1.6. Darstellung des wolkigen Feldes

Eine inhomogene Aktivitätsspeicherung an einer bestimmten Lokalisation wird als wolkiges Feld definiert. Sie wird im wesentlichen hervorgerufen durch die Darstellung von Nekrosen (bei nekrotisierender Pankreatitis, beim Pankreaskarzinom, bei Tumoren in der Nachbarschaft des Pankreas).

2.9.1.7. Zerstörung des Pankreas

Es ist keine Kontur des normalen Pankreas erkennbar. Ursache ist meist ein Zustand nach nekrotisierender Pankreatitis oder ein Pankreaskarzinom.

2.9.1.8. Die Umgebung des Pankreas

Magen: Darstellung der Fornix kranial des Schwanzes meist als Aktivitätsfleck. Bei Füllung des Magens ist sie weniger ausgeprägt. Die Füllung des Magens führt aber zu einem geringgradigen Tiefertreten des Pankreasschwanzes.
Jejunum: Aktivitätsanreicherung kaudal von Körper und Schwanz.
Gallenblase: Sehr selten dargestellt; meist bei Cholezystitis abgebildet.

2.9.2. Darstellung des Pankreaskarzinoms in Szintigramm

Das kleine Pankreaskarzinom stellt sich somit als kleiner Defekt dar (Abb. 11). Im Falle eines Gangverschlusses kommt es zu einer Fibrose mit Minderaufnahme im distalen Pankreas bzw. der Darstellung eines „bunten Bildes“ der chronisch rezidivierenden Pankreatitis mit kleinen Defekten durch Zysten, Verziehungen der Kontur mit lokalen Verbreiterungen und Verschmälerungen.
Das größere Karzinom wird als wolkiges Feld oder Randsaum dargestellt. Dazu gehören auch die sekundären Pankreasveränderungen im distalen Pankreas (Abb. 12, 13, 14).
Probleme der Differentialdiagnose treten vor allem zwischen dem Pankreaskarzinom und den schweren Pankreatitiden auf. Die Differentialdiagnose wird erheblich schwerer bei kleinen Pankreaskarzinomen mit einem Durchmesser kleiner als 3 cm. Die schweren pathologischen Veränderungen des Pankreas beim Karzinom sind in jedem Fall szintigrafisch darstellbar. Allerdings ist eine Differentialdiagnose nicht in jedem Fall zu realisieren. Dabei ist zu bemerken, daß das beschriebene Verfahren das einzige szintigrafische Verfahren ist, das eine Differentialdiagnose Pankreaskarzinom/kein Pankreaskarzinom erlaubt.
Eine Differenzierung von entzündlichen Pankreastumoren ist meist relativ einfach, da sie sich weitgehend homogen bei Minderaufnahme von Selenmethionin darstellen.

3. Stellung der Pankreasszintigrafie im diagnostischen Gesamtkonzept

Die Pankreasszintigrafie ist kein Screeningverfahren für das Pankreaskarzinom. Nach den erforderlichen Voruntersuchungen erweist sie sich auch in der Karzinomdiagnostik als erfolgreich (Tab. 1).

Tabelle 1. Pankreasszintigrafie beim Pankreaskarzinom

Autor	Pankreaskarzinom n (Patienten)	richtig positiv	
		Karzinom	path. Veränderungen
Sodee, 1967 [47]	38	–	94%
Mc Cready, 1971 [35]	19	42%	–
Löffler, 1972 [30]	40	–	95%
Markwardt	33	67%	100%
	kein Pankreaskarzinom n (Patienten)	falsch positiv	
Markwardt	439	22%	

3.1. *Indikation zur Pankreasszintigrafie*

Bei allen Patienten mit Verdacht auf Pankreaskarzinom, die älter als 40 Jahre sind, sollte das Pankreaskarzinom gesichert oder ausgeschlossen werden. Nach Magen-Darm-Passage und Cholangiografie, wenn möglich Ultraschallvoruntersuchung, sollte die Pankreasszintigrafie eingesetzt werden. Dadurch kann die Anzahl der zu untersuchenden Patienten erheblich reduziert werden, bzw. es können Hinweise auf andere Pankreaskrankheiten, z. B. Zysten gegeben werden. Wenn szintigrafisch ein Tumor wahrscheinlich gemacht wurde, sollte die Sicherheit erhöht werden durch die ERCP, evtl. Angiografie, wobei die Angiografie Hinweise auf die Operabilität bringen kann.

3.2. *Kontraindikationen*

Eine relative Kontraindikation besteht wegen der Strahlenbelastung bei Patienten, die jünger als 35 Jahre sind.

3.3. *Vorschlag für diagnostisches Vorgehen bei Verdacht auf Pankreaskarzinom*

Nach Anamnese und gründlicher klinischer Untersuchung wäre bei Patienten mit Verdacht auf Pankreaskarzinom folgendes Vorgehen möglich:

1. Laboruntersuchungen von Blut, Urin und Stuhl,
2. Röntgenuntersuchung des Thorax,
3. Magen-Darm-Passage, Röntgenuntersuchung der Gallenwege. Wenn der Patient gesund genug ist für eine weiterführende Diagnostik und für therapeutische Konsequenzen, sollte eine spezielle Pankreasdiagnostik durchgeführt werden.
4. Sonografie oder Pankreasszintigrafie,
5. bei Verdacht auf Pankreaskarzinom:
   Computertomografie + Biopsie,

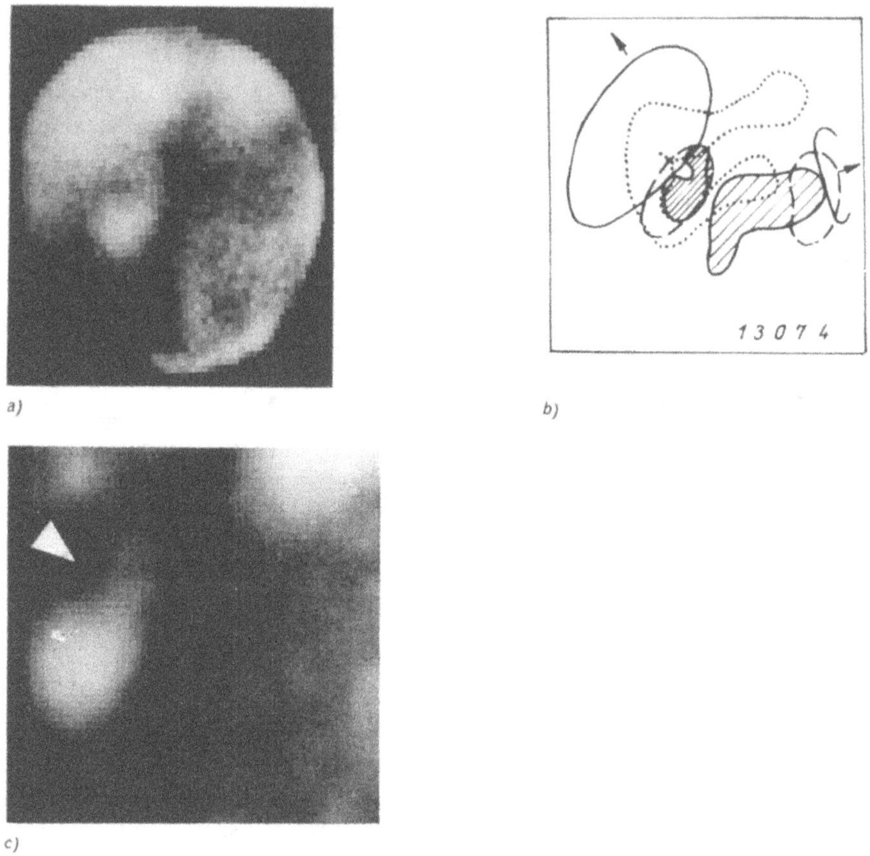

Abb. 11. Pankreaskopfkarzinom (2 cm Durchmesser), das den Gang verschlossen hatte, dadurch Fibrosierung von Körper und Schwanz

a) Primäres Selenmethioninszintigramm
b) Topografische Skizze
c) Nach Computerbearbeitung

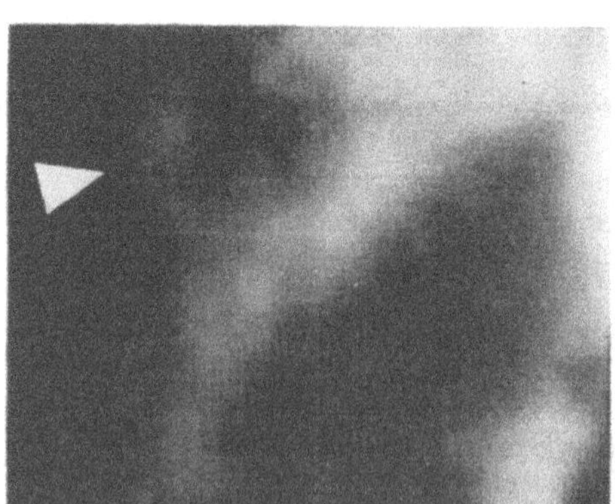

Abb. 12. Karzinom im Pankreaskörper mit Randsaum. Durchmesser ca. 4 cm

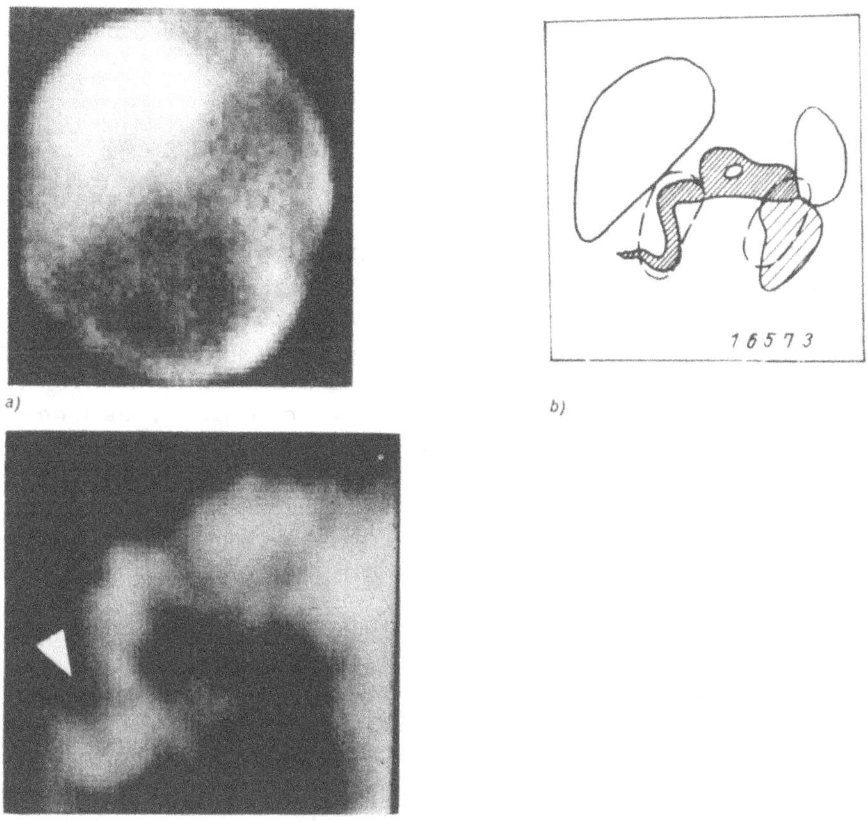

Abb. 13. Pankreaskopfkarzinom mit 3 cm Durchmesser und ausgeprägte chronisch rezidivierende Pankreatitis

a) Primäres Selenmethioninszintigramm
b) Topografische Skizze
c) Nach Computerbearbeitung

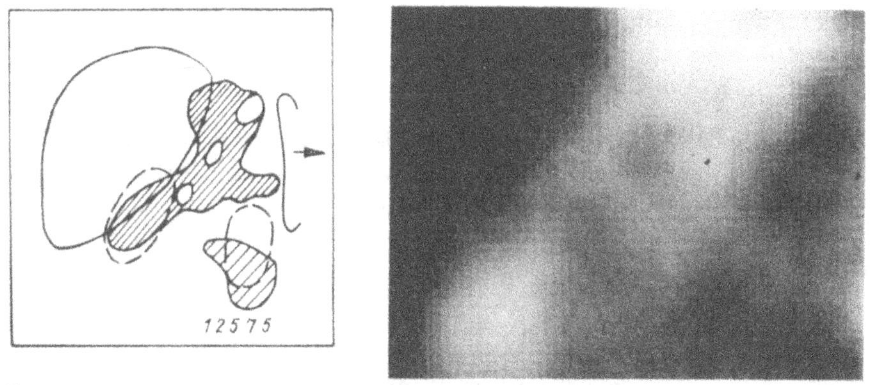

Abb. 14. Karzinom des Pankreaskörpers, das sich als großes wolkiges Feld darstellt. Der Pankreaskopf bleibt weitgehend unverändert.

a) Topografische Skizze
b) Nach Computerbearbeitung

6. Zur Operationsvorbereitung oder Einschätzung der Operabilität: ERCP, Angiografie,
7. falls erforderlich: chirurgische Exploration.

4. Sicherheit des Befundes

Die Sicherheit bei der Beurteilung Pankreaskarzinom oder nicht kann durch die beschriebene Methode in 67% der Fälle mit Pankreaskarzinom richtig beantwortet werden, in 6% wurde sie falsch beantwortet und in 27% konnte sie nicht entschieden werden ($n = 33$). Bei Patienten ohne Pankreaskarzinom ($n = 439$) wurde in 78% ein Pankreaskarzinom ausgeschlossen, in 15% war keine Entscheidung für oder gegen Pankreaskarzinom möglich, in 7% war ein Pankreaskarzinom angenommen worden. Damit hätte das Verfahren eine Spezifität von 78% und eine Sensitivität von 67%. Der positive prediktive Wert liegt bei 0,41, der negative prediktive Wert bei 99,4%. Das heißt, daß etwa jeder zweite Patient, bei dem ein Pankreaskarzinom szintigrafisch angenommen war, kein Pankreaskarzinom hat und ein Patient, bei dem ein Pankreaskarzinom ausgeschlossen wurde, hat mit höchster Sicherheit kein Pankreaskarzinom.

5. Vergleich der Ergebnisse der Pankreasszintigrafie mit den Ergebnissen anderer Verfahren zur Pankreasdiagnostik

5.1. Bestimmung embryonaler Antigene

5.1.1. Karzinoembryonales Antigen (CEA)

10—20% der Patienten mit Pankreaskarzinomen weisen keine erhöhten CEA-Konzen. trationen (2,5 ng/ml) im Plasma auf (Hansen [22]; Wood [56], Fitzgerald [16])- Damit ist die Methode als Screening-Verfahren ungeeignet. Patienten ohne Pankreaskarzinom zeigen in etwa 25% erhöhte Werte. Bei Pankreatitiden ist die CEA-Konzentration in etwa jedem zweiten Patienten erhöht. Möglicherweise kann die Messung von CEA für die postoperative Verlaufskontrolle sinnvoll eingesetzt werden (Tab. 2).

5.1.2. Alpha-Fetoprotein (AFP)

Die Messung der Konzentration von AFP ist für die Diagnose des Pankreaskarzinoms ungeeignet. Eine Erhöhung wird in meist weniger als einem Drittel der Fälle mit Pankreaskarzinom gefunden und damit liegen die Konzentrationen in einem Bereich, der auch bei Patienten ohne Pankreaskarzinom gefunden wird (Wood [56], Fitzgerald [16]) (Tab. 3).

5.1.3. Onkofetales Pankreasantigen (POA)

Möglicherweise gibt die Messung der POA-Konzentration gute Hinweise auf das Vorliegen eines Pankreaskarzinoms, da Patienten ohne Pankreaskarzinom in weniger als 10% erhöhte Werte zeigen. Allerdings ist kein Ausschluß möglich, da nur ca. 60% der Patienten mit Pankreaskarzinom pathologisch erhöhte Werte aufweisen (Wood [56]) (Tab. 4).

5.2. Magen-Darm-Passage

Die Magen-Darm-Passage kann differentialdiagnostische Hinweise geben und zu einer gezielten Untersuchung des Pankreas führen. In etwa zwei Drittel der Fälle rufen Kopfkarzinome Veränderungen hervor, die auf das Pankreas bezogen werden können (FROMMHOLD [19], MANI [31], LÖFFLER [30], GUIEN [20]). Für Körper-Schwanzkarzinome ist die Situation wesentlich ungünstiger, da in weniger als der Hälfte der Fälle Hinweise erhalten werden (BOCQUET [11]) (Tab. 5).

5.3. Angiografie

Pathologische Gefäßveränderungen beim Pankreaskarzinom werden angiografisch in 80—90% der Fälle nachgewiesen, wobei ein Hinweis auf die Ursache (Zyste, Karzinom, Entzündung) wesentlich seltener möglich ist und in 20—40% der Fälle nicht gelingt (TYLEN [51], FITZGERALD [16], LÖFFLER [30], ANACKER [1]). Die Angiografie liefert vor allem Beiträge bei der Einschätzung der Operabilität bzw. der Invasivität des Tumors in bezug auf die Gefäße des Oberbauches (Tab. 6).

5.4. Endoskopische retrograde Cholangio-Pankreatikografie (ERCP)

Die Diagnose Pankreaskarzinom wird durch die ERCP in mehr als zwei Drittel der Fälle möglich (OI [40], OKUDA [41], OGOSHI [39], FITZGERALD [16]). Pankreasgangveränderungen sind unspezifisch und finden sich in fast allen Pankreata mit Pankreaskarzinom (ANACKER [1, 2], SCHIRMEISTER [44]). Das Verfahren wird sinnvoll bei der Festlegung des therapeutischen Vorgehens eingesetzt (Tab. 7).

5.5. Computertomografie (CT)

Durch die CT wird eine Diagnose Pankreaskarzinom in 80—90% der Fälle möglich (HAAGA [21], SHEEDY [46], ROTHE [43]). Die CT-geleitete Biopsie ermöglicht eine sehr wesentliche Bereicherung der diagnostischen Möglichkeiten. Bei Hinweisen auf ein Pankreaskarzinom sollte diese Untersuchung durchgeführt werden (Tab. 8, 9).

5.6. Ultraschall (US)

Die Sicherheit der US-Diagnose ist schlechter als die der CT und erfüllt nicht die Forderungen an ein Screening-Verfahren. Zudem gelingt die Untersuchung in 15—20% der Fälle nicht wegen Luftüberlagerung (COHN [13]). Unspezifische pathologische Veränderungen werden in etwa 90% der Fälle gefunden (WEILL [54], WALLS [52]). Auch die Ultraschalluntersuchung ermöglicht die gezielte Biopsie. Da das Verfahren den Patienten nicht belastet, ergibt sich die Voraussetzung für den Einsatz in jedem Verdachtsfalle (SHEEDY [46]) (Tab. 10).

Tabelle 2. Karzinoembryonales Antigen (CEA) beim Pankreaskarzinom

Autor	Pankreaskarzinom *n* (Patienten)	richtig positiv	
		2,5 ng/ml	5 ng/ml
HANSEN, 1974 [22]	55	91%	60%
WOOD, 1977 [56]	38	—	52%
FITZGERALD, 1978 [16]	90	83%	57%
	kein Pankreaskarzinom *n* (Patienten)	falsch positiv	
HANSEN, 1974 [22]	1425	10%	1%
WOOD, 1977 [56]	98	—	48%
FITZGERALD, 1978 [16]	37	37%	11%
	chronische Pankreatitis *n* (Patienten)	falsch positiv	
HANSEN, 1974 [22]	95	53%	22%

Tabelle 3. Alpha — Fetoprotein (AFP) beim Pankreaskarzinom

Autor	Pankreaskarzinom *n* (Patienten)	richtig positiv
WOOD, 1977 [56]	38	33%
FITZGERALD, 1978 [16]	70	6%
	kein Pankreaskarzinom *n* (Patienten)	falsch positiv
WOOD, 1977 [56]	—	29%
FITZGERALD, 1978 [16]	—	17%

Tabelle 4. Onkofetales Pankreasantigen (POA) beim Pankreaskarzinom

Autor	Pankreaskarzinom *n* (Patienten)	richtig positiv
WOOD, 1977 [56]	38	60%
	kein Pankreaskarzinom *n* (Patienten)	falsch positiv
WOOD, 1977 [56]	98	6%

Tabelle 5. Magen-Darm-Passage beim Pankraskarzinom

Autor	Pankreaskarzinom *n* (Patienten)	richtig positiv	
		Karzinom	path. Veränderungen
GUIEN, 1971 [20]	112	–	59%
BOCQUET, 1972 [11]	147 (Kopf)	–	85%
	53 (Körper und Schwanz)	–	42%

Tabelle 6. Angiografie beim Pankreaskarzinom

Autor	Pankreaskarzinom *n* (Patienten)		richtig positiv	
			Karzinom	path. Veränderungen
KARP 1980 [25]	23		91%	–
BOIJSEN, 1970 [12]	80		85%	–
LÖFFLER, 1972 [30]	40		–	92%
TYLEN, 1973 [51]	116		68%	80%
ANACKER, 1975 [1]	26		70%	92%
FITZGERALD 1978 [16]	73		60%	–
KLEMM, 1979 [27]	–	Durchmesser:		
		2 cm	50%	–
		2–5 cm	80%	–
		5 cm	90%	–
	kein Pankreaskarzinom n (Patienten)		falsch positiv Karzinom	
KARP, 1980 [25]	45		31%	

Tabelle 7. ERCP beim Pankreaskarzinom

Autor	Pankreaskarzinom *n* (Patienten)	richtig positiv	
		Karzinom	path. Veränderungen
OI, 1972 [40]	20	75%	–
ANACKER, 1975 [1]	30	–	96%
FITZGERALD, 1978 [16]	10	70%	–
ANACKER, 1981 [2]	107	88%	–

Tabelle 8. Computertomografie beim Pankreaskarzinom

Autor	Pankreaskarzinom *n* (Patienten)	richtig positiv	
		Karzinom	path. Veränderungen
BARKIN, 1977 [5]	33	82%	–
FITZGERALD, 1978 [16]	27	–	74%
WHALEN, 1979 [55]	–	88%	–
FIEGLER, 1980 [15] (Sammelstatistik)	64	81%	–
	kein Pankreaskarzinom *n* (Patienten)	falsch positiv	
WHALEN, 1979 [55]	–	8%	

Tabelle 9. Biopsie beim Pankreaskarzinom

Autor	Pankreaskarzinom n (Patienten)	richtig positiv
Forsgren, 1968 [17]	38	100%
Arnesjø, 1972 [3]	18	88%
Spohn, 1975 [49]	209	73%
	kein Pankreaskarzinom n (Patienten)	falsch positiv
Forsgren, 1968 [17]	12	8%
Arnesjø, 1972 [3]	7	0%
Spohn, 1975 [49]	—	—

Tabelle 10. Sonografie beim Pankreaskarzinom

Autor	Pankreaskarzinom n (Patienten)	richtig positiv	
		Karzinom	path. Veränderungen
Walls, 1975 [52]	28	—	82%
Weill, 1975 [54]	43	—	88%
Fitzgerald, 1978 [16]	17	41%	—
Lawson, 1978 [28]	57	—	93%
Lees, 1979 [29]	—	75%	—
Whalen, 1979 [55]	—	66%	—
Fiegler, 1980 [15] (Sammelstatistik)	64	52%	—
Karp, 1980 [25]	22	68%	—
	kein Pankreaskarzinom n (Patienten)	falsch positiv Karzinom	
Whalen, 1979 [55]	—	2%	
Karp, 1980 [25]	40	37%	

5.7. Zusammenfassung

Es kann eingeschätzt werden, daß ein einziges abbildendes Verfahren nicht alle Fragen der primären Diagnostik und der Stadieneinteilung (invasives Wachstum, Ausdehnung) als Grundlage für die Therapieentscheidung und das operative Vorgehen liefern kann, bzw. daß die Verknüpfung der Verfahren eine Erhöhung der Sicherheit bei der Beantwortung dieser Fragen bietet.
Die Situation bei der Diagnostik des Pankreaskarzinoms hat sich seit Mitte der 70er Jahre wesentlich verbessert, als nur die Angiografie und die Szintigrafie sowie einige indirekte Methoden zur Verfügung standen. Problematisch für die Patienten bleibt die Beschwerdearmut des Pankreaskarzinoms, die bei kleinen Tumoren vorhanden ist, so daß nach wie vor eine frühe Diagnostik und Therapie ein Wunsch bleiben.

6. Literatur

1. Anacker, H.: Angiographische Diagnostik. 26. Pankreas-Carcinom. Langenbecks Archiv Chir. **339** (1975), 239–245
2. Anacker, H.; H.-D. Weiss; B. Kramann et al.: Die Treffsicherheit der endoskopischen retrograden Pancreatico-Cholangiografie in der Diagnostik der Pankreaskrankheiten. Dt. med. Wschr. **106** (1981), 230–233
3. Arnesjø, B.; N. Stormby; M. Åkerman: Cytodiagnosis of pancreatic lesions by means of fine-needle biopsy during operation. Acta Chir. Scand. **138** (1972), 363–369
4. Bachrach, W. H.; J. W. Birsner; J. L. Izenstark, et al.: Pancreatic scanning: A review. Gastroenterol. **63** (1972), 890–910
5. Barkin, J.; D. Vining; A. Miale, jr.; et al.: Computerized tomography, diagnostic ultrasound, and radionuclide scanning. Comparison of efficacy in diagnosis of pancreatic carcinoma. J. Amer. Med. Assoc. **238** (1977), 2040–2042
6. Ben Porath, M.; G. Clayton; E. Kaplan: Selective visualization of the pancreas by subtractive double radioisotope scanning technique, Trans. Amer. Nucl. Soc. **9** (1966), 76
7. Bergeron, D. A.; J. M. Vogel: Dual isotope pancreatic imaging utilizing the ANGER camera and Tc^{99m} sulphur colloid. Amer. J. Roentgenol. **59** (1970), 764–768
8. Berndt, H.; E. Varadi: Neubildungen. Das Gesundheitswesen der Deutschen Demokratischen Republik. Akademie f. Ärztl. Fortbdg., Berlin, 1977 pp. 66, 70–79
9. Blau, M.: Biosynthesis of ^{75}Se-selenomethionine and ^{75}Se-selenocysteine. Biochim. Biophys. Acta **49** (1961), 389–390
10. Blau, M.; R. F. Manske; M. A. Bender: Clinical experience with ^{75}Se-selenomethionine for pancreas visualization. J. Nucl. Med. **3** (1962), 202
11. Bocquet, B.; M. Girard: Le cancer primitif du pancréas exocrine — Reflexions à la lumiére de 200 observations. Lyon Medical **227** (1972) 797–812
12. Boijson, E.: L'angiographie dans les pancréatopathies. Acta Gastroenterol. Belg. **33** (1970) 391–408
13. Cohn, I.: Cancer of the pancreas: Detection and diagnosis. Cancer **37** (1976) 582–588
14. Cubilla, A. L.; P. J. Fitzgerald: Morphological patterns of primary nonendocrine human pancreas carcinoma. Cancer Res. **35** (1975) 2234–2248
15. Fiegler, W.; O. H. Wegener; K. Hartmann: Computertomografie und Sonografie — Vergleichsstudie bei Erkrankungen des Oberbauches und des Retroperitonealraumes. Fortschr. Röntgenstr. **132** (1980), 262–271
16. Fitzgerald, P. J.; J. G. Fortner; R. C. Watson et al.: The value of diagnostic aids in detecting pancreas cancer. Cancer **41** (1978) 868–879
17. Forsgren, L.; K. Hansson; G. Lundh et al.: Pancreatic biopsy. Acta Chir. Scand. **134** (1968) 457–460.
18. Frantz, V. K.: Tumors of the pancreas. Ed. by Armed Forces Inst. of Path. Washington D.C., 1959
19. Frommhold, W.: 25. Pankreaskarzinom: Konventionelle Röntgendiagnostik. Langenbecks Arch. Chir. **339** (1975) 229–237
20. Guien, C.; R. Camatte: Valeur diagnostique et etude comparative des signes radiologiques des techniques standard dans les affections du pancréas. Acta gastroenterol. Belg. **34** (1971) 115–121
21. Haaga, J. R.; R. J. Alfidi; T. R. Havrilla et al.: Definitive role of CT Scanning of the pancreas Radiol. **124** (1977) 723–730
22. Hansen, H. J.; L. J. Snyder; P. Miller et al.: Human Pathology **5** (1974) 139–147
23. Herold, P.; S. Tanneberger, E. Varadi: Das Gesundheitswesen der Deutschen Demokratischen Republik. Akademie f. Ärztl. Fortbdg., Berlin, 1977
24. Hundeshagen, H.; H. Creutzig; H. Dopslaff: Doppelradionuklid Pankreasfunktionsszintigrafie mit einem Prozeßrechner. Radiol. Diagn. **12** (1971) 212–222
25. Karp, W.; A. Lunderquist; U. Tylen et al.: Angiography and ultrasound examination in the evaluation of pancreatic lesions. Acta Rad. Diagn. **21** (1980) 169–176

26. Keck, A.; H. Redetzki; H. Thiele et al.: Untersuchungen zur Morbidität in der DDR. VEB Verlag Volk und Gesundheit, Berlin, 1974, Tab. 101 und 102
27. Klemm, J.: Röntgenuntersuchung in der Pankreasdiagnostik. In: Chronische Pankreatitis und Pankreaskarzinom, Hrsg. Forell, Thieme Verl. Stuttgart, 1979, pp. 23–40
28. Lawson, T. L.: Sensitivity of ultrasonography in the detection of pancreatic disease. Radiology **128** (1978) 733–736
29. Lees, W. R.; A. G. Vallon; M. E. Denyer et al.: Prospective study of ultrasonography in chronic pancreatic disease. Brit. Med. J. (1979), 162
30. Loeffler, P.-G.; C. Schneider; H. P. Haug: Fortschritte in der Diagnostik der Pankreas durch Kombination der röntgenologischen und nuklearmedizinischen Untersuchungsmethoden. Fortschr. Röntgenstr. **117** (1972) 200–226
31. Mani, J. R.; F. F. Zboralske; A. R. Magilus: Carcinom of the body and tail of the pancreas. Amer. J. Roentgenol. **96** (1966) 429–446
32. Markwardt, J.: Pankreasszintigrafie mit der Szintillationskamera (vorläufige Ergebnisse). 7. Nuklearmedizinisches Symposion Reinhardsbrunn 1970, 139–144, Schriftenreihe Wissenschaftliche Tagungen in der DDR. Isocommerz GmbH, Berlin 1971
33. Markwardt, J.; G. Rosche; G. Nauber: Ein neues mathematisches Verfahren zur Elimination der Leber aus dem Pankreaszintigramm. 10. Nuklearmedizinisches Symposion Reinhardsbrunn 1973. Schriftenreihe Wissenschaftliche Tagungen in der DDR. Isocommerz GmbH Berlin, 1974, 6–12
34. Markwardt, J.: Pankreasszintigrafie (Monografie). Anwendung von Isotopen und Kernstrahlung in Wissenschaft und Technik. Isocommerz GmbH Berlin, 1977
35. McCready, V. R.; M. F. Cottral: Combined pancreas and liver scanning using a double isotope technique. Brit. J. Radiol. **44** (1971) 870–877
36. Nauber, G.; J. Markwardt; G. Rosche: Die Korrektur der Bilder der ANGER-Kamera (Teil II). Isotopenpraxis **9** (1973) 213–215
37. Pledger, R. A.; R. R. Bates; V. Saffiotti: Introductory lesson: N.C.I. pancreatic carcinogenesis programm. Cancer. Res. **35** (1975) 2226–2227
38. Powell, M. R.; A. Miale, jr.; H. O. Anger: Pancreas visualization with scintillation camera. J. Nucl. Med. **7** (1966) 372
39. Ogoshi, K.; M. Niwa; Y. Hara et al.: Endoscopic pancreatocholangiography in the evaluation of pancreatic and biliary disease. Gastroenterol. **64** (1973) 210–216
40. Oi, I.: Duodenoscopy during pancreatic diseases. Arch. Francais Mal. Dig., Paris **61** (1972) 349–354
41. Okuda, K.; N. Someya; A. Goto et al.: Endoscopic cholangio-pancreatography. Amer. Roentgenol. **67** (1973) 437–445
42. Ritzl, F.; Z. Szabo; G. Kloster et al.: Pancreas imaging in men with L-3-^{123}I-Alpha-Methylthyrosine. Eur. J. Nucl. Med. **6** (1981) A26
43. Rothe, R.: Computertomografie des Pankreas. In: Chronische Pankreatitis und Pankreaskarzinom, Thieme Verl. Stuttgart. Hrsg. Forell, 1979, 46–54
44. Schirmeister, J.; G. Krauth: 29. Klinik und internistische Diagnostik des Pankreas-Carcinoms. Langenbecks Arch. Chir. **339** (1975) 259–266
45. Schlick, U.: Über das Pankreaskarzinom. Dissertation Heidelberg 1969
46. Sheedy, P. F.; D. H. Stephans; R. R. Hattery et al.: Computed tomography in the evaluation of patients with suspected carcinoma of the pancreas. Radiology **124** (1977) 731–737
47. Sodee, D. G.: Pancreatic scanning. Geriatrics **22** (1967) 133
48. Sodee, D. B.; M. Razzak: Pancreatic scanning. Clinical Scintillator **11** (1967) 1–7
49. Spohn, K. et al.: Rundtischgespräch zum Thema Pankreaskarzinom. Langenbecks Arch. Chir. **339** (1975) 289–291
50. Syrota, A.; M. Crozel; J. Sastre et al.: Use of ^{11}C-Methionine as a marcer of exocrine pancreatic function. Eur. J. Nucl. Med. **4** (1979) 141
51. Tylen, U.: The Accuracy of angiography in the diagnosis of carcinoma of the pancreas. Acta Radiol. Diagn. **14** (1973) 449–466

52. Walls, W. J.; G. Gonzales; N. L. Martin et al.: B-scan ultrasound evaluation of the pancreas. Radiology **114** (1975) 127—134
53. Warren, K. W.; Dai Sun Choe; J. Plaza et al.: Results of radical resection of periampullary cancer. Ann. Surg. **181** (1975) 534—540
54. Weill, F.; J. R. Krähenbuhl; J. C. Becker et al.: Echo-tomography of the pancreas: A critical and comparative study. In: Efficiency and limits of radiologic examinations of the pancreas. Georg Thieme Verl. Stuttgart 1975, 253—263
55. Whalen, J. P.: Radiology of abdomen: Impact of new imaging methods. Amer. J. Roentgenol. **133** (1979) 585—618
56. Wood, R. A. B.; A. R. Moossa: The prospective evaluation of tumour-associated antigens for early diagnosis of pancreatic cancer. Brit. J. Surg. **64** (1977) 718—720

8. Die nuklearmedizinische Diagnostik von Nebennierentumoren

von H. DECKART

1. Einleitung

Im Gegensatz zu bildgebenden Verfahren, die allein über die Organmorphologie eine wenn auch detaillierte Information geben (Röntgen-Computertomografie, Ultraschalltomografie, Kernresonanzspintomografie), stellt die Nebennierenszintigrafie eine funktionsmorphologische Methode dar. Mit ihr wird neben einer Größen- und Lagebestimmung eine topografische Information über die funktionelle Aktivität und eine Abhängigkeit vom Regelkreis des Nebennierenrindengewebes gegeben. Wie bei der Schilddrüsendiagnostik können auch bei der Nebennierenszintigrafie hormonaktive Tumoren nachgewiesen werden. Deren biologische Dignität ist szintigrafisch allein aber nicht zu differenzieren. Deshalb werden in diesem Kapitel klinische Bedeutung und diagnostisches Vorgehen auch für gutartige hormonaktive Nebennierentumoren dargestellt.

1969 gelang es COUNSELL et al. [9] mit ^{131}J-Cholesterin die Nebenniere des Hundes darzustellen. In den folgenden Jahren erschienen zahlreiche Veröffentlichungen über klinische Ergebnisse mit der Nebennierenrindenszintigrafie aus dem Arbeitskreis um BEIERWALTES [2—5, 8]. Da Cholesterol Präkursor der in der Nebennierenrinde (NNR) statt-

findenden Steroidsynthese der wichtigsten Hormone Cortisol, Testosteron und Aldosteron ist, gelingt — ähnlich wie mit Radiojod in der Schilddrüsendiagnostik — nicht nur eine morphologische Organdarstellung im Sinne der statischen Szintigrafie, sondern gleichzeitig eine Information über den Funktionszustand des Organs und des hypothalamisch-hypophysär-suprarenalen Regelkreises, in den die NNR eingebunden ist.
Nach den bisherigen Erfahrungen steht der Informationsgewinn der NNR-Szintigrafie gegenüber den konventionellen Hormonbestimmungen und radiologischen Verfahren außer Zweifel. Um so erstaunlicher ist es, daß diese Methode in jüngsten Monographien, in endokrinologischen Übersichtsarbeiten keine Erwähnung findet und selbst im 1979 herausgegebenen Spezialband „Nuklearmedizin" des Handbuches der Radiologie nur am Rande erwähnt wird.
1979 führten Wieland u. a. [32] ^{131}J-meta-Jod-Benzylguanidin (^{131}J-MJBG) ein, das wahrscheinlich die Synthese adrenerger Substanzen auf der Stufe des Noradrenalins blockiert. Es reichert sich in chromaffinem, katecholaminproduzierendem Gewebe von NNM-Tumoren (Phäochromozytom) und Neuroblastomen an [34, 35].

2. Hormontestverfahren

Die Funktionsdiagnostik des Hypothalamus-HVL-NNR-Systems hat durch Einführung radioimmunologischer Hormonbestimmungsverfahren einen subtileren Einblick erfahren: einmal durch seine um mehrere Zehnerpotenzen höhere Empfindlichkeit verglichen zu konventionellen Hormonkonzentrationsbestimmungen (z. B. der 17-Ketosteroide im Urin), vor allem aber dadurch, daß eine Reihe von Hormonen erstmals

Tabelle 1. Differentialdiagnostische Hormonparameter zur Analyse der Cushing-Formen

Klinik	Plasma-Spiegel				Harnsteroide		Funktionsteste		
	Cortisol		Androgene	ACTH	freies Cortisol	17-Ketosteroide	Dexamethason Suppr.-test	Metopirontest	ACTH-Stimulationstest
	Basalwert	Tagesrhythmus							
normal	normal	vorhanden	normal	normal	normal	normal	positiv	positiv	positiv
Hyperfunktions-Cushing	erhöht	aufgehoben	normal	erhöht	erhöht	erhöht	schwach positiv	positiv	positiv
NNR-Adenom	erhöht	aufgehoben	normal	vermindert	erhöht	erhöht	negativ	negativ*	negativ
NNR-Karzinom	stark erhöht	aufgehoben	erhöht	vermindert	stark erhöht**	stark erhöht**	negativ	negativ	negativ
Ektopische paraneoplastische ACTH-Produktion	stark erhöht	aufgehoben	normal	erhöht	erhöht	erhöht	schwach positiv	negativ unsicher	negativ
	normal	vorhanden	normal	normal	normal	normal	positiv	positiv	positiv

* evtl. pos. mit hoher Dosis
** 17-Oxy-Steroide stark erhöht

direkt und quantitativ meßbar wurde, soweit sie nicht vorher nur auf Umwegen über biologische Testverfahren aus Wirkungen am Tier qualitativ abschätzbar waren (Renin, Angiotensin, Aldosteron, Testosteron u. a. [10]).

3. Radiopharmaka zur Szintigrafie

In den ersten Jahren fand 19-^{131}J-Cholesterol (19-Jod-cholest-5en-β-ol) Anwendung. Das Präparat war in vivo und in vitro relativ instabil [18]. Ende der siebziger Jahre wurde es ersetzt durch ^{131}J- oder ^{75}Se-markiertes 6-Methyl-Norcholesterol (6β-jod-methyl-19-norcholest-5(10)en-β-ol) als Adosterol^{R} (^{131}J; Byck-Mallinckrodt) bzw. Szintadren^{R} (^{75}Se; Amersham) im Handel, das schneller vom NNR-Gewebe aufgenommen wird und stabiler ist [15, 27, 28]. Dosierung für Erwachsene: 55,5 MBq (1,5 mCi) ^{131}J-Adosterol^{R} bzw. 11,1 MBq (0,3 mCi) ^{75}Se-Szintadren^{R}. Während einige Untersucher das ^{131}J-Präparat wegen möglicher kurzfristiger Wiederholung z. B. einer Funktionsprüfung mit ACTH oder Dexamethason bevorzugen, sehen andere mehr Vorteile im Szintadren^{R}: günstigere Lagerungsbedingungen (längere physikalische Halbwertszeit des ^{75}Se), niedrigere β-Absorptionsdosis (7% gegenüber ^{131}J), höhere Photonenausbeute (1,74 Photonen/Zerfall gegenüber 0,92 beim ^{131}J). Die einer Erstuntersuchung nicht anschließbare Zweitszintigrafie ist sicher ein Nachteil des ^{75}Se-Präparates.
Zur szintigrafischen Darstellung von Nebennierenmarktumoren dient ^{123}J- bzw. ^{131}J-meta-Benzylguanidin. Dosierung für Erwachsene: 11,1 MBq (0,3 mCi), sehr langsam (5 Minuten) i.v. injizieren.

3.1. *Untersuchungstechnik*

Bei dem Einsatz des ^{131}J-Präparates ist eine wirksame Schilddrüsenblockade unbedingt notwendig: 4 Stunden vor der Applikation des Radiopharmakons wird i. v. eine Ampulle Intrajod^{R} injiziert, danach ist eine tägliche Einnahme von 500 mg Perchlorat über 10 bis 14 Tage zu gewährleisten. Markierte Cholesterolderivate werden über Leber und Galle in den Darm ausgeschieden. Eine NN-Szintigrafie ist wegen der Radioaktivität in den Nachbarorganen erst vom 5. Tag (frühestens 3. Tag) nach der Injektion sinnvoll. Auf die Darmentleerung mit Laxantien ist zu achten. Die Szintigrafie von posterior mit Scanner (Fokus-Ebene beachten!) oder Kamera sollte mehrmals in den nächsten 4 bis 5 Tagen erfolgen, um reproduzierbare Befunde zu erhalten, ergänzt durch Impulsratenmessungen über den Nebennieren (mit Scanner Impulssummation, mit Kamera auf Flächen bezogen mittels ROI-Technik). Bei der quantitativen Auswertung ist eine Untergrund- und Tiefenkorrektur der Nebenniere erforderlich (s. u.).
Topografische Markierungen z. B. der Wirbelkörper und zusätzliche statische Nierenszintigrafie sind selten erforderlich.
Funktionsprüfung nach Hormonvorbelastung vor NNR-Zweitszintigrafie: 3 bis 4 Tage vor Injektion des ^{131}J-Adosterol^{R} täglich 6 mg Dexamethason oder 2 Ampullen Synacthen^{R} (Depot-ACTH) weitergeben bis zum Ende der Untersuchung.

3.2. *Dosimetrie* (Tab. 2)

Die hohe Strahlenbelastung der Schilddrüse durch das ^{131}J-Präparat erfordert eine konsequent durchzuführende Jodblockade der Schilddrüse. Wegen relativ hoher Nebennierenbelastung wird eine strenge Indikation durch Hormonbestimmungen empfohlen.

Tabelle 2. Ganzkörper- und Organbelastung durch ^{131}J- bzw. ^{75}Se-Methyl-Norcholesterol [7, 20, 33]

	^{131}J		^{75}Se	
	6-Methyl-Norcholesterol		6-Methyl-Norcholesterol	
	mGy/MBq	(rad/mCi)	mGy/MBq	(rad/mCi)
Ganzkörper	0,1–0,4	0,5–1,5	1,1	4,1
Nebennieren	2,7–20,3	10–75*	75,0	277,5
Schilddrüse	10,8–16,2	40–60	0,9	3,3
Leber	0,8–1,2	3,0–4,5	2,6	9,6
Nieren	0,3–0,5	1,0–2,0	2,3	8,5
Darmtrakt	0,3–0,5	1,0–2,0	1,4	5,2
Testis	1,1–1,6	4,0–6,0	0,9	3,3
Ovar	0,8–1,9	3,0–7,0	1,3	4,8

*) bei Cushing 20,3–40,5 mGy/MBq (75–150 ad/mCi)

Geringere Strahlenbelastung wird durch Einsatz neuer Radiopharmaka (Antimetaboliten Enzym-Inhibitoren, ^{123}J-markierte Verbindungen) versucht bei gleichguter Darstellung (noch im Experiment [4, 5]).

3.3. *Normalbefund* (Abb. 1)

NNR-Radiopharmaka: Wegen der unterschiedlichen Konfiguration beider Nebennieren, der kompakten dreieckförmigen rechten, der flacher auf dem oberen Nierenpol gelegenen halbmondförmigen linken und Seitendifferenzen in der Lage zur Niere kommt es

Normalbefund

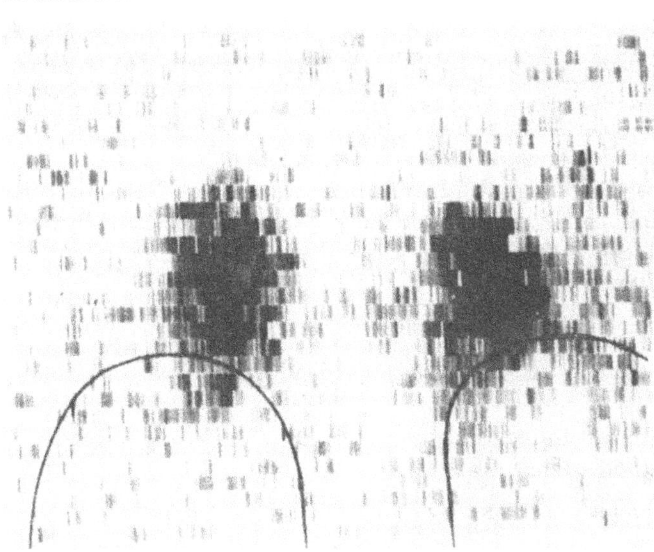

Abb. 1. Normal große (2,5 × 3,5 cm) Nebennieren, homogen speichernd. ^{131}J-Adosterol^{R}. Nierenkonturen aus dem statischen Szintigramm übertragen.

physiologisch zu Seitenunterschieden bei der Aktivitätskonzentration in den Nebennieren (NNR), die zu unterschiedlichen Darstellungen im Szintigramm führen und dadurch auch zu Fehldeutungen Anlaß geben. Eine scheinbar höhere Aktivität wird rechts in zwei Drittel der Fälle gegenüber links beobachtet [12, 14]. Eine zusätzliche Aufnahme von anterior kann eine Beurteilung der Intensitätsunterschiede im posterioren Scan aufklären, während eine seitliche Aufnahme durch Aktivitätseinstrahlung von der Leber schwieriger zur Tiefenkorrektur bei quantitativen Uptake-Messungen einzusetzen ist. Da das Präparat biliär eliminiert wird, kann eine Anreicherung in der Gallenblase auf Frühaufnahmen, insbesondere bei Cholostase bis zum 3. Tag beobachtet werden (evtl. Kontrolle nach Gallenblasen-Kontraktionsreiz), die nicht fehlinterpretiert werden darf [6, 16].

Die normale Nebennierengröße liegt bei 2—3 cm × 3—4 cm entsprechend einem Organgewicht von 3 bis 5 g. Quantitative Speicherungsmessungen: 0,1—0,4% der Testdosis. Das Verhältnis der Speicherungsrate der rechten zur linken Nebenniere bewegt sich zwischen 0,9—1,2 [7, 21, 25, 26].

NNM-Radiopharmakon: ^{131}J-MJBG, in normalem NNM-Gewebe keine Anreicherung. Physiologische Anreicherung am ersten Tag in Speicheldrüsen, Leber, Milz, Harnblase.

3.4. *Differentialdiagnostik pathologischer Nebennierenrinden-Speichermuster* (Tab. 3)

Vergrößerung beider Nebennieren: NNR-Hyperplasie bei erhöhter hypophysärer Stimulation (ACTH-Exzeß), bei Hypercortisolismus (Cushing-Syndrom); congenitales adrenogenitales Syndrom (AGS), bei idiopathischem Hyperaldosteronismus.

Einseitig vergrößerte, intensiv speichernde Nebenniere: asymmetrische NNR-Hyperplasie, kompensiertes NNR-Adenom (Conn-Syndrom); NNR-Adenom oder -Karzinom bei Cushing-Syndrom oder AGS.

Einseitige normal große NNR-Darstellung: gleiche Ursachen wie bei einseitig vergrößerter bzw. sezernierender NN; außerdem nach einseitiger Adrenalektomie.

Einseitig verkleinerte, schwach speichernde Nebenniere: hormonelle Suppression durch gesteigert Glukokortokoid- bzw. Aldosteron-sezernierendes Adenom/Karzinom der Gegenseite; Destruktion (z. B. Tuberkulose); evtl. mit Speicherdefekt bei Nebennierenzyste, NN-Metastase oder nicht Cholesterin speicherndem Nebennierenmarktumor. Zur Differentialdiagnostik ACTH-Test s. u.

Keine Nebennierenspeicherung: HVL-Insuffizienz, primäre NNR-Insuffizienz; Suppression durch Glukokortikoid-sezernierenden paraneoplastischen Prozeß außerhalb der NN oder durch Steroidbehandlung; Destruktion durch Entzündung oder Tumor; nach bilateraler Adrenalektomie.

3.5. *Indikation zur Nebennierenrinden-Szintigrafie*

Die NNR-Szintigrafie hat in der Erkennung und Differenzierung folgender Krankheitsbilder große Bedeutung erlangt (Tab. 3):

1. primärer Aldosteronismus (Conn-Syndrom)
2. Cushing-Syndrom
3. Nachweis von NNR-Regenerat nach Adrenalektomie
4. erworbenes adrenogenitales Syndrom (meist durch NNR-Tumor bedingt)

5. Nachweis der NNR-Funktionsfähigkeit nach langdauernder Kortikosteroidbehandlung, evtl. nach ACTH-Gabe
6. NNR-Karzinom, Nachweis von speichernden Karzinom-Metastasen
7. keine oder unsichere Diagnose von Nebennierenmarktumoren.

Um die diagnostischen Besonderheiten der Nebennierentumoren zu verstehen, seien kurz die Grundlagen der Nebennieren-Pathophysiologie repetiert: Die NNR besteht aus drei Zonen, von denen drei Hormongruppen gebildet werden (Abb. 2): in der äußeren Zona glomerulosa wird das den Elektrolythaushalt regulierende Aldosteron produziert, während die Zona fasciculata in der mittleren Schicht vorwiegend Glukokortikoide (Cortisol) und die Zona reticularis Androgene bildet und sezerniert. Entwicklungsgeschichtlich stammt die NNR wie die Gonaden aus dorsalem mesodermalem Coelom-

Tabelle 3. Differentialdiagnostik NNR-szintigrafischer Befundkonstellation (AGS — adrenogenitales Syndrom)

Szintigrafischer Befund	Klinisches Bild	ACTH-Stimulations-Test	Dexamethason-Suppressions-Test
Symmetrische Hyperplasie	Cushing-Syndrom (ACTH-Exzeß) Sek./idiopath. Hyperaldosteronismus	/	negativ
Asymmetrische Hyperplasie	Sek./idiopath. Hyperaldosteronismus	/	negativ
Einseitige NN-Vergrößerung, fehlende Speicherung der Gegenseite	1. NNR-Adenom: prim. Hyperaldosteronismus (Conn); Cushing-Syndrom mit Suppression der Gegenseite	/	positiv
	2. NNR-Karzinom: Cushing; erworb. AGS	pos. oder schwach pos.	positiv
	3. Einseitige Hyperplasie bei Zerstörung der Gegenseite (Tumor, chron. Entzündung, Tbk)	/	/
	4. Zustand nach Adrenalektomie unilat.	/	/
Einseitige Vergrößerung, schwache Speicherung der Gegenseite	wie 1. und 2. bei einseitiger Vergrößerung mit fehlender Speicherung der Gegenseite		
Keine Darstellung beider Nebennieren	1. HVL-Insuffizienz mit ACTH-Mangel	positiv	
	2. Primäre NNR-Insuffizienz	/	
	3. NNR-Suppression durch Kortikosteroidbehandlung	positiv	
	4. NNR-Karzinom, undifferenziert Karzinom unter DDD*-Behandlung		
Heterotopes NNR-Gewebe	1. Anlagebedingte Dystopie 2. NNR-Karzinom-Metastase 3. Rezidiv nach Adrenalektomie		
Speicherdefekt	1. NNR-Zyste 2. NN-Mark-Tumor (Phäochromozytom) Klärung durch Angiografie erforderl.		

* DDD ist Zytostatikum

epithel, weshalb es zum Einschluß von gonadalen Stammzellen ins Nebennierengewebe kommt, aus denen sich Androgen- bzw. Oestrogen-produzierende Tumoren entwickeln können. Die Regulation der NNR-Sekretion unterliegt einem hypophysär-dienzephalen Regelkreis mit negativem Rückkopplungsmechanismus, der auch im diagnostischen Regime (Funktionsteste s. u.) der NNR-Szintigraphie Bedeutung gewinnt.

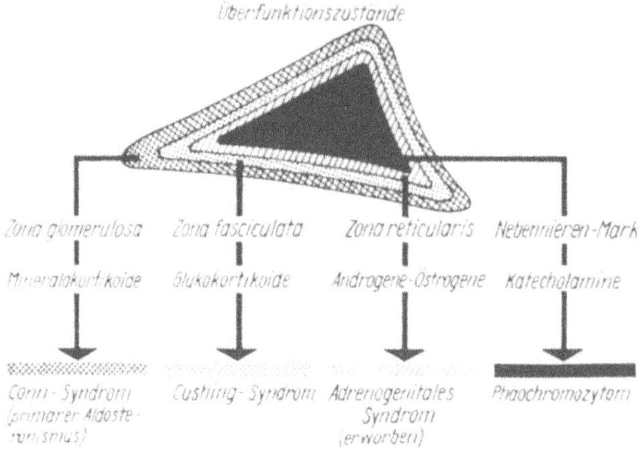

Abb. 2. Schematische Darstellung von Überfunktionszuständen der Nebenniere (vgl. Text, nach [19]).

3.6. *Funktionsprüfungen des Regelkreises* (Abb. 3)

Sowohl in Verbindung mit Hormonbestimmungen wie mit der NNR-Szintigrafie werden Stimulations- und Suppressionsteste eingesetzt, denen folgender Wirkungsmechanismus zugrunde liegt:

1. **ACTH-Stimulationstest:** Injektion synthetisierten ACTH's (Synacthen[R]) führt beim Gesunden zur erhöhten Cortisol-Sekretion der NNR (eingesetzt u. a. zur Differentialdiagnostik der NNR-Insuffizienz). Bei fehlender NN-Darstellung im Szintigramm kann der Test zur Prüfung des Vorhandenseins und der Funktionsfähigkeit von NN oder NN-Restgewebe, zum Nachweis einer passageren endogenen Suppression vor der Wiederholungsszintigrafie eingesetzt werden (1 mg Depot-ACTH i.m. 3 Tage vor Applikation des Radiopharmakons täglich bis zum Ende der szintigrafischen Untersuchung).
2. **Metopiron-Test** zur Prüfung der hypophysären ACTH-Reserve: Metopiron[R] hemmt die Cortisol-Synthese. Die normale Hypophyse bildet und sezerniert daraufhin vermehrt ACTH, gemessen im ACTH-RIA (eingesetzt zur Differentialdiagnostik der Cushing-Formen, s. Tab. 3).
3. **Dexamethason-Suppressionstest:** Das synthetische Glukokortokoid unterdrückt normalerweise die endogene Cortisolbildung. Bei autonomer, dem Regelkreis nicht unterliegender Cortisolbildung in einem NNR-Tumor, gelingt die Suppression nicht. Das Verfahren wird zum Nachweis von Cushing- bzw. Conn-Syndrom mit quantitativer Bestimmung von Plasmacortisol- bzw. 17-Ketosteroidausscheidung im Urin wie bei der Funktionsszintigrafie eingesetzt (s. Tab. 3 und Abb. 4—6; 6 mg Dexamethason pro Tag im gleichen Zeitraum wie beim ACTH-Test).

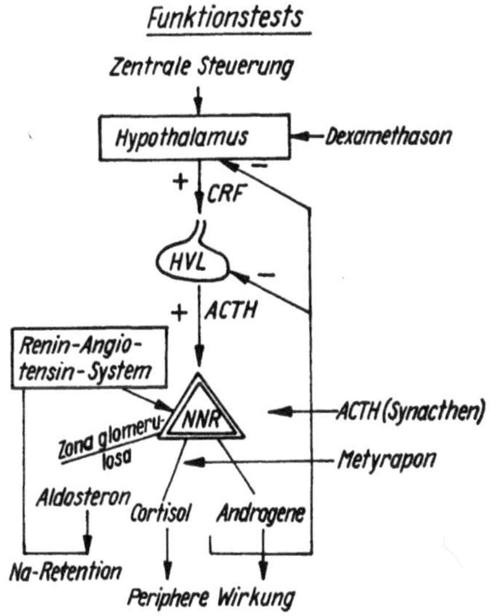

Abb. 3. NNR-HVL-Hypothalamus-Regelkreis
Metyrapon = Metopiron

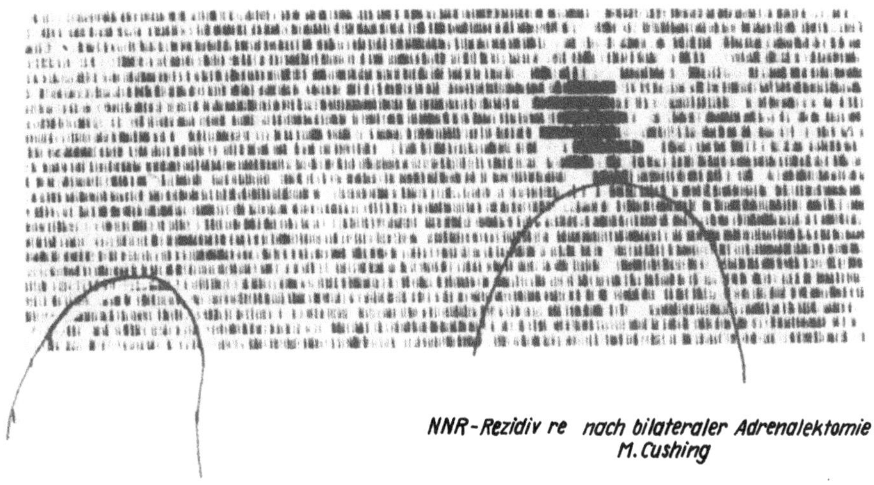

Abb. 4. 43j. Frau, vor 3 Jahren bilaterale Adrenalektomie (histolog. NNR-Hyperplasie) wegen eines Hyperfunktions-CUSHING. Im ^{131}J-Adosterol-Scan 3,5 cm × 5,0 cm großes Rezidiv re., das klinisch vermutet wurde.

4. Nebennierenrindentumoren

4.1. Das CUSHING-Syndrom

Es ist Folge einer vermehrten Sekretion vorwiegend von Glukokortikoiden, weniger ausgeprägt auch von Mineralokortikoiden und anderen Hormonen. Die Ursachen dieser Hormonüberproduktion sind:

a) Störung des Regelkreises mit verminderter Ansprechbarkeit des Hypothalamus auf physiologische Hormonblutspiegelschwankungen gefolgt von erhöhter ACTH-Sekretion, Entwicklung einer NNR-Hyperplasie mit erhöhter Cortisol-Sekretion.

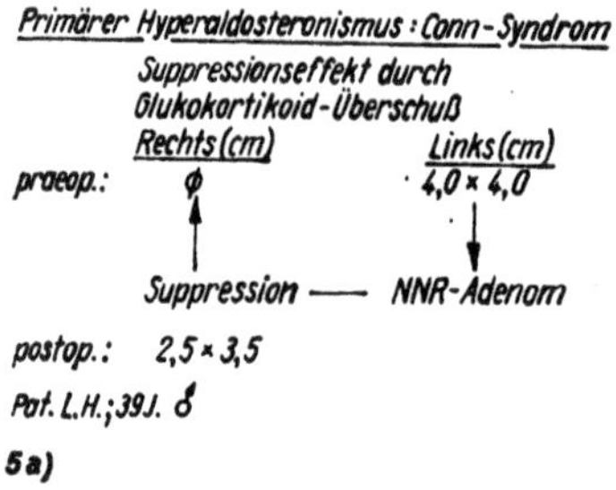

5a)

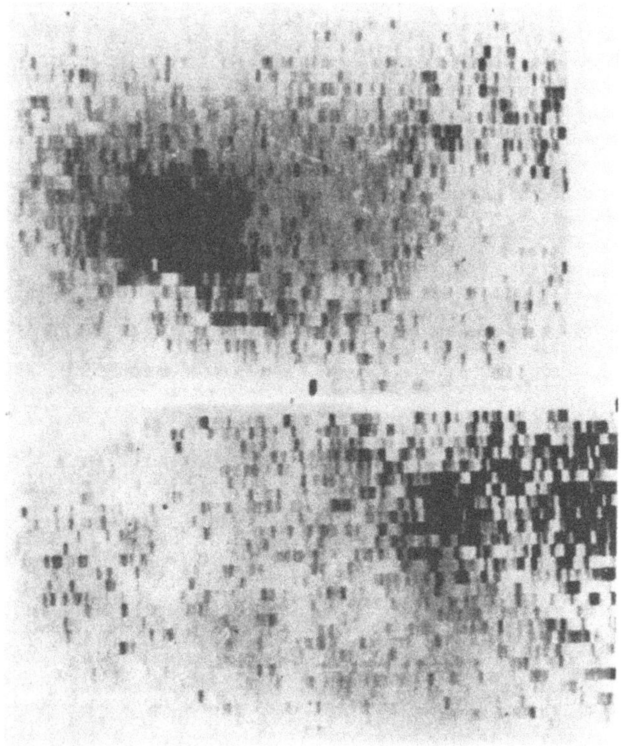

5b)

5c)

Abb. 5 Dekompensiertes Nebennierenrinden-Adenom. Schema 5a, praeoperativ (5b, oben), postoperativ (5c, unten).

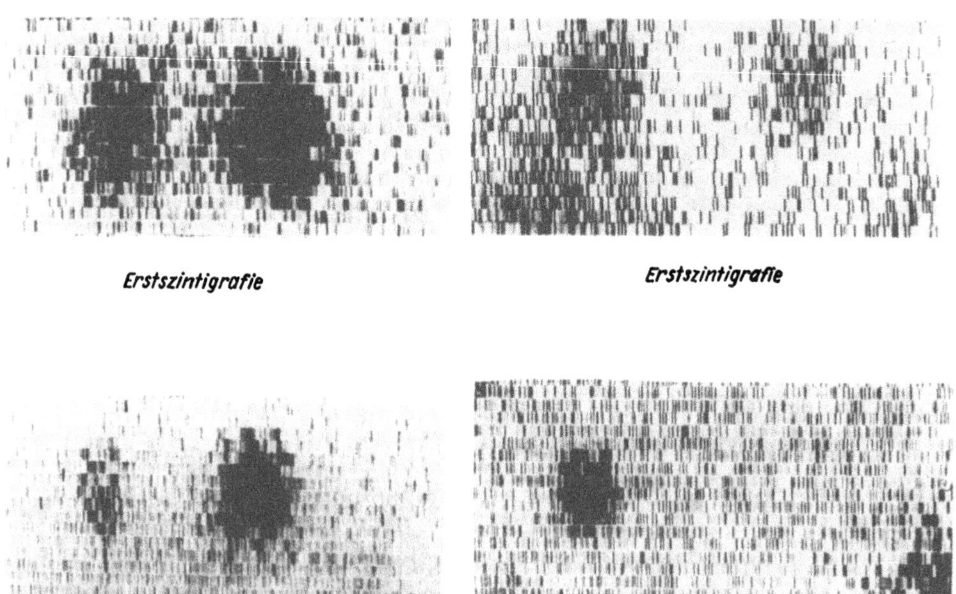

a) b)

Abb. 6. Kompensiertes Nebennierenrinden-Adenom re. (6a), Kompensiertes Nebennierenrinden-Adenom li. (6b), vor und nach Dexamethasonbelastung.

Diese ist durch Dexamethason nicht oder nur in hohen Dosen supprimierbar (Abb. 8): sog. Hyperfunktions-CUSHING. Vorkommen überwiegend bei Frauen im 4. bis 5. Lebensjahrzehnt, häufigste CUSHING-Form.

b) NNR-Adenom oder differenziertes organoides bzw. entdifferenziertes Karzinom mit erhöhter Sekretion. Hierbei ist der Regelkreis intakt: niedriger ACTH-Blutspiegel im Gegensatz zu a). In etwa einem Drittel der CUSHING-Fälle entsteht sowohl auf der ipsilateralen Adenomumgebung als auch auf der Gegenseite eine Rindenhyperplasie.

c) Erhöhte ACTH-Bildung und -Sekretion durch Tumoren (Bronchial-Karzinom, Pankreasneoplasma u. a.) mit Dauerreiz der NN-Rinde, sog. paraneoplastische ACTH-Bildung: vermehrte Cortisolproduktion, Rindenhyperplasie, Störung des Regelkreises mit Ausbleiben der Dexamethason-Supprimierbarkeit.

Unter 23 in unserer Klinik untersuchten CUSHING-Patienten waren 19 mit Hyperfunktions-CUSHING, davon 7 postoperative Rezidive nach beiderseitiger Adrenalektomie und 4 durch differenzierte NNR-Karzinome hervorgerufen (Abb. 4 und 10).

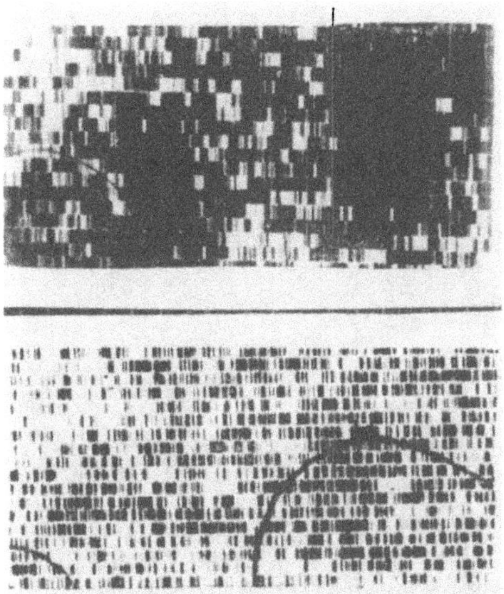

7a) oben, 7c) unten

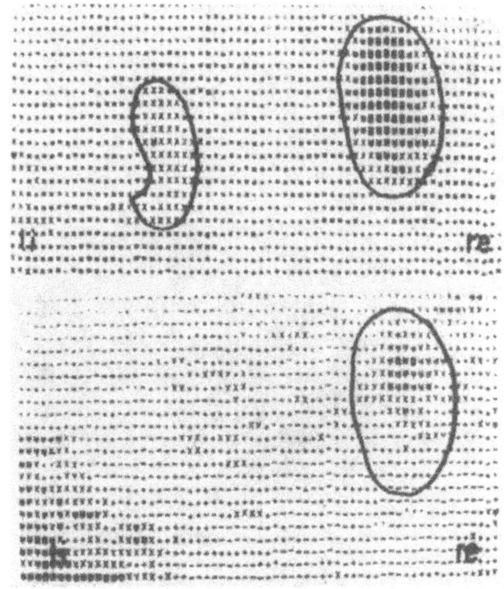

7b) oben, 7d) unten

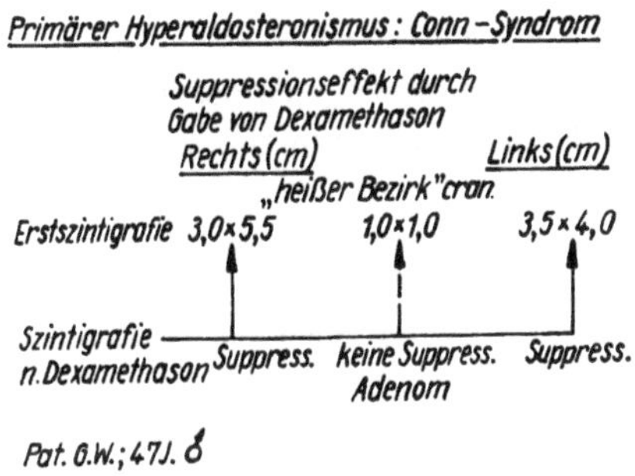

7e)

Abb. 7. Kompensiertes Mikroadenom re. vor (7a, b) und nach Dexamethason-Funktionsszintigrafie, (7c, d) erst durch Computerszintigrafie (7b, d) gesichert; vgl. Schema (7e)

Klinische Symptomatik: Die gesteigerte Glukokortikoidwirkung führt zur erhöhten Glukoneogenese aus Körpereiweiß. Der Eiweißverlust führt zu Muskelschwund (Müdigkeit, Leistungsinsuffizienz), zum Verlust elastischer Fasern (Striae rubrae der Bauchhaut, Echymosen), zu Osteoporose (Rückenschmerzen), die Hyperglykämie erzeugt eine diabetische Stoffwechsellage und führt zu Hyperlipidämie, Hypercholesterinämie, Gefäßsklerose, zu Fetteinlagerung (Stammfettsucht, Büffelhöcker im Nacken, Vollmondgesicht). Kaliumverlust, Natriumretention und Hypertonie sind Folge gesteigerter Mineralokortikoidwirkung, während die überschießende Androgenproduktion zu Akne und Keratose, Hirsutismus und Amenorrhoe führen.

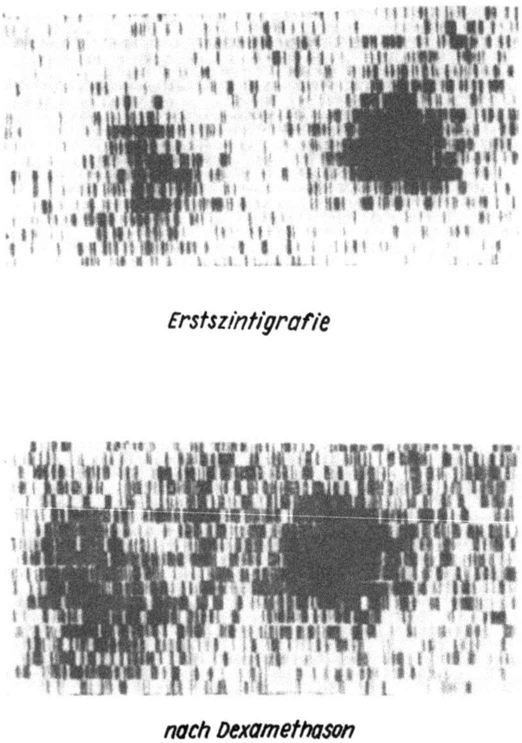

Abb. 8. NNR-Hyperplasie beiderseits, Dexamethason-Test negativ. Klinisch idiopathischer Hyperaldosteronismus.

Diagnostik: Die Differentialdiagnose der CUSHING-Genese ist für das therapeutische Vorgehen von Bedeutung: Tumornachweis und Seitenlokalisation vor Tumorentfernung; durch Schonung der gesunden Nebenniere kann der Patient vollständig geheilt werden. Beim Hyperfunktions-CUSHING wird heute die beiderseitige Adrenalektomie als Therapie der Wahl durchgeführt, die dennoch häufig vom CUSHING-Rezidiv gefolgt sein kann. Die Szintigrafie kann Größe und Lokalisation von NNR-Gewebsregenerat nachweisen. Erneute Erhöhung der Hormonwerte sichert das Rezidiv; danach Wiederholungsszintigrafie als Voraussetzung einer operativen Nachresektion (Abb. 4).
Hormonuntersuchung: Die in Tabelle 1 angegebenen Befundkonstellationen können für die Differentialdiagnostik nur einen Hinweis geben; häufig liegen unsichere Grenz-

situationen vor. Es ist bekannt, daß die Differenzierung der Ursache des CUSHING-Syndroms auch bei Vorliegen hoher Plasmacortisolwerte oft erst während einer Laparotomie gelang. Deshalb muß die topografische Funktionsszintigrafie die Untersuchung ergänzen. Die quantitative Speicherungsmessung ist dabei hilfreich und gibt, ähnlich wie der Radiojodtest bei der Schilddrüsenüberfunktion, einen Hinweis für eine gesteigerte Aufnahme: bei beiden CUSHING-Formen werden Aufnahmen von 0,5 bis 1,5% der Testdosis des verabreichten Radiopharmakons nachgewiesen (normal 0,1 bis 0,4%) [7, 25, 26]. Eine Differenzierung zwischen Adenom und hyperplastischem NNR-Regeneratgewebe gelingt szintigrafisch nicht.

4.2. *Hyperaldosteronismus*

Er ist Folge einer vermehrten Produktion und Sekretion des Mineralokortikoids Aldosteron. Als Ursache unterscheidet man eine NNR-Hyperplasie (s. u.) und ein NNR Adenom. Die NNR-Adenombildung (sog. Aldosteronom) wird als primärer Hyperaldosteronismus oder als CONN-Syndrom (nach der ersten Mitteilung von CONN und LOUIS-1956 [8]) bezeichnet. Die Adenome kommen überwiegend solitär und bevorzugt linksseitig vor; sie sind oft sehr klein (nur 1—2 cm Durchmesser) und ohne Vordiagnostik selbst intraoperativ nicht sicher tastbar; relativ avaskulär sind sie angiografisch nur mit der selektiven adrenalen Venografie darstellbar. Ihre diagnostische Treffsicherheit entspricht der des nichtinvasiven NNR-Szintigramms. Die erhöhte Aldosteronproduktion führt über die Beeinflussung der Elektrolytregulation zur Entgleisung des Mineralhaushaltes (Hypokaliämie, Muskelschwäche), zur Erniedrigung des Renin-Plasmaspiegels und zum Hochdruck (sog. „lowreninhypertony"). Befallen sind etwa 2 bis 3% der Hypertoniker; Vorkommen überwiegend bei Frauen im 3. bis 5. Lebensjahrzehnt.
Diagnostik gesichert durch 1. erhöhten Aldosteron-Plasmaspiegel und 2. niedrigen Reninplasmaspiegel unter normaler Kochsalzzufuhr, einer Hypokaliämie und erniedrigter Ganzkörperkaliumkonzentration bei Ausschluß einer medikamentös bedingten, renal (Tubulopathie) bzw. enteral (Durchfälle, Laxantien) bedingten Hypokaliämie bei Hypernatriämie und metabolischer Alkalose. Die Cortisolproduktion ist normal.
Differentialdiagnostisch ist der sekundäre Aldosteronismus abzugrenzen, bei dem kein NNR-Tumor, sondern eine bilaterale NNR-Hyperplasie gefunden wird, und der idiopathische Aldosteronismus, der das Vollbild des M. CONN aufweist: die erhöhte Aldosteronproduktion (ebenfalls erhöhter Plasmaspiegel) ist Folge gesteigerter Aktivität des Renin-Angiotensin-Systems und keine Erkrankung der NNR oder des Endokriniums. Diese führt zu einer bilateralen NNR-Hyperplasie. Sie kommt vor im Zusammenhang mit kardialen, renalen oder hepatischen Erkrankungen (Herzinsuffizienz, idiopathisches Ödem, Nephrose, Leberzirrhose), wobei die Aldosteronerhöhung und vermehrte Reninbildung ein Anpassungsvorgang der Peripherie auf eine Hypovolämie ist; weiterhin bei gestörter Nierendurchblutung (z. B. Nierenarterienstenose), ebenfalls gefolgt von erhöhter Reninsekretion. Seltener kommen als Ursache der sog. primäre Renismus durch Renin-produzierende Nierentumoren (Reninom) und das BARTTER-Syndrom (Reninüberproduktion bei Hyperplasie des juxtaglomerulären Apparates bei Unempfindlichkeit der Gefäßwandmuskulatur auf Angiotensin) vor.
Die Differenzierung beider Formen ist wie beim CUSHING-Syndrom aus therapeutischen Konsequenzen wichtig (Abb. 5—8). Beim CONN-Syndrom verhilft die Adenomentfernung bzw. einseitige Adrenalektomie zur Heilung, sofern der Hochdruck nicht

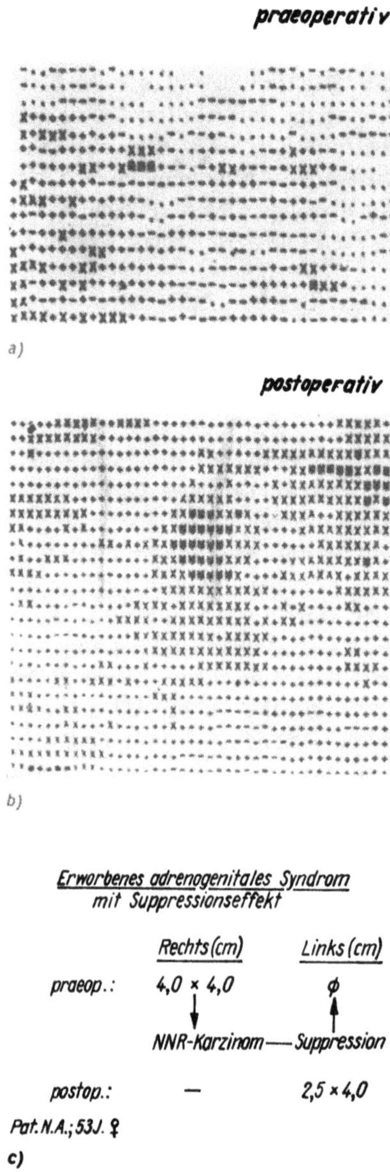
praeoperativ
a)
postoperativ
b)
Erworbenes adrenogenitales Syndrom
mit Suppressionseffekt
Rechts (cm)
Links (cm)
praeop.:
4,0 × 4,0
ϕ
NNR-Karzinom — Suppression
postop.:
–
2,5 × 4,0
Pat. N.A.; 53 J. ♀
c)

Abb. 9. NNR-Karzinom mit hormoneller Suppression der Gegenseite.
Oben (a): präoperativ; unten (b): postoperativ Computerszintigrafie.

bereits fixiert ist. Beim sekundären bzw. idiopathischen Aldosteronismus wird eine medikamentöse Behandlung mit dem Aldosteron-Antagonisten Spironolaktone[R] erforderlich.

Unter 38 Patienten unseres Krankengutes mit Hyperaldosteronismus fanden sich 10 einseitige NNR-Adenome (Conn), dekompensiert (1), kompensiert (8) bzw. mit kompensiertem Mikroadenom (1) (vgl. Abb. 5–7). Bei 16 Patienten mit beiderseitiger NNR-Hyperplasie im negativen Dexamethasontest (idiopathische Form, vgl. Abb. 8): 18 Verdachtsfälle zeigten normal große Nebennieren. Differentialdiagnostisch kommt dabei eine zum Mark gerichtete Rindenverbreiterung in Betracht, die sich szintigrafisch nicht nachweisen läßt.

4.3. *Das adrenogenitale Syndrom* (*AGS*)

Es ist Folge einer vermehrten Androgenbildung der NNR. Die häufigste, in Kindheit und Pubertät auftretende Form ist durch eine angeborene, autosomal rezessive Androgen-Synthesestörung infolge von Enzymdefekten verursacht. Die hier interessierende erworbene Form im Pubertäts- oder Erwachsenenalter beruht auf einem Androgen-, (seltener Androgen- und Oestrogen-) produzierenden NNR-Tumor, meistens ein Karzinom mit Tendenz zur Frühmetastasierung. Vorkommen bei Frauen häufiger als bei Männern.

Klinische Symptomatik: Bei der erworbenen Form ist bei Auftreten im Kindesalter das Genitale meist normal entwickelt, im Erwachsenenalter Zeichen der Virilisierung (männliche Kopf- und Körperbehaarung, Akne, tiefe Stimme, sekundäre Hypo- oder Amenorrhoe, Klitorishypertrophie) oder nur Hirsutismus (d. h. männliche Behaarung bei Frauen, übrige Zeichen der Virilisierung fehlen). Diese beiden Formen sind durch erhöhte Androgenproduktion hervorgerufen (erhöhter Testosteronspiegel im Plasma, erhöhte 17-Ketosteroid- und/oder Dehydroepiandrosteronausscheidung im Urin); ACTH- und Dexamethason-Teste können positiv oder negativ sein. Bei Männern auftretende Gynäkomastie und Hodenatrophie kann u. a. Folge der sehr seltenen Oestrogen-produzierenden NNR-Tumoren sein (erhöhte Oestrogenspiegel im Plasma, erhöhte Oestrogenausscheidung im Urin). Das AGS kommt häufig kombiniert mit einem Cushing-Syndrom vor.

In unserem Untersuchungsgut wiesen 10 Patienten ein AGS auf: 7 Frauen hatten einen Androgenüberschuß mit komplexer Virilisierungssymptomatik bzw. Hirsutismus. Szintigrafisch konnte als morphologisches Substrat 5mal eine beiderseitige NNR-Hyperplasie, 1 solides NNR-Adenom und 1 differenziertes NNR-Karzinom (Abb. 6 und 9) nachgewiesen werden. 3 Männer hatten einen Oestrogenüberschuß mit Gynäkomastie, in einem Falle Hodenatrophie: szintigrafisch wurde eine NNR-Hyperplasie beobachtet.

4.4. *Nebennierenrindenkarzinom*

Es ist szintigrafisch nicht eindeutig zu erkennen (vgl. auch 3.1, 3.3.; Tab. 3; Abb. 8 und 10). Seine Darstellung hängt vom histologischen Differenzierungsgrad ab: nur differenzierte, hormonaktive Tumoren und deren Metastasen speichern (vgl. Tab. 3; Abb. 10). Damit kann sich ein Karzinom verbergen hinter

a) einer einseitig vergrößerten Nebenniere bei Darstellung auch der Gegenseite (nach Dexamethason-Test Suppression von Gegenseite und ipsilateral karzinomfreiem Gewebe);
b) einer einseitigen NN-Darstellung (infolge Hormonsuppression der Gegenseite);
c) einer nicht speichernden Nebenniere (undifferenziertes Karzinom bzw. bei gesteigertem Metabolismus ist Speicherung auf Spätaufnahmen nach 4 Tagen nicht mehr nachweisbar, ähnlich dem Leerlaufadenom in der Schilddrüse).

Aus einer Zusammenstellung des Weltschrifttums (15 Autoren) waren bei 31 Patienten mit histologisch gesichertem NNR-Karzinom Tumor und/oder Metastasen 21mal darstellbar; in 10 Fällen kam es zu keiner Anreicherung des Radiopharmakons [31]. Die diagnostische Treffsicherheit ist damit abhängig vom histologischen Tumortyp und seiner Hormonaktivität.

Im eigenen Krankengut speicherten 4 von 6 NNR-Karzinomen. Die Szintigrafie wies Tumorrezidive nach Adrenalektomie und Tumormetastasen nach (Abb. 10).

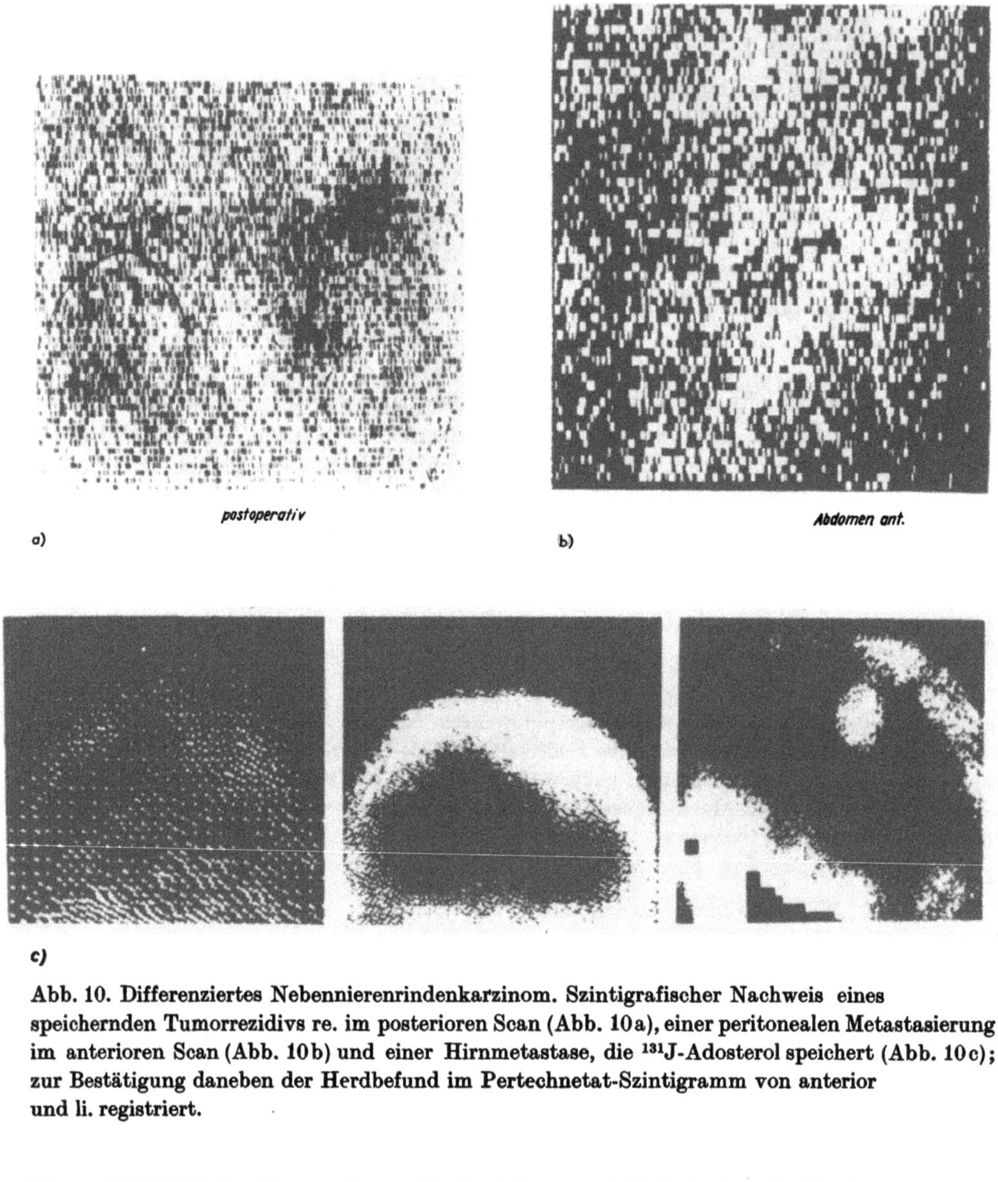

Abb. 10. Differenziertes Nebennierenrindenkarzinom. Szintigrafischer Nachweis eines speichernden Tumorrezidivs re. im posterioren Scan (Abb. 10a), einer peritonealen Metastasierung im anterioren Scan (Abb. 10b) und einer Hirnmetastase, die ^{131}J-Adosterol speichert (Abb. 10c); zur Bestätigung daneben der Herdbefund im Pertechnetat-Szintigramm von anterior und li. registriert.

Unter DDD*-Behandlung nimmt die Speicherungsfähigkeit für Radiopharmaka ab, zum Metastasennachweis muß eine positive Tumordiagnostik (^{111}In-Bleomycin, ^{67}Ga-Zitrat) oder übliche Radiopharmaka für die Organszintigrafie (z. B. ^{99m}Tc-Diphosphonat zum Nachweis von Skelettmetastasen) eingesetzt werden [10].

4.5. Nebennierenmarktumoren

^{131}J-MJBG reichert sich in intra-, extraadrenalen wie metastasierenden Phäochromozytomen an, aber auch in medullärer Hyperplasie mit intensiver Speicherung 24 bis 72

---

* DDD ist Zytostatikum

Stdn. p. i. Eine Differenzierung beider gelingt nicht. Es besteht keine Abhängigkeit der Speicherrate von der hormonellen Tumoraktivität (vgl. 4.1.). Eine MJBG-Speicherung ist auch bei katecholaminproduzierenden Neuroblastomen, deren Metastasen und Tumorrezidiven beobachtet worden [35], während inaktive Tumoren mit niedriger bis fehlender Harnausscheidung von Katecholaminen (Vanillin-, Homovanillin-Mandelsäure) wenig oder kein MJBG akkumulieren.

5. Diagnostische Treffsicherheit und Diagnosestrategie

Nach eigenen Erfahrungen an 154 Patienten und den im Schrifttum mitgeteilten ca. 500 Fällen im Nachweis eines hormonaktiven NNR-Adenoms oder -Karzinoms liegt die Treffsicherheit über 80%. Wegen möglicherweise fehlerhafter Schlußfolgerungen durch Aufbereitung des sehr uneinheitlich dargestellten Gesamtkollektivs im Schrifttum wird auf eine zahlenmäßige Darstellung verzichtet. Die NNR-Darstellung gelingt immer, soweit sie nicht eine hormonelle Suppression oder Gewebszerstörung verhindert. Die Interpretation ist nur erfolgreich, wenn sie auf der Basis guter klinischer Erfahrungen und einer kompletten Hormonspiegel- und Funktionsanalyse erfolgt. Die Nebennierenszintigrafie ist kein Suchtest und keine Basisdiagnostik.

Die Ultraschalldiagnostik kann in Abhängigkeit von der Gerätetechnik und den Erfahrungen des Untersuchers raumfordernde Prozesse der Nebennieren erst bei Prozessen über 3 cm Durchmesser sicher lokalisieren [19], wobei die diagnostische Aussage auch von der Patientenkonstitution abhängt. Als alleiniges Verfahren in der Nebennierendiagnostik ist sie nicht geeignet. Demgegenüber hat die Computertomografie in der Erkennung von Organvergrößerung und von Tumoren eine hohe Treffsicherheit, die im Gegensatz zur Szintigrafie unabhängig vom Funktionszustand des Organs ist [17, 23, 29].

Dagegen sind extraadrenale Tumoren mit beiden Verfahren unsicher nachweisbar: die spezifische Anreicherung von Radiopharmaka in Nebennierenrinde oder -mark vermag sie sicherer zu erfassen. Daraus leitet sich folgende Untersuchungsstrategie ab: zum Nachweis einer Hyperplasie, eines Adenoms oder eines Malignoms sollte zuerst die Computertomografie eingesetzt werden. Diese wird durch Nachweis funktioneller Aktivität durch die Szintigrafie mit medikamentösen Funktionsprüfungsverfahren und evtl. radioimmunologischer Hormonspiegelbestimmung ergänzt.

Zum Nachweis von Größe, Lage und Ausdehnung von NNR-Karzinommetastasen und von Cushing-Rezidiven nach Adrenalektomie ist die Szintigrafie unbedingt erforderlich, wobei der positive Nachweis vom histologischen Differenzierungsgrad des Tumors abhängt.

Der Nachweis von Phäochromozytomen intra- und extraadrenal gelingt mit einer Treffsicherheit von über 90%. Über die Treffsicherheit im Nachweis von Neuroblastomen im Kindesalter liegt eine abschließende Beurteilung noch nicht vor.

Erst nach voller Ausschöpfung dieser nichtinvasiven Verfahren ist heute eine Gefäßdarstellung (Arteriografie, selektive Phlebografie) nur noch präoperativ indiziert, wenn sie der Operatoren für das chirurgische Vorgehen unbedingt benötigt. Immer wieder beobachtete Zerstörungen des Nebennierenparenchyms durch Kontrastmittel-Paravasatbildungen geben Anlaß, die Einhaltung dieses diagnostischen Stufenprogramms zu fordern.

6. Zusammenfassung

Normal funktionierende Nebennierenrinde speichert immer, sicherer Nachweis von hormonaktivem Nebennierenrindengewebe, ektopischen Nebennieren, Nebennierenresten nach Operation oder Regeneraten. Eine fehlende Speicherung hat ihre Ursache in Destruktion, regressiven bzw. entzündlichen Veränderungen oder hormoneller Suppression (nähere differentialdiagnostische Sicherung durch ACTH-Test). Beim CUSHING- und CONN-Syndrom kann mit hoher Treffsicherheit zwischen einseitig hormonaktivem Adenom/Karzinom (Seitenlokalisation!) und der sekundären ACTH-abhängigen Form mit bilateraler Hyperplasie (CUSHING) bzw. bilateralem sekundärem/idiopathischem Aldosteronismus (Dexamethason-Test negativ, Hyperplasie beidseitig) unterschieden werden. Der Nachweis eines Androgen-/Oestrogen-produzierenden Tumors beim erworbenen AGS gelingt nur bei differenziertem, hormonaktivem Karzinom. Normales Nebennierenmark speichert nicht. Phäochromozytome (intra-/extraadrenal) und metastasierende Phäochromozytome speichern intensiv; hohe diagnostische Treffsicherheit, aber keine sichere Differenzierung von der Markhyperplasie. ^{131}J-MJBG-Speicherung erfolgt auch in hormonell aktiven Neuroblastomen. Erste erfolgversprechende Tumorbestrahlungen mit ^{131}J-MJBG sind unternommen worden [36].

Die Nebennierenszintigrafie ist technisch und zeitlich aufwendig und mit relativ hoher Strahlenbelastung verglichen zu anderen nuklearmedizinischen Verfahren verbunden. Die Interpretation ist von guter klinischer Voruntersuchung und Hormonanalytik abhängig und erfordert große Erfahrung. Die Nebennierenszintigrafie sollte bei begründetem Verdacht nach der Computertomografie eingesetzt und mit ihr gemeinsam interpretiert werden, aber unbedingt vor einer Nebennieren-Arterio- bzw. -Phlebografie.

7. Literatur

1. BARLIEV, G. B.: Adrenal Scintigraphy with 131 I-Iodocholesterol in the diagnosis of Cushing's Syndrome associated with adrenal tumor. Europ. J. Nucl. Med. **4** (1979), 449
2. BEIERWALTES, W. H.; L. M. LIEBERMANN; A. N. ANSARI; H. NISHIYAMA: Visualization of human adrenal glands in vivo by scintillation scanning. J. Amer. med. Ass. **216** (1971), 275–277
3. BEIERWALTES, W. H.; M. F. STURMANN; U. RYO; R. D. IOE: Imaging functional nodules of the adrenal glands with ^{131}I-19-Jodcholesterol. J. Nucl. Med. **15** (1974), 246–251
4. BEIERWALTES, W. H.; D. M. WIELAND; S. T. MOSLEY; D. P. SWANSON; S. D. SARKER; J. E. FREITAS; J. H. THRALL; K. R. HERWIG: Imaging adrenal glands with radiolabeled inhibitors of Enzymes: concise Communication. J. Nucl. Med. **19** (1978), 200–203; J. Nucl. Med. **17** (1976), 998–1002
5. BEIERWALTES, W. H.; D. M. WIELAND; T. YU; D. P. SWANSON; S. T. MOSLEY: Adrenal imaging agents: Radionale, Synthesis, Formulation, and Metabolism. Sem. Nucl. Med. **8** (1978), 5–21
6. BYCK, W.; E. K. J. PAUWELS: Gallbladder localization of 131 I-19-Iodocholesterol; pitfall in adrenal imaging. Radiol. Clin. **45** (1976), 302–305
7. CAREY, J. E.; J. H. THRALL; J. E. FREITAS; W. H. BEIERWALTES: Absorbed dose to the human adrenals from Iodomethylnorcholesterol (I-131) „NP 59": Concise communication. J. Nucl. Med. **20** (1979), 60–62
8. CONN, J. W.; R. MORITA; E. L. COHEN; W. H. BEIERWALTES; W. J. MCDONALD; K. R. HERWIG: Primary aldosteronism. Photoscanning of tumors after administration of 131 I-19-Iodcholesterol. Arch. Intern. Med. **129** (1972), 417–425

9. COUNSELL, R. E.; V. V. RANADE; R. J. BLAIR; W. H. BEIERWALTES; P. A. WINHOLD: Tumor localizing agents. IX. Radioiodinated cholesterol. Steroids **16** (1979), 317–328

10. DECKART, H.: Nuklearmedizin in Theorie und Praxis, 2. Aufl., G. Fischer, Jena 1979, S. 107 bis 138; 168–171

11. DECKART, H.; M. L. WEISS: Methodik, Indikation und Grenzen der Nebennierenszintigraphie mit ^{131}J-19-Cholesterol. Proc. IV. Intern. Symp. Nucl. Med., Carlsbad 1975, S. 259–268

12. DECKART, H.; M. L. WEISS: Erfahrungen mit der Nebennierenszintigraphie mit ^{131}J-19-Jodcholesterol. Methodik, Indikation, Grenzen. In: „Radioaktive Isotope in Klinik und Forschung", Bd. 12, S. 525–533. H. EGERMANN, Wien 1976. — Dt. Gesundh.-Wesen **31** (1976), 1441–1446

13. FISCHER, M.; B. WINTERBERG; H. VETTER: Nebennierenmarkszinitigraphie. Nuc Compact **13** (1982), 26

14. FREITAS, J. E.; J. H. THRALL; D. P. SWANSON; A. RIFAI; W. H. BEIERWALTES: Normal adrenal asymetry: explanation and interpretation. J. Nucl. Med. **19** (1978), 149–154

15. FREITAS, J. E.; R. J. GREKIN; J. H. THRALL; M. D. GROSS; D. P. SWANSON; W. H. BEIERWALTES: Adrenal imaging with Iodomethyl-Norcholesterol (131I) in primary aldosteronism. J. Nucl. Med. **20** (1979), 7–10

16. HARBERT, J. C.; J. J. CANARY; K. L. SANDOCK: Gallbladder visualization in adrenal scanning: Case report. J. Nucl. Med. **17** (1976), 33–35

17. HÜBENER, K. H.; St. GREHN; K. SCHULZE: Indikationen zur computertomographischen Nebennierenuntersuchung. Leistungsfähigkeit, Stellenwert und Differentialdiagnostik. Fortschr. Röntgenstr. **132** (1980), 37

18. HOTTE, C. E.; R. D. ICE: Thermal and radiolytic decomposition of 131 I-19-Iodocholesterol. J. Nucl. Med. **15** (1974), 38–41

19. KEHLET, H.; M. BLICHERT-TOFT; S. HANCKE; J. FOG-PEDERSEN; J. KVIST KRISTENSEN; F. FESEN; H. DIGE-PETERSEN; J. FOG; K. LOCKWOOD; E. HASNER: Comparative study of ultrasound 131I-19-iodocholesterol scintigraphy and aortography in localising adrenal lesions. Brit. Med. J. **916** (1976), 665

20. KIRSCHNER, A. S.; R. D. ICE; W. H. BEIERWALTES: Radiation dosimetry of 131 I-19-Iodcholesterol. J. Nucl. Med. 14 (1973), 713–717. — J. Nucl. Med. **16** (1975), 248

21. KORAL, K. F.; S. D. SARKAR: An operator-independent method for background subtraction in adrenal-uptake measurements: concise communication. J. Nucl. Med. 18 (1977), 925–928

22. KÜMMERLE, F.: Hormonaktive Tumoren und ihre chirurgische Behandlung. Dt. Ärztebl. **69** (1972), 301–307

23. LÜNING, M.; E. PETZSCHMANN; B. PÖTSCHKE: Computertomographie im Einsatz zur Nebennierendiagnostik. Dt. Gesundh.-Wesen **36** (1981), 1445

24. MONTAGNE, J. P.; H. Y. KRESSEL; M. KOROBKIN; A. A. MOSS: Computed Tomography of the normal adrenal gland. Am J. Roentgenol. **130** (1978), 963–966

25. MORITZ, K.; L. M. LIEBERMAN; W. H. BEIERWALTES; J. W. CONN; A. M. ANSARI; H. NISHIYAMA: Percent uptake of 131 I-radioactivity in the adrenal from radioiodinated cholesterol. J. Clin. Endocrin. **34** (1972), 36–43

26. PAVONI, P.; A. MAGRINI: Use of 19-131I-Cholesterol in functional dynamic studies of the adrenals in vivo. Europ. J. Nucl. Med. **2** (1977), 27–33; 247–256

27. RYO, U. Y.; A. S. JOHNSTON; I. KIM; S. M. PINSKY: Adrenal scanning and uptake with 131I-6β-Iodomethyl-Nor-Cholesterol. Radiology **128** (1978), 157–161

28. SARKAR, S. D.; W. H. BEIERWALTES; R. D. ICE; G. B. BASMADJIAN; R. HETZEL; W. P. KENNEDY; M. M. MASON: A new and superior adrenal scanning agent. NB-59. J. Nucl. Med. **16** (1975), 1038–1042

29. SCHANER, E. G.; N. R. DUNNICK; J. L. DOPPMAN; C. A. STROTT; J. R. GILL; N. JAVADPUR: Adrenal cortical tumors with low attenuation coefficients: a pitfall in computed tomography diagnosis. J. Comp. Assist. Tomogr. **2** (1978), 11–15

30. TRONCONE, L.: Radioiodocholesterol scintigraphy in adrenal gland tumors. Europ. J. Nucl. Med. **5** (1980), 345

31. WEISS, M. L.; H. DECKART: Szintigraphische Diagnostik von Nebennierenrinden-Karzinomen. Radiobol. Radiother. **20** (1979), 327—338

32. WIELAND, D. M.; J. I. WU; L. E. BROWN; T. J. MANGNER; D. P. SWANSON; W. H. BEIERWALTES: Radiolabeled adrenergic neuron-blocking agents. Adrenomedullary imaging with 131I-iodobenzylguanidine. J. Nucl. Med. **21** (1980), 349

33. DECKART, H.; S. ERTL; A. BLOTTNER; H. TAUTZ; M. L. WEISS: Retention und Strahlenbelastung nach intravenöser Injektion von Szintadren. Radioaktive Isotope in Klinik und Forschung Bd. 16/2; H. EGERMANN, Wien 1984, im Druck

34. SISSON, J. C.; M. S. FRAGER; T. W. VALK; M. D. GROSS; D. W. SWANSON; D. M. WIELAND; M. C. TOBES; W. H. BEIERWALTES; N. W. THOMPSON: Scintigraphic localization of pheochromocytoma. New. Engl. J. Med. **305** (1981), 12

35. FEINE, U.; J. TREUNER; D. NIETHAMMER; G. BOUCHELT; R. DOPFER; E. EIBACH; S. GRUMBACH; W. KAISER; T. KLINGBEIL; J. MEINKE; W. MÜLLER-SCHAUENBURG: Erste Untersuchungen zur szintigrafischen Darstellung von Neuroblastomen mit ^{131}J-meta-Benzylguanidien. Nuc. Compact **15** (1984) 23 und 42f.

36. FISCHER, M.; B. WINTERBERG; R. MÜLLER-RENSRUP; H. VETTER: Nueklearmedizinische Diagnostik und Therapie des Phäochromozytoms. Radioaktive Isotope in Klinik und Forschung, Band 16/1, H. EGERMANN, Wien 1984

9. Die nuklearmedizinische Diagnostik von primären und sekundären malignen Tumoren des Zentralnervensystems

von W.-G. Franke

1. Einleitung

Die primären Geschwülste des Zentralnervensystems gehören zu den Tumorarten mit der höchsten Sterblichkeit. Sie stellen bei Kindern und jüngeren Erwachsenen eine der häufigsten durch Tumorleiden bedingten Todesursachen dar. Daneben spielen die sekundären Malignome eine für die Lebenserwartung von geschwulstkranken Patienten wesentliche Rolle, wobei zu bedenken ist, daß immerhin 5—20% der quantitativ bedeutsamen Tumorarten zu Hirnmetastasen führen (Jähnisch et al., 1976 [27]). Durch fortlaufende Verbesserung der häufig kombiniert angewendeten neurochirurgischen, radiologischen und zytostatischen Therapieverfahren hat sich für einige Geschwulstarten die Prognose verbessert.

Die Effektivität der Behandlung hängt von der frühzeitigen Tumorerkennung, der sicheren Lokalisation sowie der Sensitivität des Rezidivnachweises bei der Verlaufskontrolle ab.

Seit mehr als 20 Jahren hat die Nuklearmedizin in zunehmend großem Umfang Anteil an der Verbesserung der Diagnostik von Tumoren des Zentralnervensystems. Zahlreiche, vielseitig miteinander verzahnte Methoden stehen zur Verfügung. In ihrer Gesamtheit werden sie unter dem Begriff „Neuronuklearmedizin" (POTCHEN, 1972) zusammengefaßt. Ihre Entwicklung verlief äußerst komplex und vielschichtig, da eine große Zahl von Fachgebieten wie Neurophysiologie, Neuroanatomie, Neuropathologie einerseits, Radiopharmazie und Radiopharmakologie sowie Kernstrahlungsmeßtechnik andererseits daran partizipierten. Die folgende Darstellung (nach BURROWS, 1972 zit. [19], PENNING und FRONT, 1975 [39], FRANKE et al., 1982 [19]) zählt einige Höhepunkte dieser Entwicklung auf. Zum besseren Verständnis von weiter unten angestellten Leistungsvergleichen zwischen verschiedenen Methoden bzw. der rasanten Entwicklung der bildgebenden Verfahren sind zwei solche bildgebende Verfahren mit angeführt, die nicht ionisierende Strahlung offener Radionuklide zur Voraussetzung haben:

1948 : MOORE kann nach Applikation eines mit ^{131}J markierten fluoreszierenden Farbstoffes einen Hirntumor durch Messung der ausgesandten Kernstrahlung außerhalb des Schädels nachweisen.

1953/54: BAUER und YUHL gelingt die Darstellung der Liquorräume mit ^{131}J markiertem Humanserumalbumin. SWEET nutzte diese nuklearmedizinische Möglichkeit zur Erkennung von Zirkulationsstörungen des Liquors.

1959: Mme. PLANIOL mißt die Radioaktivitätsverteilung mit einem Szintillationszähler an der Schädeloberfläche und gewinnt verbesserte Aussagen zur Lokalisation und Ausdehnung von Geschwülsten im Hirn („manuelle Gammaenzephalografie").

1964: ^{99m}Tc — ein Generatorradionuklid — findet als Radioindikator für Hirngeschwülste Verwendung. ^{99m}Tc als Pertechnetat ermöglichte zusammen mit den modernen Isotopenlokalisationsgeräten Scanner und vor allem Szintillationskamera eine automatische und rasche Bilddarstellung der Radioaktivitätsverteilung und löst den Einsatz der Hirnszintigrafie als routinediagnostische Maßnahme in großem Umfang aus.

1965: EDWARDS und HAYES setzen das „tumoraffine" Radionuklid ^{67}Ga in Form von Galliumzitrat unter anderem auch zum Hirntumornachweis ein. Im gleichen Jahre erschienene Arbeiten von LAHJTA sowie BAKAY und LEE stellen einen wichtigen Beitrag zum Verständnis der pathophysiologischen Grundlagen der Hirnszintigrafie dar.

1966: POWELL und ANGER erfassen die Passage einer intravenös injizierten, radioaktiv markierten Verbindung durch das Hirn und leiten Schlußfolgerungen für die Bestimmung der Hirndurchblutung ab.

1969: ^{133}Xe (Xenon) — ein lipophiles Inertgas — dient — intrakarotidiell injiziert — LASSEN und INGVAR zur subtilen quantitativen Erfassung der lokalen Hirndurchblutung und somit auch zum Nachweis umschriebener Zirkulationsausfälle.

1973: AMBROSE führt die axiale transversale Tomografie (im folgenden CT genannt) — ein Verfahren ohne Anwendung von Radiopharmaka — in die Röntgendiagnostik ein. Die CT entwickelt sich im Laufe der nächsten Jahre zu einem hocheffektiven Verfahren für die Lokalisation und Beurteilung zerebraler Malignome.

1978: findet die bereits in den frühen sechziger Jahren von KUHL und ANGER entwickelte Emissionscomputertomografie (im folgenden ECT genannt) Eingang in die nuklearmedizinische Diagnostik von Hirngeschwülsten. Vor allem die Szintigrafie mit Ausnützung der Annihilationsstrahlung von Positronen emittierenden Radionukliden führt zu einer deutlichen Steigerung der Sensitivität (Positronencomputertomografie = PECT). Die Einführung dieser Technik hatte den Einsatz biologisch bedeutsamer kurzlebiger Zyklotronradionuklide zur Voraussetzung.

1980: Die Entwicklung der Kernspinresonanztomografie (NMR) ist soweit gediehen, daß eine größere Meßempfindlichkeit als bei der ECT erzielt wird. Das Hirn bzw. Hirnprozesse scheinen besonders geeignete Untersuchungsobjekte zu sein. Die praktische routinemäßige Anwendung in der Hirn-Tumordiagnostik steht bevor (nach KAUFMAN et al., 1981 [28]).

2. Untersuchungsverfahren

Aktuell spielen für die Exploration der Prozesse im Hirngewebe selbst vor allem die statische Hirnszintigrafie, die Hirnsequenzuntersuchung nach Applikation eines Radioaktivitätsbolus, die Untersuchung der Hirndurchblutung mit radioaktiven Edelgasen und der Radiophosphortest eine wesentliche Rolle. Myelo- und Zisternoszintigrafie, in bestimmtem Umfang die Ventrikuloszintigrafie, haben sich zur Untersuchung des Liquorraumes bewährt. Die nuklearmedizinischen Verfahren zur Hirndiagnostik sind mit dem Ziel einer Optimierung der Informationsgewinnung häufig in programmierten Untersuchungsabläufen gekoppelt. Die zerebrale Serienszintigrafie (ZSS) beispielsweise beinhaltet in zeitlicher Folge die rasche Sequenzszintigrafie, die Messung der Radioaktivitätsaufnahme über mehrere Stunden sowie die frühzeitige und späte statische Szintigrafie. Im folgenden sollen deshalb die Untersuchungsverfahren entsprechend ihrer Anwendungsmodalität im nuklearmedizinischen Untersuchungsprogramm skizziert werden.

2.1. Hirnsequenzuntersuchungen

Der Radioaktivitätsverlauf im Hirn nach intravenöser Verabfolgung von 400 bis 700 MBq (10—20 mCi) eines nicht diffusiblen Radiotracers in einem Volumen von 1 ml wird verfolgt. Außer ^{99m}Tc-Pertechnetat können auch mit ^{99m}Tc-markierte Komplexverbindungen wie Diaethylentriaminopentaessigsäure (DTPA), Glucoheptonat (GHP), Methylen- oder Hydroxyethidilen-di-Phosphat (MDP, ETHP) Verwendung finden. Aus der zeitlichen Änderung der räumlichen Radionuklidverteilung gewinnt man Informationen über die Dynamik der Zirkulation sowie über die Struktur der großen Blutgefäße des Hirns (Radionuklidangiografie, RNA). Die Untersuchung erfolgt mittels einer Szintillationskamera und eines Speichers, der die Szintigrammserien mit maximal 2 Aufnahmen/s zu speichern vermag. Durch einen on-line an die Szintillationskamera gekoppelten Computer mit Massenspeicher, Videosystem und problemspezifischer Software wird eine visuelle und quantitative Aussage gewährleistet.
Um einen guten Aktivitätsbolus zu erhalten, erfolgt die Injektion stoßartig durch eine weitlumige Kanüle in die Vena cubitalis. Der Detektor der Szintillationskamera wird am günstigsten so positioniert, daß ein Vergleich zwischen beiden Hirnhälften möglich ist (Sicht vom Scheitel — „Vertex view" oder von hinten — posteriore Sicht). Durch Darstellung einer Bildfolge wird der Blutstrom „sichtbar". Mit Hilfe der EDV-Anlage

lassen sich die Radioaktivitätsverläufe auch in Form von Kurven, den sogenannten Integralhistogrammen, in frei wählbaren Hirnabschnitten (= Regions of interest) gewinnen. Visuell lassen sich Durchblutungsaussagen durch den Seitenvergleich der von korrespondierenden Hirnregionen gewonnenen Integralhistogramme ermitteln. Durch Berechnung von Kurvenparametern, wie der mittleren Transitzeit, der Passagezeit des Bolus durch Gefäße, der Quotienten der Radioaktivitätsverteilung zwischen rechts und links oder durch Modellierung von Radioaktivitätskurven können einige quantitative Kriterien für die Durchblutungsbestimmung der großen Hirngefäße gewonnen werden. Die Empfindlichkeit bei der Entdeckung von Läsionen wird erhöht.

Fehlinterpretation durch fehlerhafte Einzeichnung von Regions of interest, z. B. bei unexakter Lagerung des Patienten, können durch die Parameterszintigrafie vermieden werden, bei der der Inhalt jedes Bildelementes einem der vorn genannten Funktionsparameter entspricht (Abb. 1a—1c).

Die Bedeutung der Kenntnisse des Auswerters spielt eine so entscheidende Rolle, daß Rambath und Mitarb. 1980 [42] in der Wertigkeitsbetrachtung computerunterstützter Auswerteverfahren der ZSS davon ausgehen, daß mit steigendem Erfahrungsstand der Anteil der quantitativen Auswerteparameter zugunsten von qualitativen Kriterien zurückgeht (s. a. Kleinhans et al., 1979 [30], Kirsch, 1981 [29]).

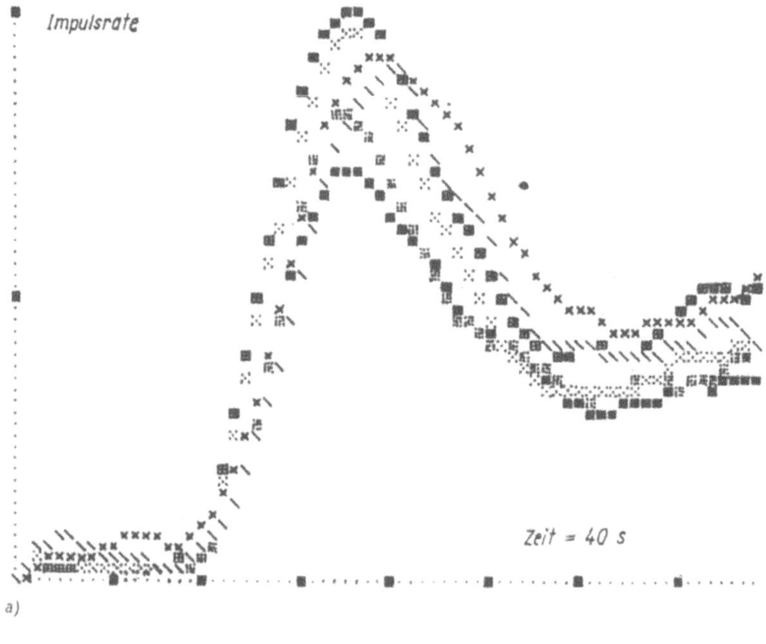

Abb. 1a—1c. Normale Hirnsequenzuntersuchung (vertex view = Sicht vom Scheitel)

1a. Integralhistogramme
1b. Trendszintigrafie: arteriell-kapilläre Phase
1c. Summenbild

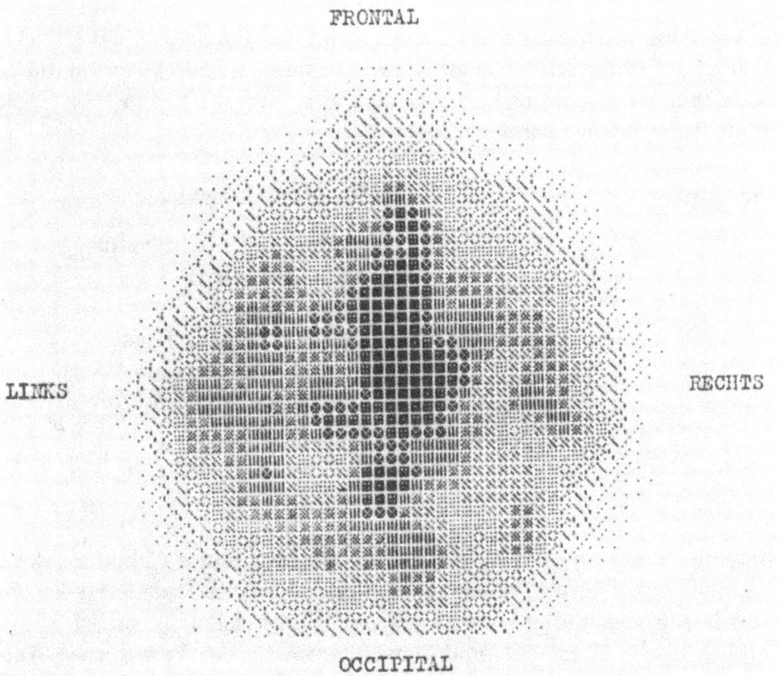
FRONTAL
LINKS
RECHTS
OCCIPITAL

b)

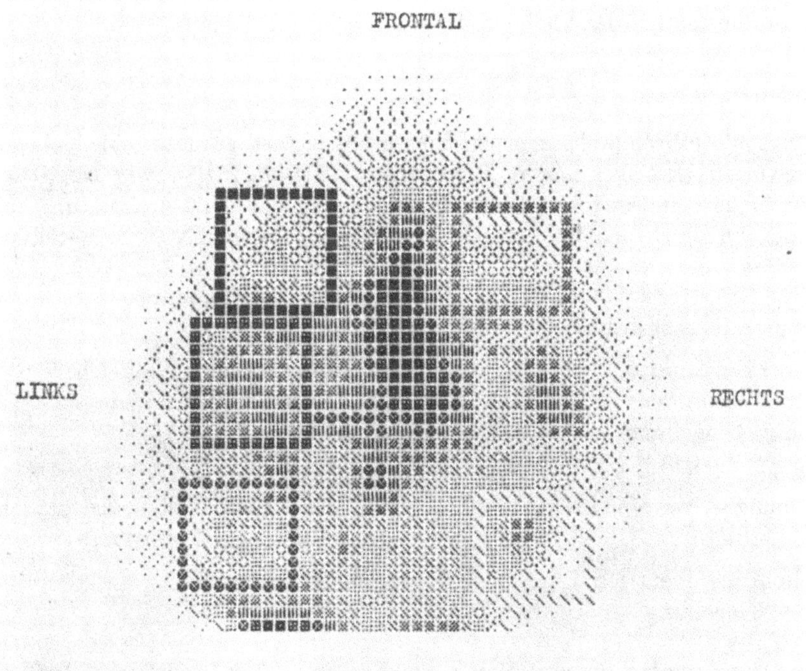
FRONTAL
LINKS
RECHTS
OCCIPITAL

c)

Normalbefunde:

Arterielle, kapilläre und venöse Phase lassen sich im allgemeinen nicht scharf abgrenzen. Unter Berücksichtigung verschiedener Einschränkungen, bedingt durch die intravenöse Applikationsform eines „Bolus“, lassen sich die Charakteristika des Sequenzszintigrammes folgendermaßen zusammenfassen:

Untersuchungszeit	**Radioaktivitätsverhalten**
0—8 s	Durchfluß durch Hirngefäße, Einstrom ins Hirn;
8—12 s	kapilläre Phase, Beginn der venösen Phase, homogene Verteilung im Hirn;
12—19 s	venöse Phase, deutliche Anreicherung in den Blutleitern, im Confluens sinuum und in den Halsvenen;
20—23 s	spätvenöse Phase.

Die Darstellung in anteriorer Sicht gewährt vor allem eine gute Abbildung der anterioren und — parallel zur Konvexitätsaktivität laufend — der mittleren Zerebralarterie. Von hinten lassen sich Sinus transversus und Sinus sagittalis superior gut erfassen. Einen Einblick in alle Hemisphärenabschnitte gestattet der Vertex view. Die Integralhistogramme zeigen in allen Positionen einen analogen Verlauf. Einem 6 Sekunden nach Applikation beginnenden und nach 9—10 Sekunden in einen Kurvengipfel mündenden Aktivitätsanstieg folgt ein zunächst steil, dann flacher verlaufender Aktivitätsabfall. Von symmetrisch gelegenen, gleich großen Arealen stammende Integralhistogramme stimmen hinsichtlich Peakhöhe und Verlauf sehr gut überein.

Normabweichungen:

Hirntumoren führen, abhängig von der Geschwulstart, zu unterschiedlichen Störungen der Perfusion. In Anlehnung an Rosenthal (1971 zit. [24]) sowie Gates und Mitarb. (1978 zit. [24]) sind im folgenden Normabweichungen in der Durchblutung kategorisiert und mit den als Ursache in Betracht kommenden Geschwülsten in Beziehung gesetzt.

Erhöhter Einstrom — verlangsamter Ausstrom	primäre und sekundäre Geschwülste
erhöhter Einstrom — Abstrom wie in der normalen Umgebung	av.-Mißbildungen, gefäßreiche Geschwülste, primäre und sekundäre Geschwülste
Einstrom wie in der Umgebung — verminderte Durchblutung	gefäßarme Hirntumoren und Metastasen, Zysten, Astrozytome Grad I/II (nach Kernoyhan)
Durchblutung identisch mit der Umgebung	Astrozytom Grad III

Analog dazu werden für eine Reihe von Tumoren charakteristische Perfusionsmuster im RNA beschrieben (Abb. 2a—2c).

Langzeit-Verlaufsuntersuchung:

An die intravenöse Injektion eines Radioaktivitätsbolus und die Durchführung der Hirnsequenzuntersuchung schließen sich Radioaktivitätsmessungen im Abstand von je 30 min bis zu 4 Stunden p. i. an. Sie sollen den Verlauf der Aufnahme des Radiopharmakons in Tumoren widerspiegeln bzw. über die Aufnahmegeschwindigkeit als einen Indikator der Tumorbiologie orientieren.
In Anlehnung an PENNING und FRONT (1975 [39]) treten folgende Typen der intratumoralen Radioaktivitätsspeicherung auf:

1. post injectionem rasche Abnahme der Radioaktivitätskonzentration, arteriovenöse Fehlbildungen
2. rasch einsetzende Radioaktivitätsspeicherung mit hoher Intensität, baldiger Beginn der Elimination: Meningeome, verschiedene Metastasen, Hämangioblastome, Rezidive von Oligodendrogliomen
3. allmähliche Zunahme der Speicherung: Glioblastoma multiforme
4. Beginn der Aufnahme erst einige Minuten bis zu einer Stunde nach Injektion mit Aktivitätsmaximum nach mehreren Stunden: Astrozytom Grad I, II, Akustikusneurinom, verschiedene Arten von Metastasen.

Statische Hirnszintigrafie:

Bislang hat in der klinisch-diagnostischen Routine nur die Szintigrafie mit positivem Kontrast Bedeutung erlangt, d. h. die Geschwulstdarstellung durch intratumorale Radioaktivitätsanreicherung. Die Hirnszintigrafie beruht darauf, daß Prozesse im Hirn oder im Bereich der Hirnhäute Radiopharmaka bevorzugt speichern, während intrazerebral keine solche Anreicherung zustande kommt. Für die bei der Sequenzszintigrafie genannten Radiopharmaka wird die Einlagerung in Geschwülsten mit dem Konzept der lokal gestörten Bluthirnschranke erklärt, wobei auch die begrenzte Zunahme des zirkulierenden Blutvolumens oder die umschriebene intrazerebrale Lokalisation hirnfremden Gewebes bisweilen eine Rolle spielen mag (DECKART, 1977 [12]). Das Konzept besagt, daß ein für die Gefäße der meisten Hirnareale spezifisches morphologisches Substrat — eine lückenlos die Kapillarmembran auskleidende Endothelschicht — im Normalzustand den Übertritt der Radiopharmaka ins Hirngewebe verhindert. Ausgenommen sind lediglich Chorioidealplexus, Hypophyse, Tuber cinereum, Area postrema, Glandula pinealis und Recessus praeopticus.
In Läsionen des Hirns wie Tumoren wird diese Schrankenfunktion häufig aufgehoben, indem es zur Fenestration der Kapillaren mit Vesikelbildung beispielsweise bei Gliomen hohen Malignitätsgrades oder Vermehrung nichtneuronaler Kapillaren wie bei Metastasen kommt (SAGE, 1981 [43]). Für die intratumorale Radioaktivitätsanreicherung können auch ^{67}Gallium-Zitrat und ^{57}Co-Bleomycin herangezogen werden. Bei diesen Radiopharmaka tritt zu der auf das Hirn begrenzten Passage der Tumorkapillaren noch eine universelle Tumoraffinität hinzu. Während für den erstgenannten Radiotracer zahlreiche Aufnahmemöglichkeiten, wie z. B. Endozytose durch die Geschwulstzelle und Austausch des im Serum an Transferrin gebundenen Radionuklids mit intrazellulärem Glykoprotein, diskutiert wurden (HAYES, 1981 zit. [18]), soll das zweitgenannte Radiopharmakon in den Ribonukleinsäure-Metabolismus eingeschleust werden. Bemerkenswerterweise ist die Radiogalliumaufnahme durch Steroidzufuhr supprimierbar. Nach ANCRI und BASSET (1980 [3]), wird das aus der Myokardinfarktdiagnostik bekannte Radioisotop ^{201}TI außerordentlich rasch, d. h. innerhalb von 10 min nach Injektion in

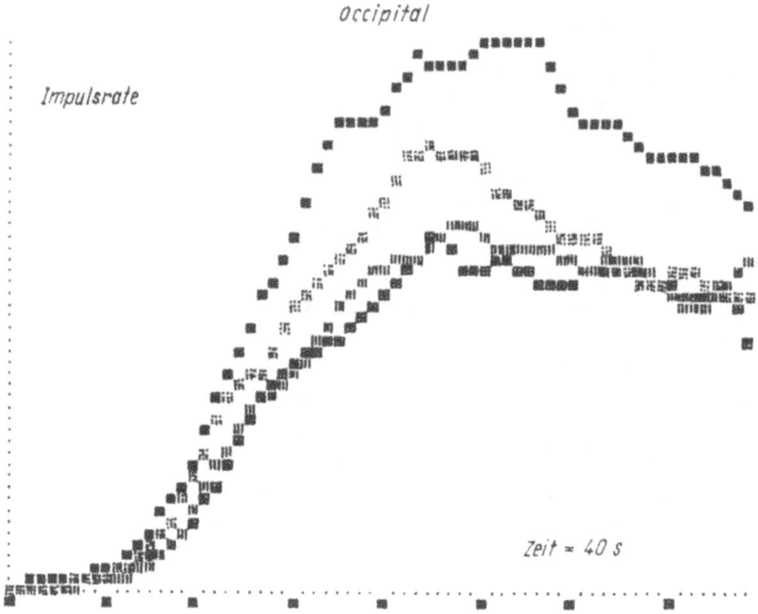
Occipital
Impulsrate
Zeit = 40 s

a)

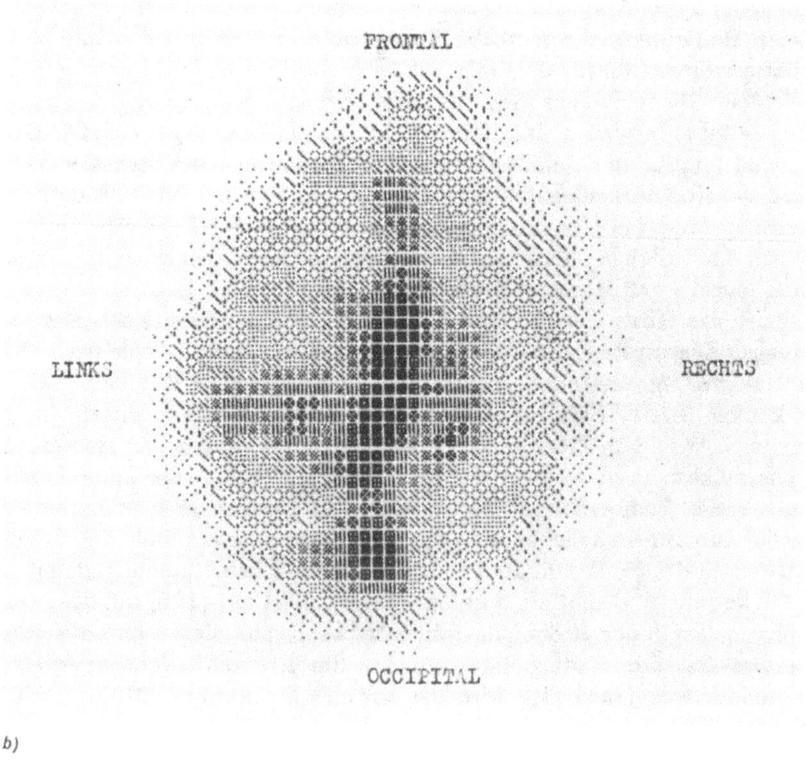
FRONTAL
LINKS
RECHTS
OCCIPITAL

b)

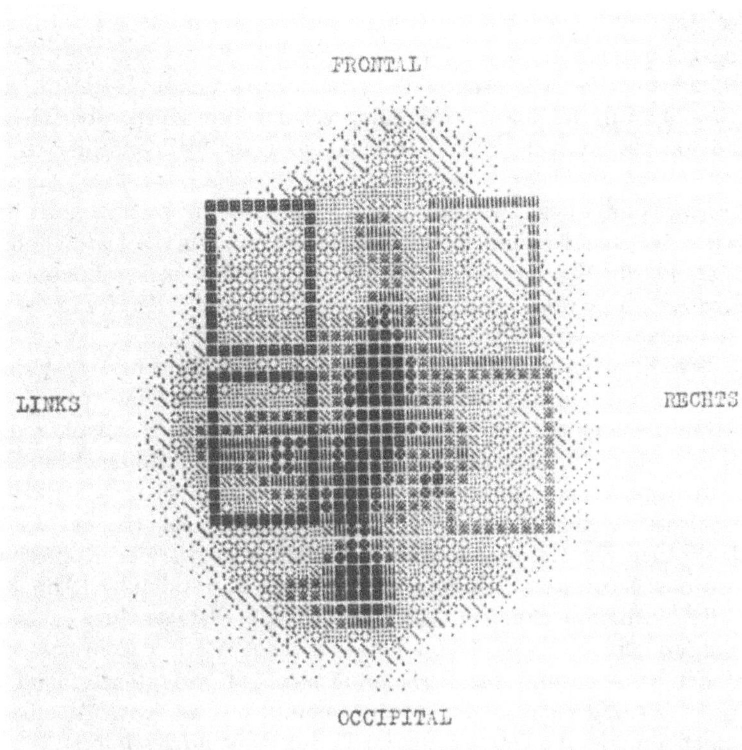

c)

Abb. 2a—2c. Hirnsequenzuntersuchung bei regionaler Hirndurchblutungsstörung
2a. Integralhistogramme
2b. Trendszintigrafie: arteriell-kapilläre Phase
2c. Summenbild

hohem Prozentsatz in Metastasen aufgenommen und soll somit gute Voraussetzungen für einen hochempfindlichen Metastasennachweis besitzen. Tierexperimentell wurden Radiotracer getestet, die aufgrund ihrer Lipophilie unter normalen Umständen die Barriere der Bluthirnschranke überwinden und in das Hirngewebe gelangen können. Solche Radiopharmaka sind u. a. ^{123}J markiertes Jodphenylalanin und Jodamphetamin.
Neuere Untersuchungen von La France et al. (1981 [16]) lassen es nicht als ausgeschlossen erscheinen, daß diese Radiopharmaka in der Hirntumordiagnostik eine bedeutende Rolle spielen können, indem sie den Ausfall normaler zerebraler Perfusion und Funktion signalisieren (s. a. Winchell et al., 1980 [48]).
Für die Abbildung der Radioaktivitätsverteilung kommt neben der Szintigrafie mit der Szintillationskamera zunehmend auch der ECT Bedeutung zu. Hierbei werden die Areale, aus denen γ- oder Annihilationsstrahlung austritt, aus mehreren Richtungen von Detektoren innerhalb dieser Ebene geortet. Die ausgesuchten Ebenen liegen in der Regel senkrecht zur Köperlängsachse.
Aus den gewonnenen Signalen wird rechnerisch mit Hilfe spezieller Rekonstruktionsalgorithmen das Abbild der Aktivitätsverteilung dieser Ebenen bestimmt und als Bild wiedergegeben. Je nach der Zahl der Schnittebenen läßt sich eine dreidimensionale Abbildung der Aktivitätskonzentration in ausgedehnten Organen erhalten.
Im Gegensatz zur Scanner- oder Kameraszintigrafie sind die Bildinformationen nicht

durch die Radioaktivität benachbarter Organe gestört. Für die PECT wird gegenwärtig ein Auflösungsvermögen von minimal 6 mm angegeben (Budinger, 1981 [7]).

Die Szintigrafie erfolgt je nach Fragestellung nach intravenöser Injektion von 400 bis 700 MBq (10—20 mCi), Kindern wird entsprechend der Körperoberfläche weniger Radioaktivität appliziert, von ^{99m}Tc-Pertechnetat oder ^{99m}Tc-markierten Komplexbildnern.

Der Szintigrafiezeitpunkt liegt zwischen 1 und 3 Stunden; bei sehr langsam akkumulierenden Tumoren bei etwa 6 Stunden (Spätszintigramme). Um die Darstellung in reproduzierbaren, standardmäßig gewählten Positionen und eine exakte Lokalisation intrakranieller Prozesse zu gewährleisten, ist eine Feststellung des Kopfes in der gewünschten Lage durch Fixationskissen nötig.

Übliche und bewährte Positionen sind Abbildung in anteriorer und posteriorer, links- und rechtslateraler Sicht sowie in Sicht vom Scheitel („Vertex view").

Grundsätzlich imponieren auf den szintigrafischen Bildern die Hemisphären des Groß- und Kleinhirns sowie die übrigen Hirnabschnitte, in die aufgrund der Blut-Hirnschrankenfunktion hydrophile Radiopharmaka nicht eindringen können, als „kalte" Zonen. Sie sind umschlossen von einer hochgradig speichernden Peripherie, bestehend aus den blutführenden Teilen der Kalotte und der Schädelbasis sowie der Kopfschwarte. Die Darstellung in den genannten Sichten ergibt typische Normalbilder (Abb. 3a—b), die ebenso wie die Normabweichungen (Abb. 3c—d) aus Platzgründen nicht detailliert dargestellt werden können. Es sei lediglich darauf hingewiesen, daß in posteriorer Sicht die Kleinhirnhemisphären und der Hirnstamm sehr gut abzugrenzen sind und diese Regionen besser als allgemein angenommen „einsehbar" werden. Für eine Übersicht über die Hemisphären ist die Darstellung im Vertex view prädestiniert.

Da die Bildauswertung visuell erfolgt, muß — analog zur Beurteilung des Röntgenbildes — eine systematische Durchmusterung der Szintigramme vorgenommen werden. Dabei ist nach einem Fragekatalog vorzugehen (De Land, 1969 zit. [19]).

Normabweichungen dokumentieren sich im Szintigramm entweder indirekt, indem normalerweise vorhandene Strukturen, wie beispielsweise das Band der Mittellinienaktivität, verlagert und/oder verformt sind oder direkt. Bei der direkten Darstellung können je nach Ursache des Prozesses Form, Lage, Größe, Homogenität und Intensität der Radioaktivitätsspeicherung differieren.

Im folgenden seien fragmentarisch einige bei Tumoren relativ häufig anzutreffende Charakteristika genannt, die der Nuklearmediziner zur Befundbeschreibung verwendet.

Form (Beurteilung von nur einer Sicht aus): rund, oval, großflächig, ohne Vergleichbarkeit mit einem flächengeometrischen Gebilde.

Räumliche Beurteilung (durch Bewertung mehrerer Sichten): kugelförmig, ellipsoid, halbkugelförmig, ohne räumlich geometrisch zuzuordnende Form.

Lage unter- oder oberhalb des Tentorium: Die Prozesse liegen subdiaphragmal, wenn sie auf der p. a.-Aufnahme medial und unterhalb des Sinus transversus lokalisiert sind.

Auf seitlichen Aufnahmen gelangen subdiaphragmal gelegene Prozesse unterhalb und dorsal des Sinus sigmoideus zur Darstellung.

Größe: Entweder Einschätzung durch Vergleich mit Objekten, deren Größe gut vorstellbar ist (Kinderfaust, Markstück) oder quantitative Beurteilung durch Messung der Ausdehnung.

Begrenzung: (ir)regulär, (un)scharf.

Homogenität: (in)homogen, diffus aufgelockert, zentrale Speicherungsminderung.

Intensität: intensiv, mittelgradig, angedeutet.

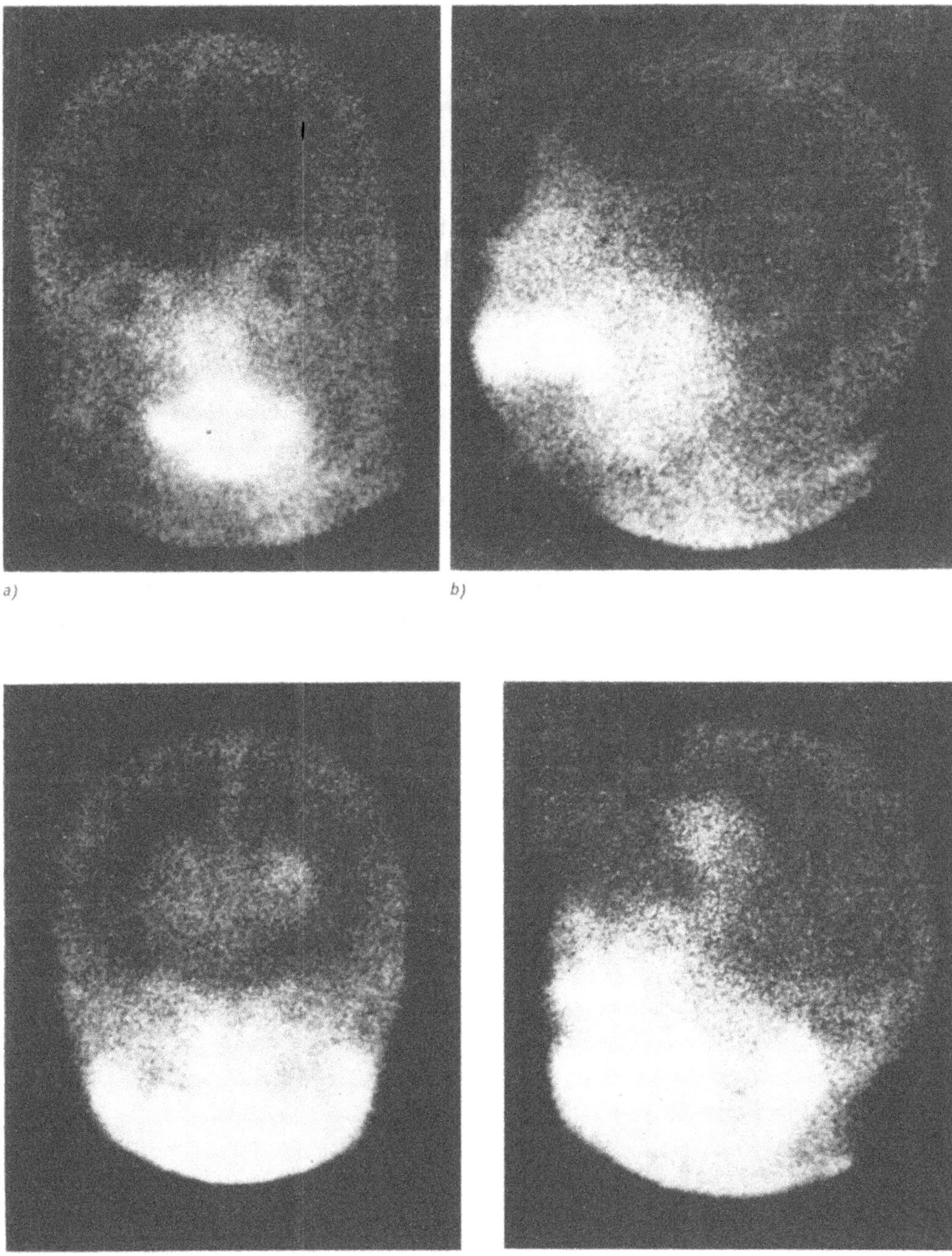

Abb. 3a—3d. Statische Hirnszintigramme

3a. Normales Hirnszintigramm; Sicht von vorn
3b. Normales Hirnszintigramm; Sicht von links
3c. Hirnszintigramm eines Schmetterlingsglioms; Sicht von vorn
3d. Hirnszintigramm eines Schmetterlingsglioms; Sicht von der linken Seite

2.2. Radiophosphortest

Das radioaktive Phosphorisotop ^{32}P — reiner Korpuskularstrahler, β-Teilchen, mittlere Energie 0,694 MeV — wird im neoplastischen Gewebe aufgrund des Einbaus in Nukleoproteide und Phospholipoide gespeichert. Damit ist die Voraussetzung für die Tumormarkierung gegeben. Da ein Nachweis des Radiopharmakons mittels Szintillationszählern nicht in ausreichendem Maße gelingt, ist die Anwendung nur durch Messung mit sehr kleinen hochempfindlichen β-Sonden aus Halbleiterdetektoren bei eröffnetem Schädel (also während neurochirurgischer Eingriffe) über dem suspekten Hirnabschnitt möglich. Dazu werden 40—70 MBq (1—2 mCi) ^{32}P als Na_2HPO_4 intravenös injiziert. Die Messung erfolgt nach 2—72 Stunden (Correns et al., 1979 [11]).

2.3. Untersuchung der Hirndruchblutung mit radioaktiven Gasen

Die Berechtigung, diese Methoden im Rahmen tumordiagnostischer Verfahren aufzuführen, leitet sich daraus ab, daß sie gegenwärtig die exakteste Möglichkeit zur quantitativen Erfassung lokaler Durchblutungsstörungen bieten. Auch Geschwülste gehen mit solchen Veränderungen einher.
Hirndurchblutungsmessungen mit radioaktiven Edelgasen sind durch deren gute Löslichkeit im Hirngewebe möglich (Obrist et al., 1979 zit. [19], Franke et al., 1982 [19])

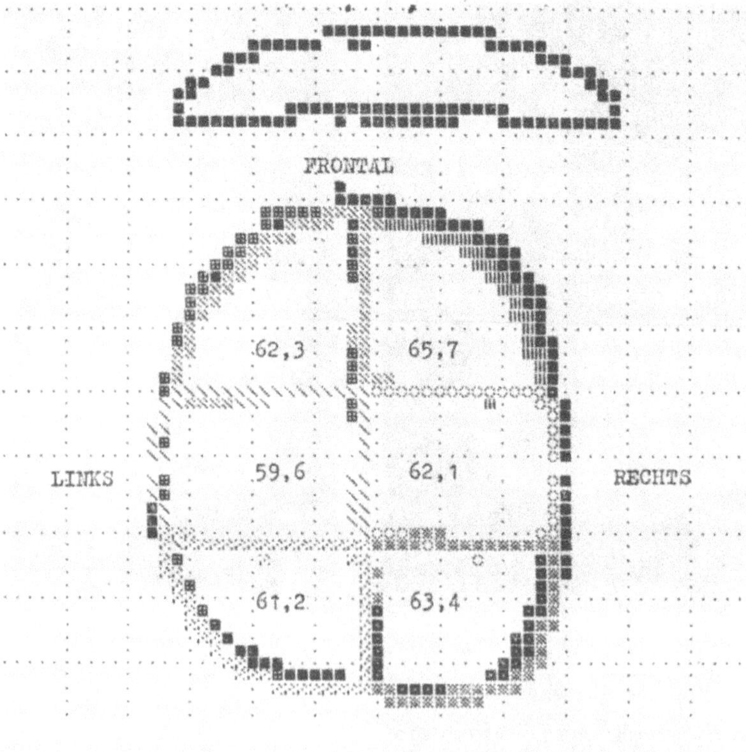

a)

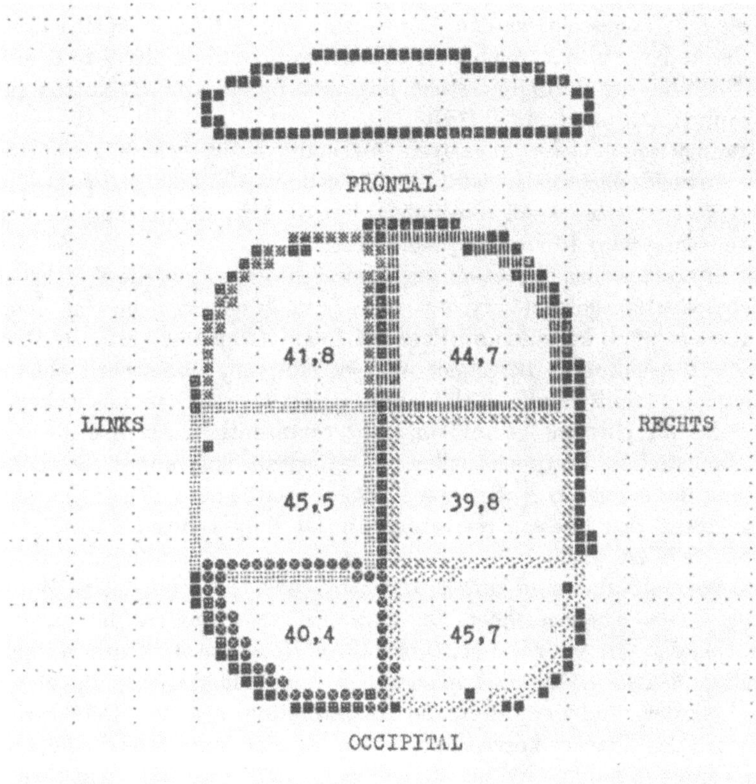

b)

Abb. 4a und 4b. Hirndurchblutungsmessung nach ^{133}Xe-Inhalation

4a. Normalbefund

4b. Durchblutungsstörung

(siehe dagegen Bluthirnschranke gegenüber wasserlöslichen Radiopharmaka). Im Blut gelöstes Edelgas diffundiert sehr rasch bis zum Eintritt eines Gleichgewichts in die graue und weiße Substanz des Hirns. Ist eine bestimmte Gasmenge im Hirngewebe vorhanden, so wird ihre zeitliche Änderung durch die Radioaktivitätskonzentration des arteriellen Blutzustroms — vermindert um den venösen Abfluß — beschrieben. Die funktionelle Beziehung zwischen der Edelgasmenge im Blut und der Edelgaskonzentration in den Blutgefäßkompartimenten wird durch die Gleichung von Kety und Schmidt wiedergegeben. Die Messung kann mit Multidetektorsystemen oder der Szintillationskamera durchgeführt werden.

Unumgänglich für die quantitative Auswertung sind Computer, die eine Zwischenspeicherung und rechentechnische Weiterverarbeitung der Meßdaten gewährleisten. Bei Einsatz des Xenonisotops ^{133}Xe (physikalische HWZ 5,27 Tage, Strahlungsart: β^-, Konversions- und Augerelektronen, weiche γ-Strahlung) ist die Untersuchung auf quantitative Angaben orientiert. Das neuerdings Bedeutung gewinnende radioaktive Edelgas Krypton — ^{81m}Kr (physikalische HWZ 13 s!, reiner γ-Strahler von 180 keV) mit seinen sowohl von der Szintigrafietechnik als auch unter dem Gesichtspunkt der Strahlenbelastung hervorragenden kernphysikalischen Eigenschaften ist prädestiniert zur bildlichen Darstellung der Durchblutungsstörungen. Als Nachweismethode der Wahl muß hier die ECT angesehen werden. Der Einsatz von ^{81m}Kr erweist sich außerdem günstiger als der anderer ultrakurzlebiger Zyklotronradionuklide, da es in dem Generatorsystem ^{81}Rb/^{81m}Kr zur Verfügung steht, das auch fernab vom Zyklotron zum Einsatz kommen kann (FAZIO et al., 1980 [15]).

Bei der „traumatischen" oder „invasiven" Methodik — für ^{81m}Kr gegenwärtig die einzig diskutable Anwendungsform — wird ein ^{133}Xe-Bolus (70—200 MBq (2—7 mCi)) oder ^{81m}Kr aus dem Generatorsystem kontinuierlich in die Hirnarterien appliziert. Die Radioaktivitätsänderung wird 15 min lang registriert.

Da bei der intraarteriellen Injektion die Auswaschkurven nur die Durchströmung des Hirnbereichs widerspiegeln, da das aus dem Hirn ausgewaschene Gas dann über die Lungen exhaliert wird, kann die mittlere auf 100 g Hirnmasse bezogene Durchblutung aus diesen Auswaschkurven berechnet werden. Ein vom Hämatokrit abhängiger Verteilungskoeffizient muß in die Kalkulation eingehen, der das Löslichkeitsverhältnis zwischen ^{133}Xe im Hirngewebe und im Blut repräsentiert. Da nachgewiesen wurde, daß der Anfangsteil der biexponentiellen ^{133}Xe-Clearancekurve im wesentlichen von der Durchblutung der schnellen Komponente abhängt, zieht man oft zur Charakterisierung der Durchblutung den klinisch relevanten Initial-Slope-Index heran (PAULSON, 1969 [38], OBRIST, 1979 zit. [19]).

Atraumatische Methoden sind durch die intravenöse oder inhalative Zuführung des radioaktiven Gases gekennzeichnet. Die mathematische Analyse der Auswaschkurven ist sehr aufwendig. Sie erfordert leistungsfähige Rechentechnik und ausgefeilte Software (HLISCS, 1981 [24]). Sie muß hinsichtlich der Radioaktivität, die sich außerhalb des Hirns befindet, und der durch die Rezirkulation von den Detektoren erfaßten Radioaktivität des Tracers korrigiert werden. Es sind unterschiedliche Lösungswege angegeben worden (OBRIST, 1967 zit. [24], WYPER, 1976 zit. [24], JABLONSKI, 1979 zit. [24], HLISCS, 1980 [24]), so daß heute gut mit denen der intraarteriellen Injektionstechnik übereinstimmende Ergebnisse erzielt werden, wobei die Untersuchungsdauer von anfänglich 45 min auf 15 min reduziert werden konnte (Abb. 4a und b).

Werte für den mittleren Blutfluß/Gesamthirn, einzelne Hemisphäre oder umschriebenes Areal gibt Tabelle 1 wieder (in Anlehnung an MCHENRY, 1978 zit. [19]).

Mit Hilfe einer sequentiellen bildlichen Darstellung der Radioaktivitätsverteilung oder mittels der sogenannten Trendszintigrafie, bei der das Radioaktivitätsverhalten in definierten Zeitabschnitten durch differente Farbsymbole wiedergegeben wird, lassen sich die Blutverteilung innerhalb der Hirnstrukturen abbilden und Gebiete verminderter oder erhöhter Perfusion somit abgrenzen. Die neuronuklearmedizinische Forschung hat starke Impulse durch eine Vielzahl von Radionukliden erhalten, die infolge der Kernumwandlung positiv geladene Teilchen, die sogenannten Positronen, aussenden. Diese

Tabelle 1. Mittlerer Blutfluß errechnet mit ^{133}Xe-Technik

Autoren	mittlerer Blutfluß (mit Standardabweichung) ml/100 g/min
CORBELT und EICHELMAN, 1975	53,0 ± 5,0
MEYER et al., 1978	45,4 ± 8,4
Mc HENRY et al.	49,0 ± 8,9

Radionuklide werden im Zyklotron erzeugt. Da solche Zyklotrone gegenwärtig nur in einer begrenzten Zahl von Zentren zur Verfügung stehen, läßt sich die Bedeutung für den klinisch-routinemäßigen Einsatz nicht absehen. Auf die kurzlebigen Zyklotronradionuklide soll deshalb hier nicht näher eingegangen werden. Es sei lediglich angedeutet, daß mit ^{18}F-Fluor-2-Deoxy-2-Fluoro-D-Glucose (Phelps et al., 1980 [40]) lokale Änderungen des Glukosestoffwechsels im Hirn, mit ^{15}O-Sauerstoff in Form von O_2 und CO_2 (Lenzi et al., 1978 [31], 1980 [32]) der Sauerstoff-Exhalationsquotient einer beliebigen Hirnregion bestimmt werden kann. Diesen beiden Verfahren soll große Bedeutung für einen empfindlichen Tumornachweis zukommen.
Schließlich seien die Methoden der γ-Enzephalografie (Modifikation von Abraham und Otto, 1975 [1]) sowie der Angioszintigrafie (Deisenhammer und Hammer, 1976 [13]) genannt, die in einigen Einrichtungen mit guten diagnostischen Erfolgen in der zerebralen Tumordiagnostik zur Anwendung gelangen.

2.4. Szintigrafie des Liquorraumes

Die Szintigrafie des spinalen Liquorraumes und der Zisternen beruht darauf, daß ein geeignetes, mit dem Liquor cerebrospinalis mischbares Radiopharmakon direkt in den Liquorraum eingebracht wird. Die räumlich-zeitliche Aktivitätsverteilung spiegelt unter dieser Voraussetzung sowohl die Liquorzirkulation als auch die Gestalt der Liquorräume wider. Das Radiopharmakon der Wahl ist ^{111}In-Indium-Diaethylentriaminopentaessigsäure (DTPA) (HWZ 67,1 Stunde, reiner γ-Strahler, Energien: 172 keV, 247 keV) (Hosain, 1972 zit. [19]), neuerdings auch ^{97}Ru-Ruthenium DTPA (physikalische HWZ 69,9 Stunden, reiner γ-Strahler, Energie: 216 keV) (Oster et al., 1981 [37]).
Da es sich um Zyklotronradionuklide handelt, stehen sie nicht generell im gewünschten Umfang zur Verfügung. Am häufigsten kommt deshalb gegenwärtig noch ^{169}Yb-Ytterbium-Ca-DTPA zum Einsatz (Wagner, 1970 zit. [19]) (HWZ 32 Tage, reiner γ-Strahler mit verschiedenen Energiepeaks).
Die Punktion des Liquorraumes mit einer durch Mandrin verschlossenen Nadel durchgeführt, muß für die Zisternoszintigrafie subokzipital erfolgen, für die Myeoloszintigrafie ist auch die lumbale Zuführung des Radiopharmakon anwendbar.
Zur genauen Abgrenzung eines Prozesses im Rückenmarkkanal von kranial und kaudal wird häufig Radioaktivität sowohl durch subokzipitalen als auch durch lumbalen Zugang zugeführt. Sobald nach Punktion der richtige Sitz der Nadel durch Abfluß von Liquor bestätigt ist, wird die Spritze aufgesetzt und das Radiopharmakon instilliert. Der Patient wird nach lumbaler Instillation horizontal bei leichter Kopftieflage, nach subokzipitaler Verabfolgung in leichter Schräglage mit angehobenem Kopf gelagert. Normalerweise hat sich 4 Stunden nach subokzipitaler Instillation ein homogenes Aktivitätsband bis in die Mitte der Wirbelsäule ausgebreitet. Die kaudale Spitze ist noch aufgelockert, die seitlichen Ränder sind glatt. Nach lumbaler Punktion entsteht in umgekehrter Richtung ein analoges Bild. Etwa nach 24 Stunden hat sich vom Okziput bis zum Duralsack ein nahezu durchgängig homogenes Aktivitätsband ausgebildet. Durch die umschriebenen Anschwellungen des Rückenmarkes sind bisweilen leichte Aktivitätsverminderungen in der Region der unteren Halswirbelsäule und der mittleren Brustwirbelsäule zu verzeichnen (Zeitler, 1978 [51], Döge und Johannsen, 1979 zit. [19]). Die Zisternoszintigramme können entsprechend der unterschiedlichen Form des

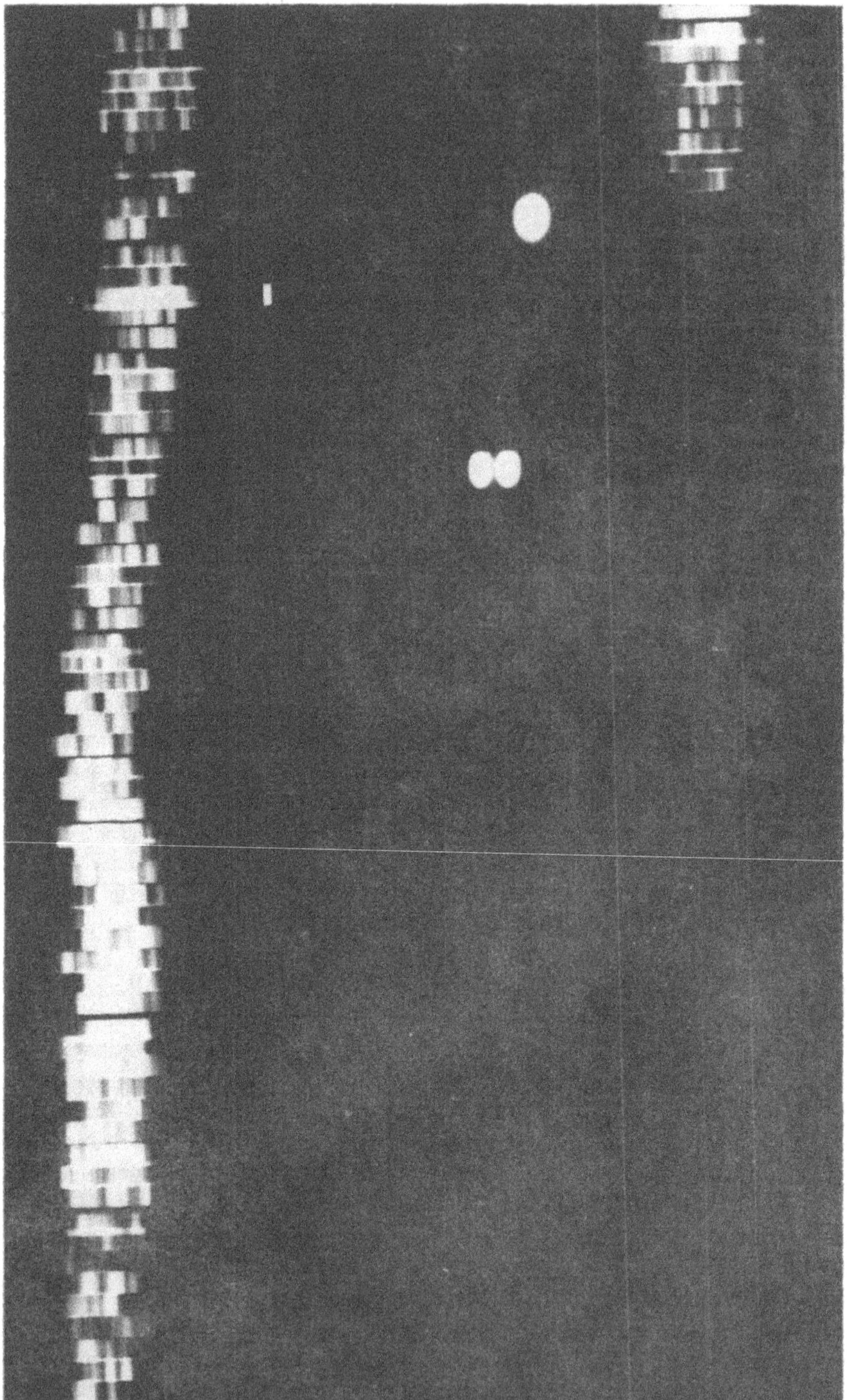

a)

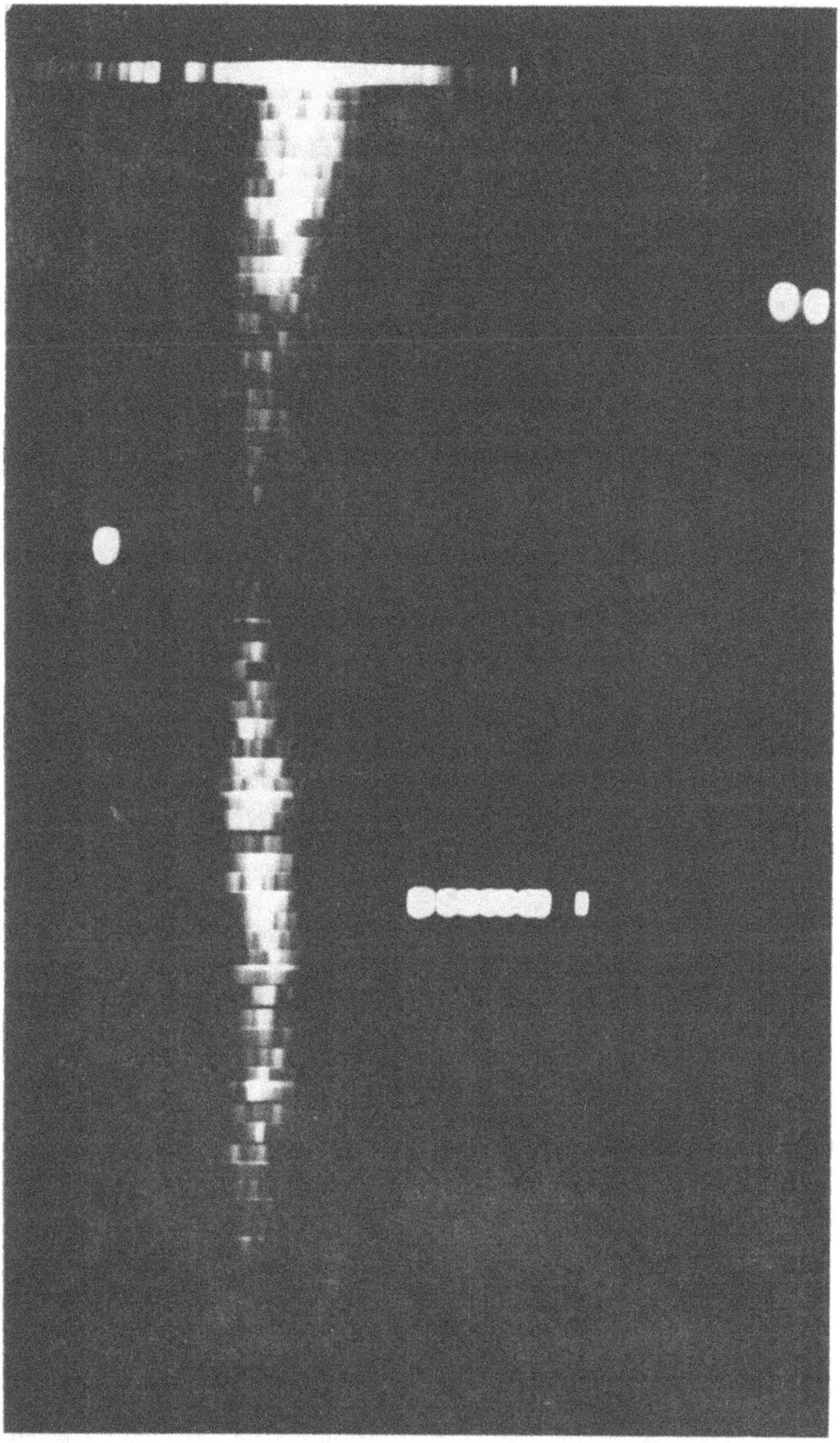

b)

Abb. 5a und 5b. Myeloszintigramme

5a. Normalbefund
5b. Intramedullärer Tumor, Unterbrechung des Aktivitätsbandes

Aktivitätstransportes auf verschiedenen Bahnen etwas differieren. In Anlehnung an Zeitler (1978) [51] lassen sich folgende Fixpunkte für den zeitlichen Ablauf angeben:

1–2 Stunden	basale Zisternen
4–6 Stunden	basale Zisternen
	Cisterna Fissuare Sylvii
	Cisternae interhemisphaericae
6–8 Stunden	alle extrazerebralen Liquorräume
24 Stunden	extrazerebrale Liquorräume

Die Ventrikel werden niemals gefüllt. Vier Stunden p. i. kann das Bild basaler Zisternen an gefüllte Ventrikel erinnern. Pathologische Prozesse stellen sich als Speicherdefekte dar (Abb. 5a und b).
Weiterhin lassen sich Rückschlüsse aus der verzögerten oder verminderten Liquordynamik sowie aus dem Austreten von Liquor ziehen (Tanabe und Futatsuki, 1980, [44], Nikolskaya et al., 1981 [35], Haase, 1981 [22]).

3. Notwendige Voruntersuchungen und Voraussetzungen für die Diagnostik

3.1. Hirnsequenzuntersuchung, Langzeitverlaufsuntersuchung, statische Hirnszintigrafie

Die intravenöse Injektion ist die einzige Traumatisierung des Patienten. Die Gefahr von Nebenwirkungen besteht nicht. Bei Einsatz von ^{99m}Tc als Pertechnetat liegt bei blockierter Schilddrüse die Strahlenbelastung für den Ganzkörper bei 2–2,5 mGy (0,2–0,25 rad) und für das kritische Organ (aufgrund der Biokinetik ist dies der Dickdarm) bei etwa 20 mGy (2 rad). Die aufgrund der Strahlenbelastung erforderliche korrekte Indikationsstellung ist bei Tumorsuche gegeben (Feine und Zum Winkel, 1980 [17]).
Im Falle der Pertechnetatanwendung muß der Untersuchung eine Blockade der Schilddrüse, der Speicheldrüsen und der Plexus chorioidei vorangehen, die durch Gabe von ca. 500 mg Kaliumperchlorat oral (entsprechend 8 Tabletten Thyronorman) 30 bis 60 min vor der Radioaktivitätsapplikation erreicht wird. Sie verhindert eine Abbildung der genannten Organe bzw. Organteile und deren unnötige Strahlenbelastung. Sofern man sich mit der statischen Szintigrafie zufrieden gibt, kann bei Säuglingen und bei Patienten mit schlechten Venenverhältnissen ^{99m}Tc-Pertechnetat oral verabfolgt werden, da es schnell und in großem Umfang durch die Magenschleimhaut resorbiert wird. Um die notwendige Fixation des Kopfes in verschiedenen Stellungen zu gewährleisten (Abb. 6), sollten Säuglinge von vornherein sediert werden.

3.2. Radiophosphortest

Technisch muß dafür gesorgt werden, daß die Detektoren während der Untersuchung trocken bleiben. Bezüglich des Injektionszeitpunktes ist zu berücksichtigen, daß sich die Geschwindigkeit der intratumoralen Aufnahme nach Faktoren wie Zelldichte, Malignitätsgrad und Schwere der Bluthirnschrankenstörung richtet. Wird beispielsweise ein niedriger Markierungsgrad erwartet, so muß die Radioindikatorapplikation entsprechend frühzeitig vor der Operation erfolgen (Correns et al., 1979 [11]).

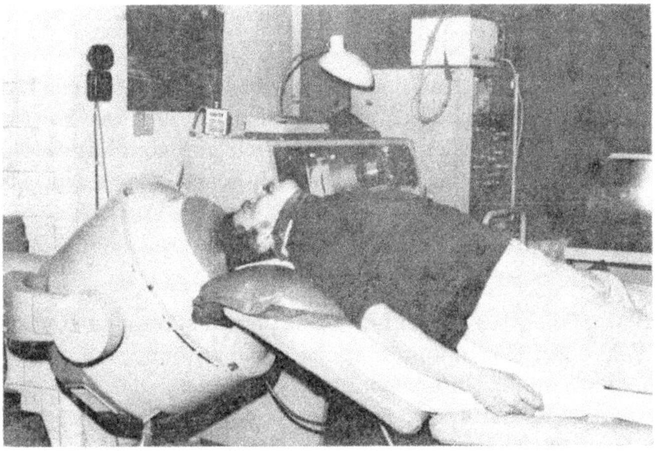

Abb. 6. Lagerung des Patienten bei der Untersuchung der Hirndurchblutung

Die Strahlenbelastung des Knochenmarkes als dem kritischen Organ mit etwa 100 bis 200 mGy (10—20 rad) stellt keine Gefährdung für die Funktionsfähigkeit des Knochenmarks dar; sie ist von der Indikationsstellung her gerechtfertigt.

3.3. Untersuchung der Hirndurchblutung mit radioaktiven Gasen

Die traumatischen Methoden sind theoretisch mit den Komplikationsmöglichkeiten belastet, die eine Punktion der Arteria carotis oder vertebralis mit sich bringen kann. Bislang sind diesbezügliche Nebenwirkungen jedoch nicht berichtet worden. Auf jeden Fall sind die Gefäßpunktionen für den Patienten belastend und unangenehm.
Alte Patienten sollten nicht in Höhe der Bifurkation punktiert werden. Die diagnostische Aussage wird dadurch eingeengt, daß wie bei der Angiografie stets nur das Versorgungsgebiet der punktierten Arterie erfaßt wird. Gerade die Umstände der Arterienpunktion erschweren anscheinend eine weite Verbreitung der Methodik und wirken somit fördernd auf die Ausarbeitung der nichtinvasiven Methoden.
Das kritische Organ bei der Strahlenbelastung durch Radioxenon ist die Luftröhre (etwa 0,02 mGy/MBq, 70 mrad/mCi). Die Belastung des Ganzkörpers liegt um zwei Größenordnungen niedriger.
Die Strahlenbelastung kann bei Verwendung von ^{81m}Kr um mindestens eine Größenordnung gesenkt werden. Hinsichtlich der Indikationsstellung gilt das bei der Hirnszintigrafie gesagte.

Atraumatische Methoden:

Sie stellen für den Patienten keine Belastung dar und sind im Gegensatz zu den traumatischen Verfahren am gleichen Tage wiederholbar. Sie erlauben simultan die Exploration beider Hemisphären. Obwohl auch Patienten mit Atemwegserkrankungen der Untersuchung unterzogen werden können, bedarf es bei diesen Patienten besonderer Beachtung. Abhängig vom Funktionszustand der Lungenkompartimente kann eine Voraussetzung für die Aktivitätskorrektur möglicherweise nicht gegeben sein, so daß eine exakte Kalkulation der Durchblutungswerte unmöglich wird. Kritisches Organ der Strahlenbelastung sind die oberen Luftwege und die Trachea. Die Belastung kann bis zu 2 mGy (0,2 rad) betragen. Strenge Indikationsstellung ist auch hier Voraussetzung für die Untersuchung.

3.4. *Szintigrafie des Liquorraumes*

Analog zu der Situation bei der Hirngefäßpunktion bestehen auch bei der Liquorraumuntersuchung Komplikationsmöglichkeiten wie bei einer zu anderen Zwecken durchgeführten lumbalen oder subokzipitalen Punktion. Auch hier sind entsprechende Zwischenfälle im Zusammenhang mit der nuklearmedizinischen Diagnostik bisher nicht beschrieben.
Fehler bei der Punktion sind jedoch deshalb sehr belangvoll, weil sie die szintigrafische Darstellung stören können.

— Eröffnung von Blutgefäßen bei der Punktion hat einen störenden Radioaktivitätsuntergrund zur Folge. Bei Gewinnung blutigen Liquors (ohne daß dieser bald klar wird) ist deshalb Abbruch der Untersuchung zu empfehlen.
— Fehlinstillation in den Extraduralraum oder in den Periduralraum wird durch typische szintigrafische Normabweichungen signalisiert.

Bei der Anwendung von ^{131}J- oder ^{99m}Tc-Humanserumalbumin wurden bisweilen meningeale Reizerscheinungen beobachtet. Die mit DTPA erzeugten Chelate zeigen dagegen eine gute Verträglichkeit. Auf Vermeidung von Unverträglichkeitserscheinungen und arachnitische Verwachsungen gerichtete Prednisoloninstillation vor Radiopharmakagabe ist nicht mehr generell angezeigt.
Als Schlußfolgerungen ergeben sich:

— Die nuklearmedizinische Liquorraumuntersuchung soll sich möglichst an die erste diagnostische Punktion anschließen,
— der Mindestabstand einer szintigrafischen Liquorraumuntersuchung zu einer vorangegangenen Punktion soll eine Woche betragen.

Die Gammaenzephalografie ist wie die Hirnszintigrafie einzuschätzen. Die Angioszintigrafie ist hinsichtlich ihrer Nebenwirkung am besten mit der Perfusionslungenszintigrafie zu vergleichen, wobei der Eiweißgehalt der Partikel die größte Rolle spielt (s. Kapitel 6 Lungentumoren).
Zusammengefaßt sind die nuklearmedizinischen Untersuchungen nur in einzelnen Fällen an Voruntersuchungen geknüpft; sie sind überwiegend nichtinvasiv. Wo Eingriffe bei den Gasmethoden oder der Liquorraumdiagnostik notwendig sind, sollten sie nach Möglichkeit im Zusammenhang mit erforderlichen Röntgenuntersuchungen durchgeführt werden. Da nuklearmedizinische Diagnostik jedoch oft dann betrieben wird, wenn Kontrastmittel nicht zur Anwendung kommen, läßt sich dieser Vorschlag nicht generell realisieren. Vielmehr werden meistens die nuklearmedizinischen Untersuchungen vor der Anwendung von Kontrastmittelmethoden liegen.

4. Sicherheit des Befundes

4.1. *Hirnsequenzuntersuchung, Langzeitverlaufsuntersuchung, statische Hirnszintigrafie*

Einer Einschätzung der Treffsicherheit der ZSS soll die diesbezügliche Betrachtung der statischen Hirnszintigrafie als eines Bestandteiles dieser Methodenkombination vorangehen.

Abgesehen davon, daß zahlenmäßig mit dem statischen Verfahren die umfangreichsten Erfahrungen vorliegen, erklärt auch die Zusammenstellung von WHITERSPOON (1975 zit. [19]) (Tab. 2) recht gut, daß ein solches Vorgehen sinnvoll ist. Ist doch nach diesen Resultaten der Anteil der mit der statischen Methode nachgewiesenen Hirntumoren wesentlich höher als der Anteil, der mit den dynamischen Studien aufgedeckt wurde. Man erkennt allerdings, daß diese Relation sowohl bei zerebrovaskulären Erkrankungen als auch bei Tumorrezidiven ins Gegenteil umschlägt.

Tabelle 2. Vergleich zwischen den Ergebnissen der statischen und dynamischen Hirnuntersuchung (nach WHITERSPOON, 1975)

Patientengut	Gesamt	dynamische Studien	statische Szintigrafie
supratentorielle Hirntumoren (Meningeome, Gliome, Metastasen)	100	27	88
Glioblastome multiforme Astrozytome Grad I, Grad II, Metastasen	49	14	47
zerebrovaskuläre Erkrankungen	47	19	8
Tumorrezidiv bei anaplastischem intrakraniellem Gliom	16	16	

Obwohl es sich bei den Tabellen 3—5 um Sammelstatistiken oder um Angaben unter nicht völlig identischen Voraussetzungen handelt, lassen sie erstaunlich gute Übereinstimmungen erkennen, Häufigkeit des Nachweises und der Lokalisation von Hirntumoren betreffend:

— Über alle Tumorarten und unabhängig von der Lokalisation betrachtet wird die Nachweiswahrscheinlichkeit (= Sensitivität) bei Verwendung von Technetium-Verbindungen zwischen 76,5 und 91% angegeben, wobei die Differenzen am ehesten durch Unterschiede im Krankengut zu erklären sind, in geringerer Ausprägung aber auch von der speziell verwendeten radioaktiven Verbindung sowie von methodischen Details abhängen.

— Die unter Verwendung von ^{67}Ga-Zitrat und ^{201}Tl erzielten Nachweisziffern liegen noch deutlicher über den mit ^{99m}Tc-Verbindungen erreichten Ergebnissen. Die kleinen Untersuchungszahlen mahnen gegenwärtig jedoch noch zu einer zurückhaltenden Bewertung. Die intratumorale Galliumaufnahme ist zudem erheblich durch Steroide zu beeinträchtigen (WAXMAN et al., 1978 [46]).

— Die Sensitivität des Nachweises ist zum einen weitestgehend von der Art der Geschwulst abhängig — die Domäne liegt dabei bei Glioblastomen, Oligodendrogliomen, Akustikusneurinomen, Meningeomen und Metastasen —, zum anderen korrespondiert die Nachweisbarkeit auch mit der Lokalisation einer Geschwulst, d. h. die im Großhirn gelegenen Tumoren weisen eine höhere Nachweiswahrscheinlichkeit auf, als dies bei zentralen Prozessen oder solchen der hinteren Schädelgrube der Fall ist.

— Rezidive sind sehr frühzeitig feststellbar, sofern durch regelmäßige Kontrolle Verwechselungen mit Restspeicherungen als Folgen der Operationen ausgeschlossen sind (ZEIDLER, 1978 [50], HAASE, 1979 [22]) (Tab. 6).

Tabelle 3. Ergebnisse der Hirnszintigrafie im Gesamtuntersuchungsgut

	Autoren	Szintigramme/Zahl der Fälle	Sensitivität
^{99m}Tc-Verbindungen	SCHNEIDER et al. 1968	190/225	85
	ASIFU et al.* 1965	52/62	84
	GOODRICH et al.* 1965	99/118	84
	OVERTON et al.* 1965	84/100	84
	WITKOFSKI et al.* 1967	75/92	81,5
	O'MARA und MOZLEY* 1971	73/88	83
	COLEMAN und COOPER 1977	302/395	76,5
	WAXMAN et al. 1978	17/19	89
	ZEIDLER 1978	2031/2260	90
	(Großhirn, Schädelbasis u. Sella)	147/317	46
	intratentoriell	253/393	64
	WATSON et al. 1980	21/23	91,3
	FRANZ 1981	76/86	88
	WAXMAN et al. 1978	18/19	95
	ANCRI und BASSET 1980	12/12 (Metastasen)	100

* zit. nach COLEMAN und COOPER, 1977

Vergleiche zwischen der Hirnszintigrafie und der ECT (Tab. 7, 8), sprechen für eine deutliche Erhöhung der Sensitivität durch die Schichtdarstellung. CARIL et al. (1979 [9]) führen dies besonders auf eine Verbesserung der Nachweismöglichkeit in den basalen Hirnabschnitten zurück. WATSON et al. (1980 [45]), die keine Erhöhung der Nachweisrate fanden, heben als Vorzug der ECT gegenüber der Hirnszintigrafie die bessere Abgrenzbarkeit zwischen Hirn- und Schädelmetastasen sowie die bessere Möglichkeit der Tiefenlokalisation hervor. Fragliche Befunde im Hirnszintigramm seien durch die Tomografie aufgrund der besseren Auflösung zu sichern.

Auch bei Kindern ist die Nachweisbarkeit von Hirntumoren mit dem statischen Szintigramm hoch. Nach Angaben von Yalaz et al. (1974 [49]), Gilday et al. (1975 zit. [18]) sowie aufgrund eigener Auswertungen (Franke et al., 1976 [18]) liegt die Sensitivität bei sorgfältiger Analyse der Szintigramme um 90%. Erwartungsgemäß wird wie bei Erwachsenen die Situation für Hirnstammtumoren schlechter als für solche des Großhirns eingeschätzt.
Im Unterschied zu den zahlreichen Angaben über die Sensitivität des Nachweises fehlen statistische Belege über die Spezifität und die „Accuracy", also Angaben, welche die falsch-positiven Ergebnisse in die Bewertung mit einbeziehen. Global wird die Spezifität als mäßig angesehen, da eine große Zahl anderer intrakranieller Prozesse szintigrafisch nachweisbar ist. Hirnabszesse und subdurale Empyeme sind in 90 bis 100% der Fälle nachweisbar. Bis zu 80% der Hirninfarkte (nach Franke et al., 1982 [19]) lassen sich entdecken. Immerhin zeigten sich sogar Enzephalitiden in 23% und Meningitiden in 8% der Fälle durch szintigrafische Veränderungen an. Erschwerend für eine differentialdiagnostische Abgrenzung von Tumoren gegenüber diesen anderen szintigrafisch darstellbaren Prozessen und für Geschwülste untereinander ist weiterhin die relative Einförmigkeit der szintigrafischen Bilder.
Dennoch soll an dieser Stelle darauf verwiesen werden, daß eine Anzahl differentialdiagnostisch bedeutsamer Kriterien bestehen, die als Indizien für eine bestimmte Tumorart gelten können:

Glioblastome: Vorkommen im Frontal- und Temporallappen, niemals im Kleinhirn; oft sind kurzfristige Kontrollen nötig, da die vaskularisierten Tumoren anfangs nur wenig, im Laufe der Zeit aber oft intensiv speichern. Kontrollszintigramme nach Operation sind erforderlich, da eine hohe Rezidivrate bekannt ist.
Ein typisches szintigrafisches Bild gibt das Schmetterlingsgliom.
Astrozytom: sehr gute Nachweisbarkeit der Astrozytome des Kleinhirns (polare Spongioblastome, Bergstrand-Tumoren).
Ependymom: selten, auffällig intensive Radioaktivitätsspeicherung.
Meningeome: Sie zeichnen sich dadurch aus, daß sie fast 100%ig unabhängig von den zahlreich möglichen Lokalisationen (z. B. Konvexität, Parasagittalbereich, Falx, Dach der hinteren Schädelgrube, Tentorium, Rückenmark, Liquorräume außerhalb der Hirnhäute, Keilbeinflügel, Fissura Sylvii, Tuberculum sellae, Olfaktoriusrinne) szintigrafisch abgebildet werden. Ihre Darstellung ist überwiegend intensiv und homogen sowie scharf abgegrenzt.
Abhängig von der Lokalisation sind Besonderheiten zu beachten. Parasagittale Meningeome sollten stets zusätzlich in der Scheitelansicht untersucht werden, da zusätzliche Informationen über ihre Ausdehnung und die Beziehung zum großen Hirnblutleiter gewinnbar sind.
Das Falxmeningeom grenzt sich durch seine mittelständige Lage und eine radioaktivitätsarme Zone zwischen dem Schädel und seiner oberen Begrenzung ab. Die Meningeome am Boden der vorderen Schädelgrube sind nicht rund, sondern plan und führen oft zu einer Verbreiterung der Aktivität im Winkel zwischen Schädelbasis und Aktivitätsband der Konvexität.
Bei den sogenannten En-Plaque-Meningeomen des äußeren Keilbeinflügels, die den Knochen infiltrieren, spielt die Ausbreitung im Hirn keine Rolle. Die Aktivitätsspeicherung wird deshalb überwiegend im Schädelknochen erfolgen und nur schwer vom Gefäßuntergrund abzugrenzen sein. Die nuklearmedizinische Möglichkeit beruht auf der Sequenzszintigrafie und der Kombination von Hirnszintigrafie und Knochenszintigrafie.

Tabelle 4. Ergebnisse der Hirnszintigrafie, aufgeschlüsselt nach der Art der Tumoren: Verwendung

Autoren	alle Hirnregionen (Sensitivität)			
	SCHNEIDER et al. (1969)		COLEMAN und COOPER (1977)	
	+ Sz/Zahl der Fälle	Sensitivität	+ Sz/Zahl der Fälle	Sensitivität
Tumorart				
Primärtumor Glioblastoma multiforme	63/64	99		
Oligodendrogliome	5/6	97	3/3	100
Sonstige maligne Gliome	2/2		2/4	50
Astrozytome	20/26	77	89/121	74
Meningeome	31/32	97	100/107	93
Ependymome			8/12	67
Medulloblastom			5/9	56
Spongioblastom				
Hypophysenadenom	21/41	51	15/23	65
Kraniopharyngeom			4/15	27
Akustikusneurinom			13/14	93
Sonstige Tumoren			4/7	57
Metastasen	48/54	89	59/80	74
Gesamt	190/225	85	302/395	76,5

Plexus-chorioideus-Papillom: Intensive Speicherung. Abbildung wird nicht durch Perchloratgabe beeinträchtigt.
Retikulozellsarkome und Morbus Hodgkin: Obwohl wenige statistische Angaben vorliegen, wird nach PENNING und FRONT (1975) [39], die Szintigrafie zum Nachweis der intrazerebralen Ausbreitung als Mittel der Wahl betrachtet.
Bestimmte szintigrafische Bildmuster und Konturen können jeweils für eine kleine Zahl von Krankheitsursachen charakteristisch sein. Eine sehr unvollständige Darstellung gibt die folgende Aufzählung (Pfeil bedeutet Abnahme der Häufigkeit):

Speicherbezirk	Krankheitsbild (-bilder)
Irregulare Begrenzung	Gliome
Radioaktivität in Umgebung übergehend	Astrozytom
scharf begrenzt	Metastasen, Falxmeningeom → intrazerebrale Hämatome

von ^{99m}Tc-Verbindungen

einzelne Hirnregionen					
Zusammenstellung von ZEIDLER (1978)		Zusammenstellung von ZEIDLER (1978)		Zusammenstellung von ZEIDLER (1978)	
Großhirntumoren		Schädelbasis und Sellaregion		intratentoriell	
+ Sz/Zahl der Fälle	Sensitivität	+ Sz/Zahl der Fälle	Sensitivität	+ Sz/Zahl der Fälle	Sensitivität
654/690	94				
93/115	80				
		4/6	66		
209/315	Grad III 64			43/51	84
349/354	98	30/38	79		
		79/109	40		
		30/53	56		
				144/202	72
25/29	85	4/21	20	19/51	37
701/757	91			47/89	53
2031/2260	90	147/317	46	253/393	64

Speicherbezirk	Krankheitsbild (-bilder)
Halbmondzeichen	subdurale Hygrome und Subduralhämatome → oberflächliche Hirntumoren → En-Plaque-Meningeome → Zustand nach Trepanation
zentrale Aktivitätsverminderung	Abszesse → Tumoren
Schmetterlingsform	Schmetterlingsgliome → Retikulumzellsarkom
inhomogene Speicherung	Glioblastoma multiforme
Multiplizität	Metastasen → Retikulumzellsarkom → Abszesse → Infarkte → Glioblastome

Tabelle 5. Ergebnisse der Hirnszintigrafie aufgeschlüsselt nach der Lokalisation der Tumoren — ^{99m}Tc-Verbindungen

	Coleman und Cooper (1977)		Baker et al. (1980) National Cancer Institute	
	+ Sz/Zahl der Fälle	Sensitivität		Sensitivität
Tumorsitz			Tumorsitz	
frontal	68/88	77	zentral	46
frontoparietal/ parasagittal	35/36	97	supratentoriell	84
temporal	30/37	81	intratentoriell	62
parietal	68/75	91	meningeal	67
okzipital	9/10	90		
zentral	46/75	60		
Keilbeinflügel-gegend	14/14	100		
Pons	3/12	25		
zerebellopontiner Winkel	19/20	95		
Medulla und Cerebellum	26/49	53		
Gesamt	317/416	76		

Tabelle 6. Rezidivnachweis durch Hirnszintigrafie (nach Zeidler, 1978)

	Rezidiv	gesichert	Rezidiv	ausgeschlossen
Ergebnis der Szintigrafie	+	—	+	—
bei verschiedenen Tumoren	169	21	6	96

Tabelle 7. Kameraszintigrafie und SPECT* bei gesicherten Hirntumoren — Vergleich bei identischem Patientengut

Autoren:	Carril et al. (1979)		Watson et al. (1980)	
	Ergebnis +/Zahl der Fälle	Sensitivität	Ergebnis +/Zahl der Fälle	Sensitivität
Kamera	39/50	78	23/25	92
SPECT*	44/50	88	23/25	92

* SPECT = Single-Positron-Emission-Computer-Tomography

Tabelle 8. Hirntumordiagnostik mit nuklearmedizinischen und nichtnuklearmedizinischen Verfahren (prozentuale Angaben)

Autoren	Coleman und Cooper (1977)				Watson (1980)	
	Kameraszintigramm	Angiogramm	EEG	PEG	SPECT	CT
Primärtumor						
Oligodendrogliom	100	100	100			
Glioblastome	50	50		100		
Astrozytome	74	90	76	93		
Meningeome	93	92	64	88		
Medulloblastome	56	67	71	100		
Ependymome	27					
Hypophysenadenome	65	86	25	88		
Kraniopharyngeome	27	80	33	100		
Akustikusneurinome	93	40	33	50		
sonstige Tumoren	75	25	50	100		
Metastasen	74	75	68	65		
Gesamt	76,5	83,5	66,5	88,4	92	84

Die vielfältigen Aussagemöglichkeiten, die Unterschiede in der Lokalisation vermitteln, können hier nicht im einzelnen dargestellt werden. Es sei auf die Übersicht bei Penning und Front (1975 [39]) verwiesen. Die Analyse der Ergebnisse entsprechend dieser differentialdiagnostischen Möglichkeiten harren einer Auswertung. Zahlenmäßig belegte Aussagen betreffs der Ergebnisse der ZSS liegen vor allem von Buell et al. (1978 [8]) vor (Tab. 9 und 10). Betrachtet man zunächst die Ergebnisse der ZSS für sich allein, so läßt sich, wie erwartet, eine gute Übereinstimmung mit denen der statischen Szintigrafie verzeichnen. Bemerkenswert sind dagegen vor allem die hohen Prozentsätze der Tumortypidentifikation. Die weiteren vorn beschriebenen Methoden wurden bisher kaum hinsichtlich ihrer Aussage bei der Tumordiagnostik zahlenmäßig ausgewertet. Solche Auswertungen scheinen dringend notwendig zu sein. Die Ergebnisse der Methoden sollen demzufolge lediglich hinsichtlich ihrer Bedeutung in der Geschwulstdiagnostik kurz qualitativ skizziert werden.

Tabelle 9. Anteil richtigpositiver Ergebnisse durch CT und ZSS in Anlehnung an Buell et al. (1978)

	N	CT	ZSS
Meningeome	74	73 (99%)	71 (96%)
Gliome hohen Grades	45	45 (100%)	45 (100%)
Gliome niederen Grades (I)	10	10 (100%)	6 (60%)
Gliome niederen Grades (II)	20	20 (100%)	18 (90%)
Metastasen	27	27 (100%)	22 (81%)
andere Tumoren	39	38 (97%)	33 (85%)
Gesamt	215	213 (99%)	195 (91%)

Tabelle 10. Prozentsatz korrekter Tumortypidentifikation durch CT und ZSS in Anlehnung an BUELL et al. (1978)

	N	CT	ZSS	CT und ZSS
Meningeome	74	63 (85%)	64 (86%)	68 (92%)
Gliome hohen Grades	45	37 (82%)	36 (80%)	40 (89%)
Gliome niederen Grades	30	17 (57%)	13 (43%)	18 (60%)
Metastasen	27	23 (85%)	17 (63%)	23 (85%)
andere Tumoren	39	17 (43%)	7 (18%)	18 (46%)

4.2. Radiophosphortest

Der Radiophosphortest dient der sicheren Abgrenzung von Tumorgewebe während der Operation und erlaubt somit erwartungsgemäß eine deutliche Verbesserung des Operationsergebnisses.

4.3. Untersuchung der Hirndurchblutung mit radioaktiven Gasen

Bei Astrozytomen Grad III und IV ließ sich generell eine Störung der Durchblutung und auch des Stoffwechsels belegen. Jedoch war der Metabolismus stärker als die Zirkulation reduziert. Dieses Ergebnis führt man auf die relative „Luxusperfusion" zurück, die von der reaktiven Hyperämie in der Umgebung der Geschwulst ausgeht. Bei Meningeomen ließ sich sogar ein relativer Anstieg der Durchblutung objektivieren. Bisher zahlenmäßig noch geringe Untersuchungen sprechen dafür, daß sich Tumoren auch umgekehrt verhalten können (LENZI, 1978 [31]).
Bei Verwendung der Inhalationstechnik waren Durchblutungsänderungen nach Schlaganfall mit andauerndem Gefäßverschluß, ähnlich wie die Mehrzahl der Hirntumoren, durch ein gleichmäßiges Absinken von Zirkulation und Stoffwechsel charakterisiert.
In manchen Fällen erwies sich die Durchblutung als stärker gestört — ein Hinweis darauf, daß trotz Durchblutungsinsuffizienz die Neuronen noch funktionstüchtig waren. Ein umgekehrtes Funktionsmuster — nämlich erhöhte Durchblutung, aber reduzierter Metabolismus — trat vor allem dann auf, wenn die angiografische Untersuchung normal ausfiel. Die vielfältigen Möglichkeiten, die diese ersten Versuche signalisieren, wurden bislang weder für die Diagnosefindung noch für die Verlaufsbeurteilung nach Operationen ausgenutzt.

4.4. Szintigrafie des Liquorraumes

Die intrakranielle Liquorzirkulation kann durch Tumoren gestört sein. Liegt ein solcher Stopp am Übergang vom dritten zum vierten Ventrikel vor, so kommt zunächst eine basale Retention zustande, d. h. nur eine Aktivitätsanreicherung im vierten Ventrikel. Szintigramme, die später als 24 Stunden p. i. geschrieben werden, können gegebenen-

falls eine unregelmäßige Aktivitätsverlagerung im extrakraniellen Liquorraum, jedoch keine vollständige Darstellung dieser Räume zeigen. Szintigramme von frontal oder dorsal können Hinweise auf die Seitenlokalisation der raumfordernden Prozesse geben, während die seitliche Szintigrafie die Lokalisation des Bolus erlaubt. Folgezustände von Tumoren sind z. B. Rhino- und Otoliquorrhoe, die ebenfalls mit Hilfe der Zisternoszintigrafie nachgewiesen werden können. Ausnahmsweise kommt auch die Ventrikuloszintigrafie zum Einsatz, um Differenzierung eines Hydrozephalus bei Tumoren im Seitenventrikelbereich durchführen zu können.
Mit Hilfe des Myeloszintigrammes lassen sich sowohl Geschwülste mit Querschnittssymptomen als auch mit einer geringen neurologischen Symptomatik besonders im dorsalen und zervikalen Spinalkanal sowie im zervikokranialen Übergangsbereich gut nachweisen. Bei multiplen Tumoren, wie beispielsweise bei Neurofibromatosen, wird dadurch die Sicherheit erhöht, alle pathologischen Veränderungen zu erfassen. Nach den bisherigen Erfahrungen muß der Tumor eine Ausdehnung von mindestens 1 cm besitzen. Arachnitis spinalis und cisternalis können differentialdiagnostisch Schwierigkeiten gegenüber anderweitigen diffusen extramedullären raumfordernden Prozessen bringen.

5. Vergleich der Ergebnisse der nuklearmedizinischen Untersuchungen mit anderen Verfahren

5.1. Hirnsequenzuntersuchung bis statische Hirnszintigrafie

Statische Hirnszintigrafie:

Auch bei Vergleich mit anderweitigen Verfahren zur Hirntumordiagnostik erscheint es aus den bereits unter 4.1. genannten Gründen zweckmäßig, die Hirnszintigrafie zunächst isoliert zu betrachten. Aus Tabelle 8 ist zu ersehen, daß CT und Angiografie häufig hinsichtlich der Sensitivität der Ergebnisse etwas besser als die Szintigrafie liegen. In speziellen Situationen, wie bei Hypophysengeschwülsten, werden Angiografie und Szintigrafie von der Pneumenzephalografie (PEG) übertroffen. Eine ähnliche Aussage läßt die von der Lokalisation der Tumoren ausgehende National Cancer Institute-Studie (Baker et al., 1980 [4]) zu, die auch normales Schädelröntgen und CT-Diagnostik mit Kontrasterhöhung einbezieht. Die Studie von Watson et al. [45] aus dem gleichen Jahr vermittelt ein anderes Bild: Nur in zwei Fällen vermochten weder Hirnszintigrafie noch ECT einen im CT entdeckten Tumor nachzuweisen, dagegen gelang in einem Fall (leider keine Angaben zur Histologie) mit den nuklearmedizinischen Methoden der Turmornachweis einen Monat früher als im CT mit Kontrasterhöhung. In einem Fall der falschnegativen Hirnszintigramme war eine Behandlung mit Steroiden vorausgegangen.
Wird die ZSS mit der CT verglichen (Tab. 9 und 10), so findet sich bezüglich der Sensitivität etwa die gleiche Aussage wie bei Bezug der CT auf die statische Szintigrafie. Zieht man jedoch als zweites wichtiges Kriterium einer Tumordiagnostik die Tumortypidentifikation ins Kalkül, so bietet die nuklearmedizinische Diagnostik ein besseres Bild als beim Tumornachweis. Schließlich konnte bei gemeinsamer Wertung der Ergebnisse von ZSS und CT die Rate korrekter Tumoridentifikation sogar beträchtlich gesteigert werden.

Es sei vermerkt, daß sich diese Vergleiche immer nur auf die Anwendung von ^{99m}Tc-Verbindungen bezogen. Die vorn angeführten Ergebnisse mit ^{67}Gallium und ^{201}Tl waren jedoch deutlich besser als die mit ^{99m}Tc-Verbindungen erzielten. Ein exakter Vergleich der mit diesen beiden Verbindungen erreichten Untersuchungsergebnisse mit denjenigen der CT steht noch aus. Diesbezüglich sollen hier deshalb keine Schlußfolgerungen gezogen werden.

5.2. Radiophosphortest bis Szintigrafie des Liquorraumes

Zahlenmäßige Angaben aufgrund größerer Vergleichsserien fehlen. Sie sind insbesondere notwendig für die Kontrolle der Durchblutungs- und Stoffwechselparameter mit Hilfe von Gasmethoden.

6. Abschließende Bemerkungen

Als Schlußfolgerung aus den diagnostischen Möglichkeiten nuklearmedizinischer Untersuchungen seien im folgenden noch einige Anmerkungen betreffs der Einordnung in das Programm zur Hirntumordiagnostik getroffen.
Die CT, eine überwiegend statische Methodik, erweist sich der Hirnszintigrafie als überlegen,

- wenn es um den Nachweis sehr kleiner Prozesse geht,
- wenn es sich um Tumoren handelt, die aus biologischen Gründen keine Radiopharmaka aufnehmen,
- wenn topografische Beziehungen eine besondere Rolle spielen.

Da die CT wahrscheinlich in den nächsten Jahren nicht in einem Umfang zur Verfügung stehen wird, der den Einsatz als Screeningverfahren ermöglicht, ist es auch von Interesse, die nuklearmedizinischen Verfahren zu weiteren neuroradiologischen Methoden in Beziehung zu setzen (siehe auch Tab. 8).
In der Nativ-Röntgenaufnahme des Schädels vermag eine intrakranielle Geschwulst Zeichen zu hinterlassen (z. B. Knochenverdichtung, Tumorverkalkung, Sellaerweiterung). Viele Prozesse rufen überhaupt keine Veränderungen hervor. Das Röntgenbild des Schädels ist für die Beurteilung des Szintigramms jedoch unbedingt notwendig, weil eine Anzahl szintigrafischer Befunde erst beim Vergleich mit dem Röntgenbild erklärbar werden, so z. B. Schädeldefekte oder die Veränderungen bei fibröser Dysplasie.
Die zerebrale Angiografie vermag den Operateur über Details der Blutversorgung zu informieren und erscheint unter diesem Gesichtspunkt unbedingt notwendig.
Die Eigenschaften der Szintigrafie komplementieren diejenigen der genannten neuroradiologischen Verfahren.

- Das abnormale Gewebe selbst wird dargestellt.
- Raumforderung ist keine Vorbedingung für die Darstellung,
- auch Infarkte etc. werden abgebildet.
- Beide Hemisphären des Groß- und Kleinhirns werden in einer Untersuchung erfaßt.
- Die Größe wird grob, aber aktuell widergespiegelt.

Auf diese Weise läßt sich anhand von Verlaufskontrollen z. B. der Hirninfarkt vom Glioblastom abgrenzen. Die Untersuchung ist ohne nennenswerten Eingriff und gefahrlos. Deshalb ist sie prädestiniert für Verlaufsuntersuchungen, wobei die Reaktion des Tumors auf Bestrahlung oder zytostatische Behandlung und der Nachweis des Erfolges chirurgischer Behandlungsmaßnahmen beurteilt werden sollen.
Die Szintigrafie vermag röntgenologische Untersuchungen zu ersetzen, wenn keine operativ zu behandelnde Erkrankung vorliegt. Dennoch sind neuroradiologische Untersuchungen erforderlich, da auch die Szintigrafie ihre Grenzen hat.

Das Szintigramm ist relativ strukturarm:

Die topografische Zuordnung eines Speicherbezirkes stößt bisweilen auf Schwierigkeiten. Sie lassen sich teilweise ausräumen, wenn in der Kombination Radionuklidangiografie/statische Szintigrafie die Blutgefäße als Bezugssystem zur Verfügung stehen. Ein weiterer Nachteil ist darin zu sehen, daß die konsekutive Raumforderung nur grob — nämlich ebenfalls angezeigt an den Gefäßstrukturen — oder gar nicht nachweisbar ist. Der Neurochirurg benötigt demzufolge neben dem Hirnszintigramm wahlweise die Informationen der neuroradiologischen Verfahren. Indirekt können aus Veränderungen der Strukturen oft Rückschlüsse auf intrazerebrale Prozesse gezogen werden.
Auch die Liquorraumszintigrafie ist kein Ersatz für neuroradiologische Methoden. Sie ist die funktionelle Ergänzung zu den statischen Verfahren. Ihre Domäne ist damit Differentialdiagnose des Hydrozephalus und die Ortung der Liquorfistel. Sie vermag in vielen Fällen die Kontrastmitteldarstellung der Liquorräume für die genaue topografische Zuordnung im Gegensatz zur Hirnszintigrafie zu ersetzen. Für den Nachweis der Funktion von Drainagesystemen ist sie gegenwärtig unentbehrlich. Dem Verfahren zur Bestimmung der Hirndurchblutung mit radioaktiven Gasen stehen bisher keine Untersuchungsverfahren gegenüber, die gleichgut derartige Untersuchungen ersetzen können.
Ventrikulografie und Pneumenzephalografie (PEG) können Tumoren direkt zeigen, wenn sich diese in die Ventrikel oder die Zisternen projizieren. Indirekt werden raumfordernde Prozesse durch Verlagerung oder Obstruktion der Liquorräume bei kommunizierendem Hydrozephalus sichtbar. Sind Prozesse nicht raumfordernd, so fehlt ein Nachweis im PEG. Die Schmerzhaftigkeit der Luftfüllung und ein nicht zu vernachlässigendes Risiko schränken das Verfahren — auch ohne Tomografie — auf Nachweis von Mittellinientumoren und Prozesse der hinteren Schädelgrube ein (Tab. 11).
Die zerebrale Angiografie weist Tumoren aufgrund einer Normabweichung des Gefäßbildes aus. Raumfordernde Prozesse werden sichtbar durch Verdrängung und Streckung der Gefäße.
Die Hirntumordiagnostik muß heute von zwei differenten Gegebenheiten ausgehen:

— Ein CT-Gerät steht am Untersuchungsort zur Verfügung.
— Ein CT-Gerät ist räumlich weit entfernt.

Bei der ersten Konstellation kann auf die CT zurückgegriffen werden. In Anlehnung an Wende (1977 zit. [19]) und Buell (1978 zit. [8]) sollte unter dieser Voraussetzung versucht werden, neurologische Patienten zuerst der CT zuzuführen. Da dies selbst in hochspezialisierten Einrichtungen sich als unmöglich erwiesen hat (Feine und Zum Winkel, 1980 [17]), ist es zumindest bei hinreichendem Verdacht auf einen primären oder sekundären Tumor zu realisieren. In einer großen Zahl von Fällen muß somit die ZSS oder gar die statische Hirnszintigrafie vorangehen. Wenn diese normal ausfällt, so wird hinsichtlich

Tabelle 11. Wertigkeit verschiedener diagnostischer Methoden zur Tumordiagnostik im Liquorra
(nach ZEITLER, 1978)

		Röntgen- nativ- diagnostik	Kontrast- mittel- Myelo- bzw. Enze- phalografie	Gasmyelo- bzw. Enze- phalo- grafie	Angio- grafie	Luftmyelo- bzw. Enze- phalo- grafie	Kontrast- mittel- darstel- lung	CT	Radio- nuklid- diagn- stik
Rücken- mark- kanal	Isolierte Tumoren	(+)	++	++	Ø	Ø	Ø	++	++
	multiple Tumoren	(+)	+	+	——	——	——	+	++
	zerviko- kraniale Tumoren	(+)	(+)	++	——	——	——	+	——
Liquor- raum des Schädels	zerebrale Tumoren	(+)	——	——	++	Ø	(+)	++	Ø
	intraven- trikuläre Tumoren	Ø	——	——	(+)	++	++	++	+

Ø = Diagnose nicht möglich
(+) = indirekte Hinweise auf Diagnose oder zusätzliche Informationen
\+ = Diagnose möglich
++ = vollständige Diagnose hinsichtlich Lokalisation, Ausdehnung und Existenz möglich
—— = keine Erfahrungen, oder Untersuchungsverfahren nicht zutreffend

des weiteren Vorgehens unter Berücksichtigung der Ergebnisse anderer Untersuchungsmethoden und abhängig vom neurologisch-klinischen Bild entschieden. Erklärt die ZSS das neurologische Bild vollständig, so kann auf die CT verzichtet werden, ausgenommen der Fall, daß ein neurochirurgischer Eingriff ansteht. Optimal wäre die Durchführung beider Verfahren. Bei der Problematik des Hydrozephalus sollte sowohl die CT (Nachweis) als auch die Radionukliddiagnostik (Klärung der Ursache!) erfolgen.
Im zweiten Falle, d. h. wenn die CT nicht in räumlicher Nähe zur Verfügung steht, kommt der Hirnszintigrafie eine führende Rolle zu. Erst nach Durchführung aller zur Verfügung stehenden nuklearmedizinischen Verfahren soll sorgfältig abgewogen werden, ob die Indikation zur CT gegeben ist und der Patient an eine andere Einrichtung verwiesen werden muß. Für operierte Patienten ist die Hirnszintigrafie und insbesondere die ZSS das Mittel der Wahl zur Verlaufskontrolle des Behandlungserfolges.

7. Literatur

1. ABRAHAM, K.; H. J. OTTO: 3-Detektor-Gammaenzephalographie. Rad. diagn. **16** (1975), 147
2. AMBROSE, J.: Computerized transverse axial scanning tomography, Part 2, Clinical application. Brit. J. Radiol. **46** (1973), 1023
3. ANCRI, D., J. Y. BASSET: Diagnosis of cerebral metastases by thallium 201. Brit. J. Radiol. **53** (1980), 443
4. BAKER, H. L. Jr.; W. HOUSER; O. WAYNE; J. K. CAMPBELL: National Cancer Institute Study: Evaluation of Computed Tomography in the Diagnosis of Intracranial Neoplasms. Radiology **136** (1980), 91

5. Bardfeld, P. A.; A. M. Passalaqua; P. Braunstein; B. N. Raghavendra N. E. Leeds; I. I. Kricheff: A Comparison of Radionuclide Scanning and Tomography in Metastatic Lesions of the Brain. J. Comp. Assoc. Tomogr. 1 (1977), 315
6. Biersack, H. J.; R. Knopp; J. Wappenschmidt; C. Winkler: „Single Photon" Emissions-Computertomographie des Hirns mit einer rotierenden Gammakamera — Ergebnisse bei 471 Patienten. Nuc. Compact 12 (1981), 130
7. Budinger, T. F.: Revival of Clinical Nuclear Medicine Brain Imaging. J. of Nucl. Med. 12 (1981), Vol. 22
8. Buell, U.; H. P. Niendorf; E. Kazner; W. Lanksch; J. Wilske; H. Steinhoff; H. Gahr: Computerized Transaxial Tomography (CTT), introduced by Hounsfield (1), has proved to be an effective noninvasive method for examining intracranial structures and detecting space-occupying lesions. J. Nucl. Med. 19 (1978), 476
9. Carril, J. M.; A. F. Mac Donald; P. P. Dendy; W. I. Keyes; P. E. Undrill; J. R. Mallard: Cranial Scintigraphy: Value of Adding Emission Computed Tomographic — Sections to Conventional Pertechnetate Images (512 Cases). J. Nucl. Med. 20 (1979), 1117
10. Coleman, R. E.; M. D. Cooper: Conventional Methods of Diagnosis Using Nuclear Scan and Recent Progress with Radionuclide Transaxial Tomography. Nat. Cancer Inst. Monogr. 46 (1977), 97
11. Correns, H.-J.; S. Vogel; H.-J. Synowitz: Die Chirurgie der Hirntumoren unter Verwendung des Radiophosphortestes. Vortrag auf der 17. Internat. Jahrestagung der Gesellschaft für Nuklearmedizin e. V., 11.—14. Sept. 1979, Innsbruck, Ref. 114, S. 91
12. Deckart, H.: Nuklearmedizin in Therapie und Praxis. VEB Gustav-Fischer-Verlag, Jena 1979
13. Deisenhammer, E.; B. Hammer: Die intrakranielle Raumforderung in szintigraphisch neuroradiologischer Synopsis. Walter de Gruyter, Berlin/New York, 1976
14. Dietrich, J.; S. Gurski; J. Löbe: Hirn- und Myeloszintigraphie bei raumfordernden Prozessen. Johann-Ambrosius-Barth-Verlag, Leipzig, 1977
15. Fazio, F.; C. Fieschi; M. Collice; M. Nardini; F. Banfi; M. Possa; F. Spinelli: Tomographic Assessment of Cerebral Perfusion Using a Single-Photon Emitter. J. Nucl. Med. 21 (1980), 1139
16. La France, N. D.; H. N. Wagner Jr.; P. Whitehouse, E. Corley; T. Duelfer: Decreased Accumulation of Isopropyl-Iodoamphetamine (I-123) in Brain Tumors. J. Nucl. Med. 22 (1981), 1081
17. Feine, U.; K. zum Winkel: Nuklearmedizin — Szintigraphische Diagnostik. Georg-Thieme-Verlag, Stuttgart, 1980
18. Franke, W.-G.; W. Wünsche; K. Köhler; S. Geissler; M. Notzke; H. Todt: Die Hirnszintigraphie in der Pädiatrie — Analyse der nuklearmedizinischen Untersuchungsergebnisse bei 394 Patienten der Kinderklinik der Medizinischen Akademie „Carl Gustav Carus" Dresden. Dt. Gesundh.-Wesen 34 (1979), 2121
19. Franke, W.-G.; R. Hliscs; B. A. Johannsen: Neuronuklearmedizin. Isocommerz GmbH, Schriftenreihe Anwendung von Isotopen und Kernstrahlungen in Wissenschaft und Technik, Berlin, DDR, 1982
20. Gates, G. F.; L. S. Fishman, H. D. Segall: Scintigraphic Detection of Congenital Intracranial Vascular Malformations. J. Nucl. Med. 19 (1978), 235
21. Goodman, M. M.; D. R. Elmaleh; K. J. Kearfott; R. H. Ackerman, B. Hoop Jr.; G. L. Brownell, N. M. Alpert; W. Strauss: F-18-Labeled 3-Deoxy-3-Fluoro-D-Glucose for the Study of Regional Metabolism in the Brain and Heart. J. Nucl. Med. 22 (1981), 138
22. Haase, K.: Szintigraphische Verlaufsbeobachtungen mit ^{99m}Technetium-Pertechnetat bei Schädel-Hirn-Erkrankungen unter besonderer Berücksichtigung hirnoperierter Patienten. Univ. Heidelberg, Klinikum Mannheim (Diss.), 1979
23. Harper, P. V.; R. Beck; D. Charleston; K. A. Lathrop: Optimization of a Scanning Method Using Tc-99m. Nucleonics 22 (1964), 50
24. Hliscs, R.: Zur Berechnung der Clearancefunktion bei der nicht-invasiven Hirndurchblutungsmessung mit Xe-133. Rad. diagn. 22 (1981), 71

25. HÜNING, R.; J. WELLAUER: Angiography and scintigraphy in the preoperative diagnosis of intracranial tumors. In: Angiography, Scintigraphy. DIETHELM, L. (edt.), Springer-Verlag, Berlin/Heidelberg/New York, 1972, 1—14
26. HUANG, S. C.; E. J. HOFFMAN; D. E. KUHL: Validation of tomographic measurement of cerebral blood volume with C-11-labeled carboxyhemaglobin. J. Nucl. Med. **20** (1979), 328
27. JÄHNISCH, W.; H. GÜTHERT; D. SCHREIBER: Pathologie der Tumoren des Zentralnervensystems. VEB Gustav-Fischer-Verlag Jena, 1976
28. KAUFMAN, L.; L. E. CROOKS; A. R. MARGULIS: Nuclear Magnetic Resonance Imaging in Medicine. Igaku, Shoin/New York/Tokyo, 1981
29. KIRSCH, G.: Differentialdiagnostik intrakranieller Prozesse mit Hilfe der Radionuklidangiographie. Rad. diagn. **22** (1981), 70
30. KLEINHANS, E.; H. BERGER; U. BÜLL; E. MOSER: Automatische Hemisphären-Erkennung in der zerebralen Radionuklid-Angiographie. Nucl. Med. **5** (1979), 232
31. LENZI, G. L.; T. JONES; C. G. MC KENZIE; P. D. BUCKINGHAM, J. C. CLARK; S. MOSS: Study of regional cerebral metabolism and blood flow relationships in man using the method of continuously inhaling oxygen-15 and oxygen-15 labelled carbon dioxide. J. Neurol., Neurosurg., Neuropsych. **41** (1978), 1
32. LENZI, G. L.; T. JONES; R. S. J. FRACKOWIAK; C. FIESCHI: Discussion of the oxygen inhalation technique with 0-15 for the evaluation of cerebral metabolism flow relationships in cerebrovascular diseases. In: Cerebral Circulation and Neurotransmitter. Excerpta Medica Amsterdam/Oxford/Princeton (1980), 45
33. LOCHER, J. Th.; E. ESSLER; B. REHMANN; U. REIN; A. SCHUBIGER: Renaissance der Hirnszintigraphie? Nuklearmedizin — Computergestützte funktionelle Analyse. 19. Int. Jahrestagung der Gesellschaft für Nuklearmedizin — Europa, Bern 8.—11. Sept. 1981; Hsg. H. A. E. SCHMIDT; H. RÖSLER. F. K. Schattauer Verlag, Stuttgart/New York, 1982
34. MUNDINGER, F.; H. B. F. AUG: Vergleichende Untersuchungen verschiedener Diagnostikmethoden bei 491 Hirntumoren. Fortschr. Röntgenstr. **128** (1978), 669
35. NIKOLSKAYA, O. E.; E. YA. SCHERBAKOVA; F. M. LYASS: Results of Liquoroscintigraphy for the Definition of Liquordynamic Disturbances. Med. Radiol. **26** (1981), 29
36. OLDENDORF, W.-H.: Cerebrospinal fluid formation and circulation. Progr. Nucl. med. I (1972), 336
37. OSTER, Z. H.; P. SOM; M. C. GIL; R. G. FAIRCHILD; A. G. GOLDMAN; E. R. SCHACHNER; D. F. SACKER; H. L. ATKINS; G. E. MEINKEN; S. C. SRIVASTAVA; P. RICHARDS; A. B. BRILL: Ruthenium-97 DTPA: A New Radiopharmaceutical for Cisternography. J. Nucl. Med. **22** (1981), 269
38. PAULSON, O. B.; S. CRONGVIST; I. RISBERG: Regional cerebral blood flow. Comparison of 8-detector and 16-detector instrumentation. J. Nucl. Med. **10** (1969), 164
39. PENNING, L.; D. FRONT: Brain scintigraphy. A neuroradiological approach. Excerpta Medica, Amsterdam, 1975
40. PHELPS, M. E.; E. J. HOFFMAN; C. RAYBAUD: Factors which affected cerebral uptake and retention of N-13-NH_3. Stroke 8 (1977), 694
41. PLANIOL, T., E. DEGIOVANNI; P. GROUSSNI; R. ITTI; A. GONAZÈ: Intracerebral hematomas in angioencephalography. Rev. Neurol. (Paris) **131** (1975), 301
42. RAMRATH, B.; P. SCHNEIDER; J. P. HAAS: Zur Wertigkeit computerunterstützter Auswerteverfahren der zerebralen Serienszintigraphie (Radionuklidangiographie). Nuklearmedizin **19** (1980), 232
43. SAGE, M. R.: Blood-Brain Barrier: Phenomenon of Increasing Importance to the Imaging Clinician. AJNR **3** (1982), 127
44. TANABE, M.; M. FUTATSUKI: Clinical Comparison of Radionuclide Cisternography and Computed Tomography in CSF Circulatory Disturbance. Kaku Igaku V. **17** (1980), 1257
45. WATSON, N. E.; Jr.; R. J. COWAN; M. R. BALL; D. M. MOODY; D. W. LASTER; C. D. MAYNARD: A Comparison of Brain Imaging with Gamma Camera, Single-Photon Emission Computed Tomography, and Transmission Computed Tomography: Concise Communication. J. Nucl. Med. **21** (1980), 507

46. Waxman, A. D.; J. K. Siemsen; G. C. Lee; R. S. Wolfstein; L. Moser: Reliability of Gallium brain scanning in detection and differentiation of central nervous system lesions. Radiology **116** (1975), 675

47. Waxman, A. D.; J. R. Beldon; W. Richli; D. E. Tanasescu; J. K. Siemsen: Steroid-Induced Suppression of Gallium Uptake in Tumors of the Central Nervous System: Concise Communication. J. Nucl. Med. **19** (1978), 480

48. Winchell, H. S.; R. M. Baldwin; T. H. Lin: Development of I-123-Labeled Amines for Brain Studies: Localization of I-123 Iodophenylakyl Amines in Rat Brain. J. Nucl. Med. **21** (1980), 940

49. Yalaz, K.; S. Treves: Brain scanning and cerebral radioisotope angiography (CRA) in children. Pediatrics **5** (1974), 696

50. Zeidler, U.: Hirn. In: Nuklearmedizin. Teil 2, (Ed.) H. Hundeshagen, Handbuch der Medizinischen Radiologie, Band 16, Teil 2, (Ed.) L. Diethelm et al., Springer-Verlag, Berlin/Heidelberg/New York, 1978

51. Zeitler, E.: Zerebrospinale Flüssigkeitsräume. In: Nuklearmedizin. Teil 2, (Ed.) H. Hundeshagen, Handbuch der Medizinischen Radiologie, Band 15, Teil 2, (Ed.) L. Diethelm et al., Springer-Verlag, Berlin/Heidelberg/New York, 1978

10. Nuklearmedizinische Diagnostik von malignen Erkrankungen der Lymphknoten

von C. Mlatschkov

1. Einleitung

Zu den schwierigen Problemen der heutigen klinischen Onkologie gehört die Diagnostik von malignen Erkrankungen der Lymphknoten. Das Lymphsystem wird oft von malignen Lymphoblastomen und metastatischen Neubildungen befallen. Eine genaue

Bestimmung des klinischen Stadiums des malignen Prozesses ist einer der wichtigsten Faktoren für die richtige Planung und Durchführung der Behandlung und für die Erzielung optimaler therapeutischer Ergebnisse. Klinisch nicht nachgewiesene Metastasen in Lymphknoten bei verschiedenen Karzinomen, EWING-Sarkom u. a. sind eine der häufigsten Ursachen für eine fehlgeleitete Therapie und ihrer unbefriedigenden Ergebnisse.

Bei der Lymphogranulomatose und bei den anderen malignen Lymphoblastomen (Lymphosarkom, Retikulosarkom, BRILL-SYMMERS-Lymphom) hängen die therapeutischen Ergebnisse davon ab, ob man alle befallenen Lymphknotengruppen richtig behandelt. Oft führt man eine Strahlentherapie nur an den Lymphknoten durch, die für die klinische Untersuchung leicht zugänglich sind (zervikale, inguinale und axilläre Lymphknoten). Die erzielten therapeutischen Ergebnisse sind in solchen Fällen oft unbefriedigend wegen der schwer nachweisbaren Blastomveränderungen in mediastinalen, parasternalen, Becken- und retroperitonealen Lymphknotenketten, da diese Lymphknoten verhältnismäßig früh von dem Blastomprozeß befallen werden.

Mit den gewöhnlichen klinischen Untersuchungsmethoden fällt es uns leider schwer, bei allen Lymphknotengruppen das Vorhandensein eines neoplastischen Prozesses nachzuweisen. Das gilt ganz besonders für manche tief gelegenen und schwer zugänglichen Gruppen von Lymphknoten, wie z. B. die oben genannten mediastinalen, parasternalen, Becken- und retroperitonealen Lymphknoten. Nicht selten bleiben maligne Lymphoblastome und Lymphknotenmetastasen in diesen Lymphknotengruppen unerkannt, und man findet sie erst während der Operation oder bei der Obduktion.

Die allerersten Versuche, Aufschlüsse über den Zustand des Lymphsystems bei malignen Erkrankungen mit Hilfe von Radionukliden zu gewinnen, waren nicht sehr erfolgreich. Erstmals versuchten HULTBORN, LARSSON und RAGNHULT [24, 25] im Jahre 1955, Informationen über das abdominelle Lymphsystem bei malignen Geschwülsten und über die Lymphdrainage der Brustdrüse bei Mammakarzinom nach subkutaner Injektion von kolloidalem Radiogold zu gewinnen. Ein wesentlicher Fortschritt zur Darstellung des Lymphsystems bei Patienten mit bösartigen Geschwülsten wurde mit der Einführung der Szintigrafie erzielt. Die szintigrafische Darstellung der Lymphknoten wurde 1960 von SAGE et al. [40] eingeführt. Die Anreicherung des Radiogoldkolloids in manchen Lymphknotengruppen (z. B. in den Becken-, retroperitonealen und parasternalen Lymphknoten) war aber zu gering, um eine gute szintigrafische Abbildung zu bewirken. Erst 1963 erreichte ZUM WINKEL [55] nach subkutaner Injektion des radioaktiven Goldes in den ersten Zehenzwischenraum beider Füße eine gute szintigrafische Darstellung der inguinalen, Becken- und retroperitonealen Lymphknoten. Drei Jahre später gelang es SCHENK, ZUM WINKEL und BECKER [42], ROSSI und FERRI [39], die parasternalen Lymphknoten nach beidseitiger s. c. Injektion von ^{198}Au-Kolloid abzubilden.

Die szintigrafische Untersuchung der zervikalen Lymphknoten wurde erstmalig 1960 von SAGE et al. [40] durchgeführt. Doch erst nach 1963 fand das Verfahren eine breitere Anwendung im Zusammenhang mit den Arbeiten von HAGIO [17], WELSH und WELSH [51], YOSHII [53], SCHWAB, SCHEER und ZUM WINKEL [43], MICHAILOV und MLATSCHKOV [31], ZITA [54] u. a.

Die Szintigrafie der axillären Lymphknoten wurde ebenfalls schon 1960 beschrieben [40] und später von verschiedenen Autoren angewendet (BUCHWALD, DIETHELM, HAAS [4]; DIETHELM et al. [6]; HEILMANN [18]; MICHAILOV und MLATSCHOV [32]; ZUM WINKEL [57] u. a.).

Bislang sind keine brauchbaren Substanzen in der klinischen Routine bekannt, die sich nach einer intravenösen Injektion bevorzugt in den gesunden Lymphknoten ablagern. ^{67}Galliumzitrat wird in Lymphknoten bei Lymphogranulomatose und bei den anderen Lymphoblastomen sowie in den Lymphknotenmetastasen und in pathologisch veränderten Lymphknoten bei Morbus BOECK abgelagert (ADLER et al. [1]; EDWARDS und HAYES [7]; HIGASI und NAKAYAMA [22]; LANGHAMMER et al. [28]; ZUM WINKEL [57] u. a.).

Eine erhöhte Speicherung des ^{75}Se-Methionins und des ^{75}Se-Na-Selenits in den betroffenen Lymphknoten bei HODGKIN-Lymphomen und bei den anderen malignen Lymphoblastomen (Retikulosarkom, Lymphosarkom und BRILL-SYMMERS-Lymphom) haben eine Reihe von Autoren festgestellt (ESTEBAN et al. [8]; HERRERA et al. [21]; JOVANOVIC und BOUCKAERT [26]; PATERSON und MCCREADY [37]). Es ist aber zu beachten, daß die Strahlenbelastung bei Verwendung von ^{75}Se-Methionin relativ hoch ist [38].

Die Vorstellung, ^{131}J-Fibrinogen reichere sich nach subkutaner Injektion in Lymphtumoren an und bewirke auf diese Weise einen positiven Kontrast bei der szintigrafischen Darstellung im Bereich des pathologischen Prozesses, ließ sich nicht verifizieren [56, 57]. Man findet in der Literatur auch verschiedene Untersuchungsverfahren, bestimmte Lymphknotengruppen nach intraperitonealer, intrapleuraler, intrahepatischer, intragastraler, submuköser und peritumoraler Radiokolloid-Injektion darzustellen (FUCHS, WOLF, SCHMIDT [12]; HO CHOI et al. [23]; MAGNENAT und DELALOYE [29]; SIELAFF und DEININGER [45]; WOLF und OTTENJANN [52] u. a.). Die von einigen Untersuchern vorgeschlagene Radionuklid-Perfusions-Lymphangiografie (STECKEL et al. [46]) hat keine besonderen Vorteile.

Die indirekte Radioisotopen-Lymphografie (die Lymphknotenszintigrafie) beruht auf der Eigenschaft kolloidaler Goldpartikel (aber auch anderer kolloidaler Lösungen), nach subkutaner Injektion auf dem Lymphwege zu den regionären Lymphknoten zu gelangen, wo sie in deren Retikuloendothelzellen phagozytiert werden.

Heute haben wir die Möglichkeit, die abdominellen, parasternalen, axillären und die zervikalen Lymphknoten szintigrafisch gut darzustellen (Tabelle 1).

Über den klinischen Wert des Verfahrens bei der Diagnostik von Blastomerkrankungen gehen die Ansichten im Schrifttum auseinander. Während ZUM WINKEL [55—57], SAGE et al. [40], SCHENK, ZUM WINKEL und BECKER [42], MICHAILOV et al. [30—33]; MLATSCHKOV [34—36], HENNIG et al. [19—20], BECHYNE et al. [3] u. a. die Methode positiv bewerten, zeigen sich BUCHWALD, DIETHELM und HAAS [4], DECKART et al. [5], GEST und DELOUCHES [13], FERNHOLZ [10] u. a. skeptisch in ihren Beurteilungen.

Für die nuklearmedizinische Untersuchung des Lymphsystems wurden verschiedene Radiopharmaka geprüft. Eine für diesen Zweck geeignete radioaktiv markierte Substanz soll folgende Voraussetzungen erfüllen [57]:

1. Interstitielle (subkutane) Applikation ohne Komplikationen;
2. rascher und weitgehender Abtransport von der Injektionsstelle;
3. geringe Strahlenbelastung der Gonaden (kurze physikalische Halbwertszeit des Radionuklids bei fehlender Betastrahlung);
4. ausschließlich lymphatischer Transport zur Anschlußstelle an den Blutkreislauf (Angulus venosus);
5. Ablagerung des Radiopharmakons in mehreren nachgeschalteten Lymphknoten;
6. reproduzierbare und mit ähnlichen Untersuchungsverfahren vergleichbare Ergebnisse.

Diese Idealforderungen werden von den zur Zeit benutzten Radiopharmaka nur teilweise erfüllt. Nach der Prüfung von verschiedenen radioaktiv markierten Testsub-

Tabelle 1. Bedeutungsvolle Lymphknotengruppen für die szintigrafische Untersuchung (ZUM WINKEL [57])

	Für die Szintigrafie wichtige Lymphknoten
Lymphknotenszintigrafie (abdominell)	Nodi lymphatici inguinales (superficiales et profundi) Nodi lymphatici iliaci externi Nodi lymphatici iliaci communes Nodi lymphatici lumbales (sinistri, intermedii et dextri)
Szintigrafie vom Handrücken aus	Nodi lymphatici axillares Nodi lymphatici infraclaviculares
Halsregion	Nodi lymphatici cervicales profundi lat. Nodi lymphatici nuchales Nodi lymphatici supraclaviculares Nodi lymphatici retroauriculares
parasternaler Bereich	Nodi lymphatici parasternales (mammariae internae) Nodi lymphatici in der Umgebung des Angulus venosus Nodi lymphatici pectorales
Szintigrafisch ist beim Gesunden nur selten eine Radioaktivitätsablagerung nachzuweisen in (bei abdomineller Lymphknotenszintigrafie) und in (bei parasternaler Lymphknotenszintigrafie)	Nodi lymphatici iliaci interni Nodi lymphatici obturatorii Nodi lymphatici vesicales, parauterini et rectales; Nodi lymphatici glutaei Nodi lymphatici sacrales Nodi lymphatici mesenterici Nodi lymphatici mediastinales Nodi lymphatici intercostales
Nur mit erheblichem Aufwand und unvollständig ist eine Radioaktivitätsanreicherung zu erzielen in	Nodi lymphatici tracheobronchiales Nodi lymphatici gastrici et cardiaci et pancreatico-lienales

stanzen hat sich das Radiogoldkolloid (^{198}Au) mit einer physikalischen Halbwertszeit von 2,7 Tagen und mit einer durchschnittlichen Partikelgröße von etwa 5 μm als zur Zeit optimales Radiopharmakon für die Lymphknotenszintigrafie (indirekte Radioisotopenlymphografie) durchgesetzt. Von dem s. c. applizierten Radiogold werden 50–70% von der Injektionsstelle bis zu den regionären Lymphknoten abtransportiert, wenn der Injektionslösung Hyaluronidase zugefügt wurde. Die Energie der Gammastrahlen des Radionuklids (410 keV) ist für die szintigrafische Darstellung der tief gelegenen Lymphknotengruppen gut geeignet. Die anderen Radiokolloide, wie z. B. das ^{99m}Tc-S-Kolloid [9], haben in der klinischen Praxis keine besondere Verwendung gefunden.

Als klinisch brauchbares Verfahren hat sich nach der Meinung verschiedener Autoren die Szintigrafie der parasternalen [30, 32, 36, 39, 41, 42, 57], abdominellen [5, 9, 15,

19, 20, 32, 34, 36, 44, 48, 49, 50, 55, 57], axillären [18, 24, 32, 36, 40, 57] und zervikalen Lymphknoten [10, 11, 14, 17, 31, 32, 36, 43, 47, 51, 53, 54, 57] erwiesen. Diese Methode ist indiziert zur Suche nach Metastasen bei Karzinomen mit verschiedenen Lokaliesationen [15, 18, 20, 30, 31, 33, 34, 36, 40, 44, 47, 50, 54, 57], insbesondere bei Mammakarzinom [4, 6, 18, 30, 36, 39, 41, 42], bei malignen Erkrankungen der weiblichen Geschlechtsorgane [15, 33, 34, 35, 36, 44, 49, 50, 55, 57], der Lungen [30, 36], des Kopf- und Halsbereiches [10, 11, 12, 14, 17, 31, 36, 43, 47, 51, 53, 54], u. a. Malignomlokalisationen. Die szintigrafische Untersuchung spielt eine wichtige Rolle für die Bestimmung des klinischen Stadiums bei Karzinomen [20, 30, 31, 33—36, 39, 42, 47, 50, 53, 54, 57], bei der Lymphogranulomatose und bei anderen malignen Lymphoblastomen [1, 5, 32, 33—36, 48, 57]. Das Verfahren ist auch für die Planung und Durchführung der Strahlentherapie und von chirurgischen Eingriffen [30, 32, 34, 36, 57] sowie für die Verlaufskontrolle bei den oben genannten malignen Erkrankungen [18, 20, 30—36, 43, 54—57] von Bedeutung. Die Methode liefert wertvolle Aufschlüsse zur Kontrolle der Radikalität von operativen Eingriffen an bestimmten Abschnitten des Lymphsystems, insbesondere nach der WERTHEIM'schen Operation [15, 33, 34, 35, 36, 49, 57], nach Ausräumung der inguinalen (Rektumoperation) und zervikalen Lymphknoten (CRILE-Operation [14, 17, 31, 36, 43]).

2. Beschreibung der Untersuchung

2.1. Abdominelle Lymphknoten

Die indirekte Radioisotopenlymphografie des abdominellen Lymphsystems ist indiziert bei Patienten mit Verdacht auf primäre und metastatische maligne Erkrankungen der abdominellen Lymphknoten, bei denen vorher klinische, Röntgen- und Labor-Untersuchungen durchgeführt wurden. Die Lymphknotenszintigrafie ist bei Patienten mit bekannten und histologisch gesicherten primären Malignomen (Gebärmutterkrebs, Ovarialkarzinomen, Hodentumoren u. a.) zu empfehlen.

Die nuklearmedizinische Untersuchung der abdominellen Lymphknoten erfordert keine Vorbereitung des Patienten. Nur bei Kranken mit einer schweren Allergie ist eine Vorbereitung mit antiallergischen Arzneimitteln vor der Radiogoldinjektion zu empfehlen.

Zur indirekten Radioisotopenlymphografie des abdominellen Lymphsystems wird Radiogoldkolloid im Bereich des Fußrückens beiderseits (in dem ersten Zehenzwischenraum) s. c. injiziert. Das Radiokolloid wird dazu mit isotoner Kochsalzlösung verdünnt, so daß die spezifische Konzentration 18,5 MBq/ml (500 μCi/ml) beträgt. Die verwendeten Aktivitäten betragen 5,55—7,4 MBq (150—200 μCi) in einem Volumen von 0,3—0,4 ml je Injektionsstelle. Um die Resorption der Kolloidpartikel zu erhöhen und ihren Abtransport zu den regionären Lymphknoten zu beschleunigen, setzt man der radioaktiven Lösung 100 IE Hyaluronidase je Injektionsstelle zu. Für einen besseren Abtransport des Radiokolloids ist es ratsam, nach der s. c. Injektion des Radiopharmakons die Patienten einige Stunden umhergehen zu lassen. Leichte Massagen der unteren Extremitäten von unten nach oben führen zu einer zusätzlichen Verbesserung des Abtransportes des Radiokolloids. Die szintigrafische Untersuchung erfolgt 20—24 Stunden nach der Injektion.

Eine wesentliche Voraussetzung für die richtige Deutung der Szintigramme bei Patienten mit primären und metastatischen malignen Erkrankungen der Lymphknoten ist eine gründliche Kenntnis der normalen Anatomie der verschiedenen Lymphknotengruppen und ihrer szintigrafischen Darstellung. Das gilt ganz besonders für die abdominellen Lymphknoten [34, 36].

Bei der szintigrafischen Untersuchung des abdominellen Lymphsystems wird normalerweise auf dem Szintigramm eine gute und verhältnismäßig gleichmäßige Speicherung des Radiokolloids in den inguinalen Lymphknoten und den Lymphonoduli iliaci externi nachgewiesen. Die Lymphonoduli iliaci communes und die paraaortalen Lymphknoten speichern das Radiogold in geringerem Maße, aber intensiv genug, um deren szintigrafische Darstellung zu ermöglichen (Abb. 1, 2). Es ist zu betonen, daß im Lymphknotenszintigramm normalerweise sich die verschiedenen Lymphknotenketten darstellen. Einzelne Lymphknoten sind jedoch selten voneinander abzugrenzen.

Ein kleiner Teil des radioaktiven Kolloids gelangt nach der Passage durch die paraaortalen Lymphknoten in den großen Blutkreislauf. Diese Kolloidpartikel erreichen die Leberkapillaren und unterliegen dort der Phagozytose in den Kupfferschen Sternzellen des RHS der Leber. Deshalb kann man im Szintigramm des Oberbauches auch eine Speicherung des Radiokolloids im Bereich der Leber feststellen. Die Aktivität der Leber ist während der ersten Stunden nach der Injektion gering und nimmt nach 12 bis 24 Stunden merklich zu. Eine früh nachweisbare Aktivitätsspeicherung in der Lebergegend ist ein Zeichen dafür, daß das radioaktive Kolloid z. T. in ein Blutgefäß geraten ist; in den meisten Fällen hat das eine schlechte Abbildung der Lymphknoten des abdominellen Lymphsystems zur Folge [34].

Von diesem typischen Befund gibt es eine Reihe von Abweichungen. Sie können durch anatomische Varianten oder durch pathologische Veränderungen bedingt sein.

Bei der Lymphknotenmetastasierung (Karzinommetastasen, Metastasen vom Ewing-Sarkom u. a.) kommt es zur Zerstörung der Retikuloendothelzellen der Lymphknoten, was eine herabgesetzte oder vollkommen fehlende Anreicherung des Radiogoldkolloids in den betroffenen Lymphknoten bei der Lymphknotenszintigrafie zur Folge hat (Abb. 3, 4). Die Lymphknotenszintigrafie ermöglicht den Nachweis metastatischer Veränderungen im abdominellen Lymphsystem, auch wenn sie aus dem klinischen Verlauf des Leidens nicht zu vermuten sind (Abb. 5).

Bei entzündlichen Prozessen der Lymphknoten zeigt die Lymphknotenszintigrafie eine vermehrte Anreicherung des Radiokolloids in den betroffenen Lymphknotenketten. Mit Hilfe der indirekten Radioisotopenlymphografie ist man in der Lage, Lymphknotenmetastasen von entzündlichen Prozessen in den Lymphknoten zu differenzieren.

Bei Patienten mit fortgeschrittenem Carcinoma colli uteri liefert die Lymphknotenszintigrafie wertvolle Informationen hinsichtlich der Radikalität des durchgeführten operativen Eingriffs (der Wertheim'schen Operation). Die Methode gestattet es, die Radikalität der Ausräumung der Beckenlymphknoten bildlich darzustellen (Abb. 6, 7).

Die Beurteilung der Szintigramme des abdominellen Lymphsystems ist manchmal schwierig. Für die Deutung von szintigrafischen Befunden müssen folgende Kriterien beachtet werden (Zum Winkel [57]):

1. Kontinuität der typischen Radioaktivitätskette (Unterbrechung durch physiologische Varianten, Metastasen, postoperative Zustände usw.);
2. Breite der Radioaktivitätsablagerung beiderseits pelvin und paraaortal (Verbreiterung bei Lymphomen und fehlende Darstellung bei partieller oder totaler Lymphblockade);
3. Speicherungsintensität (herabgesetzt bei Systemerkrankungen, verstärkt bei einigen Formen der Lymphadenitis und bei Lymphstauungen);

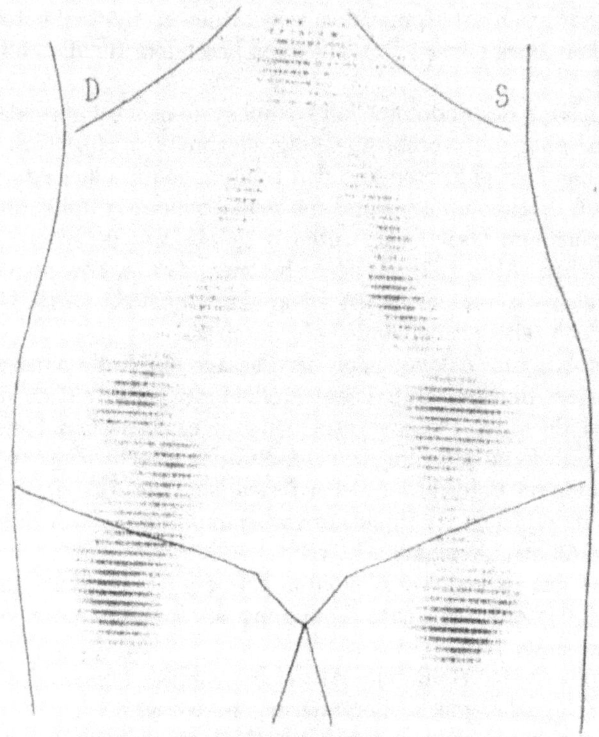

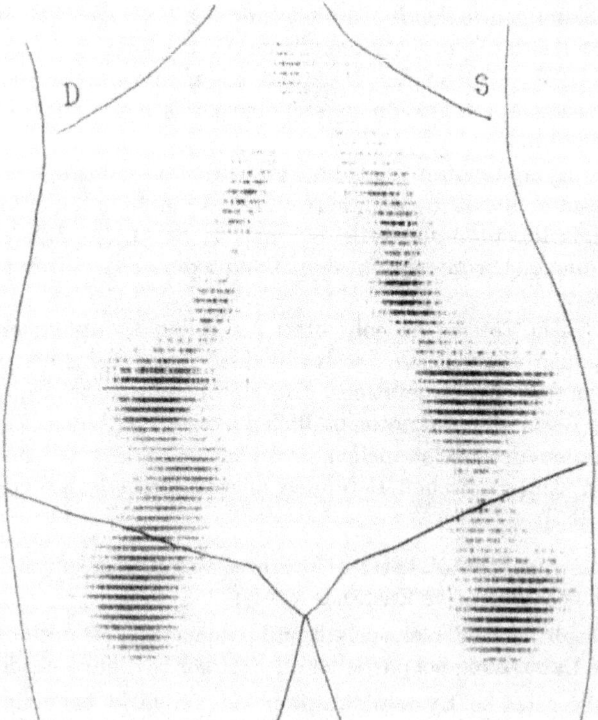

Abb. 1, 2. Indirekte Radioisotopenlymphografie des abdominellen Lymphsystems. Normale Lymphoszintigramme. Physiologische Varianten.

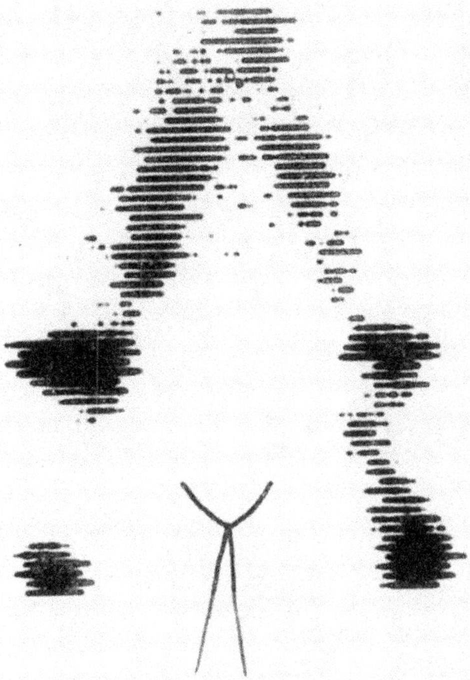

Abb. 3. Lymphoszintigramm des abdominellen Lymphsystems einer Patientin mit Carcinoma colli uteri — Meta stasen in den Beckenlymphknoten rechts.

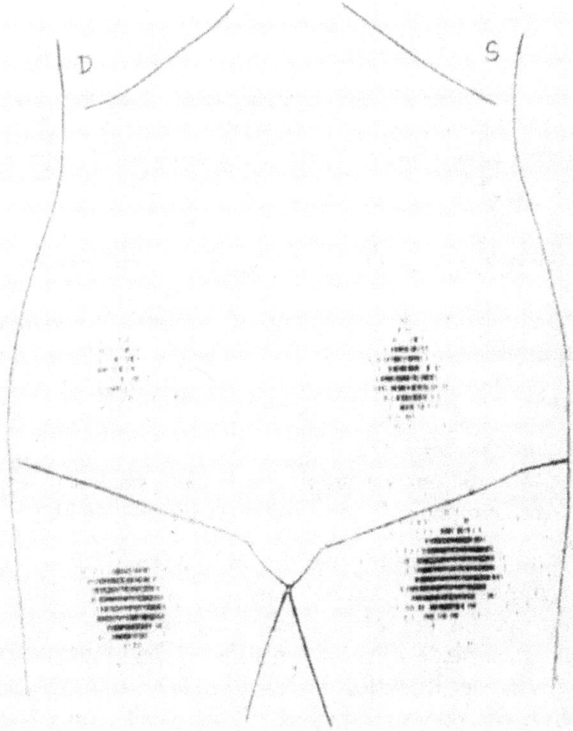

Abb. 4. Lymphoszintigramm des abdominellen Lymphsystems eines Patienten mit Hodenkarzinom. Stark verminderte Speicherung in den befallenen retroperitonealen und Becken-Lymphknoten.

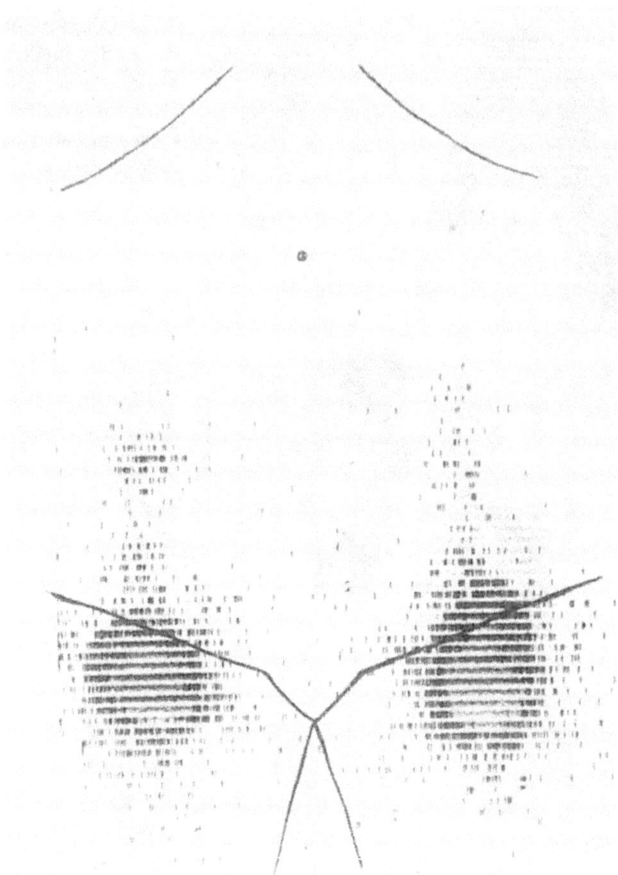

Abb. 5. Lymphoszintigramm des abdominellen Lymphsystems eines Patienten mit malignem Teratom und ausgedehnten Metastasen in den retroperitonealen und Becken-Lymphknoten. Keine Speicherung des Radiokolloids in den befallenen Lymphknoten.

4. Topografie der Radioaktivitätsablagerung (Verlagerung durch Metastasen oder Lymphadenitis);
5. Leberaktivität (Fehlen bei unzureichender Bewegung der unteren Extremitäten nach der Injektion oder Lymphblockade).

Nicht zu erkennen bzw. zu differenzieren sind bei der Lymphoszintigrafie:

1. partielle Destruktionen von Lymphknoten;
2. Mirkometastasen (auch durch Röntgenkontrastlymphografie nicht nachweisbar);
3. beim Gesunden einzelne, isolierte Lymphknoten im retroperitonealen Bereich.

Die szintigrafischen Symptome und ihre Deutung bei der indirekten Radioisotopenlymphografie des abdominellen Lymphsystems sind in Tabelle 2 zusammengefaßt.
Die indirekte Radioisotopenlymphografie des abdominellen Lymphsystems ist eine leicht durchführbare Untersuchungsmethode ohne wesentliche zusätzliche Belastung für die Patienten. Vereinzelt können bei der Injektion des Radiogolds brennende Schmerzen an der Injektionsstelle auftreten, die vorwiegend durch die Gewebsdehnung bedingt

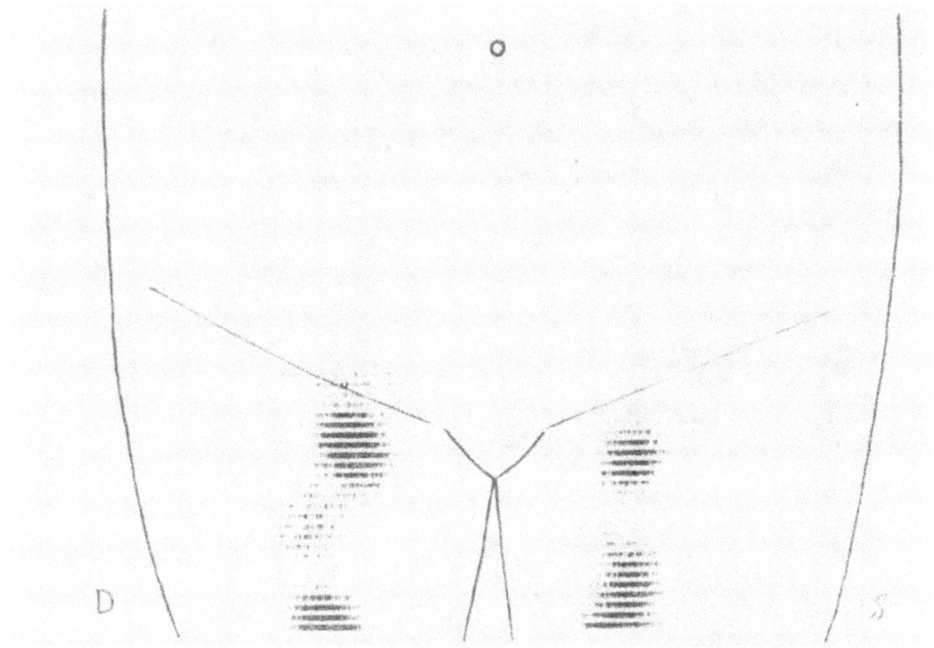

Abb. 6. Lymphoszintigramm einer Patientin mit Carcinoma colli uteri nach WERTHEIM'scher Operation. Radikale Ausräumung der Becken-Lymphknoten.

sind und innerhalb von wenigen Minuten spontan verschwinden. Seltener kann an der Injektionsstelle einige Tage bis 1—2 Wochen nach der Injektion des Radiokolloids ein leichtes Erythem mit brennenden Schmerzen auftreten. Zur Prophylaxe derartiger Reaktionen sind folgende Grundsätze nach ZUM WINKEL [57] zu empfehlen:

1. Radiogoldkolloid nur in lockeres Unterhautgewebe und niemals unter Druck injizieren.
2. Die Zugabe von Hyaluronidase vergrößert die Resorptionsfläche und damit den Abtransport.
3. Frische Radiokolloidlösung mit höherer spezifischer Radioaktivität erhöht die von der Injektionsstelle abfließende Radioaktivität.
4. Niemals radioaktives Kolloid in Gewebe mit verminderter Durchblutung injizieren!

Die Ganzkörper-Strahlenbelastung ist bei der indirekten Radioisotopenlymphografie sehr niedrig. Sie ist mit der Verweildauer des Radiokolloids im Blut verbunden. Da die Radiokolloidpartikel rasch in den KUPFFERschen Sternzellen abgelagert werden, liegt die Ganzkörper-Strahlenbelastung in der Größenordnung von wenigen μGy (mrad). Die Strahlenbelastung der Lymphknoten beträgt etwa 200—300 mGy (20—30 rad) pro 3,7—5,6 MBq (100—150 μCi) ^{198}Au-Kolloid. Viel größer ist die Strahlenbelastung an der Injektionsstelle. Sie beträgt dort durchschnittlich 10 Gy (1000 rad). Mit dieser hohen Dosis wird ein sehr kleines Gewebsvolumen bestrahlt. Diese hohe Strahlenbelastung einer derartig kleinen Körperregion ist für den Patienten unwesentlich.
Bei der Lymphknotenszintigrafie des abdominellen Lymphsystems ist die Strahlenbelastung der Gonaden von Bedeutung. Es ist an den Testes mit einer Dosis von durchschnittlich 1 mGy (100 mrad) und an den Ovarien mit 7 mGy (700 mrad) zu rechnen.

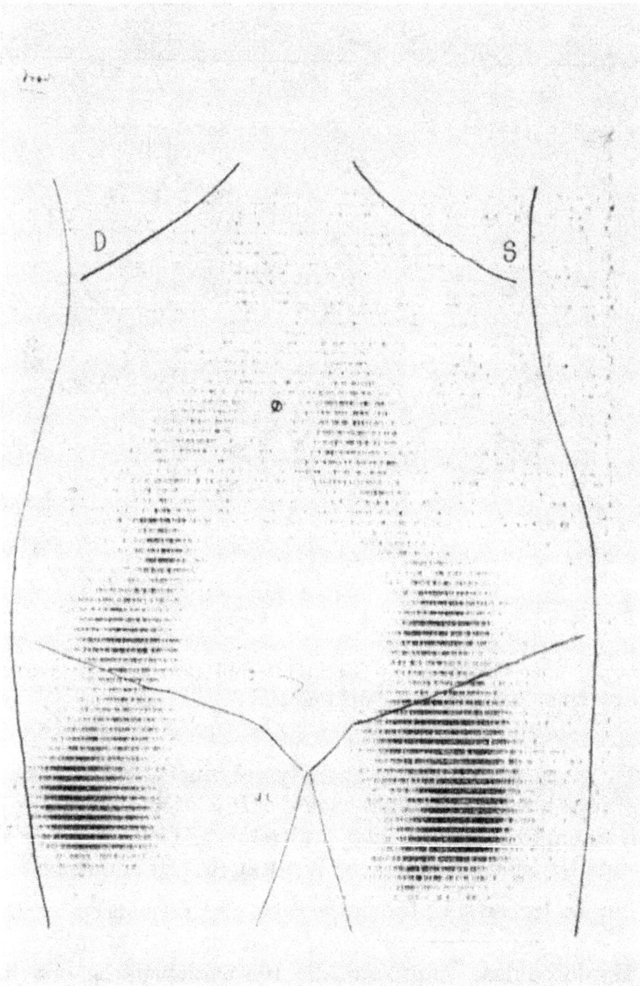

Abb. 7. Lymphoszintigramm einer Patientin mit Carcinoma colli uteri nach WERTHEIM'scher Operation. Keine radikale Ausräumung der Becken-Lymphknoten.

Vergleichsweise beträgt die Strahlenbelastung der Gonaden nach intravenöser Pyelografie etwa 5 mGy (500 mrad) [16, 57].
Die Strahlenbelastung der Patienten bei der indirekten Radioisotopenlymphografie des abdominellen Lymphsystems ist übersichtlich in Tabelle 3 zusammengestellt.

2.2. *Axilläre Lymphknoten*

Die Szintigrafie der axillären Lymphknoten wird nach der Routine-Diagnostik (klinische Untersuchung, Röntgen- und Labor-Diagnostik) durchgeführt. Besonders sinnvoll ist es, die Untersuchungsmethode bei Patienten mit bekannten und evtl. histologisch gesicherten primären Geschwülsten der Mamma, der oberen Extremitäten sowie bei der Lymphogranulomatose anzuwenden. Eine Vorbereitung zur nuklearmedizini-

Tabelle 2. Szintigrafische Symptome und ihre Deutung (HENNIG et al. [20])

Symptome	Technisch bedingte Abweichungen	Variante	Pathologische Veränderungen
Asymmetrie	seitendifferent applizierte oder resorbierte Aktivität; seitendifferente Extremitätenbewegungen	asymmetrisches Lymphsystem	einseitige pathologische Befunde
Verbreiterung	falsche Einstellung des Impulsmaximums; des Detektorabstandes; falscher Kollimator	mehrere Lymphknoten nebeneinander gelagert	Lymphknotenvergrößerung
Verminderung oder Ausfall der Aktivität	unzureichende Extremitätenbewegungen	Rarefizierung normaler Lymphknoten	Metastasen; Systemerkrankungen; Zustand nach Operation; Zustand nach endolymphatischer Therapie; Lymphgefäßblockade anderer Genese
vermehrte Aktivität			totale proximale Blockade mit Lymphstau; * entzündliche Veränderungen der Lymphknoten (Lymphadenitis); * maligne Lymphoblastome im Anfangsstadium
Verlagerung		Skoliose der Wirbelsäule; atypisch gelagerte Lymphknoten	Veränderung durch Geschwulstgewebe; Narbenzug
fehlende Leberaktivität	unzureichende Extremitätenbewegungen		totale Blockade
atypisch gelagerte diffuse Aktivität			Kollateralkreislauf

* Ergänzungen vom Autor

schen Untersuchung der axillären Lymphknoten ist nicht nötig. Nur bei Patienten mit starker Allergie ist eine antiallergische Prämedikation vor der Radiogoldinjektion zu empfehlen.

Für die szintigrafische Darstellung der axillären Lymphknoten spritzt man das Radiogoldkolloid s. c. in den zweiten Interdigitalraum beider Hände ein. Dabei werden Indikatoraktivitäten von etwa 3,5 MBq (100 μCi) je Injektionsstelle mit einem Zusatz von 75 IE Hyaluronidase appliziert. Das Radiokolloid verdünnt man mit isotoner Kochsalzlösung, so daß die spezifische Konzentration des Radiopharmakons 18,5 MBq/ml (500 μCi/ml) beträgt. Das Gesamtvolumen sollte etwa 0,2 ml je Injektionsstelle betragen.

Tabelle 3. Strahlenbelastung der Patienten bei der indirekten Radioisotopenlymphografie mit radioaktivem Goldkolloid (ROEDLER, KAUL, HINE [38])

Verwendete Aktivität	Strahlenbelastung*				
	Ovarien	Testes	Gesamtkörper	Lymphknoten	kritisches Organ
2 × 5,6 MBq	1100	16	5,4	54000 bis 540000	Injektionsstelle 2700000
(2 × 150 μCi)	(4)	(0,06)	(0,02)	(200 bis 2000)	(10000)

* in μGy/MBq (mrad/μCi)

Die Bewegungen der oberen Extremitäten und leichte Massagen derselben von distal nach proximal führen zu einer Verbesserung des Abtransports des Radiokolloids. Die szintigrafische Untersuchung wird 20—24 Stunden nach Injektion des Radiopharmakons durchgeführt.

Normale axilläre Lymphknoten stellen sich im Szintigramm als Bezirke von unregelmäßiger rundlicher Form dar und weisen eine gute Speicherung des radioaktiven Kolloids auf. Eine vollkommene Symmetrie der Aktivitätsspeicherung in den Lymphknoten wird im Szintigramm (Abb. 8) nicht beobachtet.

Lymphknotenmetastasen weisen eine verminderte oder vollkommen fehlende Radiokolloidspeicherung auf (Abb. 9).

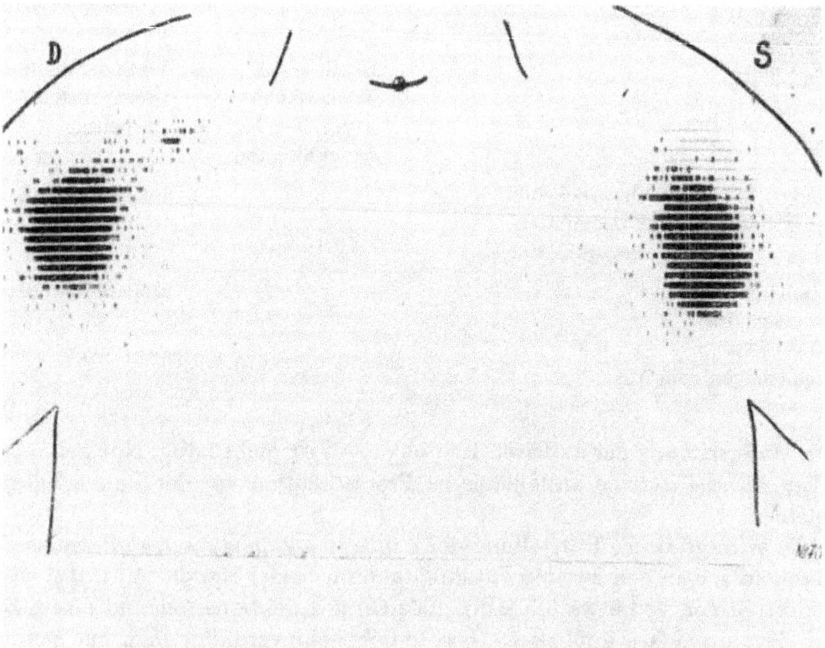

Abb. 8. Indirekte Radioisotopenlymphografie der axillären Lymphknoten. Normales Lymphoszintigramm.

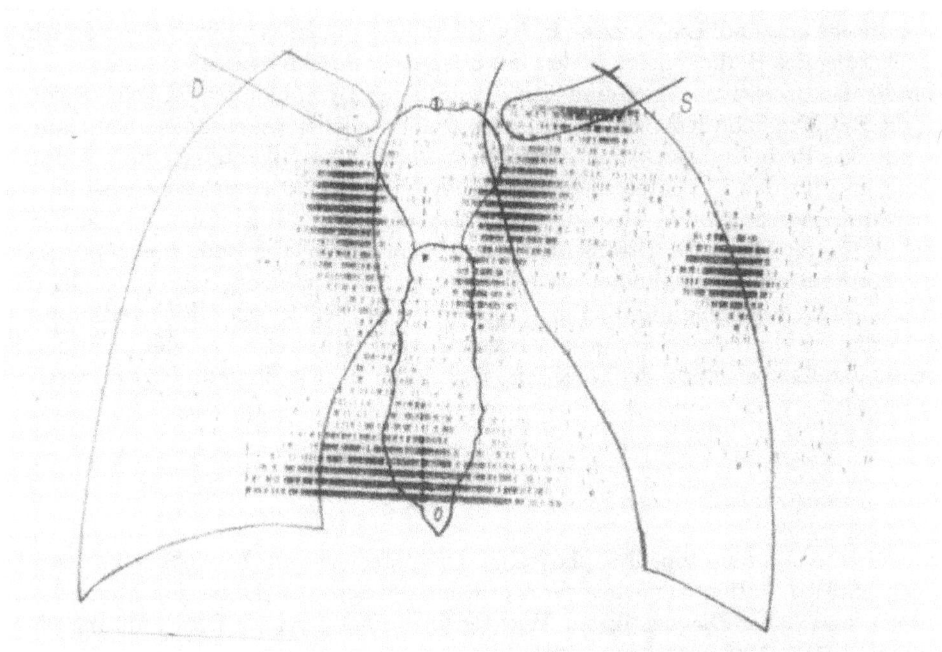

Abb. 9. Indirekte Radioisotopenlymphografie der axillären und parasternalen Lymphknoten. Metastasen in den axillären Lymphknoten rechts.

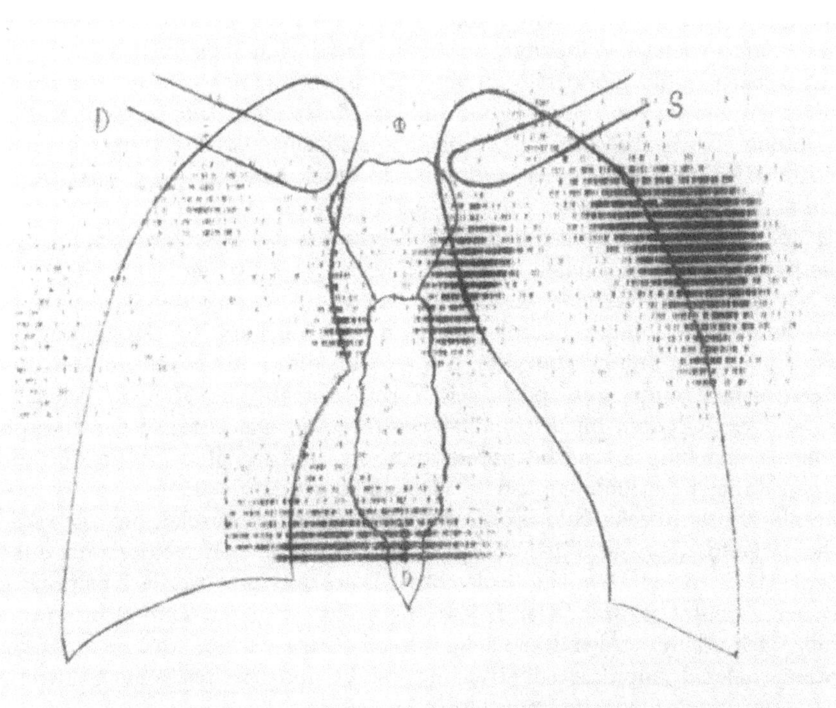

Abb. 10. Indirekte Radioisotopenlymphografie der axillären und parasternalen Lymphknoten. Die axillären Lymphknoten rechts sind operativ ausgeräumt.

Unspezifische entzündliche Prozesse in Lymphknoten stellen sich durch eine vermehrte Anreicherung des Radiokolloids in den betroffenen Lymphknoten dar.
Bei radikalen operativen Ausräumungen der axillären Lymphknoten ist keine Speicherung des Radiokolloids in den entsprechenden Axillarregionen festzustellen (Abb. 10).
Die indirekte Radioisotopenlymphografie der axillären Lymphknoten ist einfach durchführbar und für den Patienten nicht belastend. Über die Nebenreaktionen bei der Injektion des Radiogolds und über die Prophylaxe derartiger Reaktionen wurde bereits berichtet (Kapitel 2.1.). Die Strahlenbelastung bei der indirekten Radioisotopenlymphografie der axillären Lymphknoten ist sehr niedrig. Die Strahlenbelastung des Gesamtkörpers, der Lymphknoten und an der Injektionsstelle liegt in der Größenordnung von den Dosen, die in Tabelle 3 zusammengestellt sind (Kapitel 2.1.). Viel niedriger ist aber die Strahlenbelastung der Gonaden, sie liegt in der Größenordnung von wenigen µGy (mrad).

2.3. Parasternale Lymphknoten

Die indirekte Radioisotopenlymphografie der parasternalen Lymphknoten wendet man ebenfalls an Patienten nach vorheriger Routinediagnostik (klinische Untersuchung, Röntgen- und Labor-Diagnostik) an. Wichtigste Indikationen zur Durchführung dieser Untersuchungen sind bekannte, evtl. histologisch gesicherte primäre maligne Geschwülste (Mammakarzinom, Lungentumoren, Hodgkin-Lymphome u. a.). Eine Vorbereitung der Patienten zur nuklearmedizinischen Untersuchung ist nicht nötig. Nur bei Patienten mit starker Allergie ist eine Vorbereitung mit Antiallergica zu empfehlen.
Zur Darstellung der parasternalen Lymphknoten wird das Radiogoldkolloid beiderseits unterhalb des P. xiphoideus s. c. injiziert, wobei die Nadel nach oben seitlich zur Axilla geneigt ist. Es werden Indikatoraktivitäten von 3,7—5,6 MBq (100—150 µCi) je Injektionsstelle mit einem Zusatz von 100 IE Hyaluronidase verwendet. Dazu wird das Radiokolloid mit isotoner Kochsalzlösung bis zu einer spezifischen Radioaktivitätskonzentration von 18,5 MBq/ml (500 µCi/ml) verdünnt. Je Injektionsstelle wird das Radiopharmakon in einem Gesamtvolumen von 0,2—0,3 ml appliziert.
Sehr wichtig für die richtige Deutung der Szintigramme der parasternalen Lymphknoten ist die Kenntnis ihrer normalen Lage und ihrer szintigrafischen Darstellung.
Charakteristisch für die parasternalen Lymphknoten ist die Variabilität der szintigrafischen Darstellung dieser Lymphknotenketten. Am besten gelingt die Darstellung der Lymphknoten im zweiten Interkostalraum. Sie sind an dieser Stelle am größten und werden beiderseits fast immer gut abgebildet. Verhältnismäßig konstant ist auch die Darstellung der Lymphknoten im dritten Interkostalraum. Die Umrisse der Lymphknoten im vierten und fünften und besonders im ersten und sechsten Interkostalraum werden dagegen weniger deutlich dargestellt oder fehlen oft ganz [30].
Für das normale szintigrafische Bild ist die beiderseitige gute Speicherung des radioaktiven Kolloids kennzeichnend. Eine völlige Symmetrie zwischen rechter und linker Lymphknotenkette wird jedoch nicht beobachtet. Diese Asymmetrie darf keineswegs als pathologisch gedeutet werden. Der Injektionsbereich wird auf dem Szintigramm als Bezirk mit stark erhöhter Aktivität nachgewiesen. Dieses Gebiet wird dabei außerhalb der parasternalen Lymphknotenketten dargestellt und bereitet keine Schwierigkeiten bei der Deutung des Szintigramms (Abb. 11—13).
Mit Hilfe der indirekten Radioisotopenlymphografie lassen sich Lymphknotenmetastasen bei malignen epithelialen Tumoren (Karzinomen) nachweisen. Besonders wert-

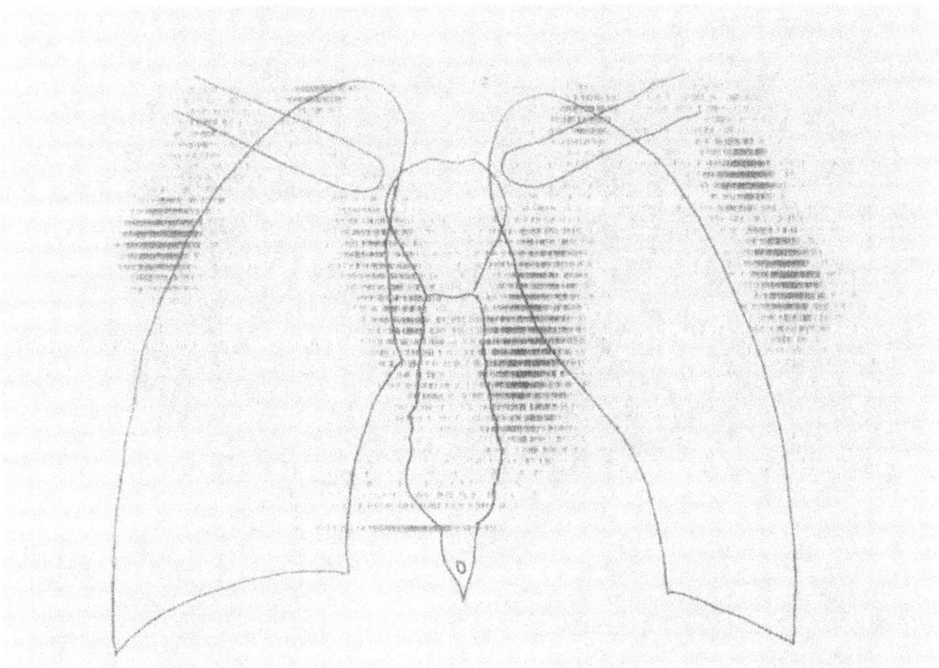

Abb. 11

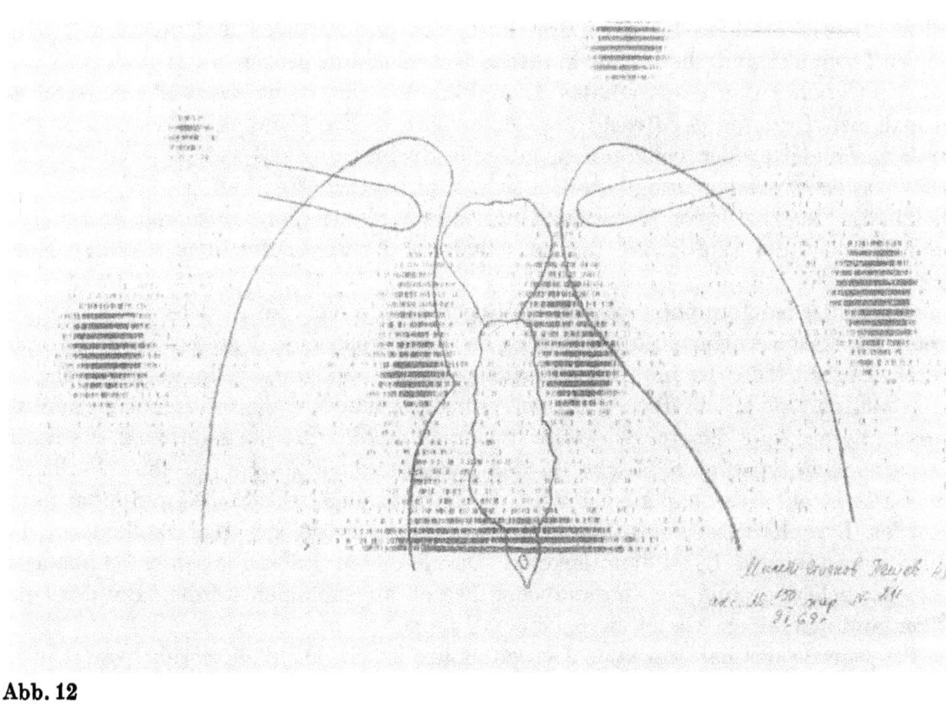

Abb. 12

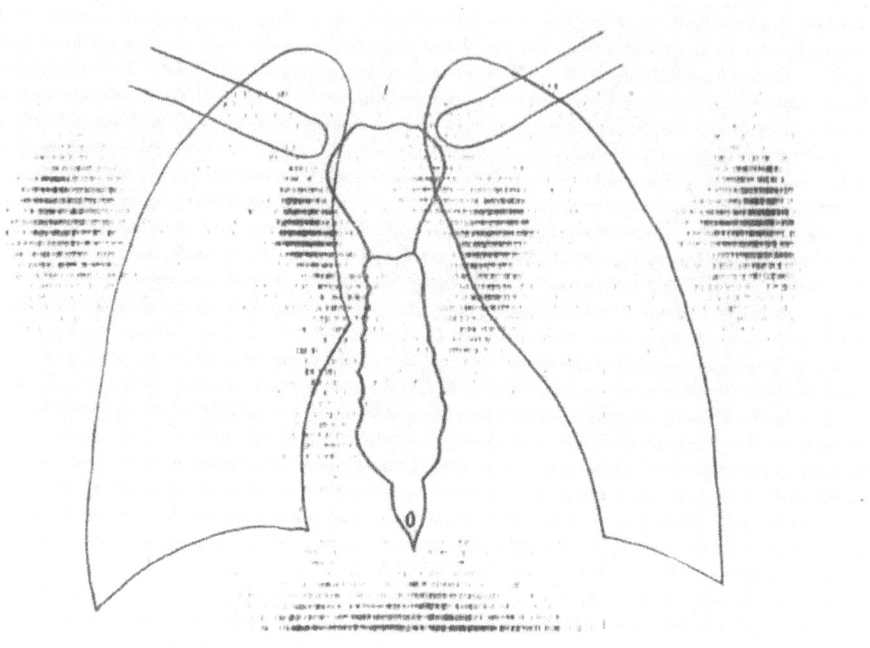

Abb. 13

Abb. 11—13. Indirekte Radioisotopenlymphografie der parasternalen und axillären Lymphknoten. Normale Lymphoszintigramme. Physiologische Varianten.

voll ist dieses Verfahren bei der Darstellung von parasternalen und vorderen mediastinalen Lymphknoten, die für die klinische Untersuchung schwer zugänglich sind.

Das Szintigramm der parasternalen Lymphknoten gibt recht wertvolle Aufschlüsse bei malignen Tumoren der Brustdrüse. Metastasen in den Lymphknoten verraten sich durch verminderte oder vollkommen fehlende Speicherung des radioaktiven Kolloids in der von der Metastasierung betroffenen Lymphknotenkette (Abb. 14, 15).

Auch in der Diagnostik von Metastasen im vorderen Mediastinum bei malignen Lungentumoren spielt die Szintigrafie der parasternalen Lymphknoten eine wichtige Rolle (Abb. 16).

Bei unspezifischen Lymphknotenentzündungen stellen sich die parasternalen Lymphknoten mit einer vermehrten Anreicherung des Radiokolloids in den betroffenen Lymphknoten dar. Mit Hilfe der indirekten Radioisotopenlymphografie gelingt es, Lymphknotenmetastasen von entzündlichen Prozessen in Lymphknoten zu unterscheiden und die Vermutung etwaiger Blastomvorgänge in den Lymphknoten bei klinischem Verdacht auszuschließen. So zeigt z. B. Abb. 17 das Lymphknotenszintigramm eines Patienten mit Verdacht auf einen malignen Prozeß der linken Lunge. Das Szintigramm der parasternalen Lymphknoten ergab eine vermehrte Speicherung des Radiokolloids in der linken parasternalen Lymphknotenkette. Durch diesen Befund konnten Metastasen dort ausgeschlossen und ein entzündlicher Prozeß angenommen werden. Bei der Operation fand man einen Abszeß in der linken Lunge.

Die Szintigrafie der parasternalen Lymphknoten ist ein leicht durchführbares Untersuchungsverfahren, das die Patienten wenig belästigt. Über die lokalen Hautreaktionen

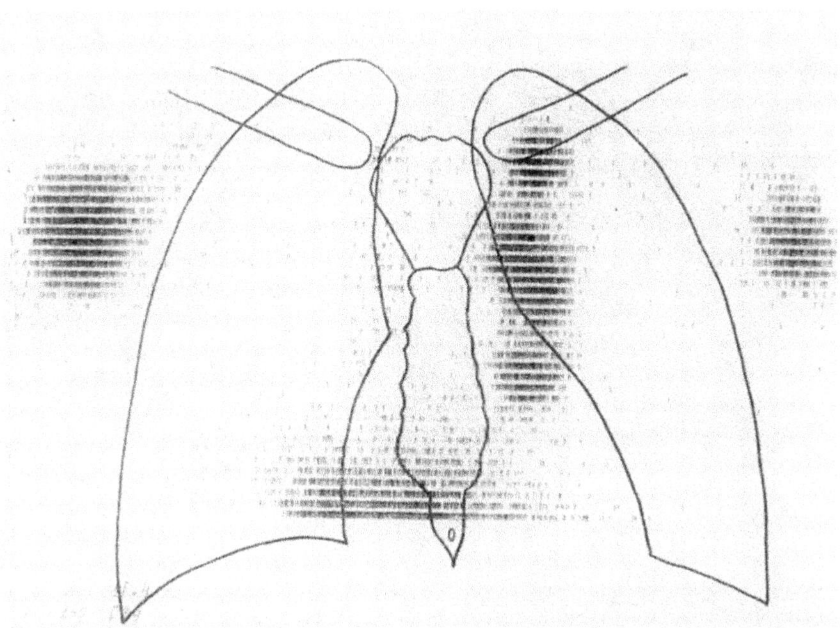

Abb. 14. Indirekte Radioisotopenlymphografie der axillären und parasternalen Lymphknoten einer Patientin mit Mammakarzinom. Metastasen in der rechten parasternalen Lymphknotenkette.

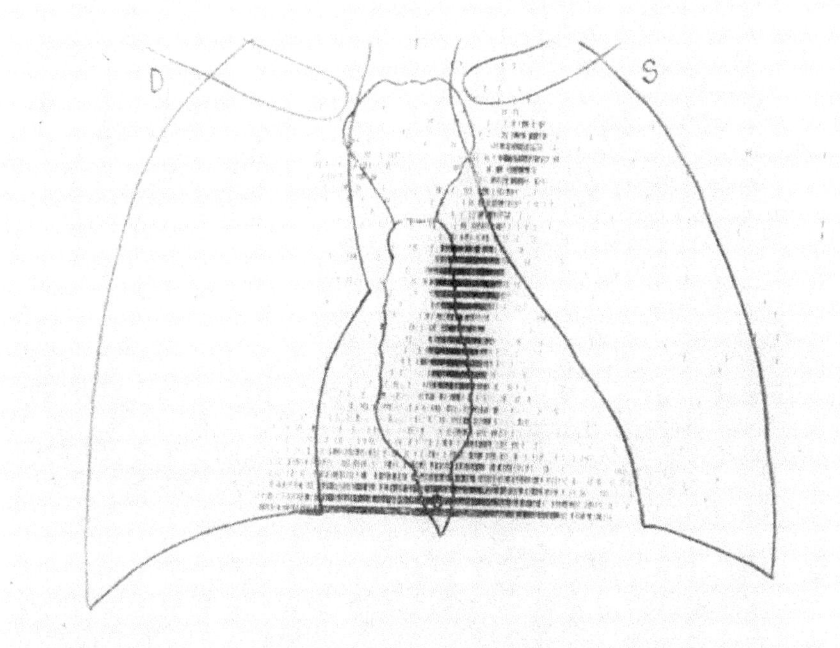

Abb. 15. Lymphknotenszintigramm einer Patientin mit Mammakarzinom. Keine Speicherung des Radiokolloids in den von Metastasen befallenen rechten parasternalen Lymphknotenketten.

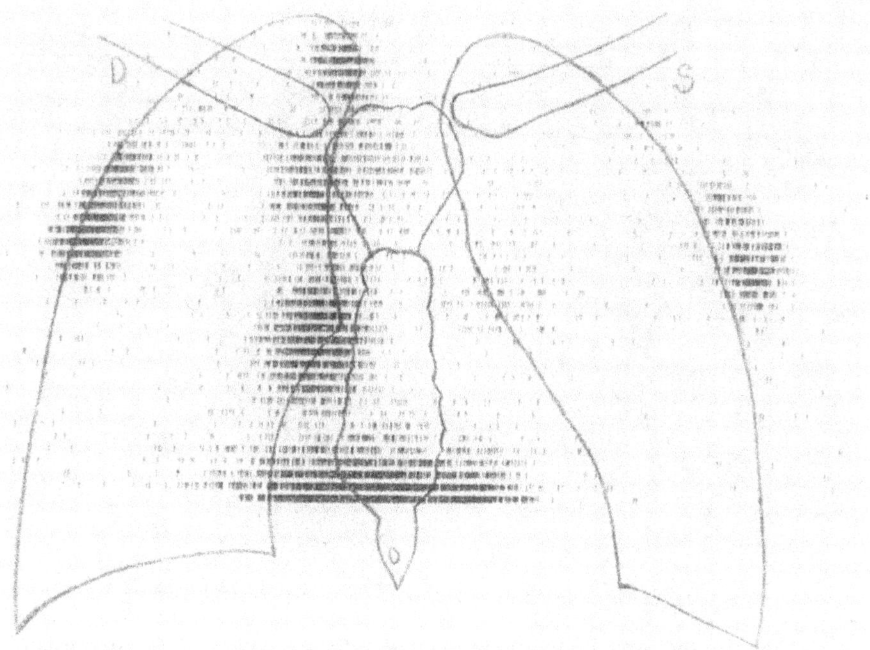

Abb. 16. Lymphoszintigramm eines Patienten mit Bronchialkarzinom. Keine Speicherung des Radiokolloids in der linken parasternalen Lymphknotenkette. Operativ und histologisch wurden Metastasen im vorderern Mediastinum festgestellt.

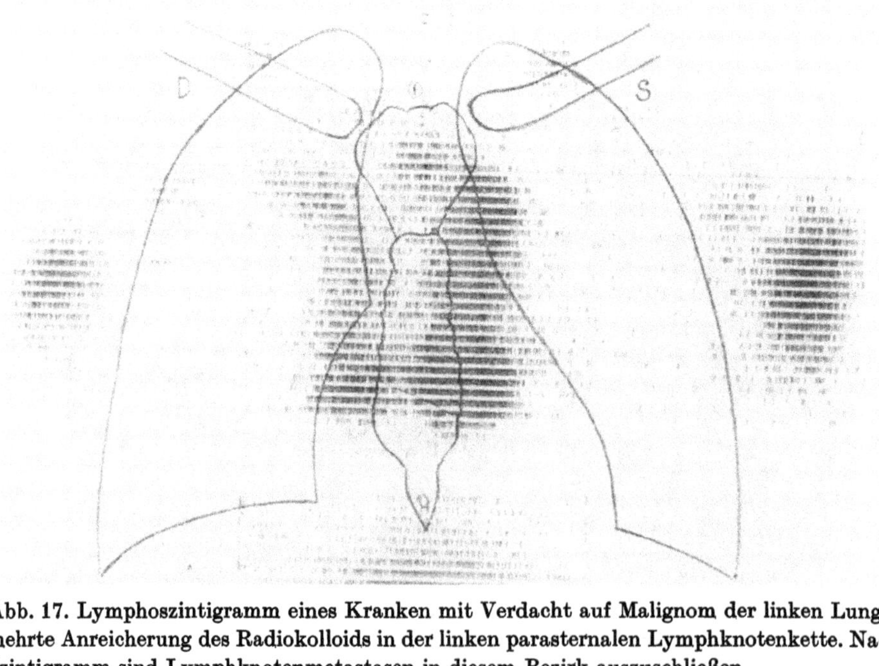

Abb. 17. Lymphoszintigramm eines Kranken mit Verdacht auf Malignom der linken Lunge. Vermehrte Anreicherung des Radiokolloids in der linken parasternalen Lymphknotenkette. Nach dem Szintigramm sind Lymphknotenmetastasen in diesem Bezirk auszuschließen.

bei der Injektion des Radiokolloids und über die Prophylaxe derartiger Reaktionen wurde bereits berichtet (Kapitel 2.1.). Die Strahlenbelastung des Gesamtkörpers, der Lymphknoten und an der Injektionsstelle ist in der Größenordnung von den Dosen, die in Tabelle 3 zusammengestellt sind (Kapitel 2.1.). Viel niedriger ist aber die Belastung der Keimdrüsen, die wenige μGy (mrad) beträgt.

2.4. *Zervikale Lymphknoten*

Auf die notwendigen Voruntersuchungen und Voraussetzungen und auf die Vorbereitung zur indirekten Radioisotopenlymphografie wurde bereits eingegangen (Kapitel 2.1.).
Zur szintigrafischen Darstellung der zervikalen Lymphknoten injiziert man das Radiogoldkolloid beiderseits subkutan im Bereich des P. mastoideus, seltener submükös im Bereich der Unterlippenschleimhaut oder an den Seitenrändern der Zunge. Die Indikatoraktivitäten betragen für die nuklearmedizinische Untersuchung dieser Lymphknoten 3,5—5,6 MBq (100—150 μCi) mit einem Zusatz von 75—100 IE Hyaluronidase je Injektionsstelle. Man spritzt das Radiopharmakon in einem Gesamtvolumen von 0,2—0,3 ml je Injektionsstelle. Die szintigrafische Untersuchung erfolgt 20—24 Stunden nach der Injektion.
Für das normale Szintigramm der zervikalen Lymphknoten ist die relativ gleichmäßige und seitengleiche Verteilung des Radiokolloids kennzeichnend, obwohl keine vollkommene Symmetrie dieser Verteilung beobachtet wird. Die Aktivität nimmt von kranial nach kaudal allmählich ab. Eine höhere Aktivität läßt sich an der Injektionsstelle im Bereich des P. mastoideus nachweisen (Abb. 18).
Bei Lymphknotenmetastasen von Karzinomen und Sarkomen im Kopf-Hals-Bereich kommt es zu verminderter oder vollkommen fehlender Speicherung des Radiokolloids (Abb. 19—21).
Bei entzündlichen Prozessen der Lymphknoten wird durch die indirekte Radioisotopenlymphografie eine vermehrte Speicherung des Radiokolloids in den betroffenen Lymphknoten nachgewiesen (Abb. 22). So ist man in der Lage, Lymphknotenmetastasen von entzündlichen Prozessen in den zervikalen Lymphknoten zu differenzieren.
Über die lokalen Hautreaktionen bei der Radiokolloidinjektion und über deren Prophylaxe wurde schon berichtet (Kapitel 2.1.). Die Strahlenbelastung ist bei der indirekten Radioisotopenlymphografie der zervikalen Lymphknoten sehr niedrig. Die Keimdrüsen erhalten nur wenige μGy (mrad). Die Strahlenbelastung des Gesamtkörpers, der Lymphknoten und an der Injektionsstelle liegt in der Größenordnung von den Dosen, die in Tabelle 3 zusammengestellt sind (Kapitel 2.1.).

2.5. *Lymphogranulomatose*

Bei Patienten mit Lymphogranulomatose und mit anderen malignen Lymphoblastomen verwendet man die indirekte Radioisotopenlymphografie zum szintigrafischen Nachweis der abdominellen, axillären, parasternalen und zervikalen Lymphknoten. Die Methoden der indirekten Radioisotopenlymphografie der oben genannten Lymphknotengruppen, die lokalen Hautreaktionen und deren Prophylaxe wie auch die Strahlenbelastung der Patienten wurde schon abgehandelt (Kapitel 2.1. bis 2.4.).
Charakteristisch für die szintigrafische Abbildung der befallenen Lymphknoten bei Lymphogranulomatose und den anderen malignen Lymphoblastomen ist die Ver-

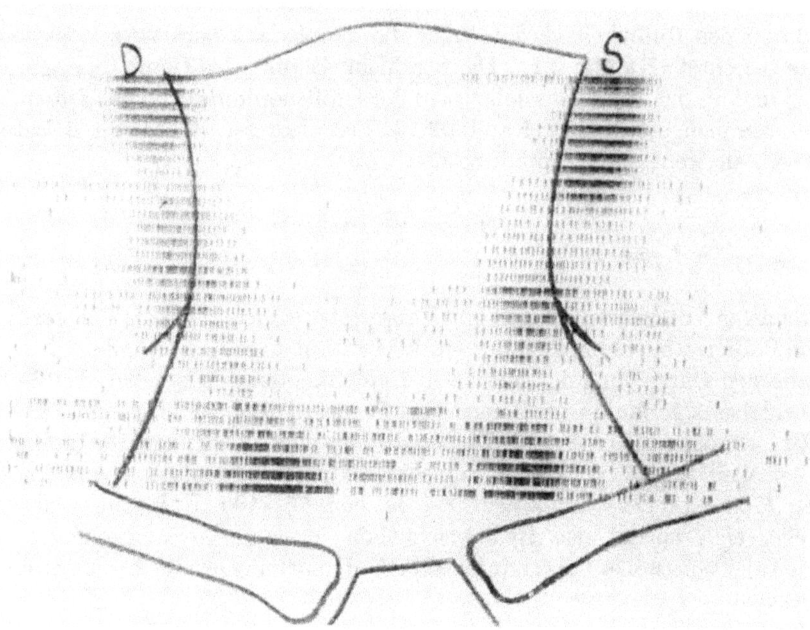

Abb. 18. Indirekte Radioisotopenlymphografie der zervikalen Lymphknoten. Normales Szintigramm.

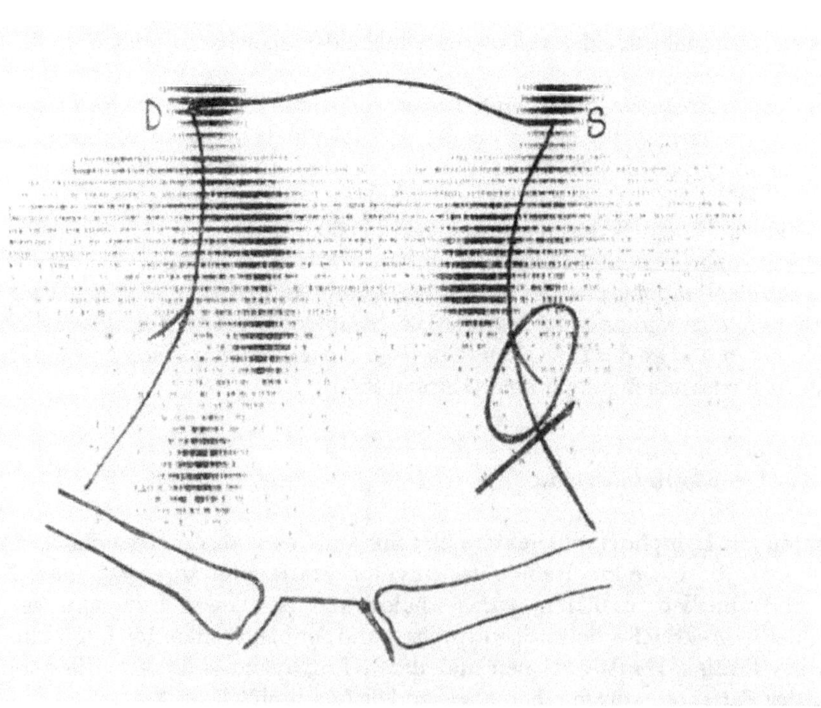

Abb. 19. Indirekte Radioisotopenlymphografie der zervikalen Lymphknoten. Lymphknotenmetastasen in den zervikalen Lymphknoten links.

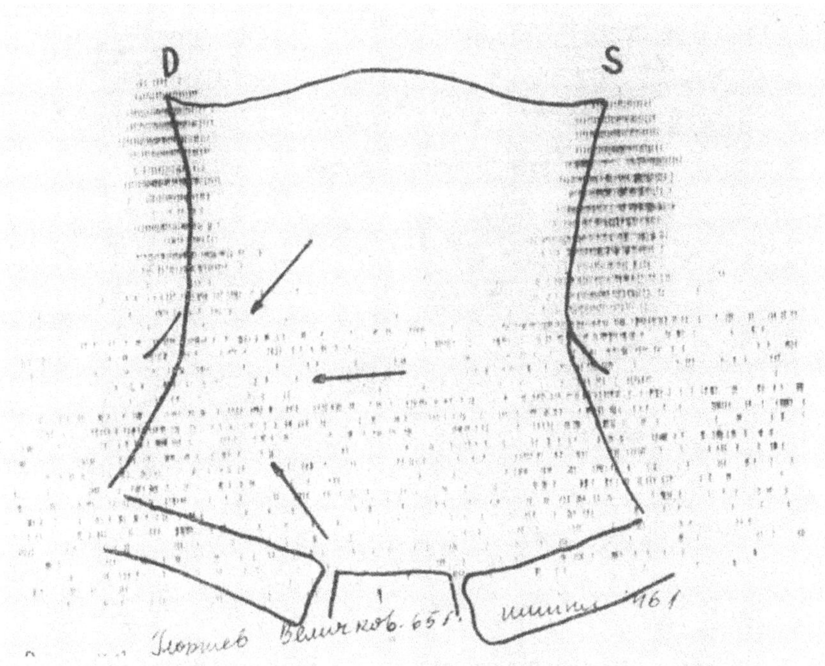

Abb. 20. Halslymphknotenszintigramm. Karzinom-Metastasen in den rechten zervikalen Lymphknoten.

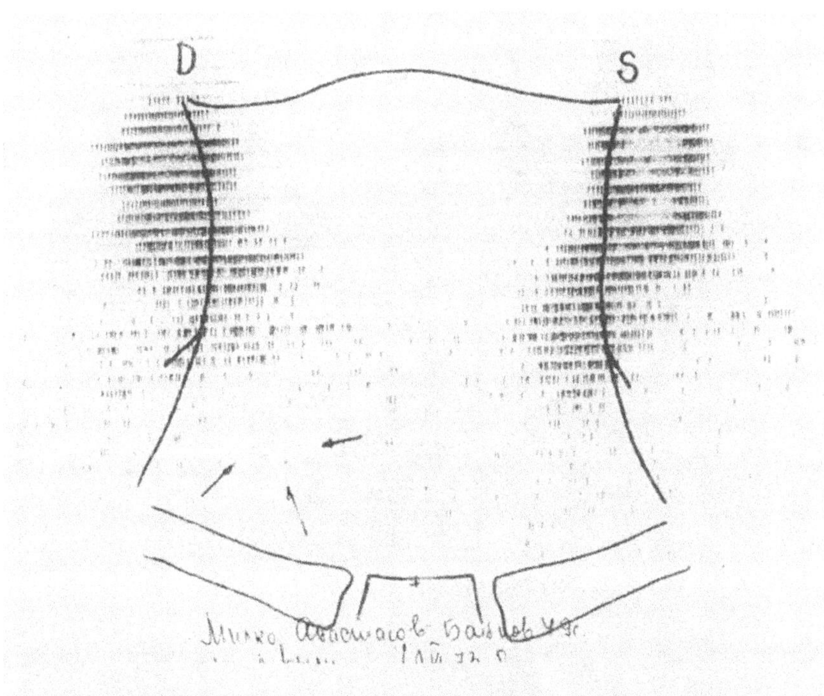

Abb. 21. Halslymphknotenszintigramm eines Patienten mit Larynx-Karzinom. Metastasen in den zervikalen Lymphknoten rechts.

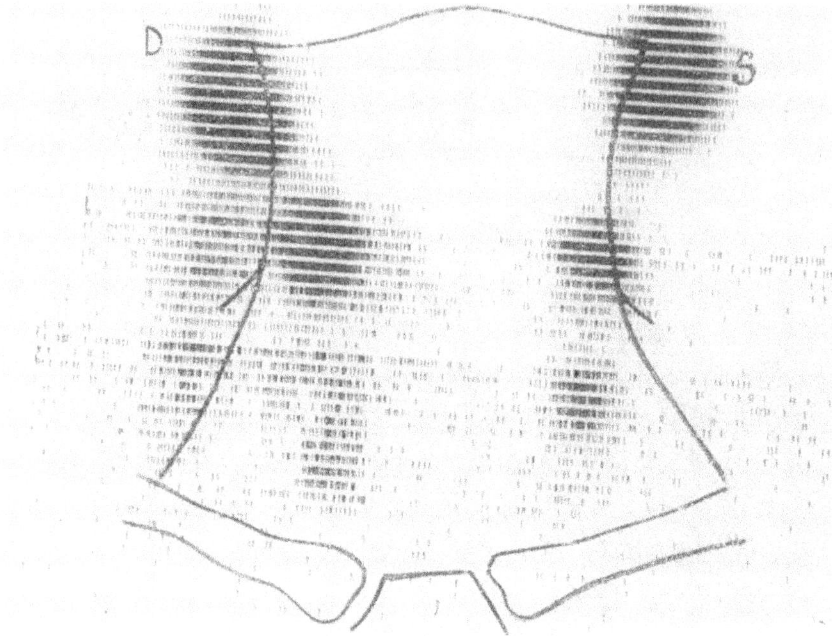

Abb. 22. Indirekte Radioisotopenlymphografie der Halslymphknoten einer Patientin mit rechtsseitiger zervikaler Lymphadenitis.

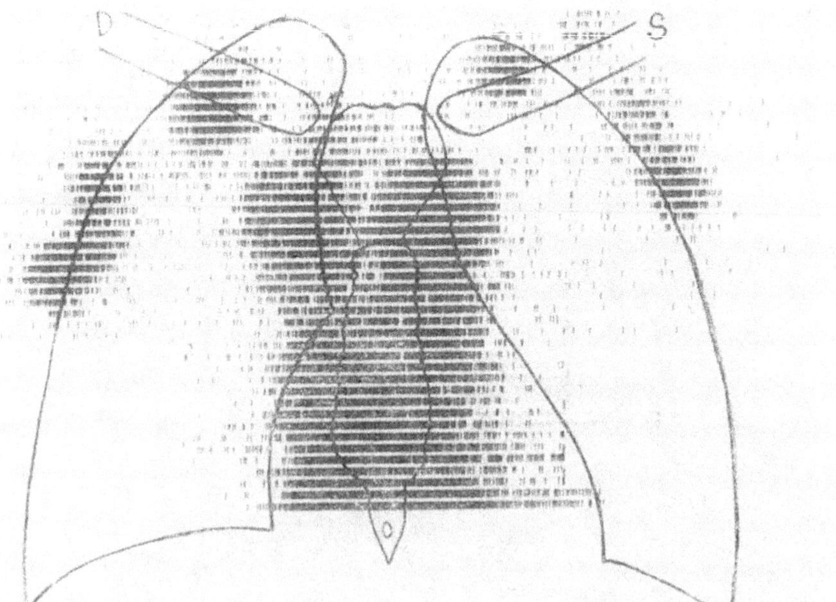

Abb. 23. Lymphoszintigramm eines Kranken mit Lymphogranulomatose. Vermehrte Speicherung des Radiokolloids in beiden parasternalen Lymphknotenketten.

breiterung der typischen Aktivitätsketten kombiniert mit umschriebenen kleineren und größeren Speicherdefekten [5, 20, 57].

In den Anfangsstadien zeigen die vom Blastomprozeß befallenen Lymphknoten eine beträchtlich vermehrte Speicherung des Radiokolloids als Ausdruck der hyperplastischen Phase der Erkrankung [32, 34, 35]. Das wird am Szintigramm der parasternalen und axillären Lymphknoten eines Kranken mit HODGKIN-Lymphom veranschaulicht (Abb. 23).

In fortgeschrittenen Stadien des Blastomprozesses ist die Speicherung des Radiogoldkolloids in den befallenen Lymphknoten beträchtlich vermindert oder fehlt gänzlich [32, 34, 35]. Häufig befindet sich der Blastomprozeß in den verschiedenen Lymphknotengruppen nicht in den gleichen Krankheitsphasen (Abb. 24—27).

In letzter Zeit verwendet man zur nuklearmedizinischen Untersuchung der Lymphknoten bei der Lymphogranulomatose und bei anderen malignen Lymphoblastomen auch

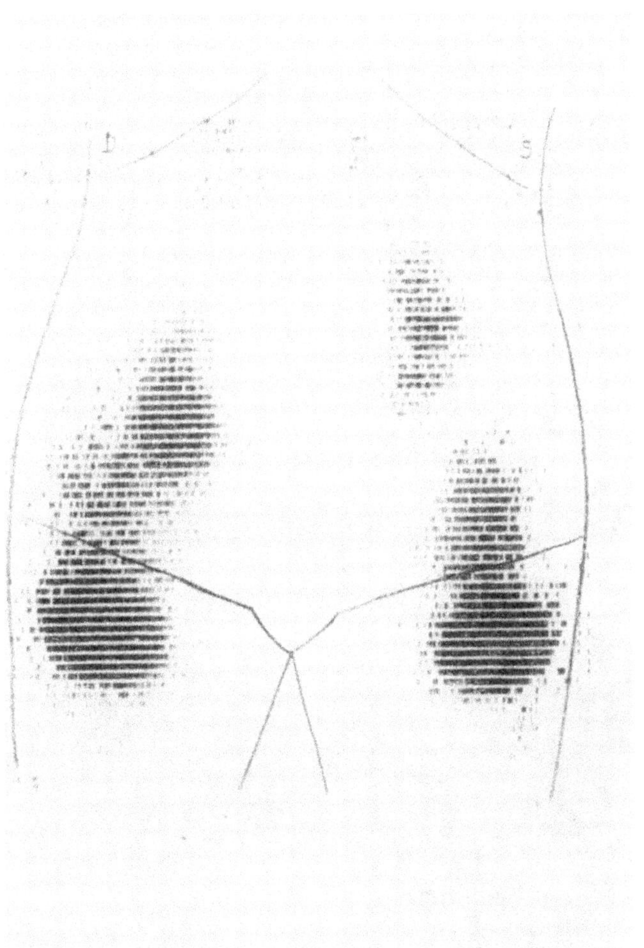

Abb. 24. Lymphoszintigramm eines Kranken mit Retikulosarkom. Vermehrte Speicherung in einigen Lymphknoten und ganz fehlende Radioaktivitätsspeicherung in anderen Lymphknotengruppen des abdominellen Lymphsystems.

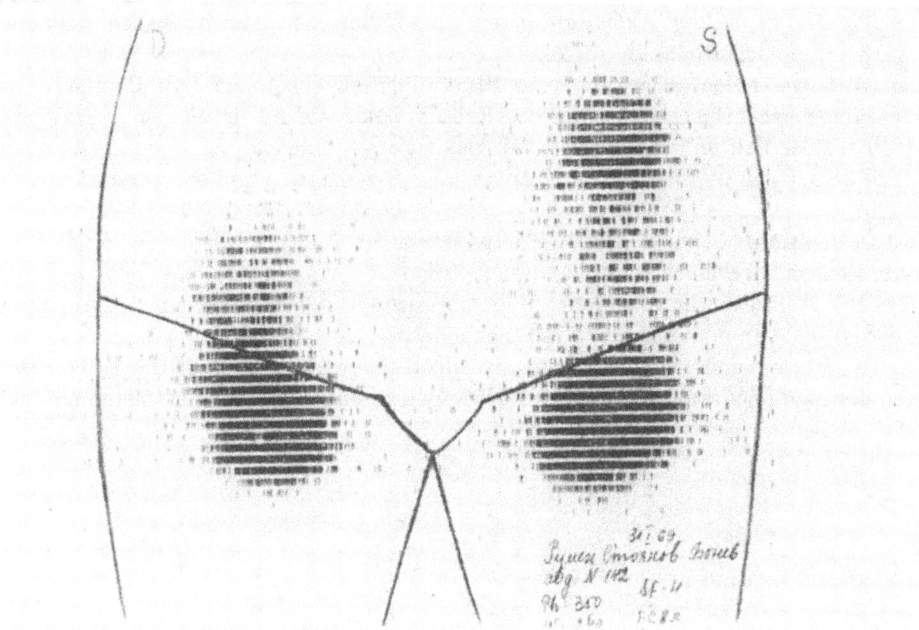

Abb. 25

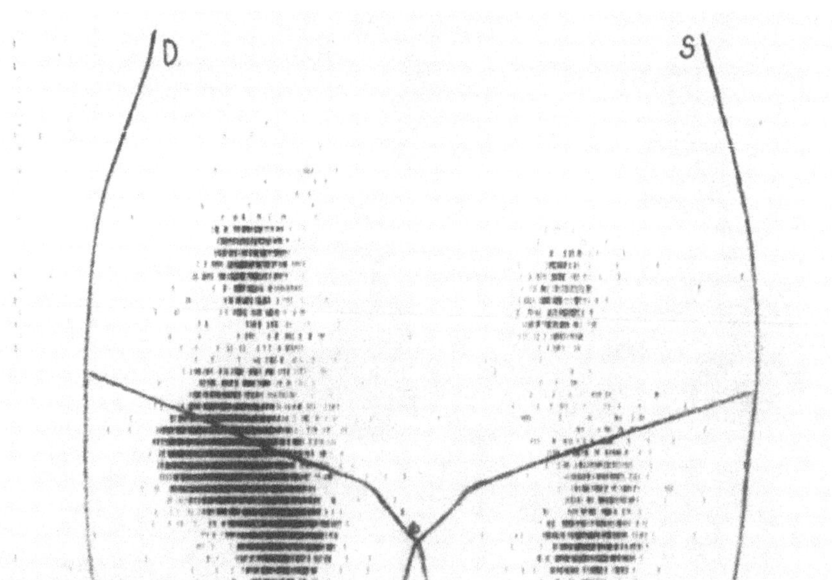

Abb. 26

Abb. 25 und 26. Lymphoszintigramm bei Patienten mit Lymphogranulomatose. Der Blastomprozeß in den verschiedenen Lymphknotengruppen befindet sich nicht in den gleichen Entwicklungsphasen.

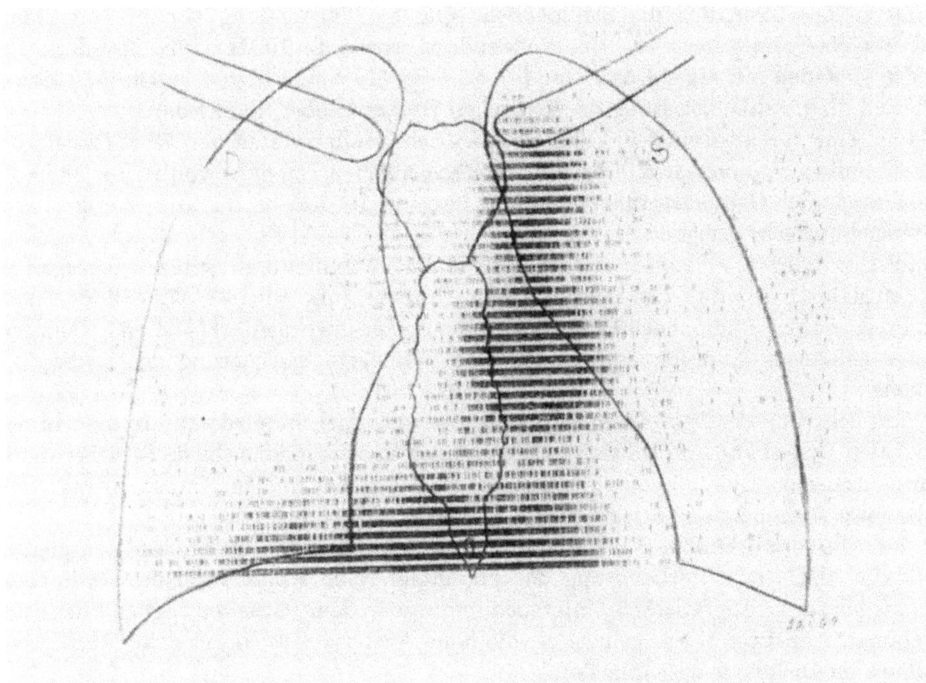

Abb. 27. Lymphoszintigramm eines Kranken mit Lymphosarkom. Beträchtlich vermehrte Speicherung des Radiokolloids in der linken und vollkommen fehlende Aktivitätsspeicherung in der rechten parasternalen Lymphknotenkette.

weitere tumortrope Substanzen (^{75}Se-Methionin, ^{75}Se-Na-Selenit und ^{67}Ga-Zitrat) [1, 2, 7, 8, 21, 22, 28, 57].
^{75}Se hat eine lange physikalische Halbwertzeit (T/2 = 120 Tage) und emittiert Gammastrahlen mit einer mittleren Energie von 0,269 MeV [57].
Die Szintigrafie mit ^{75}Se-Methionin und ^{75}Se-Na-Selenit wird 24—72 Stunden nach der i. v. Injektion von 7,4—10,0 MBq (200—250 μCi) durchgeführt.
Bei der Lymphogranulomatose und bei den anderen malignen Lymphoblastomen zeigen die vom Blastomprozeß befallenen Lymphknoten eine vermehrte Speicherung des Radiopharmakons. Die szintigrafischen Bilder sind schwer zu interpretieren. Da sich das Radiopharmakon in der Leber, der Milz und im Pankreas anreichert und zum Teil in den Dünndarm ausgeschieden wird, lassen sich lymphonoduläre Konzentrationen schwierig nachweisen [21]. Deshalb kann bei Patienten mit Lymphogranulomatose und anderen Lymphoblastomen die szintigrafische Untersuchung mit ^{75}Se-Methionin und mit ^{75}Se-Na-Selenit nur die klinisch-radiologische Diagnostik unterstützen.
Zu einer besseren Beurteilung bei der Untersuchung der abdominellen Lymphknoten dient der Vergleich der Szintigramme 30 min und 24 Stunden nach der Injektion des Radiopharmakons. So läßt sich der intestinale Radioaktivitätstransport nachweisen [21, 57]. Eine unregelmäßige Radioaktivitätsverteilung kann man auch im Thorax beobachten. Hodgkin-Lymphome und andere maligne Lymphoblastome, besonders im unteren Abdominalbereich, speichern vermehrt das Radiopharmakon.

Es ist zu beachten, daß die Strahlenbelastung bei Verwendung von ^{75}Se-Methionin und ^{75}Se-Na-Selenit hoch ist. Bei Verwendung von 7,4—10 MBq ^{75}Se-Methionin ist an den Gonaden mit einer Dosis von 10—25 mGy (1—2,5 rad) zu rechnen [57]. Etwas höher ist die Strahlenbelastung der kritischen Organe (Leber, Pankreas).

^{67}Ga hat eine verhältnismäßige kurze physikalische Halbwertszeit von 78 h. Das Radionuklid emittiert Gammastrahlung mit unterschiedlichen Energien von 93 bis 388 keV. Die Energie der Gammastrahlen zwischen 184 und 296 keV ist für die szintigrafische Untersuchung sehr geeignet.

^{67}Ga-Zitrat wird i. v. appliziert. Die empfohlenen Indikatoraktivitäten betragen 37 bis 110 MBq (1—3 mCi). Die szintigrafische Untersuchung wird 48—72 Stunden nach der Injektion des Radiopharmakons oder auch später durchgeführt. Die vom Blastomprozeß befallenen Lymphknoten zeigen eine vermehrte Speicherung des Radiopharmakons.

Die Anreicherung des ^{67}Ga-Zitrat läßt sich relativ einfach im Mediastinum und in den zervikalen Lymphknoten nachweisen. Es ist aber schwierig, eine solche Speicherung in retroperitonealen Lymphknoten, wegen der in der Leber und im Intestinaltrakt normalerweise vorhandenen Speicherung [2, 7, 22, 28, 57] nachzuweisen.

Um eine bessere Abbildung der abdominellen Lymphknoten zu erzielen, empfehlen Adler et al. [1] eine Vorbereitung des Patienten. Nach Applikation des Radiopharmakons bis zur szintigrafischen Untersuchung werden dem Patienten täglich Laxantien verabfolgt. Auf diese Weise gelingt es, die hohe Aktivitätsspeicherung des Radiopharmarkons im Dickdarm zu vermeiden.

Die Strahlenbelastung des Ganzkörpers bei Verwendung von 110 MBq ^{67}Ga-Zitrat liegt in der Größenordnung von 10 mGy (1 rad). Die Strahlenbelastung der Patienten bei Verwendung von ^{75}Se-Methionin und ^{67}Ga-Zitrat ist in Tabelle 4 zusammengestellt.

Tabelle 4. Strahlenbelastung der Patienten bei Verwendung von ^{67}Ga-Zitrat und ^{75}Se-Methionin (Roedler, Kaul, Hine [38])

Radiopharmakon	Verwendete Aktivität MBq (μCi)	Strahlenbelastung in				Einheiten
		Ovarien	Testes	Knochenmark	Kritische Organe	
^{67}Ga-Zitrat	74	76	65	160	240 Dickdarm	μGy/MBq
	(2000)	(0,28)	(0,24)	(0,58)	(0,90) Dickdarm	(mrad/μCi)
^{75}Se-Selen-Methionin	10	2700	2300	2600	6800 Leber 3800 Pankreas	μGy/MBq
	(250)	(9,9)	(8,6)	(9,7)	(25) Leber (14) Pankreas	(mrad/μCi)

3. Stellung der Lymphknotenszintigrafie im diagnostischen Gesamtkonzept

3.1. Abdominelle Lymphknoten

Die indirekte Radioisotopenlymphographie der abdominellen Lymphknoten mit Radiokolloiden ist in folgenden Fällen indiziert:

1. Zur Suche nach Lymphknotenmetastasen in den inguinalen, Becken- und retroperitonealen Lymphknoten bei Patienten mit bekannter, eventuell histologisch gesicherter primärer Lokalisation des Blastomprozesses [3, 9, 15, 20, 34, 35, 36, 44, 49, 50, 57]:
   a) bei bösartigen Geschwülsten der weiblichen Geschlechtsorgane (Carcinoma colli uteri; Carcinoma corporis uteri; bösartigen Ovarialtumoren; Carcinoma vaginae; Carcinoma vulvae u. a.);
   b) bei bösartigen Geschwülsten der männlichen Geschlechtsorgane (bei bösartigen Hodentumoren; Peniskarzinomen; Prostatakarzinomen u. a.);
   c) bei bösartigen Geschwülsten von Rektum, Dickdarm und Harnblase;
   d) bei bösartigen Geschwülsten der unteren Extremitäten und besonders beim malignen Melanom und Ewing-Sarkom.
2. Zum Ausschluß von Lymphknotenmetastasen bei klinischem Verdacht [34, 36].
3. Um entzündliche Veränderungen der Lymphknoten von Lymphknotenmetastasen zu differenzieren [34, 36, 44, 57].
4. Um eine gezielte Biopsie der Lymphknoten zu ermöglichen [34, 36, 57].
5. Um eine Klärung der Indikationsstellung der chirurgischen, strahlentherapeutischen und chemotherapeutischen Maßnahmen zu erreichen [20, 34, 35, 36, 44, 47].
6. Zur Klärung der Indikationsstellung für eine Röntgenkontrastlymphografie und für eine endolymphatische Therapie [20, 35, 44, 49, 57].
7. Zur Verlaufs- und Therapiekontrolle bei Patienten mit den oben genannten malignen Erkrankungen [20, 34, 36, 44, 57].
8. Zur Diagnostik von lymphatischen Drainagestörungen nach Operationen und nach Strahlentherapien [34, 36, 57].
9. Um eine Abgrenzung des Bestrahlungsfeldes zu ermöglichen [20, 36, 57].
10. Zur Kontrolle der Radikalität operativer Eingriffe an bestimmten Lymphknotengruppen des abdominellen Lymphsystems (Wertheim'sche Operation, Rektum-Operation u. a. [15, 34, 35, 36, 57].
11. Bei Patienten mit Lymphogranulomatose: Lokalisation, Ausdehnung des Befundes (siehe Kapitel 3.5.).

Bei Patienten mit malignen Erkrankungen bestehen keine Kontraindikationen für die indirekte Radioisotopenlymphografie der abdominellen Lymphknoten [20, 34, 36, 44, 57]. Lediglich bei verminderter Durchblutung der Hautgewebe im Fußrücken (Narbenveränderungen) ist die Untersuchung nicht indiziert [57]. Bei malignen Blastomerkrankungen im oberen Abdominalbereich (Magenkrebs, maligne Nierentumoren, Pankreastumoren u. a.) ist die indirekte Radioisotopenlymphografie von geringem diagnostischem Wert und deshalb nicht zu empfehlen [34, 36, 57].

3.2. Axilläre Lymphknoten

Die indirekte Radioisotopenlymphografie mit Radiokolloiden der axillären Lymphknoten ist in folgenden Fällen indiziert:

1. Zur Suche nach Lymphknotenmetastasen bei Patienten mit Mammakarzinom und mit bösartigen Geschwülsten der oberen Extremitäten (Malignes Melanom; Hautkarzinome) [18, 36, 57].
2. Zum Ausschluß von Lymphknotenmetastasen bei klinischem Verdacht [36].
3. Bei Patienten mit Lymphogranulomatose (siehe Kapitel 3.5.).
4. Um entzündliche Veränderungen von Lymphknotenmetastasen in den axillären Lymphknoten zu differenzieren [18, 36, 57].
5. Um eine Klärung der Indikationsstellung von chirurgischen und strahlentherapeutischen Maßnahmen zu ermöglichen [18, 36, 57].
6. Um die Radikalität von operativen Eingriffen an den axillären Lymphknoten zu kontrollieren [36, 57].
7. Zur Verlaufs- und Therapiekontrolle von Patienten mit Mammakarzinom und mit bösartigen Geschwülsten der oberen Extremitäten [18, 36, 57].
8. Zur Diagnostik von lymphatischen Drainagestörungen nach Operationen und nach Strahlentherapien [36, 57].

Für die indirekte Radioisotopenlymphografie der axillären Lymphknoten bestehen keine Kontraindikationen (siehe auch Kapitel 3.1.).

3.3. Parasternale Lymphknoten

Die indirekte Radioisotopenlymphografie der parasternalen Lymphknoten mit Radiokolloiden ist in folgenden Fällen indiziert:

1. Zur Suche nach Lymphknotenmetastasen bei Mammakarzinom und bei bösartigen Lungentumoren [4, 6, 30, 36, 39, 41, 42, 57].
2. Zum Ausschluß von Lymphknotenmetastasen in parasternalen Lymphknoten bei klinischem Verdacht [36].
3. Um entzündliche Veränderungen von Lymphknotenmetastasen in parasternalen Lymphknoten zu differenzieren [36, 57].
4. Bei Patienten mit Lymphogranulomatose (siehe Kapitel 3.5.).
5. Um eine gezielte Biopsie der parasternalen Lymphknoten zu ermöglichen [36, 57].
6. Um eine Klärung der Indikationsstellung zu chirurgischen, strahlentherapeutischen und chemotherapeutischen Maßnahmen bei Patienten mit Mammakarzinom und mit bösartigen Lungentumoren zu erreichen [4, 6, 36, 42, 57].
7. Zur Verlaufs- und Therapiekontrolle bei Patienten mit Malignomen [30, 36, 42, 57].

Für die indirekte Radioisotopenlymphografie der parasternalen Lymphknoten bestehen keine Kontraindikationen (siehe auch Kapitel 3.1.).

3.4. Zervikale Lymphknoten

Die indirekte Radioisotopenlymphografie der zervikalen Lymphknoten mit Radiokolloiden ist in folgenden Fällen indiziert:

1. Zur Suche nach Lymphknotenmetastasen von malignen Tumoren im Kopf- und Hals-Bereich [10, 11, 12, 31, 36, 40, 51, 53, 54, 57]:
   a) bei malignen Geschwülsten des Nasopharynx, der Tonsillen, des Larynx, der Zunge und der Mundhöhle;
   b) bei malignen Kiefertumoren und Nasennebenhöhlentumoren;
   c) bei malignen Tumoren der Speicheldrüsen.
2. Zum Ausschluß von Lymphknotenmetastasen bei klinischem Verdacht [31, 36].
3. Um entzündliche Veränderungen von Lymphknotenmetastasen in den zervikalen Lymphknoten zu differenzieren [31, 36, 54, 57].
4. Bei Patienten mit Lymphogranulomatose (siehe Kapitel 3.5.).
5. Um eine gezielte Biopsie der zervikalen Lymphknoten zu ermöglichen [36, 57].
6. Um eine Klärung der Indikationsstellung der chirurgischen, strahlentherapeutischen und chemotherapeutischen Maßnahmen zu erreichen [31, 36, 40, 43, 47, 54, 57].
7. Zur Verlaufs- und Therapiekontrolle bei Patienten mit den oben genannten malignen Erkrankungen [31, 36, 43, 47, 54, 57].
8. Zur Diagnostik von lymphatischen Drainagestörungen nach Operationen und nach Strahlentherapien [17, 31, 36, 43, 54, 57].

3.5. Lymphogranulomatose

Die indirekte Radioisotopenlymphografie der abdominellen, axillären, parasternalen und zervikalen Lymphknoten ist in folgenden Fällen indiziert:

1. Um das Stadium des Blastomprozesses bei Patienten mit histologisch gesicherter Lymphogranulomatose und mit anderen malignen Lymphoblastomen zu bestimmen [5, 19, 20, 32, 36, 48, 57].
2. Um eine gezielte Biopsie der Lymphknoten, bei klinischem Verdacht auf Lymphogranulomatose zu ermöglichen.
3. Zur Klärung der Indikation für eine Strahlen- oder Chemotherapie [19, 20, 32, 36, 48, 57].
4. Zur Verlaufs- und Therapiekontrolle bei Patienten mit Lymphogranulomatose und mit anderen malignen Lymphoblastomen [5, 19, 20, 32, 36, 48, 57].
5. Zur Klärung der Indikation für eine Röntgenkontrastlymphografie oder eine endolymphatische Therapie [19, 20, 35, 57].
6. Um eine genaue Abgrenzung des Bestrahlungsfeldes zu ermöglichen.

Bei Patienten mit Lymphogranulomatose und anderen malignen Lymphoblastomen bestehen keine Kontraindikationen für die indirekte Radioisotopenlymphografie mit Radiokolloiden (siehe auch Kapitel 3.1.).
Die szintigrafische Untersuchung mit tumortropen Radiopharmaka (^{67}Ga-Zitrat, ^{75}Se-Methionin und ^{75}Se-Na-Selenit) kann man zur Stützung der klinisch-radiologischen Diagnostik bei Patienten mit Lymphogranulomatose verwenden [21, 57]. Die Anwendung der Methoden ist indiziert, um das Stadium des Blastomprozesses zu bestimmen [1, 2, 7, 8, 21, 22, 28, 57]. Die tumortropen Substanzen verwendet man zur Suche nach

Blastomveränderungen in mediastinalen und zervikalen Lymphknoten, wo die Anreicherung des Radiopharmakons relativ einfach nachweisbar ist [1, 2, 7, 8, 21, 22, 28, 57]. Die ^{67}Ga-Zitrat-Szintigrafie erweist sich zur Beurteilung des Therapieeffektes bei der Strahlen- und Chemotherapie der Lymphogranulomatose als geeignet [2].
Wegen der hohen Strahlenbelastung der Patienten ist die Verwendung von ^{75}Se-Na-Selenit und ^{75}Se-Methionin besonders bei jungen Patienten nicht zu empfehlen [18, 21, 26, 57].
Zur Suche nach Blastomveränderungen in retroperitonealen Lymphknoten ist die Verwendung des ^{67}Ga-Zitrats wegen der physiologischen Speicherung des Radiopharmakons in der Leber und im Intestinaltrakt nicht geeignet [2, 7, 22, 28, 57]. Wenn Blastomveränderungen in diesen Lymphknoten mit röntgendiagnostischen und nuklearmedizinischen Untersuchungsmethoden nicht bewiesen oder ausgeschlossen werden können, ist die Szintigrafie mit ^{67}Ga-Zitrat nach Darmentleerung indiziert [1, 2].

4. Sicherheit der nuklearmedizinischen Befunde

4.1. Abdominelle Lymphknoten

Die Szintigrafie des abdominellen Lymphsystems liefert wertvolle Aufschlüsse für die Diagnose von Metastasen in den inguinalen, Becken- und retroperitonealen Lymphknoten von malignen Tumoren der weiblichen Genitalien, der männlichen Geschlechtsorgane, der Harnblase, der unteren Extremitäten u. a. [3, 15, 19, 20, 34, 36, 57]. Bei malignen Blastomen der oberen Abdominalgegend (Magenkrebs, maligne Nierentumoren, Pankreastumoren u. a.) ist das Verfahren von geringem diagnostischem Wert [36, 57].
Gronroos et al. [15] haben in 77% eine Übereinstimmung der Befunde der indirekten Radioisotopenlymphografie mit dem Operationsbefund und mit der Histologie bei 22 Patienten mit bösartigen gynäkologischen Geschwülsten festgestellt. Die Ergebnisse der Lymphknotenszintigrafie stimmen mit denen der Röntgenkontrastlymphografie in 60—86% der Fälle überein [19, 20, 49, 50, 57]. Die indirekte Radioisotopenlymphografie ist der Cavografie bei der Diagnostik von Metastasen in den Lymphknoten des abdominellen Lymphsystems überlegen [20, 57] (siehe auch Kapitel 5.1.).
Die Lymphknotenszintigrafie ist bei Lymphknotenmetastasen nicht pathognomonisch. Deshalb sind ihre Ergebnisse stets im Zusammenhang mit dem klinischen Verlauf der Krankheit und den Befunden der Labor-, Röntgen- und sonstigen Untersuchungen zu deuten [36, 57]. Bleibt das Ergebnis zweifelhaft, sollte eine Röntgenkontrastlymphografie durchgeführt werden [34, 36, 57]. Bedeutungsvoll für die Differentialdiagnose erscheint auch eine Zweituntersuchung mit ^{67}Ga-Zitrat [2, 57].
Deckart et al. [5] weisen auf die vielfältigen Schwierigkeiten bei der Interpretation der Szintigramme nach indirekter Radioisotopenlymphografie des abdominellen Lymphsystems hin. Sie sind der Meinung, daß bei alleiniger Anwendung der indirekten Lymphoszintigrafie nur ausgedehnte, zusammenhängende Speicherdefekte eindeutig im Sinne eines Lymphknotenbefalls beurteilt werden können. Für die Verlaufskontrollen kann die Lymphknotenszintigrafie wiederholt eingesetzt werden, wenn sie bei der Erstuntersuchung gemeinsam mit einer Röntgenkontrastlymphografie beurteilt wird.
Eine Abnahme der Speicherung des radioaktiven Goldkolloids ist kein für Lymphknotenmetastasen spezifischer Prozeß, sondern wird auch bei anderen krankhaften Prozessen beobachtet, wie z. B. bei Sklerose als Zustand nach chronischer Lymphadenitis, käsigem Zerfall der Lymphknoten bei Lymphknotentuberkulose u. a. [36] (Abb. 28).

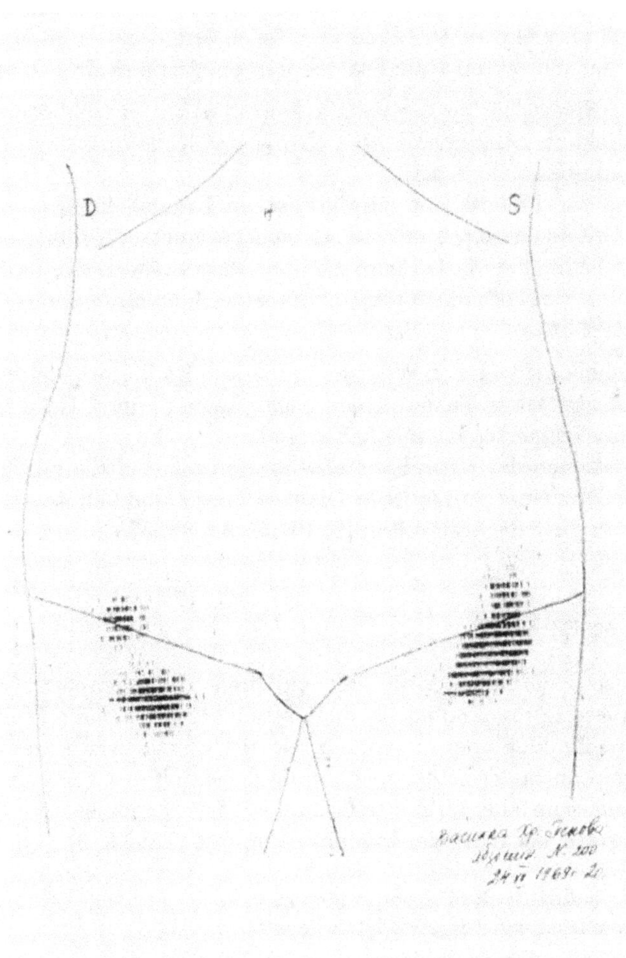

Abb. 28. Lymphoszintigramm des abdominellen Lymphsystems einer Patientin, die früher eine spezifische Peritonitis durchgemacht hatte.

Bei der Beurteilung von Szintigrammen muß man evtl. vorangegangene Operationen berücksichtigen, da im Operationsfeld die Lymphknoten möglicherweise entfernt wurden (Abb. 6), (Kapitel 2.1.).

Bei der Diagnostik von Lymphknotenmetastasen darf man eine vorangegangene Strahlentherapie nie außer acht lassen. Wurden Herddosen über 30 Gy (3000 rad) und besonders über 50 Gy (5000 rad) verabreicht, so ist eine Verminderung der phagozytären Kapazität des Lymphgewebes die Folge. Derartige Szintigramme geben zu einer Mißdeutung im Sinne einer falsch positiven Bewertung Anlaß [33, 36].

Obwohl die Ansichten über die Treffsicherheit der indirekten Radioisotopenlymphografie noch unterschiedlich sind, halten sie mehrere Untersucher für eine wertvolle Methode zur Darstellung des Lymphsystems und der Lymphdynamik [3, 15, 19, 20, 34, 36, 57]. Es wäre aber verfehlt, den Wert des Verfahrens zu überschätzen. Wie jede Methode, hat auch die Lymphknotenszintigrafie ihre Grenzen und Fehlerquellen. Aufgrund der Erfahrungen an mehr als 800 Patienten teilen MICHAILOV und MLATSCHKOV die Fehlerquellen bei der indirekten Radioisotopenlymphografie in drei Gruppen [33]:

1. Fehler, die mit den Eigenschaften der kolloidalen radioaktiven Goldlösung und mit der Technik der Injektion zusammenhängen (Größe der Kolloidpartikel, Zusatz von Hyaluronidase, Injektionsstelle u. a.);
2. Fehler, die sich aus der Technik der szintigrafischen Untersuchung ergeben (technische Daten der Untersuchung, Verwendung von geeigneten Kollimatoren u. a.);
3. Fehler, die dadurch bedingt sind, daß man die klinischen Befunde der Patienten und die vorangegangenen diagnostischen und therapeutischen Maßnahmen nicht genügend berücksichtigt hat.

Die genannten Fehlerquellen setzen den Wert der indirekten Radioisotopenlymphografie nicht herab. Man muß aber diese Fehlerquellen genau kennen, um falsche Interpretationen der Szintigramme so gering wie möglich zu halten.
Bei falschen Interpretationen der Lymphknotenszintigramme sind die falsch positiven Befunde häufiger (Tendenz einer zu häufigen Diagnose von Lymphknotenmetastasen). Falsch negative Befunde sind dagegen selten [5, 19, 20, 33, 36, 57].

4.2. Axilläre Lymphknoten

Die indirekte Radioisotopenlymphografie der axillären Lymphknoten ist weniger bedeutungsvoll, weil diese Lymphknoten für die klinische Untersuchung leicht zugänglich sind. Deshalb wird die Methode nur von einzelnen Untersuchern angewendet [18, 36, 40, 57]. Die Information in der Literatur über die Sicherheit des Verfahrens ist sehr dürftig. Immerhin stellt man eine gute Treffsicherheit der Ergebnisse der indirekten Radioisotopenlymphografie der axillären Lymphknoten fest (Tabelle 5).

Tabelle 5. Ergebnisse der indirekten Radioisotopenlymphografie der axillären Lymphknoten bei 111 Kranken mit Mammakarzinom (eigene Erfahrungen)

Speicherung des Radiokolloids	Zahl der Patienten	Endgültige Diagnose			
		Normale Lymphknoten	Metastasen	Unspezifische Lymphadenitis	Radikal operierte Lymphknoten
normal	41	41	–	–	–
vermindert	68	–	56	–	12
vermehrt	2	–	–	2	–
Insgesamt	111	41	56	2	12

(Mehr über die Sicherheit der Methode und über die Fehlerquellen des Verfahrens siehe Kapitel 4.1.).

4.3. Parasternale Lymphknoten

Die indirekte Radioisotopenlymphografie der parasternalen Lymphknoten ist für die klinische Praxis sehr wichtig, da diese Lymphknoten für die Routinemethoden der klinischen Untersuchung schwer zugänglich sind. Obwohl die Ansichten über die Treff-

sicherheit des Verfahrens unterschiedlich sind, halten sie mehrere Autoren für eine wertvolle Methode zur Untersuchung der parasternalen Lymphknoten bei Patienten mit Mammakarzinomen, bösartigen Lungentumoren und malignen Lymphoblastomen [30, 32, 36, 39, 42, 57].
In einer Gruppe von 198 Patienten mit Mammakarzinomen und 157 Patienten mit bösartigen Lungentumoren haben wir bei 64 Patienten eine Biopsie der parasternalen Lymphknoten durchgeführt. Die Übereinstimmung der szintigrafischen Befunde mit der Histologie ist in Tabelle 6 zusammengestellt:

Tabelle 6. Vergleich der Lymphoszintigrafie mit der Histologie (Mlatschkov [36])

Nosologische Einheit	Fallzahl	Biopsie der parasternalen Lymphknoten	Übereinstimmung der Szintigraphie mit Histologie	falsch	
				positiver Befund	negativer Befund
Mammakarzinom	198	26	21 (81%)	5 (19%)	–
Bronchialkarzinom	157	38	32 (84%)	6 (16%)	–

Es ist zu betonen, daß bei falschen Interpretationen der Lymphknotenszintigramme nur falsch positive Befunde erhoben werden. (Mehr über die Sicherheit der indirekten Radioisotopenlymphografie und über die Fehlermöglichkeiten des Verfahrens siehe im Kapitel 4.1.)

4.4. Zervikale Lymphknoten

Die indirekte Radioisotopenlymphografie der zervikalen Lymphknoten als auch der axillären Lymphknoten ist weniger bedeutungsvoll, weil diese Lymphknoten für die klinische Untersuchung leicht zugänglich sind. Trotzdem wird das Verfahren von mehreren Untersuchern zur Lösung der Schwierigkeiten bei der Diagnose von primären und metastatischen Blastomerkrankungen dieser Lymphknoten benutzt [10, 11, 12, 24, 31, 36, 40, 43, 51, 53, 54, 57]. Die Ansichten über die Sicherheit des Verfahrens sind bei verschiedenen Autoren widersprüchlich.
Gute Ergebnisse der indirekten Radioisotopenlymphografie der zervikalen Lymphknoten bei der Diagnostik von Lymphknotenmetastasen haben Schwab, Scheer und Zum Winkel [43], Zita [54], Zum Winkel [57], Michailov und Mlatschkov [31] u. a. festgestellt. Bei Patienten mit histologisch gesicherten Larynxkarzinomen haben aber Malamov und Mlatschkov jedoch nur in 72% von 25 Patienten eine Übereinstimmung der indirekten Radioisotopenlymphografie mit der Histologie, dem Operationsbefund und der endgültigen Diagnose festgestellt.
Fernholz [10] hat von 67 szintigrafischen Untersuchungen der zervikalen Lymphknoten nur bei 44 Patienten gute und für eine klinische Interpretation geeignete Szintigramme erhalten.
Nach der Meinung verschiedener Autoren liefert die indirekte Radioisotopenlymphografie wertvolle Aufschlüsse zur Kontrolle der Radikalität von operativen Eingriffen an den zervikalen Lymphknoten [14, 17, 31, 54, 57]. (Mehr über die Sicherheit der Methode und über die Fehlermöglichkeiten des Verfahrens siehe im Kapitel 4.1. Über die Sicherheit des Verfahrens bei Verwendung von ^{67}Ga-Zitrat, ^{75}Se-Na-Selenit und ^{75}Se-Methionin siehe Kapitel 4.5. und 5.3.)

4.5. Lymphogranulomatose

Die Sicherheit der indirekten Radioisotopenlymphografie bei der Untersuchung der abdominellen, axillären, zervikalen und parasternalen Lymphknoten wurde bereits behandelt (4.1. bis 4.4.). Die Treffsicherheit des Verfahrens ist bei Patienten mit Lymphogranulomatose größer, wenn man alle Lymphknotengruppen untersucht, auch wenn kein klinischer Verdacht für den Befall dieser Lymphknotengruppen besteht [32, 36].
Bei der Lymphogranulomatose und bei den anderen malignen Lymphoblastomen gibt die indirekte Radioisotopenlymphografie gewisse Aufschlüsse über die Prognose der Krankheit. Patienten mit vermehrter Speicherung von radioaktivem Gold in den betroffenen Lymphknoten haben meist eine günstigere Prognose, sprechen auf die Behandlung besser an, und die Remissionen sind von längerer Dauer [32, 36].

Tabelle 7. Ergebnisse der Lymphknotenszintigrafie bei 175 Patienten mit histologisch gesicherten malignen Lymphoblastomen (103 — mit Lymphogranulomatose; 61 — mit Retikulosarkom; 11 — mit Lymphosarkom; Mlatschkov [36])

Untersuchte Lymphknotengruppe	Fallzahl	Szintigrafischer Befund		
		Normales Bild	Vermehrte Speicherung	Verminderte Speicherung
parasternale	43	12	13	18
abdominelle	52	11	24	17
zervikale	38	9	14	15
axilläre	42	17	16	9
insgesamt	175	49	67	59

Es ist zu betonen, daß die szintigrafische Darstellung der befallenen Lymphknoten bei der Lymphogranulomatose unterschiedlich und vom Stadium des Blastomprozesses abhängig ist (Tabelle 7).
Im Anfangsstadium ähnelt die szintigraphische Abbildung den unspezifischen Formen der Lymphadenitis. Derartige Szintigramme bereiten Schwierigkeiten bei der Interpretation [32, 36]. Der klinische Verlauf der Krankheit und die günstige Beeinflussung durch Antibiotika ermöglichen die Differentialdiagnose zwischen entzündlichen Lymphknoten-Erkrankungen und malignen Lymphoblastomen.
In fortgeschrittenen Stadien des Blastomprozesses ist die Speicherung des Radiokolloids in den betroffenen Lymphknoten beträchtlich vermindert oder fehlt vollkommen, dann ähnelt die szintigrafische Abbildung der Lymphogranulomatose denjenigen von Lymphknotenmetastasen.
Bei diagnostischen Schwierigkeiten muß man die Röntgenkontrastlymphografie und die szintigrafische Untersuchung mit ^{67}Ga-Zitrat durchführen, um zusätzliche diagnostische Informationen zu gewinnen [1, 2, 5, 19, 20, 28, 35, 44, 49, 57] (siehe auch Kapitel 5.1. und 5.3.).
Nach einer Sammelstatistik konnte durch Langhammer et al. [28] in 78% von 485 Patienten mit malignen Lymphoblastomen eine pathologische Aktivitätsanreicherung in Szintigrammen nach i. v. Applikation von ^{67}Ga-Zitrat nachgewiesen werden. Altenbrunn [2] weist auf sehr gute Resultate bei Patienten mit Lymphogranulomatose hin,

bei denen man die ^{67}Ga-Zitrat-Szintigrafie durchgeführt hat. Von 229 Patienten mit Lymphogranulomatose konnten in 188 Fällen (82%) die befallenen Lymphknotenstationen dargestellt werden — Sammelstatistik von 13 Autoren [2].
Bei der abdominellen Lokalisation der Krankheit ist der diagnostische Wert des Verfahrens sehr gering. Deshalb sind LANGHAMMER et al. [28] der Meinung, daß die ^{67}Ga-Zitrat-Szintigrafie bei der Untersuchung von Patienten mit malignen Lymphoblastomen im Bereich des Abdomens nicht die alleinige Untersuchung sein darf.

5. Vergleich der Ergebnisse der Lymphknotenszintigrafie mit anderen Untersuchungsverfahren

5.1. Vergleich der indirekten Radioisotopenlymphografie des abdominellen Lymphsystems mit der Röntgenkontrastlymphografie, der Cavografie, der Histologie und dem Operationsbefund

Die indirekte Lymphoszintigrafie ist eine relativ neue Methode, die in größerem Umfang bisher nur in einzelnen Institutionen durchgeführt wurde [57]. Deshalb gehen die Ansichten verschiedener Autoren über den klinischen Wert des Verfahrens auseinander. Um dieses Problem zu lösen und die Treffsicherheit der indirekten Radioisotopenlymphografie bei der Diagnostik von malignen Erkrankungen zu klären, vergleichen die Untersucher die Ergebnisse der indirekten Radioisotopenlymphografie mit den Befunden der Röntgenkontrastlymphografie, der Cavografie, der Operation, des klinischen Verlaufs der Krankheit und der Obduktion.
ZUM WINKEL [57] fand in etwa 30% der untersuchten Patienten, größtenteils mit Primärtumoren in der unteren Körperhälfte, zweifelhafte Befunde, die erst durch die Röntgenkontrastlymphografie als „unauffällig" oder „pathologisch" zugeordnet wurden. Diese Patienten stellen das Kontingent, das mit der direkten Röntgenkontrastlymphografie untersucht werden müßte.
BREIT et al. fanden bei 86% eine weitgehende Übereinstimmung zwischen indirekter Lymphoszintigrafie und Röntgenkontrastlymphografie, während HENNIG et al. [19, 20] eine solche Übereinstimmung nur bei 60% der untersuchten Patienten beobachteten. In 29% waren die Befunde der Lymphoszintigrafie unsicher und in 10% falsch positiv.
HENNIG et al. [20] nehmen an, daß die diagnostische Treffsicherheit der indirekten Radioisotopenlymphografie sicher größer ist als Palpationsbefund, i. v. Pyelografie und Cavografie. Die indirekte Lymphoszintigrafie ist deshalb zur Vorauswahl für die Röntgenkontrastlymphografie zu empfehlen. Die Lymphoszintigrafie ist die Methode der Wahl, wenn die Röntgenkontrastlymphografie kontraindiziert oder nicht durchführbar ist.
Aufgrund der Ergebnisse der indirekten Radioisotopenlymphografie des abdominellen Lymphsystems bei 204 Patienten und der Röntgenkontrastlymphografie bei 82 Patienten nehmen MLATSCHKOV und TODOROWA [35] an, daß beide Verfahren gut übereinstimmende Resultate bei der Diagnostik von primären und metastatischen Blastomerkrankungen der Lymphknoten liefern. Bei der partiellen Übereinstimmung von Lymphknotenszintigrafie und Röntgenkontrastlymphografie ergeben sich im allgemeinen keine deutlichen Diskrepanzen. Vielmehr handelt es sich um Einzelheiten, die besser auf dem Röntgenkontrastlymphogramm zu erkennen sind, wie z. B. strukturelle Veränderungen oder metastatische Teildestruktionen von einzelnen Lymphknoten [19, 35, 49, 57] (Abb. 29).

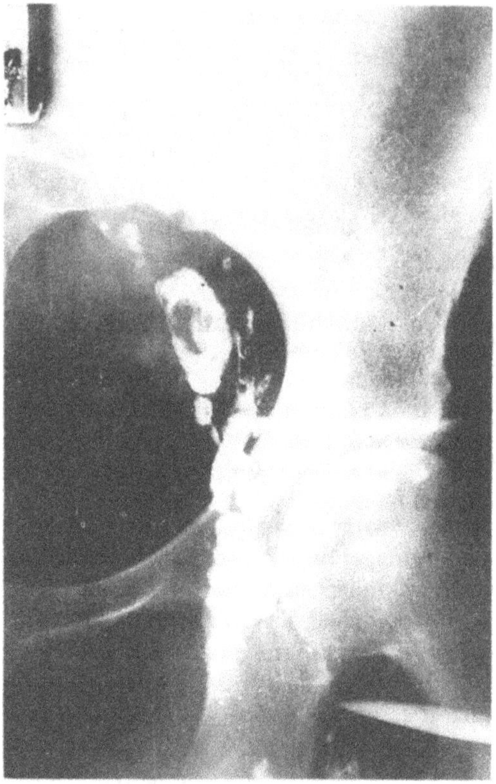

Abb. 29. Direkte Röntgenkontrastlymphografie einer Patientin mit Carcinoma colti uteri. Eine Metastase ist in einem Lymphknoten der linken Becken-Lymphknotenkette erkennbar.

Aufgrund von vergleichenden cavografischen und lymphoszintigrafischen Untersuchungen nehmen Zum Winkel [57] und von Kaiser [49] an, daß die Lymphoszintigrafie bei der Diagnostik von malignen Erkrankungen der Lymphknoten der Cavografie überlegen ist. Man kann im Cavogramm erst bei ausgedehnten Lymphknotenvergrößerungen pathologische Zeichen in Form von Impressionen und Kollateralkreisläufen feststellen. Mit Hilfe der Lymphknotenszintigrafie können bereits diskrete Veränderungen als pathologisch verifiziert werden.

Tabelle 8. Vergleich der Lymphoszintigrafie mit der Röntgenkontrastlymphografie bei 49 Patienten (von Kaiser et al. [49])

1. Völlige Übereinstimmung	
a) bei normalem Lymphsystem — 11 Patienten b) bei pathologischem Lymphsystem — 20 Patienten	= 63%
2. Partielle Übereinstimmung	
a) bei normalem Lymphsystem — 4 Patienten b) bei pathologischem Lymphsystem — 9 Patienten	= 27%
3. Fehlende Übereinstimmung — 9 Patienten	= 10%

Gronroos et al. [15] vergleichen die Ergebnisse der Lymphoszintigrafie mit dem histologischen Befund der weiblichen Geschlechtsorgane bei Radikaloperationen und finden eine Übereinstimmung bei 77% der operierten Patientinnen.
Die Ergebnisse der vergleichenden Untersuchungen verschiedener Autoren sind in den Tabellen 8–11 zusammengestellt:

Tabelle 9. Vergleich der Lymphoszintigrafie mit der Röntgenkontrastlymphografie bei 461 Patienten (Zum Winkel [57])

Röntgenbefund	Szintigrafiebefund			
	o. B.	zweifelhaft	pathologisch	gesamt
o. B.	29	70	11	110
zweifelhaft	4	12	28	44
pathologisch	3	43	261	307
gesamt	36	125	300	461

Tabelle 10. Vergleich der Lymphoszintigrafie mit der Röntgenkontrastlymphografie (Hennig et al. [20])

Autoren	Fallzahl	Übereinstimmung	unsicher	falsch	
				positiv	negativ
Zum Winkel et al.	260	65%	29%	5%	1%
Breit et al.	193	86%	–	–	–
Sauer et al.	77	68%	–	20%	12%
Wiljasalo und Voutilainen	40	80%	–	–	–
Otto et al.	76	64%	9%	10%	17%
Hennig et al.	128	60%	29%	11%	0%

Tabelle 11. Vergleich der Lymphoszintigrafie mit der Cavografie bei 40 Patienten (Zum Winkel [57])

Cavografie-Befund	Szintigrafie-Befund		
	o. B.	pathologisch	gesamt
o. B.	13	7	20
pathologisch	1	19	20
gesamt	14	26	40

5.2. Vergleich der indirekten Radioisotopenlymphografie der parasternalen Lymphknoten mit der transsternalen Phlebografie, der Histologie und dem Operationsbefund

Die transsternale Phlebografie gibt indirekte Informationen über den Zustand der parasternalen Lymphknoten speziell bei Patienten mit Mammakarzinom. Somit kann mit dieser Untersuchungsmethode die Aussage der indirekten Radioisotopenlymphografie ergänzt und verbessert werden. SCHAROV, TZELIKMAN und ALEKSEEV [41] haben in 60% von 80 Mammakarzinom-Patientinnen eine Übereinstimmung des Ergebnisses der indirekten Radioisotopenlymphografie mit dem Operationsbefund und der Histologie festgestellt. Der transsternale Phlebografiebefund stimmte mit dem Operationsbefund und der Histologie in 78% von 78 Mammakarzinom-Patientinnen überein. Wenn man beide Untersuchungsmethoden anwendet (54 Patienten), bekommt man eine Übereinstimmung von 96%.

Bei der indirekten Radioisotopenlymphografie der parasternalen Lymphknoten hat MLATSCHKOV [36] bei 21 von 26 Patientinnen mit Mammakarzinom (81%) und bei 32 von 36 Patienten mit Bronchialkarzinom (84%), eine Übereinstimmung des szintigrafischen Befundes mit der Histologie und mit dem Operationsbefund festgestellt (siehe auch Kapitel 4.3.).

5.3. Vergleich der Ergebnisse von nuklearmedizinischen Untersuchungen bei der Lymphogranulomatose mit der Röntgenkontrastlymphografie

Die Ansichten über den klinischen Wert der indirekten Radioisotopenlymphografie und der Röntgenkontrastlymphografie bei der Diagnostik von malignen Lymphoblastomen gehen auseinander. MLATSCHKOV und TODOROVA [35] haben gut übereinstimmende Ergebnisse beider Untersuchungsverfahren bei 49 Patienten mit malignen Lymphoblastomen nachgewiesen (35 Lymphogranulomatosen, 13 Retikulosarkome und 1 Lymphosarkom). Gleich gute Ergebnisse mit beiden Untersuchungsverfahren haben auch VOUTILIAINEN und WILJASALO [50] beschrieben. Ergebnisse der vergleichenden lymphoszintigrafischen und röntgenlymphografischen Untersuchungen bei 74 Patienten mit malignen Lymphoblastomen sind in Tabelle 12 zusammengestellt [20]:

Tabelle 12. Vergleich der Lymphoszintigrafie mit der Röntgenkontrastlymphografie bei 74 Patienten mit malignen Lymphoblastomen (HENNIG et al. [20])

Röntgenkontrast-lymphografie	Lymphoszintigrafie			
	normal	unsicher	pathologisch	gesamt
normal	23	14	7	44
pathologisch	0	6	24	30
gesamt	23	20	31	74

HENNIG et al. [20], ZUM WINKEL u. a. [57] betonen, daß bei der indirekten Radioisotopenlymphografie keine falsch negativen Befunde bei Patienten mit malignen Lymphoblastomen beobachtet werden. Diese Tatsache ist zweifellos ein Vorteil der nuklearmedizinischen Untersuchungen.

Im Gegensatz zu diesen Ergebnissen sind DECKART et al. [5] der Meinung, daß nur der Vergleich von gleichzeitigen lymphoszintigrafischen und röntgenlymphografischen Untersuchungen eine exakte Beurteilung des Befalls einzelner Lymphknotengruppen bei malignen Lymphoblastomen ermöglicht. Für den Therapieverlauf betrachten diese Autoren die indirekte Radioisotopenlymphografie als sehr geeignet.

Was die Szintigrafie mit tumortropen Radiopharmaka betrifft (^{75}Se-Methionin, ^{75}Se-Na-Selenit, ^{67}Ga-Zitrat), haben verschiedene Untersucher über gut übereinstimmende Ergebnisse mit der Röntgenkontrastlymphografie berichtet. So haben ADLER et al. [1] bei 108 Patienten mit histologisch gesicherten malignen Lymphoblastomen in 83% der Fälle gleiche Ergebnisse der Szintigrafie mit ^{67}Ga-Zitrat mit dem histologischen und dem röntgenologischen Befund erzielt. Dieselben Autoren haben bei 12% der untersuchten Patienten falsch negative Befunde beobachtet.

Bei 54 Patienten mit histologisch gesicherten malignen Lymphoblastomen haben JOVANOVIC und BOUCKAERT [26] bessere Ergebnisse durch die szintigrafische Untersuchung mit ^{75}Se-Methionin als mit der Röntgenkontrastlymphografie erhalten (Tabelle 13).

Tabelle 13. Vergleichende Untersuchungen der Szintigrafie mit ^{75}Se-Methionin und der röntgenologischen Untersuchung bei Patienten mit malignen Lymphoblastomen (JOVANOVIC und BOUCKAERT [26])

Lokalisation	szintigrafischer Befund		röntgenologischer Befund		Zahl der Patienten
	positiv	negativ	positiv	negativ	
1. Thorax	27	—	24	3	27
2. Abdomen	24	1	21	4	25
3. Knochen	1	1	2	—	2
insgesamt	52	2	47	7	54

6. Literatur

1. ADLER, S. et al.: Gallium 67-citrat scanning for the localization and staging of lymphomas. J. Nucl. Med., **16** (1975), 255—260
2. ALTENBRUNN, H.-J.: Der klinische Wert der ^{67}Ga-Szintigrafie. In: XI. Sympos. Nuklear-Medizin, Reinhardsbrunn 1974, Schriftenreihe: Wissenschaftl. Tag. i. d. DDR, Hrsg: Isocommerz GmbH, 1115 Berlin S. 78—90
3. BECHYNE, M. et al.: Radioisotopic abdominal lymphography. In: Proc. III. Intern. Sympos. Nucl. Medicine, Karlovy Vary 1973 Proceedings of the IIIrd International Sympos. on Nuclear Medicine Charles University Prague 1974 S. 467—472
4. BUCHWALD, W.; L. DIETHELM; J.-P. HAAS: Ergebnisse nuklearmedizinischer Untersuchungen beim Mammakarzinom: 4. Jahrestagung der Gesellschaft für Nuklearmedizin, Heidelberg 1966, Radioisotopen, Lokalis. Diagn. F. K. Schattauer-Verlag Stuttgart 1967 549—553
5. DECKART, H. et al.: Möglichkeiten und Grenzen der abdominellen Lymphoszintigrafie im Vergleich zur Lymphografie in der Beurteilung maligner Lymphoblastome. Dtsch. Gesundh. Wes., **26** (1971), 391—397
6. DIETHELM, L. et al.: Erweiterung der Diagnostik des Mammakarzinoms mit Hilfe von Isotopen. Strahlentherapie, **131** (1966), 69—78
7. EDWARDS, C. L.; R. L. HAYES: Tumor scanning with ^{67}Ga-citrate. J. Nucl. Med., **10** (1969), 103—105
8. ESTEBAN, J. et al.: Positive diagnosis of tumours with ^{75}Selenium selenite. In: Medical Radioisotope Scintigraphy, Proc. Symp. Monte-Carlo (1972), Vol. II International Atomic Energy Agency, Vienna 1973 687—700
9. FAIRBANKS, V. R. et al.: Scintigraphic visualization of abdominal lymph nodes with ^{99m}Tc-Pertechnetat labelled sulfur colloid. J. Nucl. Med., **13** (1972), 185—190
10. FERNHOLZ, H. J.: Lymphoszintigrafie im Kopf-Hals-Bereich. Fortschr. Röntgenstr., **106** (1967), 524—533

11. Fiori-Ratti, L. et al.: Studio dei linfatici del capo e del collo con ^{198}Au in condizioni di normalita e di patologia oncologica: Nota I — Linfoscintigrafia della lingua e del pavimento orale. Valsalva, **42** (1966), 183—212
12. Fuchs, P.; F. Wolf; H. J. Schmidt: Die Lymphknotendarstellung durch peritumorale Gold-198-Kolloid Infiltration bei Kiefertumoren: 4. Jahrestagung der Gesellschaft für Nuklearmedizin, Heidelberg 1966, Radioisotop. Lokalis. Diag. (1966), 201—206
13. Gest, J.; G. Delouche: La lymphographie indirecte par isotopes radioactifs. J. Radiol. Electrol., (1963), 86—94
14. Gitsch, E.; H. Janisch; S. Leodolter: Radical surgery of cervical carcinoma assisted by radioisotope techniques: Medical Radioisotope Scintigraphy, Proc. Sympos. Monte Carlo 1972, IAEA, Vienna (1973), Vol. II, 413—418
15. Gronroos, M.; A. Voutilainen; S. Ruponen: Lymphszintigrafie, Gammavenografie und histologischer Befund bei Radikaloperationen. Strahlentherapie, **141** (1971), 346—350
16. Haas, J. P.; W. Buchwald; R. Wolf: Zur Frage der Strahlenbelastung der Injektionsstelle bei der Lymphknotenszintigrafie mit kolloidalem ^{198}Au. In: Radioaktive Isotope in Klinik und Forschung, München: Urban & Schwarzenberg, Bd. **9** (1970), 405—408
17. Hagio, R.: Study on the cervical lymph flow with radioisotope ^{198}Au before and after radical neck dissection Otologia Fukuoka, **9** (1963), 76—81
18. Heilmann, H.-P.: Lymphoszintigrafie der Axillarregion beim Mammakarzinom: 4. Jahrestagung der Gesellschaft für Nuklearmedizin, Heidelberg 1966. In: Radioisotop. Lokalis. Diagn. (1966), 197—199
19. Hennig, K. et al.: Vergleich zwischen Lymphografie und Lymphoszintigrafie bei retroperitonealen tumorösen Prozessen. Radiol. Diagn., **12** (1971), 232—237
20. Hennig, K. et al.: Der diagnostische Wert der Lymphoszintigrafie im Abdominalbereich. Dtsch. Gesundh.-Wes., **27** (1972), 884—890
21. Herrera, N. E. et al.: Se-75-methionine as a diagnostic agent in malignant lymphona. J. Nucl. Med., **6** (1965), 792—804
22. Higasi, T.; Y. Nakayama: Clinical evaluation of ^{67}Ga-citrate scanning. J. Nucl. Med., **13** (1972), 196—201
23. Ho Choi et al.: Radioisotope Scanning of the mediastinal lymphatics in animals. Acta Radiol. Diagn., **1** (1963), 229—232
24. Hultborn, K. A.; L.-G. Larsson; I. Ragnhult: The lymphdrainage from the breast to axillary and parasternal lymphnodes, studies with the aid of colloidal ^{198}Au. Acta Radiol., **43** (1955), 52—64
25. Hultborn, K. A.; L.-G. Larsson; I. Ragnhult: A study of the lymphdrainage of the lower limb with use of colloidal radiogold (^{198}Au). Acta Radiol., **43** (1955), 139—144
26. Jovanovic, D.; A. Bouckaert: ^{75}Se-selenomethionine as a tumor diagnostic agent. In: Medical Radioisotope Scintigraphy, Proc. Symp. Salzburg 1968, IAEA, Vienna (1969), Vol. II, 753—766
27. Kazem, I. et al.: Quality improvement of lymph-node scintigraphy using a computer-assisted image enhancement system. In: Medical Radioisotope Scintigraphy, Proc. Symp. Monte Carlo 1972, IAEA, Vienna (1973), Vol. II, 403—411
28. Langhammer, H. et al.: Tumor scintigraphy with ^{67}Gallium. In: Tumor localization with radioactive agents, IAEA, Vienna (1976), 69—81
29. Magnenat, P.; B. Delaloye: Isotopic visceral lymphography. In: Progress in lymphology, Stuttgart: Georg-Thieme-Verlag 1967, S. 253—254
30. Michailov, W.; G. Mitrov; C. Mlatschkov: Indirekte Isotopenlymphografie der parasternalen Lymphknoten mit radioaktivem Gold ^{198}Au. Radiobiol. Radiother., **9** (1968), 299—307
31. Michailov, W.; C. Mlatschkov: Leistungsmöglichkeiten der Halslymphknotenszintigrafie. — Radiobiol. Radiother., **10** (1969), 769—777
32. Michailov, W.; C. Mlatschkov: Szintigrafie der Lymphknoten in der Diagnostik bösartiger lymphoretikulärer Tumoren. Radiobiol. Radiother., **11** (1970), 449—456
33. Michailov, W.; C. Mlatschkov: Leistungsgrenzen und Fehlerquellen bei der indirekten Isotopenlymphografie mit radioaktivem Gold ^{198}Au. Radiobiol. Radiother., **11** (1970), 685—693

34. MLATSCHKOV, C.: Die indirekte Isotopenlymphografie des abdominalen Lymphsystems. Radiobiol. Radiother., 10 (1969), 275—282
35. MLATSCHKOV, C.; L. TODOROWA: Leistungsgrenzen der indirekten Isotopen und der direkten Röntgenkontrastlymphografie des abdominalen Lymphsystems. Radiobiol. Radiother., 11 (1970), 675—683
36. MLATSCHKOV, C.: Diagnostische Möglichkeiten der Lymphknotenszintigrafie bei malignen Geschwülsten. VII. Sympos. Nuklear-Medizin, Reinhardsbrunn 1970; Vortragssammlung, 177—187
37. PATERSON, A. H. G.; V. R. MCCREADY: Clinical and experimental studies of Selenium-75 labelled compounds. In: Tumor localization with radioactive agents: IAEA, Vienna 1976, S. 63—67
38. ROEDLER, H. D.; A. KAUL; G. J. HINE: Internal radiation dose in diagnostic nuclear medicine. Berlin: Verlag H. Hoffmann 1978.
39. ROSSI, R.; O. FERRI: La visualizzazione della catena mammaria interna con ^{198}Au. Presentazione di una nuova metodica: la linfoscintigrafia. Minerva Med., 57 (1966), 1151—1155
40. SAGE, H. et al.: Lymph node scintigrams. Amer. J. Röntgenol., 84 (1960), 666—672
41. SCHAROV, B. K.; E. G. TZEILIKMAN; I. F. ALEKSEEV: Szintigrafie und transsternale Phlebografie in der Diagnose der parasternalen Metastasen beim Mammakarzinom. Med. Radiol. (Moskau), 17 (1972), 49—54 (russ.)
42. SCHENK, P.; K. ZUM WINKEL; J. BECKER: Szintigrafische Darstellung des parasternalen Lymphsystems. Nucl.-Med., 5 (1966), 388—396
43. SCHWAB, W.; K. E. SCHEER; K. ZUM WINKEL: Die Szintigrafie des zervikalen Lymphsystems nach strahlentherapeutischen und operativen Maßnahmen. Nucl.-Med., 4 (1965), 327—332
44. SCHÜTZ, J.; G. JUNGE-HÜLSTING; A. BOGDAN: Lymphoszintigrafie und Lymphografie. Vergleichende Untersuchungen bei verschiedenen Erkrankungen. — Radiobiol. Radiother., 10 (1969), 33—38
45. SIELAFF, H. J.; H. DEININGER: Die Lymphoszintigrafie des Magens nach intragastraler submuköser Injektion von ^{198}Au: 4. Jahrestagung der Gesellschaft für Nuklearmedizin 1966 in Heidelberg. In: Radioisotop. Lokalis. Diag. (1966), 207—212
46. STECKEL, R. J. et al.: Clinical radionuclide perfusion lymphography. Brit. J. Radiol., 15 (1978), 35—40
47. TSCHUFISTOV, M. E.: Szintigrafie des lymphatischen Systems des Halses mit Hilfe von kolloidalem ^{193}Au. Med. Radiol. (Moskau), 14 (1969), 17—23 (russ.)
48. TSCHUPIN, I. Y.; Z. T. BELUGINA; I. A. IGNATIEVA: Radioisotopen-Lymphografie bei Lymphogranulomatose. Med. Radiol. (Moskau), 25 (1970), 13—18 (russ.)
49. VON KAISER, D. et al.: Vergleich zwischen röntgenologischer und szintigrafischer Darstellung des abdominellen Lymphsystems. Fortschr. Röntgenstr., 100 (1964), 557—569
50. VOUTILAINEN, A.; M. WILJASALO: On the correlation of lymphography and lymphoscintigraphy in metastases of tumors of the pelvic region. Ann. Chir. gyn. Fenniae, 54 (1965), 268—273
51. WELSH, L. W.; J. J. WELSH: The cervical lymphatics. Human in vivo studies. Ann. Otol. Rhinol. Laryngol., 74 (1964), 324—329
52. WOLF, F.; R. OTTENJANN: Endoskopische Isotopen-Lymphografie. Visum (1967), 71—76
53. YOSHII, I.: A study of the lymphatic flow in the otorhinolaryngology with the use of colloidal radiogold ^{198}Au. J. Otorhinolaryngol. Soc. Jap., 67 (1964), 885—890
54. ZITA, G.: Beitrag zur zervikalen Lymphoszintigrafie. — Fortschr. Röntgenstr., 107 (1967), 644—654
55. ZUM WINKEL, K.: Zur Technik der indirekten abdominellen Lymphknotenszintigrafie. Nucl.-Med., 3 (1963), 148—153
56. ZUM WINKEL, K.: Funktionsuntersuchungen des Lymphsystems mit radioaktiven Substanzen. In: Radioisotope in Klinik und Forschung, München—Berlin: Urban & Schwarzenberg, Bd. 6 (1963)
57. ZUM WINKEL, K.: Lymphologie mit Radionukliden. Berlin: Verlag Hoffmann 1972, 128 S.

11. Nuklearmedizinische Diagnostik in der Opthalmologie

von K.-P. Lommatzsch unter Mitarbeit von D. Hallermann

1. Einleitung

Die Differentialdiagnostik intraokularer und orbitaler Geschwülste oder tumorverdächtiger Veränderungen hat für den betroffenen Patienten große Bedeutung, da die richtige und rechtzeitige Behandlung davon abhängt. Die nuklearmedizinischen Untersuchungsmethoden insbesondere mit ^{32}P haben sich einen festen Platz in der Reihe der diagnostischen Verfahren erobert, weil bei intraokularen Tumoren eine Biopsie ohne Gefährdung für das Auge nicht möglich ist. Bei extraokulären orbitalen Prozessen spielen sie dagegen noch eine untergeordnete Rolle. Mit der Computertomographie und schließlich der Nadelbiopsie verfügt die Diagnostik der Orbita über sichere Methoden.

Die experimentelle Basis für die klinische Anwendung des Radiophosphortestes lieferten die Untersuchungen zum Phosphorstoffwechsel bei Mäusen mit Impftumoren (Jones, Chaikoff, Lawrence, 1940 [79]).

Das hierbei beobachtete Phaenomen der verlängerten Phosphor-Anreicherung im Tumorgewebe ist die Grundlage für eine Unterscheidung zwischen malignem und normalem Gewebe mit Hilfe von ^{32}P.

1952 berichteten Thomas, Krohmer und Storaasli [160] erstmalig über die erfolgreiche Anwendung von ^{32}P bei 8 Patienten mit Ablatio retinae unklarer Genese. Später konnten Thomas et al. (1956, 1959 [156—159]) im Modellversuch an Impftumoren in der Vorderkammer des Kaninchenauges die verzögerte Aktivitätsabnahme von ^{32}P im Vergleich zu gesundem Augengewebe nachweisen. Um auch am dorsalen Augenabschnitt möglichst ohne meßtechnische Fehler die ^{32}P-Aktivität exakt registrieren zu können, wurden gekrümmte Zählrohre eingesetzt (Thomas, Krohmer, Storaasli, Friedell, 1954 [158]) Dunphy, Dreisler, Cadigan, Sweet, 1954 [37]). Obwohl mit dem ^{32}P-Test bei exakter und erfahrener Anwendung eine große diagnostische Sicherheit erreicht wird, müssen doch bei diesem mit einem operativen Eingriff verbundenen Verfahren gewisse Bedenken erhoben werden. Daher werden gegenwärtig nicht invasive Untersuchungsverfahren mit anderen Radiopharmaka und speziellen Kollimatoren entwickelt, die unter Umständen den zukünftigen Einsatz nuklearmedizinischer Untersuchungsmethoden entscheidend verändern können (Hallermann, 1978 [70]).

Zur Diagnostik extrabulbärer orbitaler raumfordernder Prozesse hat es nicht an zahlreichen Versuchen gefehlt, diese mit Radionukliden zu erfassen, nachdem bereits 1948 (Moore, 1948 [110]) mit ^{131}J-Dijodfluoreszein und später mit ^{203}Hg-Neohydrin eine szintigrafische Darstellung von Hirntumoren gelungen war.

Nach der ersten Publikation von Leoz (1962 [90]) über die erfolgreiche Anwendung von ^{124}J-Humanserumalbumin folgten 1963 von Newell et al. [113] und 1975 von Appelmans et al. [1] weitere Berichte über die Möglichkeit des positiven Tumornachweises in der Orbita.

2. Methodik

2.1. ^{32}P-Test

2.1.1. Dosierung

Im allgemeinen werden 0,37 MBq (10 µCi) ^{32}P pro kg Körpergewicht bis zu einer Höchstdosis von 18,5—27,8 MBq (500—750 µCi) als Di-Natriumhydrogenorthophosphat (Na_2HPO_4) intravenös injiziert. Man kann das Nuklid auch oral verabreichen (Palin, Tudeway, 1955 [124]; Gurtovoi, 1963 [61]; Lommatzsch, Guntermann, 1971 [98]; Ruiz, Howertone, 1974, 1976 [133—135]), doch sollte man dabei die Dosis auf 26 bis 37 MBq (700—1000 µCi) erhöhen, da vom Verdauungstrakt nur etwa 70% resorbiert werden.

2.1.2. Zeitpunkt der Aktivitätsmessung

Es wäre wünschenswert, wenn nach der Radiophosphorapplikation eine kontinuierliche Registrierung der Radioaktivität über den fraglichen Stellen des Auges gelänge, um die Abhängigkeit von der Zeit im Sinne einer dynamischen Analyse der Phosphatkinetik zu erhalten. Doch sind am Patienten mehrere Einzelmessungen kaum möglich, da insbesondere bei dorsal liegenden Tumoren jeder Meßvorgang eine operative Eröffnung der Bindehaut erfordert. Aus diesem Grunde spielt die Festlegung eines optimalen Meßzeitpunktes eine wichtige Rolle. Nach den Untersuchungen von Jones et al. (1940 [79]) erscheinen Aktivitätsmessungen nach 72 Stunden zweckmäßig (Lommatzsch, Guntermann, 1971 [98]). Gurtovoj et al. (1962 [64]) und Gurtovoj (1973 [66]) betrachten den Zeitraum vom 3. zum 6. Tag nach der Phosphorgabe bei Aderhauttumoren als das günstigste Intervall zur Bestimmung der Phosphatspeicherung. Bei Tumoren des vorderen Uveaabschnittes ist keine Bindehauteröffnung notwendig, so daß mehrere Messungen nach 24, 48, 72 und 96 Stunden ausgeführt werden können. Von zahlreichen Autoren wurden nach einem Intervall von 48 Stunden die gleichen Resultate erzielt (Shields et al., 1976 [147]; Jarrett, 1976 [78]; Ruiz, Howerton, 1976 [134]). Von Messungen nur innerhalb der ersten 24 Stunden nach Phosphatapplikation ist abzuraten, da extrazelluläres anorganisches Phosphat das Ergebnis noch beeinflussen kann.

2.1.3. Halbleiterdetektorsonden

Durch die Einführung der Halbleiterdetektoren stehen uns für den ^{32}P-Test am Auge Meßsonden zur Verfügung, die sich im Gegensatz zu den früheren Systemen durch eine höhere Empfindlichkeit auszeichnen. Darüber hinaus sind ihre sehr kleine räumliche Dimension, ihr hohes Auflösungsvermögen und ihre mechanische Widerstandsfähigkeit von besonderem Vorteil. Die Funktionsweise dieser neuen Detektoren beruht auf folgendem Prinzip: Unter dem Einfluß von Kernstrahlungen ändert sich der Widerstand ihrer Sperrschicht, der den Stromfluß durch den Halbleiter beeinflußt. Die Sonden bestehen aus einem hermetisch dichten Edelstahlgehäuse. Im Meßkopf befindet

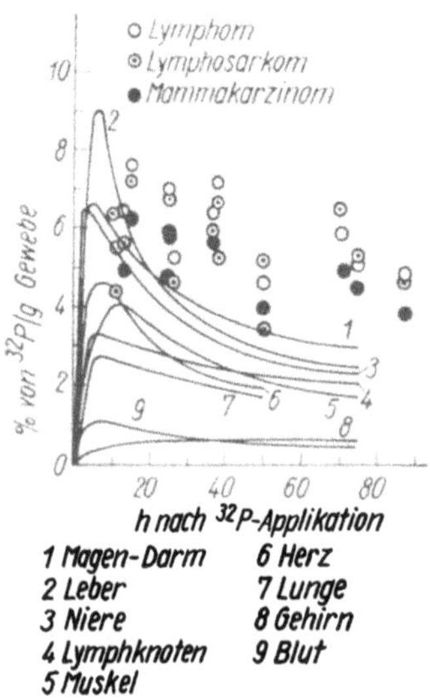

Abb. 1. Vergleich des ^{32}P-Einbaues in Normal- und Geschwulstgewebe. In Tumoren erfolgt eine höhere und länger anhaltende Speicherung von ^{32}P als im gesunden Gewebe (Jones, Chaikoff, Lawrence, 1940)

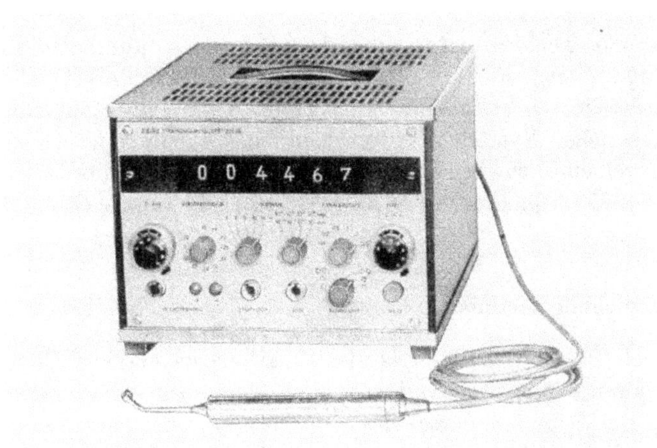

Abb. 2. Augentumormeßplatz mit einer HLD-Sonde 72030 vom VEB Meßelektronik „Otto Schön“, Dresden

sich ein Si(Li)-Driftdetektor [2]. Er ist durch eine Titanfolie, die als Strahlungseintrittsfenster dient, vor mechanischen Beschädigungen und chemischen Einflüssen geschützt. Im Handgriff der Sonde befindet sich ein transistorisierter Verstärker. Über ein Kabel wird die Sonde mit dem elektronischen Meßgerät verbunden (Abb. 1, 2, 3, 4). Die räumliche Auflösung der Halbleiterdetektorsonde 72030 vom VEB Meßelektronik „Otto Schön“, Dresden, kann durch die Änderung des Diskriminatorpegels optimiert werden

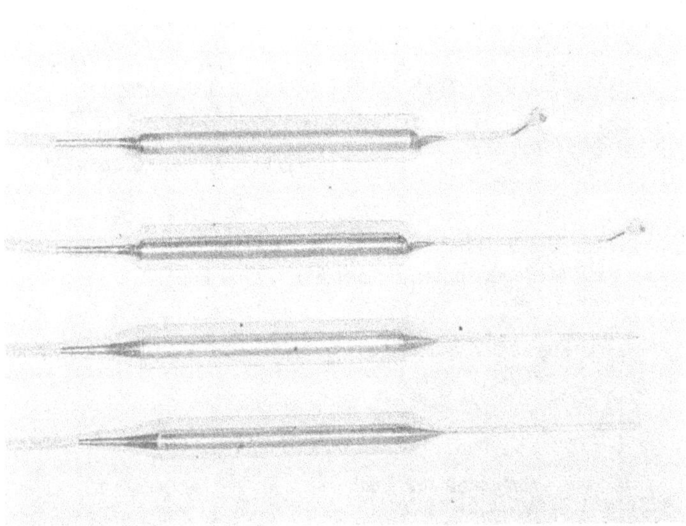

Abb. 3. Verschiedene Ausführungen von HLD-Sonden vom VEB Meßelektronik „Otto Schön“, Dresden.

Von oben nach unten:

1. 72044 Stirnfenstersonde
2. 72045 Nadelsonde
3. 72046 Winkelsonde
4. 72030 Augensonde

(Abb. 5). Mit wachsender Diskriminatorenenergie wächst das räumliche Auflösungsvermögen. Gleichzeitig nimmt jedoch die Strahlungsempfindlichkeit ab [2]. Der Rauschpegel der Halbleiterdetektoren steigt mit wachsender Temperatur an, was bei den verschiedenen kommerziellen Systemen unterschiedlich ausgeprägt ist (HARRIS, 1976 [17]). Technische Einzelheiten sowie Hinweise für den klinischen Einsatz wurden von GUNTERMANN et al. (1975 [60]), BARTHO et al. (1977 [2]) und LOMMATZSCH (1977 [99]) mitgeteilt.

2.1.4. Untersuchungstechnik

Tumoren der vorderen Uvea, d. h. der Iris, des Ziliarkörpers und der Chorioidea bis etwa zum Äquator, können mit transkonjunktivalen Messungen ohne operativen Eingriff erfaßt werden. Bei Tumoren dorsal des Äquators ist eine transsklerale Impulsratenmessung erforderlich. Dazu müssen nach retrobulbärer Injektion eines Lokal-

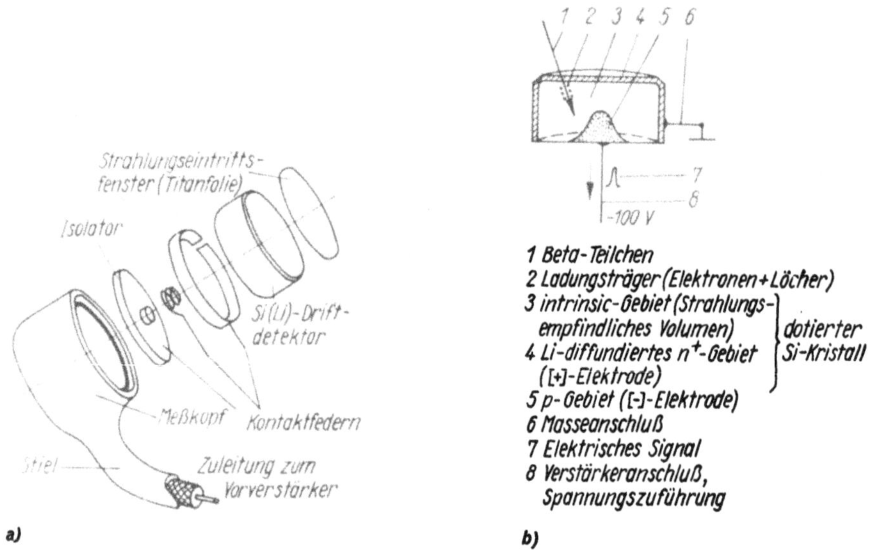

Abb. 4a, b. Schematische Darstellung der HLD-Sonde 72030 mit einem Si(Li)-Driftdetektor vom VEB Meßelektronik „Otto Schön", Dresden

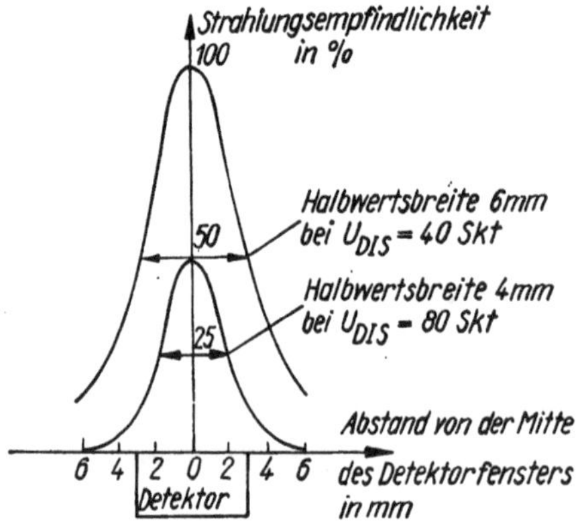

Abb. 5. Einfluß der Diskriminatoreinstellung auf die räumliche Auflösung der HLD-Sonde 72030. Die Strahlungsempfindlichkeit wurde unter gewebsäquivalenten Bedingungen gemessen

anaesthetikums Bindehaut und Tenonsche Kapsel durchtrennt werden, um mit dem Detektorfenster unmittelbar über der Tumorbasis episkleral messen zu können (Abb. 6, 7, 8). Die Lokalisation der Meßsonde wird am besten mit der indirekten Ophthalmoskopie durchgeführt (SHIELDS et al. 1974 [146]). Mit Hilfe der Diaphanoskopie läßt sich ebenfalls die Stelle des Aderhauttumors gut darstellen. Von THOMAS und KROHMER (1956 [157]) sowie JORDAN, HALLERMANN und KNOOP (1974 [80]) sind Meßsonden beschrieben worden, an denen neben dem Detektorfenster eine punktförmige Lichtquelle zur Lokalisation der Sonde angebracht ist. Bei trüben optischen Medien ist eine vorausgehende Ultraschallokalisation des pathologischen intraokularen Gewebes erforderlich (VOLKOV et al. 1976 [170]; SHIELDS et al. 1977 [143]). Von LOMMATZSCH et al- (1969 [94]) wurde eine kombinierte Meßsonde entwickelt, die mit Hilfe der Ultraschallortung eine direkte Ermittlung der optimalen Meßstelle bei trüben optischen Medien gestattet. Der mit dem Detektor verbundene elektronische Impulszähler sollte unbedingt eine akustische Anzeige besitzen, um somit das Auffinden der optimalen Meßstelle zu erleichtern. Die Kontrollmessungen werden über einer Stelle des gleichen Auges durchgeführt, an der sich ophthalmoskopisch keine pathologische Veränderung befindet. Um bei allen Messungen über den verschiedenen Skleraabschnitten einen unveränderten prozentualen statistischen Fehler $\left(s_p = \frac{100 \cdot \sqrt{N}}{N}\right)$ einzuhalten, sollte man bei geringen Impulszahlen entsprechend längere Meßzeiten benutzen (CHASE, RABINOWITZ 1967 [23]; RUIZ, HOWERTON 1974 [135]).

Aus eigener Erfahrung hat es sich als praktisch zweckmäßig erwiesen, jeweils die Zeiten für 100 Impulse zu messen. Damit wird von vornherein ein unterschiedlicher statistischer Fehler bei den einzelnen Messungen vermieden; er beträgt in jedem Falle 10%. Die prozentuale Impulsratendifferenz wird nach folgender Formel bestimmt:

$$\text{Prozentuale } ^{32}\text{P-Mehrspeicherung} = 100\, \frac{C_T - C_N}{C_N}$$

C_T = Impulsrate über dem Tumor

C_N = Impulsrate über der Kontrollstelle.

Alternierende Messungen über dem Tumor und der Kontrollstelle vermeiden Fehler, die möglicherweise durch apparative Fehler verursacht werden und sich somit gleichmäßig auf beide Meßpunkte verteilen (VAN DIJK, 1978 [28]). Die transsklerale Messung ist etwas empfindlicher als die transkonjunktivale, da sich die Distanz zwischen Tumor und Detektor verringert (CHUA, 1974 [24]).

Die Bewertung des Testergebnisses wird in der Literatur nicht einheitlich durchgeführt. Die Grenze zwischen malignem und benignem Gewebe wurde aufgrund der klinischen Erfahrungen empirisch festgelegt und schwankt bei den einzelnen Autoren zwischen 30 bis 150% Mehrspeicherung. Untersuchungen von EISENBERG et al. (1954 [39, 40]) über die Phosphatverteilung am gesunden Auge haben ergeben, daß zwischen den 4 Quadranten an jedem Auge die Radioaktivität eine Stunde nach ^{32}P-Applikation maximal um 30% von einer Kontrollmessung am Limbus abwich. Von den meisten Autoren werden alle Mehrspeicherungsraten bei transskleraler Messung höher als 50% bzw. 60% 48 und 72 Stunden nach ^{32}P-Applikation als ein Zeichen für malignes Gewebe angesehen (CHUA, 1974 [24]; HAGLER et al., 1970 [69]; VAN DIJK, 1978 [28]). Nach eigener Erfahrung kann bei den folgenden Werten eine 96%ige Sicherheit des Radiophosphortestes erzielt werden (LOMMATZSCH et al., 1971 [98]).

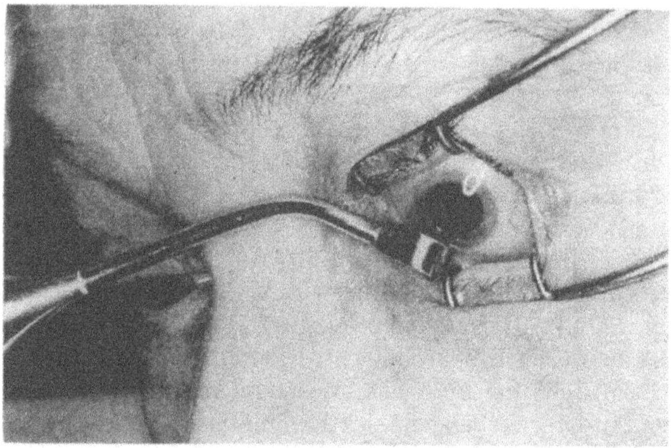

Abb. 6. Messung mit der HLD-Sonde 72046 bei einem Prozeß der vorderen Uvea ohne operative Eröffnung

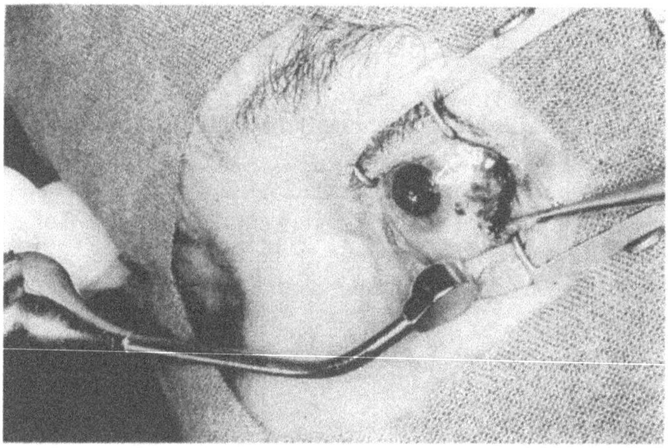

Abb. 7

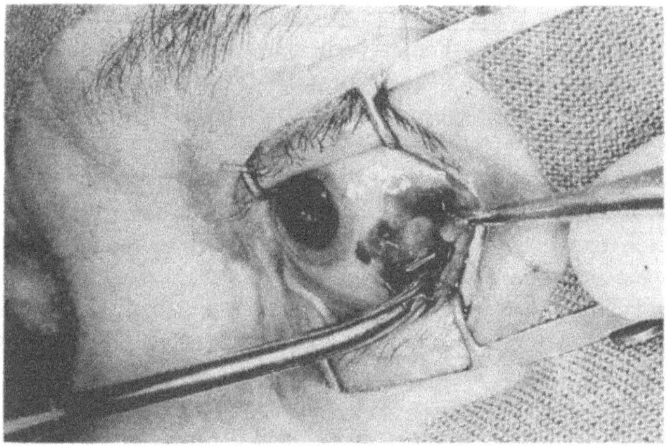

Abb. 8

Abb. 7 und 8. Transsklerale Messung nach operativer Eröffnung der Bindehaut und der Tenonschen Kapsel mit der HLD-Sonde 72030

negativ = bis 20%

keine Aussage = 20—40%

positiv = größer als 40% (Abb. 9)

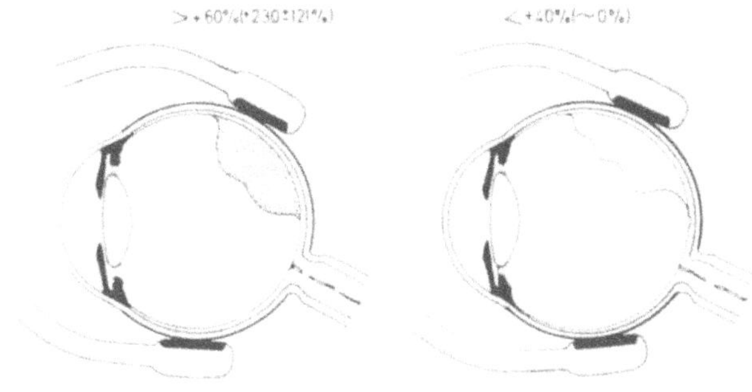

Abb. 9. Schematische Darstellung der unterschiedlichen ^{32}P-Speicherung bei einem Aderhautmelanom und bei einer Amotio retinae (Lommatzsch, 1977)

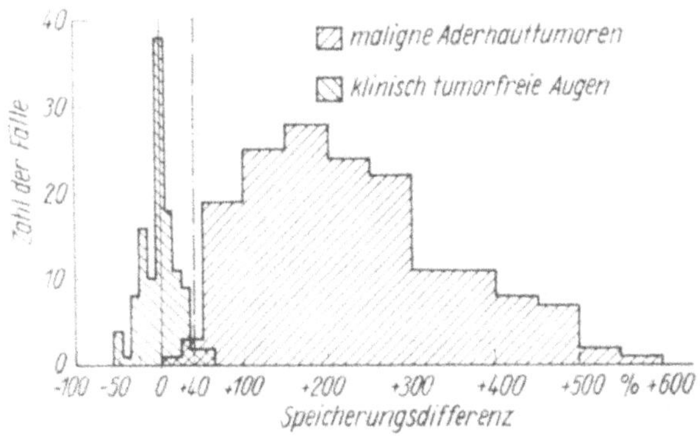

Abb. 10. Häufigkeit der ^{32}P-Mehrspeicherungsraten bei malignen Aderhauttumoren und klinisch tumorfreien Augen (Lommatzsch, Guntermann, 1971)

In letzter Zeit besteht die Tendenz, den Grenzwert für die Mehrspeicherung noch höher bis zu 100% festzulegen. Damit verringert sich die Zahl der falsch positiven benignen Prozesse, doch erhöht sich andererseits die Zahl der falsch negativen Tumorfälle. Wie Abb. 10 veranschaulicht, würde eine Verschiebung der Grenzen die Aussagesicherheit keinesfalls erhöhen. Je größer die registrierte Phosphormehrspeicherung ist, um so sicherer kann die Diagnose „malignes Gewebe" gestellt werden.

2.2. Nicht invasive nuklearmedizinische Methoden bei intraokularen Tumoren

2.2.1. Radiopharmaka

Bei dieser „nicht invasiven" Untersuchungstechnik ist kein direkter Kontakt zwischen Meßstelle und Detektor erforderlich, so daß dem Patienten ein operativer Eingriff und alle damit verbundenen Belastungen erspart bleiben.

In Arbeiten von Potts (1962, 1964 [127, 128]) und Heindel (1976 [73]) wurde eine spezifische Affinität des Chlorochins zu melaninhaltigem Gewebe nachgewiesen. Beierwaltes et al. (1968) [3, 4] gelang die Markierung von Chlorochin-Analogen mit ^{125}J. Eine dieser Substanzen ist ^{125}J-4,3-dimethylaminopropylamino-7-Iodochinolin (Kurzbezeichnung = ^{125}J-NM-113). Eine Anreicherung dieser Substanz bei experimentellen Hamstermelanomen und Hautmelanomen des Menschen konnte nachgewiesen werden (Boyd et al., 1970 [15—17]). In der Folgezeit haben verschiedene Autoren auf die Möglichkeit einer gezielten Diagnostik des Aderhautmelanoms mit Gammameßverfahren in Verbindung mit markierten Chlorochinabkömmlingen hingewiesen (Walsh, Packer, 1971 [172]; Boyd, Beierwaltes, Liebermann, Bergström, 1971 [16]; Safi, 1969 [136]; Safi, Blanquet, 1972 [137]; Blanquet, Bessiere, Desme, Verin, Lerebeller, Safi, 1968 [10]).

Den entscheidenden technologischen Beitrag zur Szintigrafie okularer Melanome leisteten Blanquet und Mitarbeiter 1968 [10] und Safi 1969 [136]. Packer und Mitarbeiter [122] haben 1975 das mit ^{123}J markierte ^{123}J-4-(3-dimethylaminopropylamino)-7-iodoquinoline am Hamstermelanom untersucht und drei Stunden nach der Injektion eine Anreicherung mit der Gammakamera nachgewiesen.

^{99m}Tc als Pertechnetat ist ein bewährter Indikator zur Untersuchung von Organdurchblutungen. Nach Blanquet et al. (1976 [8]) besitzt es etwa die gleiche Kinetik am Tumor des Auges wie ^{131}J-Dijodfluoreszein. Bei vaskularisierten Tumoren kann es zu Aktivitätsanreicherungen mit 10—75% Impulsratenerhöhung kommen. Allerdings ließen sich Angiome von Melanomen nicht unterscheiden.

Eine Reihe von Radiopharmaka wurden hinsichtlich ihrer Möglichkeiten der klinischen Anwendung am Tiermodell (Greene-Melanom des syrischen Goldhamsters) von Packer und Mitarbeitern (1977 [121]) untersucht.

Davon besaß ^{111}In-Bleomycin die höchste Anreicherung im Tumor (5,4% der applizierten Dosis/g Tumorfeuchtgewicht), aber wegen der hohen Radioaktivität im Gewebe ein ungünstiges Tumoruntergrund-Verhältnis. ^{67}Ga-Zitrat zeigt nach 40 Stunden eine maximale Speicherung von 4,87% der applizierten Dosis/g Tumorfeuchtgewicht. Die Werte für ^{111}In-Chlorid betrugen 2,26 und für ^{203}Pb-Tris 1,61 und liegen damit in vergleichbarer Größenordnung zum ^{32}P (2,21% der applizierten Dosis/g Tumorfeuchtgewicht). Die grundlegenden experimentellen Untersuchungen von Packer (1977 [120, 121]) über Einbaumechanismen der genannten Radiopharmaka haben gezeigt, daß die Speicherungsraten im Tumor die gleichen Werte wie beim ^{32}P-Test erreichen können. Damit könnte in Zukunft durch eine optimierte Nachweistechnik der Gammastrahlung theoretisch die gleiche diagnostische Sicherheit wie beim Phosphortest erzielt werden, ohne das Risiko der verhältnismäßig hohen Strahlenbelastung einzugehen. Beim Retinoblastom wurde beispielsweise ^{57}Co-Bleomycin schon mit Erfolg zum positiven Tumornachweis eingesetzt (Tanaka, Minami, Tsuchida, 1978 [154]).

2.2.2. Technik der okularen Szintigrafie

Auf der Suche nach einem unblutigen Verfahren ist durch die Einführung der Szintigrafie zur Diagnostik maligner Tumoren der Aderhaut ein entscheidender Durchbruch erzielt worden. Mit den herkömmlichen Kollimatorsystemen, die zur Darstellung größerer Körperregionen verwendet werden, ist eine Auflösung im Millimeterbereich nicht realisierbar. Zum Einsatz in der ophthalmologischen Tumordiagnostik bedarf es einer technischen Umrüstung der Szintillationskamera zur Anpassung an die kleinen Dimensionen des Auges. Um eine naturgetreue Projektion des untersuchten Auges auf die Bildebene

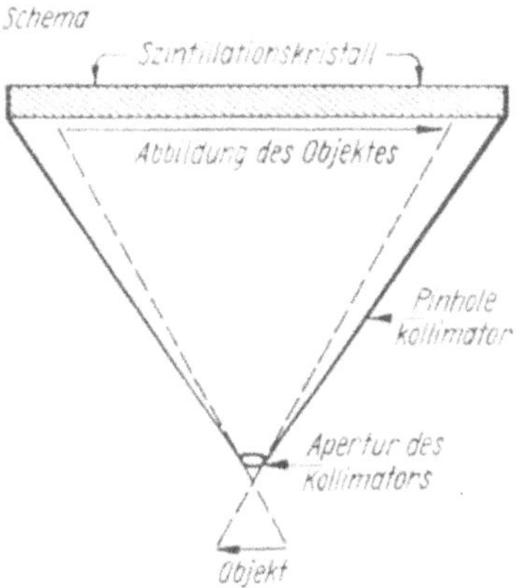

Abb. 11. Wirkungsweise eines „pinhole"-Kollimators. Vergrößertes umgekehrtes Bild, wenn die Entfernung Target — „pinhole"-Apertur kleiner ist als die Distanz „pinhole"-Apertur zum Kristall (GROVE, 1976)

zu erhalten, muß der Detektor des Aufnahmesystems so abgeschirmt werden, daß der Kristall nur die aus dem Auge emittierte Gammastrahlung verwertet. Ein fokussierter sog. „double pinhole"-Kollimator gestattet die simultane Aufzeichnung der Aktivitätsanreicherung über beiden Augen (Abb. 11). Nur die Gammaquanten im Bereich des Fokus werden von dem Szintillationskristall „gesehen" und vom Detektor in elektrische Impulse umgeformt.

Dieser Doppel-Lochblenden-Kollimator gestattet eine Verbesserung des szintigrafischen Auflösungsvermögens von normalerweise 6—8 mm auf 2,5 mm. Der Gedanke, diesen Kollimatortyp mit einer Gamma-Kamera einzusetzen, stammt von BLANQUET, SAFI und Mitarbeitern (1968, 1969, 1976 [10, 136, 8]). Dieses Konzept wurde von BOCKSLAFF et al. (1978, 1979 [12, 13, 14]) überarbeitet, so daß gegenwärtig durch die Neukonstruktion ein brauchbares Kollimatorsystem zur Verfügung steht (Abb. 12).

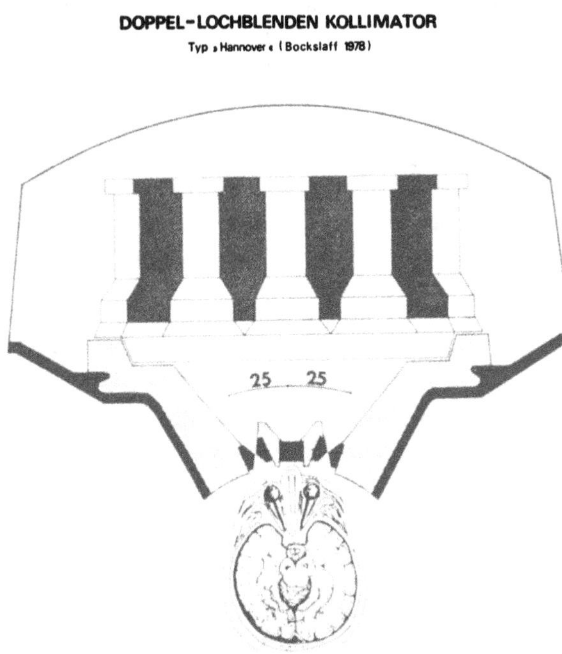

Abb. 12. Prinzip des Doppel-Lochblenden-Kollimators Typ „Hannover" von BOCKSLAFF (1978)

2.3. *Gammaorbitografie*

2.3.1. Radiopharmaka

Da es ein tumorspezifisches Radiopharmakon nicht gibt, sind eine Reihe von Substanzen eingesetzt worden, die je nach ihrem biochemischen Verhalten unterschiedliche Informationen liefern. Der kombinierte Einsatz von mehreren Radiopharmaka kann somit die Aussagekraft dieser Untersuchungsmethoden erhöhen (Grove, Kotner, 1973 [53 bis 57]). ^{131}J-Dijodfluoreszein: Anreicherung in Tumoren und entzündlichem Gewebe, zugleich abhängig von der Durchblutungsgröße. ^{131}J-Humanserumalbumin: verweilt relativ lange im Blutkreislauf, durch den vermehrten „Blutraum" oder Blutfluß in Tumoren resultiert die erhöhte Anreicherung. Auch die Anreicherung von Hg an die Zellmembran wird zum Nachweis zellreichen Gewebes möglich. Es handelt sich im einzelnen um folgende Substanzen: früher ^{203}Hg oder ^{197}Hg-Neohydrin, ^{197}HgCl, jetzt ^{99m}Tc als Pertechnetat (TcO_4), ^{68}Ga-EDTA, ^{67}Ga-Zitrat, ^{125}J-Oxytetracyclin und markiertes Fibrinogen. Auch markierte Aminosäuren sind zum Nachweis der vermehrten Eiweißsynthese im Tumorgewebe zur Diagnostik empfohlen worden, Gorsky et al. (1976 [51, 52]) konnten nach ^{75}Se-Methionin-Applikation bei Patienten mit malignen Orbitatumoren im Szintigramm Aktivitätsanreicherungen nachweisen.

2.3.2. Untersuchungstechnik

Der Erfolg aller orbitografischen Maßnahmen ist entscheidend vom technischen Aufwand abhängig. Bei den ersten Untersuchungen wurden Szintillationsmeßsonden mit fokussierten Kollimatoren benutzt (Morax, Planiol, Aron, Jollivet, 1966 [111]). Durch den Einsatz der Szintillationskamera mit Rechnersystem läßt sich außer der Lokalisationsdiagnostik noch die Sequenz-Szintigrafie und die Funktionsszintigrafie durchführen. Besonders mit der letzten Methode gelingt es, von bestimmten Zonen der Orbita, sogenannter „regions of interest", die am Bildschirm markiert werden können, Funktionskurven anzufertigen. Der Weg des radioaktiven Bolus durch die zervikalen oder intrakraniellen Arterien nach einer i. v. ^{99m}Tc-Pertechnetat-Injektion kann verfolgt und aufgezeichnet werden. Diese Technik der Radionuklid-Arteriografie wurde an anderer Stelle beschrieben (Grove et al., 1971 [53]; Grove et al., 1973 [54]). Das Auflösungsvermögen der Orbitascans kann durch die Verwendung eines „pinhole"-Kollimators (Grove, 1976 [56, 57]) entscheidend verbessert werden (Abb. 12). Für das

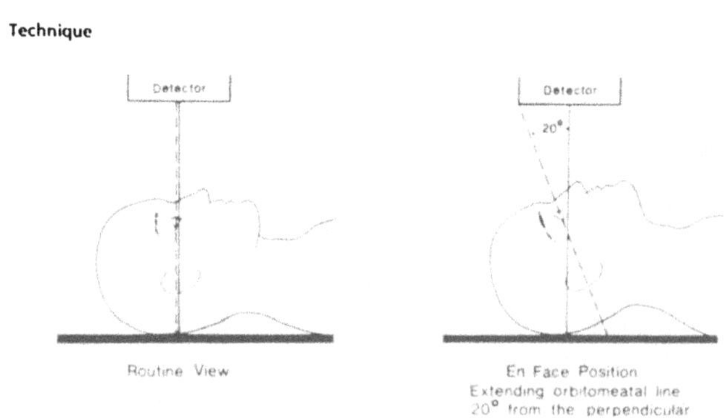

Abb. 13. Frontale Orbitografie in der „en face" Position mit um 20 Grad nach dorsal geneigter orbitomeataler Linie (Grove, 1976)

frontale Scan ist eine entsprechende Lage des Patienten in „en face"-Position vor dem Detektor erforderlich. Durch eine Kopfneigung um 20 Grad nach dorsal gelingt es, die Orbitae in das Gebiet der Hemisphären zu projizieren, die gewöhnlich am wenigsten Radioaktivität speichern (Abb. 13). Laterale Orbitascans bringen durch Überlagerung der Radioaktivität (Kramer, Polcyn, 1970 [86]; Wilson, Briggs, 1969 [173]) von beiden Seiten geringere Informationen als bei frontalem Scan.
^{99m}Tc als Pertechnetat wird in der Schilddrüse und Speicheldrüse stark gespeichert. Vorherige Atropingabe reduziert die Speicheldrüsenaktivität und Perchlorat reduziert die Technetiumspeicherung sowohl in der Schilddrüse als auch in der Speicheldrüse (Grove, Kotner, 1973 [54]).

3. Indikationen und Kontraindikationen

3.1. ^{32}P-Test

Bei Verdacht auf einen malignen Tumor der Aderhaut, besonders wenn von der Diagnose die Enukleation des Auges abhängig ist, besteht die Indikation zum ^{32}P-Test.
Ein großer Nachteil des Radiophosphortestes ist seine verhältnismäßig hohe Strahlenbelastung für den Patienten, mit der man die diagnostische Treffsicherheit bezahlen muß. Die derzeit vorhandenen Detektoren gestatten es leider nicht, die ^{32}P-Dosis wesentlich zu verringern, ohne die Meßgenauigkeit zu beeinträchtigen. Eine höhere Dosis als 37 MBq (1 mCi) ist jedoch wegen der Belastung von Gonaden und Knochenmark bedenklich. Experimentelle Arbeiten am Kaninchenauge mit implantierten Melanomen haben gezeigt, daß zwar mit ansteigender Dosis auch mehr Aktivität in den Tumor gelangt, das Verhältnis der Radioaktivität zwischen Tumor und umgebendem gesundem Gewebe bleibt jedoch über mehrere Tage stets das gleiche (Ruiz, Pernoud, 1976 [131]); d. h., man gewinnt durch eine Erhöhung der ^{32}P-Dosis keine entsprechende Verbesserung der Aussagekraft bzw. Sicherheit des Testes. Nach Packer et al. (1977 [120, 121]) ist im Knochenmark mit 9,4 mGy/MBq (35 rad/mCi) an den Gonaden mit 5,4 mGy/MBq (20 rad/mCi) und am ganzen Körper mit 2—3 mGy/MBq (7—10 rad/mCi) zu rechnen. Da für jede Untersuchung mindestens 18,5—27,8 MBq (500—750 μCi) ^{32}P appliziert werden sollte, beträgt die Strahlenbelastung der Gonaden und des Knochenmarks etwa 1/5 der von einer therapeutischen Dosis bei Patienten mit Polycythaemia vera. Aus einer Tabelle von Montz (1978 [109]) über die absorbierte Strahlendosis von ^{32}P sind Werte der gleichen Größenordnung zu entnehmen. Für den Ganzkörper werden 2mGy/MBq (8 rad/mCi) und für das kritische Organ (Knochenmark) 5,4 mGy/MBq (20 rad/mCi) angegeben. Der Phosphortest mit 37 MBq (1 mCi) ^{32}P bei einem Patienten von 70 kg führt somit zu einer Strahlenbelastung von 0,08 Gy (8 rad) am Ganzkörper und 0,2 Gy (20 rad) am Knochenmark. Obwohl bisher aus der Literatur Knochenmarkschäden oder eine erhöhte Leukämierate beim ^{32}P-Augentest nicht nachgewiesen sind (Hagler, 1977 [68]; Shields, 1978 [144]), läßt sich ein Absinken der Granulozyten und Lymphozytenzahlen im peripheren Blutbild nachweisen. Am gefährlichsten ist jedoch bei dieser diagnostischen ^{32}P-Applikation die Strahlenbelastung der Gonaden, da hierdurch die Möglichkeit einer genetischen Schädigung heraufbeschworen wird (Eisenach, Zur Horst-Meyer, 1968 [38]).
Bei Kindern, Jugendlichen unter 18 Jahren und Schwangeren sollte deshalb der Test nicht durchgeführt werden. Bei strengster Indikation und wenn vom Ergebnis die Entscheidung zur Enukleation abhängig gemacht wird, ist er jedoch eine zuverlässige

diagnostische Maßnahme, deren Wert durch die geschilderten Nebenwirkungen nicht geschmälert wird.
In der Literatur findet man nur wenige Arbeiten, die auf die Gefahren des Radiophosphortestes hinweisen (BLODI, 1977 [11]; BURTEN, 1976 [19]; PACKER et al., 1977 [120, 121]; PACKER, LANGE, 1973 [119]). Durch die mechanische Eindellung des Augapfels beim Absuchen mit dem Detektor, der ja unmittelbar auf der Sklera über der Tumorbasis entlang geführt werden muß, kann es zu Blutungen im Tumorbereich und zum Bersten der BRUCHschen Membran kommen. Auf die mögliche Gefahr einer damit verbundenen haematogenen Aussaat von Tumorzellen haben in jüngster Zeit FRAUNFELDER et al. (1977 [47]) und BLODI (1977 [11]) hingewiesen.

3.2. Nicht invasive Verfahren zur Diagnostik intraokularer Prozesse

Hier gelten die gleichen Indikationen wie beim ^{32}P-Test. Infolge der weit geringeren und praktisch zu vernachlässigenden Strahlenbelastung kann die genannte Kontraindikation wegfallen. Allerdings liegen im internationalen Schrifttum noch keine Berichte an größeren Patientenzahlen vor, so daß zur Zeit auf den ^{32}P-Test noch nicht verzichtet werden kann.

3.3. Gammaorbitografie

Die differentialdiagnostische Abklärung eines einseitigen Exophthalmus gestaltet sich selbst für den erfahrenen Augenarzt oftmals als ein sehr zeitaufwendiges und mühevolles Unternehmen. Nach den Beobachtungen von FLANAGAN (1976 [46]) handelt es sich in 16% aller Fälle um einen endokrin bedingten Exophthalmus. Bei den übrigen Patienten führt eine Vielzahl von benignen und malignen Tumoren zu einer Protrusio bulbi: 12% Haemangiome, 10 maligne Lymphome, 8% chronische Granulose (Pseudotumoren), 7% Tränendrüsentumoren u. a. (FLANAGAN, 1976 [46]). Die Orbitografie ist bei jedem Verdacht auf Orbitatumoren indiziert. Vorher muß jedoch eine einseitige endokrine Orbitopathie ausgeschlossen werden. Dazu dienen die verschiedenen nuklearmedizinischen Untersuchungsmethoden, die auch zur Diagnostik der Hyperthyreose angewandt werden. Die Bestimmung des 48-Stunden-Serum-Wertes des proteingebundenen ^{131}J im Zweiphasen-Radiojodtest ist jedoch bei der Diagnostik der endokrinen Orbitopathie allen anderen Methoden überlegen und besitzt eine Aussagesicherheit von 98%.

4. Diagnostische Sicherheit der nuklearmedizinischen Methoden

4.1. ^{32}P-Test

4.1.1. Maligne Tumoren des dorsalen Bulbusabschnittes

Leider gestattet die unterschiedliche Untersuchungstechnik keine sicheren Vergleiche oder Testresultate der verschiedenen Autoren (Tab. 1). In einer Zusammenstellung von VAN DIJK (1978 [28]) aus dem internationalen Schrifttum bis 1976 fanden sich unter 930 Augen mit histologisch nachgewiesenen Melanomen der Choriodea und des Ziliarkörpers 811 positive und 81 negative Resultate, was insgesamt einer diagnostischen Sicherheit des Radiophosphortestes von etwa 87% entspräche. Bei sachgerechter Durchführung des Testes unter Berücksichtigung der biologischen und physikalischen Beson-

Tabelle 1. Mitteilungen über Methode und Ergebnis des ^{32}P-Testes bei intraokularen Tumoren

Jahr	Autor	Patientenzahl	Testkriterium, Grenzwert für eine pathologische Mehrspeicherungsrate	Dosis	Zeitpunkt der Messung nach ^{32}P-Applikation	diagnostische Sicherheit (Übereinstimmung zwischen Testergebnis und Histologie)
1952	THOMAS, Ch. J., KROHMER, H. L. STORAASLI	7		18 MBq (500 μCi)	$^1/_2$—$1^1/_2$ h	100%
1954	EISENBERG, I. J., I. S. TERNER, I. H. LEOPOLD	488, davon 134 eigene Fälle	$\Delta_1 \geqq 30\%$ $\Delta_{24} > \Delta_1$	18—26 MBq (500—700 μCi)	1 h 24 h	96%
1956	TERNER, I. S., I. H. LEOPOLD, I. J. EISENBERG	233 (i. O.) 262 (ges.)	$\Delta_1 \geqq 30\%$ $\Delta_{24} > \Delta_1$	18—26 MBq (500—700 μCi)	1 h 24 h	97%
1958	DOLLFUS, M. A., K. A. GUÉRIN, M. T. GUÉRIN	14	30%	30—37 MBq 800—1000 μCi)	24—48 h (72 h)	85,6%
1959	PALIN, A.	58		480 kBq/kg (13 μCi/kg)	24 h	93%
1961	GOLDBERG, B., D. TABOWITZ, G. B. KARA, S. ZAWELL, R. ESPIRITU	125	$+ = \Delta_1 \geqq 30\%$ $\Delta_{24} > \Delta_1$	13—18 MBq (350—500 μCi)	1 und 24 h	98%
1961	CORRENS, H. J., A. JÜTTE, E. DRESSLER	17	1. > 20% 2. > 15% wenn der 1-Stundenwert zum 24-Stundenwert deutlich ansteigt	18—26 MBq (500—700 μCi)	1 h, 48 h 24 h,	100%

Tabelle 1. (Fortsetzung)

Jahr	Autor	Patientenzahl	Testkriterium, Grenzwert für eine pathologische Mehrspeicherungsrate	Dosis	Zeitpunkt der Messung nach ^{32}P-Applikation	diagnostische Sicherheit (Übereinstimmung zwischen Testergebnis und Histologie)
1965	Thomas, Ch. J., J. P. Storaasli, H. L. Friedell	150	> 50% (1,5fach)	18 MBq (500 μCi)	24—72 h	99%
1965	Guérin, R. A., M. T. Guérin	430	> 30%	30—37 MBq (800—1 000 μCi)	24—48 h (72 h)	95,6% prääquatoriale Tumoren 69% bei Tumoren bis zum Äquator 50% bei kleinen Tumoren dorsal des Äquators
1966	Jütte, A.	86	100%	18—26 MBq (500—700 μCi)	24 h	89,5% (100% bei transskleraler Messung)
1966	Meyerratken	18	150%	28—37 MBq (750—1 000 μCi i. v.)	24 h	100%
1970	Hagler, W. S., W. H. Jarrett, W. T. Humphrey	48	+ ≧ 60%	26 MBq (700 μCi)	48 h	96%
1971	Vogel, M. H., M. W. Strötges	98	+ ≧ 30%	260 kBq/kg (7 μCi/kg)	24 h	95%
1971	Lommatzsch, P., S. Guntermann	349	+ ≧ 40%	28 MBq (750 μCi)	72 h	96%
1971	Strötges, M. W.	104	+ > 30%	18 MBq (500 μCi)	24 h	95%

1973	Gurtovoi, G. K.	164 (davon 17 epibulbäre Tumoren)	55%	111–222 kBq/kg i. v. 222 kBq/kg oral (3–6 μCi/kg i. v.) (6 μCi/kg oral)	48–72 h (nicht weniger als 48 h)	94,5%
1976	van Dijk, R. A., J. A. Oosterhuis	30	> 65%	26 MBq (700 μCi)	48 h	90%
1976	Shields, J. A., P. L. Carmichael, B. C. Leonhard, J. L. Federman, L. K. Sarin	300	> 30% vorn > 50% dorsal	370 kBq/kg (10 μCi/kg)	48 h	98%
1976	Jarrett, II, W. H.	231	+ ≧ 65%	370–555 kBq/kg (10–15 μCi/kg)	48 h	99%
1976	Ruiz, R. S., Howerton, E. E.	85	≧ 100%	370–555 kBq/kg (10–15 μCi/kg)	48 h	Ergebnis: kein falsch positiver Test
1977	Hagler, W. S., W. H. Jarrett, II J. H. Killian	82 (nur histologisch bestätigte Fälle von Aderhautmelanom)	> 50%	370 kBq/kg (10 μCi/kg)	48–56 h	100%
1978	van Dijk, R. A.	211	> 60%	18–28 MBq (500–750 μCi)	48 h	97%
1978	Shields, J. A.	500	> 30% bei Melanomen der vorderen Uvea > 50% bei Melanomen des posterioren Segmentes	370 kBq/kg (10 μCi/kg)	48 h posteriores Segment 1,24, 48 h } anteriores Segment	96–99%

derheiten sind jedoch keine falsch negativen Werte beim Melanom der Aderhaut und des Ziliarkörpers zu erwarten. Allerdings kann bei Tumoren, deren Durchmesser kleiner ist als die strahlenempfindliche Detektoroberfläche oder bei sehr langsam wachsenden Prozessen, eine erhöhte ^{32}P-Speicherung fehlen bzw. meßtechnisch nicht nachgewiesen werden. Melanome weisen in der Regel eine mehr als 100%ige Steigerung der ^{32}P-Speicherung auf (Goldberg et al., 1961 [49]; Chua, 1974 [24]; Ruiz, Howerton, 1975 [133]; Jarrett II et al., 1976 [77, 78]; Shields et al., 1975 [140]; van Dijk, 1978 [28]). Lommatzsch und Guntermann (1971 [98]) fanden unter 152 Aderhautmelanomen nach 72 Stunden Mehrspeicherungswerte zwischen 48% und 557% mit einem Mittelwert von 230%. Ähnliche Beobachtungen machte Jarrett II (1976 [77, 78]) bei 231 Untersuchungen, wobei das Ergebnis bei malignen Prozessen meist über 100%, in der Regel zwischen 200—300%, lag. Bei Melanomen in der Nähe der Papille kann das Testergebnis negativ bleiben, wenn der Detektor nicht nahe genug an den Tumor gebracht werden kann. Messungen am enukleierten Auge zeigten in solchen Fällen, daß doch eine Mehrspeicherung vorhanden war, die nur aus meßtechnischen Schwierigkeiten praeoperativ nicht nachgewiesen werden konnte (Owen et al., 1956 [115]; Pakhomova, Gorsky, 1966 [123]; Vogel, Strötges, 1971 [169]; Lommatzsch, Guntermann, 1971 [98]; Shields, 1976 [147]). Metastatische Aderhauttumoren zeigen das gleiche Verhalten im Radiophosphortest, damit besteht mit dieser Methode keine Möglichkeit der differentialdiagnostischen Unterscheidung vom Melanom (van Dijk, 1978 [28]).

Beim Retinoblastom bringt der Radiophosphortest keine sicheren Befunde. (Owen, 1956 [115]; Terner et al., 1956 [155]; Dunphy et al., 1957 [35]; Thomas et al., 1965 [159]; van Dijk, 1978 [28]). Nekrotische Tumorstellen und größere Distanzen der Tumormasse von der Sklera als beim Aderhautmelanom sind eine Erklärung dafür. Der ^{32}P-Test ist daher bei Kindern mit Retinoblastomverdacht nicht indiziert und führt nur zu einer unnötigen Strahlenexposition. Beim Haemangiom der Aderhaut wird ein negatives Testergebnis erwartet. Shields et al. (1976 [147]) berichteten über 13 allerdings nicht histologisch gesicherte Haemangiome der Aderhaut mit negativem ^{32}P-Testergebnis. Jarrett II et al. (1976 [77, 78]) fanden bei 27 ophthalmoskopisch vermuteten Aderhauthaemangiomen stets ein negatives Testergebnis. In einem Fall eines histologisch gesicherten Haemangioms des eigenen Patientengutes war der ^{32}P-Test mit 21% Mehrspeicherung negativ. Bei 18 entzündlichen Prozessen wie Skleritis oder Uveitis, die aus der Literatur zusammengestellt wurden (van Dijk, 1978 [28]), war fünfmal das Ergebnis positiv und 13mal negativ. Besonders granulierende Entzündungen wie ein Tuberkulom (Blodi, 1977 [11]) oder eine Skleritis posterior (Harper, 1960 [72]; Goder, 1969 [48]) können Mehrspeicherungsraten wie bei einem malignen Tumor zeigen. Auch nach operativen Eingriffen wie z. B. einer unmittelbar vorausgegangenen Amotio-Operation kann es zu einer erhöhten ^{32}P-Speicherung im Operationsgebiet kommen, was Anlaß zu einer Fehldiagnose bieten kann (Donn et al., 1957 [30]; Solomon et al., 1963 [148]), wenn man nicht mindestens 6 Wochen nach einem operativen Eingriff mit dem Radiophosphortest wartet (Carmichael, Leopold, 1960 [21]). Im allgemeinen wird man jedoch bei nicht tumorbedingten intraokularen Prozessen mit positivem ^{32}P-Testergebnis weit geringere Speicherungsraten finden als bei Geschwülsten (Lommatzsch, Guntermann, 1971 [98]). Bei degenerativen Prozessen wie bei der senilen pseudotumorösen Makuladegeneration kann es sogar zu einer geringeren ^{32}P-Einlagerung kommen als über einer normalen Vergleichsstelle des gleichen Auges.

4.1.2. Maligne Tumoren des vorderen Augenabschnittes

Von insgesamt 73 in der Literatur veröffentlichten, histologisch gesicherten Irismelanomen war der ^{32}P-Test 45mal positiv, d. h. die diagnostische Sicherheit beträgt nur 62% (van Dijk, 1978 [28]; Lommatzsch, Correns, Seiffarth, 1978 [96]).
Dafür gibt es die folgenden Gründe:

1. Bei kleinen Tumoren am Pupillenrand ist der Abstand zwischen Tumor und Detektor durch die Vorderkammertiefe relativ groß. Daher sollte man durch medikamentöse Mydriasis den Iristumor möglichst weit in Richtung Kammerwinkel verlagern.
2. Bei Tumoren kleiner als das Detektorfenster können sich meßtechnisch bedingte Fehler einschleichen, auf die Ruiz und Hoverton (1974 [135]) aufmerksam gemacht haben. Man sollte daher entweder kleinere Detektoren benutzen oder entsprechend große Lochblenden vorhalten, um die Nachweiswahrscheinlichkeit zu erhöhen.
3. Verhalten sich Iristumoren biologisch gutartiger, haben weniger Mitosen, wachsen langsamer und speichern demzufolge auch weniger ^{32}P.

4.2. Nicht invasive Verfahren

Diese Untersuchungstechnik wird zur Zeit nur an wenigen Stellen durchgeführt, so daß man noch kein umfassendes Bild über die Sicherheit der Methode in der Praxis geben kann. Die ersten Erfahrungen an 50 Patienten mit Verdacht auf intraokularen Tumor waren jedoch ermutigend (Bockslaff, Dausch, Bornemann, Stöppler, Hundeshagen, 1979 [14]).

4.3. Gammaorbitografie

Einheitliche Kriterien zur Bewertung eines Ergebnisses gibt es nicht. Appelmans, Michiels, Kerkhofs (1965 [1]) und Michiels, de Roo und Kerkhofs (1966 [108]) haben über symmetrischen Punkten beider Orbitae gemessen und Aktivitätsunterschiede von mehr als 15% als positiv gewertet. Die Szintigrafie ist besonders vor einem geplanten chirurgischen Eingriff von großer Bedeutung, da sie Auskunft über die räumliche Verteilung der Radioaktivität bringt. Hohe Aktivitätsanreicherung unmittelbar nach der Injektion des Tracers deutet stets auf einen besonders gefäßreichen Prozeß. Bei weiterem Anstieg dieser Hyperaktivität nach 24 Stunden kann mit gewisser Wahrscheinlichkeit auf einen malignen Tumor geschlossen werden (Abb. 14, 15). Mamo und Clay (1972 [101]) konnten mit ^{99m}Tc markiertem Eisenascorbat bei der Gammaorbitografie in 90% korrekte Diagnosen stellen: Bei malignen Tumoren kam es 3 Stunden nach der Applikation des Radiopharmakons zu einer weiteren Aktivitätszunahme über der befallenen Orbita im Vergleich zur Messung nach einer Stunde. Bei Angiomen und Meningeomen lag dagegen die Aktivität nach einer Stunde stets höher als bei der Kontrollmessung nach drei Stunden. Hg wird besonders schnell an Zellen fixiert, so daß man auch bei relativ gering vaskularisierten Tumoren bereits nach einer Stunde positive Werte erhält. Wie aus der Übersicht (Tab. 2) zu entnehmen ist, bringt die Gammaorbitografie mit ihren verschiedenen Methoden keine sichere differentialdiagnostische Trennung zwischen malignem und benignem Gewebe. Mit ^{99m}Tc als Pertechnetat ist eine gewisse Differenzierung zwischen Orbitatumoren einerseits und dem endokrinen Exophthalmus und gutartigen zystischen Veränderungen andererseits möglich (Flanagan, 1976 [46]). Zur Verlaufskontrolle nach einer Behandlung oder bei Rezidivverdacht sind Orbitaszintigramme zu empfehlen, da die Methode einfach und schnell durchzuführen ist und für den Patienten kein nennenswertes Risiko darstellt.

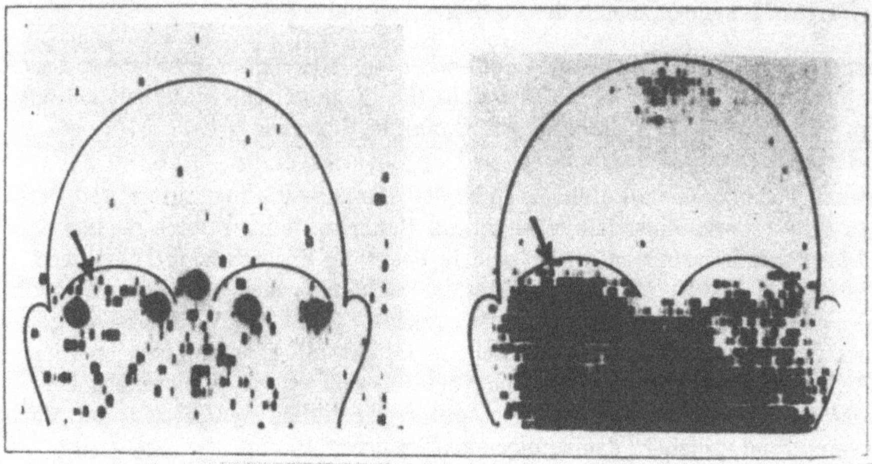

Abb. 14. Kavernöses Haemangiom der rechten Orbita.
Rechts: ^{99m}Tc-Pertechnetat Scan stark positiv
Links: ^{197}Hg-Chlormerodrin-Scan schwach positiv (GROVE, KOTNER, 1973)

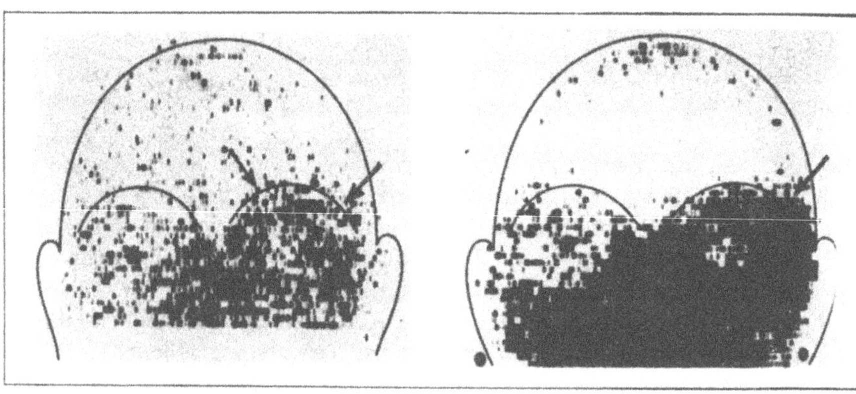

Orbital Scanning/Grove & Kotner (1973)

Abb. 15. Neurofibrom der linken Orbita.
Rechts: ^{99m}Tc-Pertechnetat-Scan
Links: ^{197}Hg-Chlormerodrin-Scan

Tabelle 2. Mitteilungen über Methode und Ergebnis der Gammaorbitografie

Jahr	Autor	Nuklid	Fallzahl	Ergebnis
1962	LEOZ	^{131}J-Serumalbumin 5,6—7 MBq (150—200 μCi) i. v.		
1963	NEWELL et al.	^{125}J-Dijodfluoreszein 185 kBq/kg (5 μCi/kg) Messung nach 8 h	1	positiv: Myosarcoma orbitae

Tabelle 2. (Fortsetzung)

Jahr	Autor	Nuklid	Fallzahl	Ergebnis
1965	APPELMANS et al.	^{131}J-Humanserumalbumin 9,2 MBq (250 μCi) Messung nach 2 und 24 h	1	positiv: kavernöses Hämangiom
		^{203}Hg-Neohydrin 18 MBq (500 μCi) Messung nach 1 h	2	positiv: benignes Schwannon, Pseudotumor
1966	KRASNOV et al.	^{131}J-Dijodfluoreszein 111–185 kBq/kg (3–5 μCi/kg) Messung nach 1, 3, 8, 24, 48 und 96 h ^{32}P 60 kBq/kg (1,6 μCi/kg) Messung nach 24, 48, 72 h und nach 7 Tagen	43	maligne Tumoren und chronische Entzündungen führten zu einer Mehrspeicherung der Isotope. Benigne Orbitatumoren zeigten in allen Fällen ein negatives Testergebnis
1966	MICHIELS et al.	^{131}J-Humanserumalbumin 9,2 MBq (250 μCi) Messung nach 30 min und nach 24 h	7	positiv: kavernöses Hämangiom (2), Adenokarzinom der Tränendrüse (1), Sympathikoblastommetastase (1), negativ: Adenokarzinom der Tränendrüse (1) Pseudotumor (1)
		^{203}Hg-Neohydrin Messung nach 1 h	8	positiv: Schwannon des Optikus, Hypernephrommetastase, Pseudotumor, endokriner Exophthalmus, Karzinom des Sinus maxillaris fraglich, Mukozele
1967	PLANIOL et al.	^{131}J-Humanserumalbumin 185–260 kBq/kg (5–7 μCi/kg), Messung nach 2 und 24 h	41	positiv (28): Pseudotumor, kavernöses Angiom, malignes Tränendrüsenepitheliom, Metastasen, Lymphosarkom, Optikusgliom, Aderhautmelanom, Rhabdomyosarkom, Plasmozytom, Retikulosarkom, Dermoidzyste, Meningiom, Neurinom negativ (13): Metastase, Meningiom, Orbitavenenthrombose, Aneurysma, unbekannte Ursache
1967	PLANIOL et al.	^{203}Hg-Neohydrin	2	positiv: Pseudotumor negativ: ungeklärt
1968	ZITA	^{203}Hg-Chlormerodrin 22–30 MBq (660–800 μCi) Messung nach 2 und 5 h	2	positiv: retrobulbäre Metastase, Meningiom

Tabelle 2. (Fortsetzung)

Jahr	Autor	Nuklid	Fallzahl	Ergebnis
1969	SCHLESINGER et al.	^{197}Hg-Chlormerodrin 740 kBq/kg (20 μCi/kg) Messung nach 2—2,5 h nach i. v. Injektion ^{99m}Tc-Pertechnetat 3,7 MBq/kg (100 μCi/kg)	59	Neoplasmen (24); einmal falsch negativ (Hämangiom) Pseudotumoren mit tumorähnlicher Speicherung (4), endokriner, Exophthalmus ohne Mehrspeicherung (14)
1970	KRAMER et al.	^{99m}Tc als $NaTcO_4$ 440 MBq (12 mCi) i. v., Scan nach 10 min	33	„Color enhancement" erleichtert die Auswertung des Scans. 14 Patienten mit intraorbitalen Gewebsmassen hatten alle ein positives Scan, keine Unterscheidung zwischen malignem und benignem Gewebe
1970	KRAMER u. POLCYN	^{99m}Tc als $NaTcO_4$ 440 MBq (12 mCi) i. v. Scan nach 10 min	4	positiv: Pseudotumor, Melanom, Keilbeinflügelmeningiom negativ: retinale Angiomatosis
1970	RICCI et al.	^{131}J-Humanserumalbumin 185—260 MBq/kg (5—7 mCi/kg), Messung nach 15 min, 2 und 24 h	12	positiv: Meningiom, embryonales Rhabdomyosarkom, Adenokarzinom, Myositis, Sarkom, Pyomukozele, kavernöses Haemangiom schwach positiv: Fibrolipom, eosinophiles Granulom
1970	LOMMATZSCH u. DÖRFFEL	$Na^{131}J$	1	positiv: Metastase bei Schilddrüsenkarzinom
1971	LITRIČIN et al.	^{131}J-Serumalbumin 185 kBq/kg (5 μCi/kg) Messung nach 3, 24 und 48 h	26	90% positiv bei benignen Angiomen 25% positiv bei malignen Tumoren 100% negativ bei nicht tumorösen Prozessen
1972	TROKEL et al.	^{197}Hg-Chlormerodrin 740 kBq/kg (20 μCi/kg) Messung nach 2—2,5 h nach i. v. Injektion ^{99m}Tc-Pertechnetat 3,7 MBq/kg (100 μCi/kg)	134	falsch negative Scans (7): in die Orbita durchgebrochenes Aderhautmelanom, Epithelioma sebaceum, Optikusgliom, Neurofibrom, Optikusmeningiom, positive Scans bei entzündlichen Pseudotumoren (12)
1972	HEUER u. EHLERS	^{99m}Tc 48 MBq (1,3 mCi)/ 10 kg, Messung 1 h nach i. v.-Injektion 500 mg Perchlorat, um Schilddrüse und Plexus chorioidalis abzublocken	21	positiv: Karzinom der Nasenhöhle, Melanom, Pseudotumor, Meningiom, Carotis-cavernosus-Fistel, Osteom, Neurinom, subperiostaler Abszess negativ: eosinophiles Granulom, epidermoidale Zyste

Tabelle 2. (Fortsetzung)

Jahr	Autor	Nuklid	Fallzahl	Ergebnis
1972	MAMO u. CLAY	^{99m}Tc markiertes Eisenascorbat 370–555 MBq (10–15 mCi) i. v., Messung nach 1 und 3 h	51	in 47 Fällen (90%) stellte die Gammaorbitografie die richtige Diagnose: Bei malignen Tumoren ist der 3-Stunden-Wert höher als der 1-Stunden-Wert. Bei Angiomen und Meningiomen liegt der 1-Stunden-Wert höher als der 3-Stunden-Wert
1973	GROVE, A. S., L. M. KOTNER	^{99m}Tc-Pertechnetat 555 MBq (15 mCi), Messung 10 min nach Injektion ^{197}Hg-Chlormerodrin 37 MBq (1 mCi), Messung nach 2 h	30	*Benigne Prozesse (16)* 7 Entzündungen: ^{99m}Tc: 7mal positiv ^{197}Hg: 2mal positiv 4 vaskuläre Prozesse: ^{99m}Tc: 4mal positiv ^{197}Hg: 2mal positiv 3 Tumoren: ^{99m}Tc: 2mal positiv ^{197}Hg: 3mal positiv 2 Zysten: negativ *Maligne Tumoren (16)* ^{99m}Tc: 12mal positiv ^{197}Hg: 12mal positiv Glioma nervi optici: 1mal beides negativ
1973	LOMMATZSCH u. ALTENBRUNN	^{203}Hg-Neohydrin 9,2 MBq (250 μCi) Messung nach 2 h	13	positiv (9): Mammakarzinommetastase (3), Retothelsarkom (1), Meningiom (2), Adeno-Ca (1), Histiozytom (1), entzündlicher Pseudotumor (1) negativ (4): Haemangiom (1), Melanom (1), Retothelsarkom (1), ungeklärt (1)
		^{67}Ga-Zitrat, Scan 24 h nach i. v.-Applikation von 9,2 MBq (2,5 mCi)	2	positiv: Mammakarzinommetastase, Meningiom
1974	GROVE, A. S.	^{99m}Tc-Pertechnetat 555 MBq (15 mCi) Messung nach 10 min ^{197}Hg-Chlormerodrin 37 MBq (1 mCi) Messung nach 2 h ^{67}Ga-Zitrat	57	17 maligne Tumoren: 1. ^{99m}Tc: 14mal stark positiv 2mal positiv 1mal negativ 2. ^{197}Hg: 9mal stark positiv 2mal positiv 2mal negativ

Tabelle 2. (Fortsetzung)

Jahr	Autor	Nuklid	Fall-zahl	Ergebnis
[1974]	[Grove, A. S.]	Messung nach 98 h		3. ^{67}Ga: 2mal positiv 13 Entzündungen: 1. ^{99m}Tc: 11mal stark positiv 1mal positiv 1mal negativ 2. ^{197}Hg: 1mal stark positiv 2mal positiv 9mal negativ 3. ^{67}Ga: 1mal positiv 1mal negativ 26 benigne nicht enzündliche Prozesse: 1. ^{99m}Tc: 9mal stark positiv 7mal positiv 10mal negativ 2. ^{197}Hg: 3mal stark positiv 9mal positiv 7mal negativ
1975	Mühlbacher et al.	^{67}Ga-Zitrat 111 MBq (3 mCi) i. v. Messung nach 2, 3, 4 und 7 Tagen nach Applikation	17	11 mal positiv: 5 Keilbeinmeningiome, 1 Chordom, 1 lymphat. Tumor, 1 Tränendrüsenmischtumor, 1 Metastase, 1 Hodgkin, 1 unklarer Tumor 6 mal negativ: 2 Haemangiome, 1 Carotis-Sinus-cavernosus-Fistel, 1 Orbitadachosteomyelitis, 1 Orbitaoedem, 1 unklarer Befund
1975	Fayet et al.	^{67}Ga-Zitrat 2,6 MBq/kg (70 μCi/kg) Messungen täglich bis zu einer Woche	42	8 maligne Tumoren: 8mal positiv 8 benigne Tumoren: 3mal positiv 5mal negativ 10 Entzündungen: 6mal positiv 4mal negativ 16 verschiedene nicht tumoröse Prozesse: 1mal positiv 15mal negativ
1976	Flanagan, J. C.	^{99m}Tc-Pertechnetat 370 MBq (10 mCi) Messung 1 h nach i. v. Injektion	25	8 endokrine Ophthalmopathien: 2mal gering positiv 6 Entzündungen: positiv 9 Tumoren: 3 negativ 2 benigne Zysten: negativ

Tabelle 2 (Fortsetzung)

Jahr	Autor	Nuklid	Fall-zahl	Ergebnis
1976	VANNINI et al.	^{67}Ga-Zitrat	4	positiv: polymorphes Glioblastom, Melanom, Haemangioendotheliom negativ: Zystenlymphangiom
1977	BLAAUW, G.	^{99m}Tc-Pertechnetat 555 MBq (15 mCi) Messung nach 1, 10 und 60 min	82	45 positive Scans: 33 Tumoren, 8 Pseudotumoren, 4 endokrine Exophthalmen 37 negative Scans: 11 Tumoren, 6 endokrine Exophthalmen, 3 Pseudotumoren, 17 keine Orbitaerkrankung. Keine Unterscheidung zwischen malignen und benignen Tumoren

5. Vergleiche mit anderen Verfahren

5.1. ^{32}P-Test und nicht invasive Verfahren

Es gibt keine anderen Untersuchungsverfahren, die bei Verdacht auf intraokularen Tumor eine Aussage über die Stoffwechselaktivität gestatten würden.
Die Ultraschallechografie kann pathologisches Gewebe nachweisen. Bei der Beurteilung der Reflektivität ist eine gewisse Gewebedifferenzierung möglich, die von erfahrenen Untersuchern die diagnostische Sicherheit des ^{32}P-Tests erreicht (OSSOINIG, 1974 [114]).
Die Fluoreszenzangiografie gibt Auskunft über die Durchblutung einer pathologischen Veränderung am Fundus, es ist jedoch keine sichere Unterscheidung zwischen einem Melanom und einem Haemangiom der Aderhaut möglich.
Der Radiophosphortest wäre eine unverzichtbare diagnostische Methode, wenn es mit seiner Hilfe sicher gelänge, auch sehr kleine Melanome der Aderhaut von den harmlosen Naevi zu unterscheiden. Bei derartig kleinen tumorverdächtigen Veränderungen am Augenhintergrund, deren Durchmesser meist wesentlich kleiner als der des Detektorfensters ist, muß der ^{32}P-Test aus meßtechnischen Gründen versagen. Zur Dokumentation eines möglichen Wachstums sind Serienfotos vom Augenhintergrund, besonders in Ergänzung mit der Infrarot-Fotografie, erforderlich. Erst wenn damit der Verdacht auf wachsendes malignes Gewebe erhärtet ist, sollte als weiteres Kriterium zur Sicherung der Diagnose der ^{32}P-Test angewandt werden. Da diese Untersuchungsmethoden in ihrem Erfolg erheblich von persönlicher Erfahrung und guter Zusammenarbeit zwischen Ophthalmologen und anderen Fächern der Medizin abhängig sind, sollte man sie ausschließlich an wenigen, optimal ausgerüsteten Zentren durchführen. Das Resultat eines Radiophosphortestes sollte nie isoliert betrachtet werden. Nur die Einordnung in alle anderen Befunde kann für die betroffenen Patienten von großem diagnostischem Wert sein.

5.2. *Gammaorbitografie*

Im Vergleich zu anderen bewährten Untersuchungstechniken wie Ultraschallechografie, Computertomografie (TROKEL, HILAL, 1978 [165]) und nicht zuletzt der Biopsie durch eine Probeorbitotomie (MENNIG, 1970 [102]) spielt die Gammaorbitografie bis heute in der klinischen Routine noch eine untergeordnete Rolle. Der Grund dafür ist in der Tatsache zu suchen, daß es bis jetzt noch keine Radiopharmaka mit einer genügenden Tumoraffinität gibt.

Durch die Computertomografie sind alle anderen Untersuchungsmethoden stark in den Hintergrund gedrängt worden, da mit ihrer Hilfe eine bisher nie erreichte topografische Tumorlokalisation möglich ist. Auch die Ultraschallechografie leistet gegenwärtig bei der Diagnostik der Orbita weit mehr als die Radionukliduntersuchung: mit dem A-Bild ist eine Gewebsdifferenzierung möglich und mit dem B-Bild läßt sich die räumliche Ausdehnung des Prozesses exakt ermitteln. Insgesamt ist die Diagnostik des einseitigen Exophthalmus erfahrungsgemäß ein sehr zeitraubendes Unternehmen. Die Gammaorbitografie kann jedoch im Zusammenhang mit allen anderen Untersuchungsmethoden wertvolle Hinweise sowohl über die topografische Beschaffenheit als auch über Durchblutungsverhältnisse und bestimmte funktionsdynamische Charakteristika liefern. Auf die vollständige Palette der diagnostischen Maßnahmen kann nicht verzichtet werden: Anamnese, Sehschärfe, Gesichtsfeld, Augenmotilität, Ophthalmoskopie, Tonometrie, Orbitometrie, Auskultation der Orbita, Orbitodynamografie, Röntgenuntersuchung, Computertomografie, Ultraschallechografie, Thermografie, Arteriografie, Phlebografie, Pneumotomografie, Nadelbiopsie (ULBRICH, 1976 [166]).

5.3. *Zukünftige Entwicklungstendenzen*

Der Einsatz von neuen, stärker im Tumor angereicherten Radiopharmaka, die mit der Szintillationskamera nachgewiesen werden können, wird den Indikationsbereich und die Aussagesicherheit der Radionukliddiagnostik bei Tumorverdacht positiv beeinflussen. Die derzeit noch zu hohe Strahlenbelastung beim Radiophosphortest könnte vermieden werden.

Durch den Einsatz der Szintillationskamera wären funktionsdynamische Untersuchungen möglich. Erste ermutigende Publikationen in dieser Richtung haben bereits die notwendige theoretische Grundlage dazu geschaffen (PACKER, 1977 [120]; BOCKSLAFF et al. 1979 [14]).

6. Literatur

1. APPELMANS, M.; J. MICHIELS; G. KERKHOFS: Orbitographies par radio-isotopes. Bull. Soc. belge Ophtal. **140** (1965), 476–389
2. BARTHO, H.; K. MATAUSCHEK; G. NENTWIG; K. SCHWERD: Die Halbleiterdetektorsonde 72030 für die Augentumordiagnostik mit RFT-Strahlungsmeßgerät 20026. Kerntechnik **9/10** (1977), 424–427 (19. Jahrgang)
3. BEIERWALTES, W. H.; M. VARMA; L. M. LIEBERMAN; R. E. COUNSELL; J. O. MORALES: Scintillation Scanning of Malignant Melanomas with Radioiodinated Quinoline Derivates. J. of Lab. and Clin. Medicine **72** (1968), 485–494
4. BEIERWALTES, W. H.; M. V. VARMA; L. M. LIEBERMAN; R. E. COUNSELL: Visualizing Human Malignant Melanoma and Metastases with the Use of Chloroquine Analog Tagged with Iodine 125. J. Amer. med. Assoc. **206** (1968), 97–102

5. BETHMAN, J. W.; V. FELLOWS: Radioactive Phosphorus as a Diagnostic Aid in Ophthalmology. A. M. A. Arch. ophth. 51 (1954), 171–179
6. BETHMAN, J. W.; V. FELLOWS: A Scintillation Counter for the Diagnosis of Intraocular Melanoma. Amer. J. Ophthal. 39 (1955), 170–177
7. BLAUW, G.; W. H. BAKKER; P. P. M. KOOY; R. WIJNGAARDE: Technetium Scanning in Orbital Disorders. Proc. 3rd Int. Symp. on Orbital Disorders, Amsterdam 1977, 166–169
8. BLANQUET, P.; M. J. LEREBELLER: Ocular Scintigraphy in: Nuclear Ophthalmology 133–148 (ed.) M. N. CROLL et al., John Wiley & Sons Inc., New York, London, Sydney, Toronto 1976
9. BLANQUET, P.; Ph. VÉRIN; N. SAFI: La scintigraphie oculaire. Nouv. Presse méd. 3, (1974), 2154–2158
10. BLANQUET, P.; E. BESSIERS; D. DESME; Ph. VÉRIN; M. J. LEREBELLER; N. SAFI: A propos de la scintigraphie oculaire. Bordeaux-Medicinal 12 (1968), 2301–2308
11. BLODI, F. C.: Ein Tuberkulom der Aderhaut, ein Melanom vortäuschend. Klin. Mbl. Augenheilk. 170 (1977), 845–849
12. BOCKSLAFF, H.; E. JAHNS; H. HUNDESHAGEN: Kamera-Szintigraphie mit einem Doppel-Lochblenden-Kollimator zur nicht invasiven Diagnose intraocularer Tumoren. Radioaktive Isotope in Klinik u. Forschung, 13. Band, Gasteiner internationales Symposium 1978 Verlag H. Egermann
13. BOCKSLAFF, H.; D. DAUSCH; L. STÖPPLER; H. HONEGGER; H. HUNDESHAGEN: Gamma-Kamera Scintigraphie mit einem Doppel-Lochblenden-Kollimator zum nicht invasiven Nachweis intraokularer Veränderungen. Bericht 76. Zusammenkunft der DOG Sept. 1978, Düsseldorf
14. BOCKSLAFF, H.; D. DAUSCH; H. BORNEMANN; L. STÖPPLER; H. HUNDESHAGEN: Nicht-invasiver Nachweis intraokularer Veränderungen mit der Gamma Szintillationskamera. Albrecht v. Graefes Arch. klin. exp. Ophthal. 211 (1979), 187–203
15. BOYD, C. M.; W. H. BEIERWALTES; L. M. LIEBERMAN; T. J. BERGSTRÖM: 125 J Labeled Chloroquine Analogs in Diagnosis of Ocular Melanomas. J. Nuc. Med. 12 (1971), 601–605
16. BOYD, C. M.; W. H. BEIERWALTES; L. M. LIEBERMAN; J. J. BERGSTRÖM: Labeled Chloroquine Analog in the Diagnosis of Ocular Melanomas. J. Nuc. Med. 7 (1970), 303
17. BOYD, C. M.; L. M. LIEBERMAN; W. H. BEIERWALTES; V. VARMA: Diagnostic Efficacy of a Radionated Chloroquine Analog in Patients with Malignant Melanoma. J. Nuc. Med. 11 (1970), 479–486
18. BURCH, W. M.: Cerenkov Light from ^{32}P as an Aid to Diagnosis of Eye Tumors. Nature 234 (1971), 358
19. BURTON, T. C.: Iatrogenics Breaks in Bruch's Membrane. Trans. Amer. Acad. Ophthal. Otolaryng. 81 (1976), 841
20. CAPPIN, J. M.; D. P. GREAVES: Mercury 197 Chlormerodrin in the Diagnosis of Intraocular Tumors. Brit. J. Ophthal. 56 (1972), 805–811
21. CARMICHAEL, P. L.; L. H. LEOPOLD: The Radioactive Phosphorus Test in Ophthalmology. Am. J. Ophthal., Serie 3, 49 (1960), 484–488
22. CHAR, D. H.; J. B. CRAWFORD; A. R. IRVINE; M. J. HOGAN; E. L. HOWES: Correlation Between Degree of Malignancy and the Radioaktive Phosphorus Uptake in Ocular Melanomas. Am. J. Ophthal. 81 (1976), 71–75
23. CHASE, G. D.; J. L. RABINOWITZ: Principles of Radioisotope Methodology. 3rd Edition, P 92, Minneapolis: Burgess (1977)
24. CHUA, J.: Values of ^{32}P Test in Diagnosis of Intraocular Tumors Current Concepts in Ophthalmology Vol. IV, (1974) 250–263 ed. F. C. Blodi C. V. Mosby Company, Saint Louis 1974
25. CORRENS, K. J.; A. JÜTTE; E. DRESSLER: Tumordiagnostik am Auge mit radioaktiven Isotopen. Med. Klinik 38 (1961), 1629–1632
26. CORRENS, H. J.; E. DRESSLER; A. JÜTTE: Tumordiagnostik am Auge mit radioaktivem Phosphor. Rad. biol. ther. 4 (1963), 727–732
27. VAN DIJK, R. A.; J. A. OOSTERHUIS: Diagnosis of Malignant Ocular Tumors with Radioactive Phosphorus (^{32}P). Ophthalmologica (Basel) 173 (1976), 168–170

28. van Dijk, R. A.: The ^{32}P Test and other Methods in the Diagnosis of Intraocular Tumours. Dr. W. Junk B. V. — Publishers — The Hague 1978
29. Dollfus, M. A.; R. A. Guérin; M. T. Guérin: Utilisation des radioisotopes dans le diagnostic des Tumeurs oculaires. Arch. Ophtal. (Paris) **18** (1958), 15—16
30. Donn, A.; J. W. McTigue: The Radioactive Phosphorus Uptake Test for Malignant Melanoma of the Eye. A. M. A. Arch. Ophthalmology **57** (1957), 668—671
31. Dunphy, E. B.: The Status of Radioactive Phosphorus in the Detection of Ocular Tumor. 18. Concil. Ophthal. 1958 belg. Acta **1** (1959), 487—491
32. Dunphy, E. B.: The Role of Radioactive Phosphorus in the Diagnosis of Ocular Malignancy. Trans. Ophthalm. Soc. U. Kingd. **76** (1956), 137—152
33. Dunphy, E. B.: Radioactive Isotopes in Ophthalmology. The Charles H. May Memorial Lecture. Bull. New York Acad. Med. **33** (1957), 310—323
34. Dunphy, E. B.: Radioactive Isotopes in Ophthalmology. Am. J. Ophthal. (USA) **43** (1957), 857—865
35. Dunphy, E. B.; J. L. Dowling; A. Scott: Experience with Radioactive Phosphorus in Tumor Detection. Arch. of Ophthal. **57** (1957), 485—490
36. Dunphy, E. B.; Selverstone: Uptake of Radioactive Phosphorus by Normal and Neoplastic Ocular Tissues. Am. J. Ophthal. **36** (1953), 774—776
37. Dunphy, E. B.; K. K. Dreisler; J. B. Cadigan; W. Sweet: The Uptake of Radioactive Phosphorus by Intraocular Neoplasms. Am. J. Ophthal. **37** (1954) 45—54
38. Eisenach, R.; H. zur Horst-Meyer: Blutbilduntersuchungen beim Menschen unter Radiophosphorgaben. Rad. biol. ther. **9** (1968), 179—182
39. Eisenberg, I. J.; I. S. Terner; I. H. Leopold: Use of ^{32}P as an Aid in Diagnosis of Intraocular Neoplasms. Further Oberservations Arch. Ophthal. **52** (1954), 741—750
40. Eisenberg, I. J.; I. H. Leopold; D. Sklaroff: Use of Radioactive Phosphorus in Detection of Intraocular Neoplasm. Arch. Ophthal. **51** (1954), 633—641
41. Fayet, J.; R. C. Munsch; J. Rougier: Indication de la scintigraphie orbitaire au citrate de gallium et pratique ophtalmologique. Ann. Oculist (Paris) **208** (1975), 437—447
42. Filippone, C.; R. Guerra: Valore diagnostico del test con ^{32}P nelle neoplasie oculari. (Ist. Clin. Oculist. Univ. Siena). G. ital. oftal. **16** (1963), 217—224
43. Filippone, C.; A. Bissi: Citosina ^{125}J e uracile ^{125}J, primo lore impiego speri — neutrale nella diagnosi diaffezioni tumorali oculari. G. ital. Oftal. **16** (1963), 241—245
44. Filippone, C.; A. Bissi: Prime osservazioni sperimentalis sull'impiego della siero-albumina umana e del fibrionogeno marcati con ^{125}J nella diagnosi dei tumori oculari. C. ital. Oftal. **16** (1963), 102—109
45. Filippone, C.: Impiego sperimentale della desossiuridina J-125 nella diagnosi dei tumori oculari. G. ital. Oftal. **16** (1963), 392—395
46. Flanagan, J. C.: Radioisotopes in Orbital Disease. Nuclear Ophthalmology ed M. N. Croll et al., John Wiley & Sons, 1976, New York, London, Sydney, Toronto
47. Fraunfelder, F. T.; F. W. Boozman III; R. S. Wilson; A. H. Thomas: No-touch Technique for Intraocular Malignant Melanoma. Arch. Ophthal. **95** (1977), 1616—1620
48. Goder, G.: Scleritis posterior pseudotumorosa. Klin. Mbl. Augenheilk. **155** (1969), 200—214
49. Goldberg, B.; D. Tabowitz; G. B. Kara; S. Zavell; R. Espiritu: The Use of ^{32}P in the Diagnosis of Ocular Tumors. Arch. Ophthal. **65** (1961), 196—211
50. Goran, S. B.; F. W. Newell; H. E. Brizel; P. V. Harper: The Use of J^{125} Labelled diiodofluorescein in the Detection of Human Intraocular Neoplasms. Am. J. Ophthal. **54** (1962), 191—196
51. Gorsky, L. A.; A. F. Brovkina; I. Vorobiev; N. N. Kozlova; A. G. Prikhodo; T. S. Sedova: Scanning of Primary and Secondary Orbital New Growth with ^{75}Se Methionine. Vestn. Oftal. **1** (1976), 49—54
52. Gorsky, L. A: The Significance of Radioactive Phosphorus (^{32}P) in the Diagnosis of the Eye Tumours. Oftal. Z. **19** (1964), 13—20
53. Grove, A. S.; L. M. Kotner: Radioisotope Evaluation of Orbital Lesions. Trans. Am. Acad. Ophthal. Otolaryng. **75** (1971), 946

54. GROVE, A. S.; L. M. KOTNER: Orbital Scanning with Multiple Radionuclids. Arch. Ophthalm. **89** (1973), 301—305
55. GROVE, A. S.: Orbital Radionuclide Examination. Symposium: Modern Examination Methods of Orbital Disease. Trans. Am. Acad. Ophthal. Otolaryng. **78** (1974), 587—598
56. GROVE, A. S.: Orbital Evaluation: The Role of Radionuclids Examination. Nuclear Ophthalmology ed M. N. CROLL et al., John Wiley & Sons, 1976, New York, London, Sydney, Toronto
57. GROVE, R. B.: High Resolution Pinhole Scintiphotography of the Orbits and Orbital Adnexae. Nuclear Ophthalmology ed M. N. CROLL et al., John Wiley & Sons, 1976, New York, London, Sydney, Toronto
58. GUÉRIN, R. A.; M. T. GUÉRIN: Valeur diagnostique des radioisotopes. Vie méd. **38** (1957) 170
59. GUÉRIN, R. A.; M. T. GUÉRIN: L'oeil et les radiations ionisantes, Tome second. HAYE, C., H. JAMMET, M. A. DOLLFUS, Masson & Cie., Editeurs 1965
60. GUNTERMANN, S.; P. LOMMATZSCH; H. BARTHO; K. MATAUSCHEK; G. NENTWIG; K. SCHWERD: Die Halbleiterdetektorsonde 72030 für die Augentumordiagnostik mit dem RFT-Strahlungsmeßgerät 20026. Medizintechnik **15** (1975), 51—56
61. GURTOVOJ, C. K.: Mit der Vergrößerung der Wirksamkeit der Radioisotopendiagnostik von kleinen Geschwülsten (insbesondere in den Augen). Biofizika 8 (1963), 518—522
62. GURTOVOJ, G. K.; K. A. TRUKHANOV: Assesment of the Reliability of the Results of Radioisotope Diagnosis of Tumors. Med. Radiol. **5** (1968), 58—62
63. GURTOVOJ, G. K.: Optimal Condition or the Use for Radiophosphorus Diagnosis. Vestn. Oftal. **83** (1970), 72—75
64. GURTOVOJ, G. K.; L. Ya. ITSIKSON; O. N. BYVSHEVA: Radiophosphorus Method of Diagnosing Eye Tumors and Ways for its Improvement. Vestn. Oftal. 75, Nr. 3 (1962), 9 to 15
65. GURTOVOJ, G. K.: Radiophosphorus Diagnosis of Eye Tumors. Med. Radiol. 8 (1963), 17—22
66. GURTOVOJ, G. K.: Radioaktive Stoffe in der Ophthalmologie (Diagnostik, Arzneimittelverteilung). Medizina, Moskau 1973
67. HAGLER, W. S.; W. H. JARRETT; R. H. SCHNAUSS; J. H. La ROSE; J. M. PALMS; R. E. WOOD: The Diagnosis of Malignant Melanoma of the Ciliary Body or Choroid: Use of the Radioactive Phosphorus Uptake Test. Sth. mee. J. **65** (1972), 49—54
68. HAGLER, W. S.; W. J. JARRETT; J. H. KILLIAN: The Use of the ^{32}P Test in the Management of Malignant Melanoma of the Choroid. A Five-Year Follow-up Study. Trans. Am. Acad. Ophthalmol. Otolaryngol. **83** (1977), 49—60
69. HAGLER, W. S.; W. H. JARRETT; W. T. HUMPHREY: The Radioactive Phosphorus Uptake Test in Diagnosis of Uveal Melanoma. Arch. Ophthal. **83** (1970), 548—557
70. HALLERMANN, D.: Nukleartechnische Diagnoseverfahren in der klinischen Ophthalmologie. Klin. Mbl. Augenheilk. **172** (1978), 77—80
71. HARRIS, C. C.: Contact Detection with Radionuclids — the Instruments in: Nuclear-Ophthalmology (ed.) by M. N. CROLL, L. W. BRADY, P. CARMICHAEL, R. J. WALLNER, John Wiley & Sons, 1976 New York, London, Sidney, Toronto, 52—60
72. HARPER, J. Y.: Recurrent Scleritis with Elevation of the Retina: Case Report, A. M. A. Arch. Ophthal. **63** (1960), 663—667
73. HEINDEL, N. D.: The Chemistry of Radiopharmaceuticals for Non Contact Detection of Ocular Tumors. Nuclear Ophthalmology ed M. N. CROLL et al., John Wiley & Sons, 1976 New York
74. HEUER, H. E.; N. EHLERS: L'orbitographie avec le technetium 99m dans le diagnostic des tumeurs orbitales. Ann. Oculist. **205** (1972), 283—290
75. HEUER, H. E.; N. EHLERS; H. H. HANSEN: La scintigraphie des tumeurs intraoculaires al'aide du ^{67}Ga. Ann. d. Oculist. **10** (1972), 1109—1113
76. HÖPPING, W.: Augentumor-Diagnostik mit Gamma-Strahlern. Behandlung intraocularer Tumoren u. Fortschritte der chorioretinalen Chirurgie Colloqu. München 1966. Mod. Probl. Ophthal. **7** (1968), 61—67

77. JARRETT II, W. H.; W. S. HAGLER; J. H. LAROSE; J. A. SHIELDS: Clinical Experience with Presumed Haemangioma of the Choroid: Radioactive Phosphorus Uptake Studies as an Aid in Differential Diagnosis. Trans. Am. Acad. Ophthalmol. Otolaryngol. **81** (1976), 862–870

78. JARRETT II, W. H.: Ten Years Experience wither Radioactive Phosphorus Uptake Test in the Diagnosis of Uveal Malignancy. Nuclear Ophthalmology ed. M. N. CROLL, L. W. BRADY, P. CARMICHAEL, R. J. WALLNER, John Wiley & Sons Inc. New York 1976

79. JONES, H. B.; L. L. CHAIKOFF; J. H. LAWRENCE: Phosphorus Metabolism of Neoplastic Tissues (Mammary Carcinoma, Lymphoma, Lymphosarcoma) as Indicated by Radioactive Phosphorus. Am. J. Cancer **40** (1940), 243–250

80. JORDAN, K.; D. HALLERMANN; B. KNOOP: Fortschritte der Nuklearmedizin in klinischer und technologischer Sicht. XII. Jahrestagung der Gesellschaft für Nuklearmedizin, München, 11.–14. 9. 1974. Nuklearmedizin (1975) F. K. Schattauer Verlag Stuttgart, New York, 739–743

81. JÜTTE, A.: Zur Diagnose intraokularer Tumoren mit radioaktivem Phosphor ^{32}P. Ophthalmologica, Additamentum ad vol. **151** (1966), 859–866

82. JÜTTE, A.; E. DRESSLER; H. J. CORRENS: Zur Diagnostik intraokularer Tumoren mit radioaktivem Phosphor. Klin. Mbl. Augenheilk. **140** (1962), 313–323

83. KELLERSHOHN, C.: Diagnostik und Lokalisation von Tumoren mit Radionukliden. Radionuklide in der klinischen und experimentellen Onkologie, F. K. Schattauer Verlag, Stuttgart 1965, 157–179

84. KLEIFELD, O.; O. HOCKWIN: Zur Speicherung radioaktiven Phosphors in gesunden und kranken menschlichen Augen. 62. Bericht der DOG in Heidelberg 1959 (1960), 86–89

85. KÖCHER, E.: Untersuchungen über die physikalischen Meßprobleme beim Radio-Phosphortest. Inaugural-Dissertation zur Erlangung des akademischen Grades Doktor eines Wissenschaftszweiges (Dr. rer. nat.) des Wissenschaftlichen Rates der Ernst-Moritz-Arndt-Universität Greifswald 1973

86. KRAMER, S. G.; R. E. POLCYN: Extension of the Head for Orbital Scanning in Proptosis. Am. J. Ophthal. **69** (1970), 284–296

87. KRAMER, S. G.; D. D. ARCHER; R. E. POLCYN; D. B. CHARLESTON; N. YASILLO: Color Enhancement of Brain and Orbital Scans in Proptosis. Trans. Am. Acad. Ophthalmol. Otolaryngol. **74** (1970), 1240–1248

88. KRASNOV, M. L.; A. F. BROVKINA; Z. L. STENKO: Radio-isotope Research in the Diagnosis of Orbital Tumors. Vestn. Oftal. **79** (1966), 58–62

89. LAWILL, T.; B. APPLETON; L. ALTSTATT: Chloroquine Accumulation in Human Eyes. Am. J. Ophthal. **65** (1968), 530–532

90. LEOZ, G.: Gammagrafia en Oftalmologia. Arch. Soc. Oftal. hisp. amer. **22** (1962), 1185–1196

91. LITRICIN, O.; S. PENDIĆ; R. ILIC; M. BLAGOJEVIC: Gamma-Orbitographie. Ann. Oculist (Paris) **204** (1971), 1317–1330

92. LOMMATZSCH, P.; H. J. ALTENBRUNN: Ein Beitrag zur Orbitographie mit ^{203}Hg-Neohydrin und ^{67}Ga-Zitrat. Ophthalmologica **168** (1974), 392–399

93. LOMMATZSCH, P.; E. W. DÖRFFEL: Radionuklide zu diagnostischen Zwecken in der Ophthalmologie. In: Die Ophthalmologischen Untersuchungsmethoden, Enke-Verlag, Stuttgart 1970

94. LOMMATZSCH, P.; Ch. ULRICH; W. D. ULRICH; S. GUNTERMANN; R. MILLNER: Über eine neue Meßsonde zur Diagnostik intraokularer Tumoren. Albrecht v. Graefes Arch. klin. exp. Ophthal. **177** (1969), 105–107

95. LOMMATZSCH, P.: Treatment of Choroidal Melanomas with ^{106}Ru/^{106}Rh beta-ray Applicators-Survey Ophthalmol. **19** (1974), 85–100

96. LOMMATZSCH, P.; H. J. CORRENS; U. SEIFFARTH: Die diagnostische Bedeutung des ^{32}P. Testes bei Iristumoren. Radiobiologica diagnostica **19** (1978), 110

97. LOMMATZSCH, P.; S. GUNTERMANN: Welche diagnostische Sicherheit bietet der Radiophosphortest bei Verdacht auf Aderhautmelanoblastom? Klin. Mbl. Augenheilk. **151** (1967), 514–518

98. LOMMATZSCH, P.; S. GUNTERMANN: Über den klinischen Wert des ^{32}P-Testes bei der Diagnostik intraokularer Tumoren. Ophthalmologica **163** (1971), 393–402
99. LOMMATZSCH, P.: Clinical Experience with the ^{32}P Test and Semiconductor Probe in Diagnosis of Intraocular Tumors. Mod. Probl. Ophthal. 18 (1977), 73–76
100. LOMMATZSCH, P.; V. NETZ: Fortschritte bei der Diagnostik und Therapie intraokularer Tumoren. Jenaer Rundschau **23**/1 (1978), 33–36
101. MAMO, L.; C. CLAY: Scintigraphie orbitaire á l'ascorbate ferreux marquéau Technetium 99m. Intérêt dans le diagnostic des processus expansifs intraorbitaires. Nouv. Press. méd. (1972), 3107–3110
102. MENNIG, H.: Geschwülste der Augenhöhle und ihre operative Behandlung. VEB Georg Thieme Verlag, Leipzig 1970
103. MEYERRATKEN, E.: Der Radiophosphortest und seine Bedeutung für die Diagnostik intraokularer Tumoren. Ophthalmologica **151** (1966), 867–873
104. MEYERRATKEN, E.; H. G. MEHL: Der Radiophosphortest zur Erkennung intra- und extraokulär gelegener Tumoren. Bericht der 62. Zusammenkunft der DOG 1959 (1960), 90–94
105. MEYERRATKEN, E.: Über die Brauchbarkeit des Radiophosphortestes bei der Diagnose intraokularer Tumoren. Klin. Mbl. Augenheilk. **142** (1963), 874–892
106. MEYERRATKEN, E.: Der Radiophosphortest – Eine diagnostische Hilfe bei intraokularen malignen Tumoren. Med. Klinik Nr. **22** (1963), 915–919
107. MEYERRATKEN, E.: Augentumor-Diagnostik mit Radiophosphor. Berliner Medizin **16** (1965), 362–363
108. MICHIELS, J.; M. DE ROO; G. KERKHOFS: Epreuves aux radio-isotopes en cas d'exophtalmie tumorale. Bull. Soc. belg. Ophtal. **14** (1966), 578–598
109. MONTZ, R.: Handbuch der Medizinischen Radiologie, Nuklearmedizin Teil 2, Springer Verlag, Berlin, Heidelberg, New York 1978, 401
110. MOORE, G. E.: Use of Radioactive Diviod Fluorescein in Diagnosis and Localization of Brain Tumors. Science **107** (1948), 569–571
111. MORAX, V. P.; PLANIOL; D. ARON; J. JOLIVET: Amélioration des renseignements donnés par la gammagraphie orbitaire á l'aide d'une sonde speciale. Bull. Mem. Soc. franc. ophtal. **79** (1966), 63–70
112. MÜHLBACHER, I., G. FUEGER; H. HANSELMEYER: Zur diagnostischen Bedeutung der Gallium-Szintigraphie bei Tumoren des Auges und der Augenhöhle. Bericht über die 73. Zusammenkunft der DOG 1973, Verlag V. Bergmann, 1975, 455–460
113. NEWELL, F. W.; S. B. GOREN; H. E. BRIZEL; P. V. HARPER: The Use of Iodine a – 125 as a Diagnostic Agent in Ophthalmology. Trans. Am. Acad. Ophthal. & Otolaryngol. **67** (1963), 177–186
114. OSSOINIG, K. C.: Preoperative differential diagnosis of tumors with echography. Current Concepts in Ophthalmology, **4** (1974), 264–343 Mosby Company, Saint Louis 1974
115. OWEN, W. C.; J. H. KING; H. S. WELLS: Radioaktive Phosphorus for the Detection of Intraocular Tumors. Am. J. Ophthal. **41** (1956), 507–513
116. O'ROURKE, J. F.; H. PATTON; R. BRADLEY: Fundamental Limitations of Radiophosphorus Counting Methods Used for Detection of Intraocular Neoplasm. Arch. Ophthal. **57** (1957), 730–738
117. O'ROURKE, J.: Nuclear Ophthalmology. Dynamic Functions Studies in Intraocular Disease. W. B. Saunders Com. Ltd., London–Philadelphia, Toronto, 1976
118. O'ROURKE, J.; E. COLLINS: ^{32}P Localization of Malignant Neoplasma of the Posterior Choroid. Arch. Ophthal. **63** (1960), 801–811
119. PACKER, S.; R. LANGE: Radioactive Phosphorus for the Detection of Ocular Melanoma. A. Critical Evaluation. Arch. Ophthal. **90** (1973), 17–20
120. PACKER, S.; R. M. LAMBRECHT; D. R. CHRISTMAN; AZZIZULLAH N. ANSARI; A. P. WOLF; H. J. ATKINS: Metal Isotopes Used as Radioactive Indicators of Ocular Melanoma. Am. J. Ophthal. **83** (1977), 80–94
121. PACKER, S.; R. M. LAMBRECHT; D. R. CHRISTMAN; A. An. ANSARI; A. P. WOLF; H. L.

ATKINS: Metal Isotopes Used as Radioactive Indicators of Ocular Melanoma. Am. J. Ophthal. **83** (1977), 80–94

122. PACKER, S.; C. REDVANLY; R. M. LAMBRECHT; A. P. WOLF; K. L. ATKINS: Quinoline Analog Labeled with Iodine 123 in Melanoma Detection. Arch. Ophthal. **93** (1975), 504 to 508

123. PAKHOMOVA, A. J.; L. A. GORSKY: Radioisotopic Diagnostics (^{32}P) of Intraocular Tumors. Oftal. Z., **21** (1966), 5–10

124. PALIN, A.; R. C. TUDWAY: The Use of Radioactive Isotopes in the Diagnosis of Intraocular Malignancy. Trans. Ophthal. Soc. U. K. **75** (1955), 281–299

125. PALIN, A.: Le phosphore radio-actif dans la détection des tumeurs oculaires. 18. Concil. ophtal. 1958 belg. Acta **1** (1959), 511–512

126. PLANIOL, T.; P. V. MORAX; J. JOLIVET: La gamma orbitographie. Ann. Oculist. **200** (1967), 609–655

127. POTTS, A. M.: The Reaction of Uveal Pigment in vitro with Polycyclic Compounds. Invest. Ophthalmol. **3** (1964), 399–417

128. POTTS, A. M.: The Concentration of Phenothiazines in the Eye of Experimental Animal. Invest. Ophthalmol. **1** (1962), 522–533

129. RAO, N. An.; J. W. GAMEL; R. T. MCMAHON; I. W. MCLEAN: Correlation of in-vitro ^{32}P Counts with Histologie Features of Malignant Melanoma of Choroid and Ciliary Body. Invest. Ophthal. **16** (1977), 98–102

130. RICCI, A.; K. PSILAS; H. SORIANO: Diagnostic des tumeurs intraoculaires et orbitaire par echographie et par gammagraphie. Ophthalmologica **161** (1970), 132–138

131. RUIZ, R. S.; J. M. PERNOUD: Time and Dose for Optimum Radioactive Phosphorus Uptake Measurement in Rabbit Uveal Melanoma. Am. J. Ophthal. **82** (1976), 218–221

132. RUIZ, R. S.: New Radioactivity Detection Probe and Scaler for Phosphorus 32 Testing of Ocular Lesions. Trans. Am. Acad. Ophthal. Otolaryng. **76** (1972), 535–536

133. RUIZ, R. S.; E. E. HOWERTON: ^{32}P Testing for Posterior Segment Lesions. Trans. Am. Acad. Ophthal. Otolaryng. **79** (1975); Ophthal. Sect. **1**, 287–296

134. RUIZ, R. S.; E. E. HOWERTON: ^{32}P Testing for Posterior Segment Lesions. Nuclear Ophthalmology ed. M. N. CROLL, et al. John Wiley & Sons, Inc. New York 1976

135. RUIZ, R. S.; E. E. HOWERTON, jr.: Choroidal Melanoma Size and Accuracy with the Radioactive Phosphorus Test. Am. J. Ophthal. **78**, Ser. 3 (1974), 794–799

136. SAFI, N.: Utilisation des indicateurs nucléaires pour la detection des tumeurs endoculaires. Thése de Dectorat en Médicine, ed. BERGERET, Bordeaux, 1969

137. SAFI, M.; P. BLANQUET; Ph. VÉRIN: La scintigraphie oculaire. „Medical Radioisotope" Scintigraphy Vol. **II** (1972), 497–518

138. SCHLESINGER, E. B.; S. L. TROCKEL; S. BAILEY: Radioactive Scannings in the Analysis of Unilateral Exophthalmos. Tr. Am. Acad. Ophthal. Otol. **73** (1969), 1005–1012

139. SHIELDS, J. A.; L. E. ZIMMERMAN: Lesions Simulating Malignant Melanoma of the Posterior Uvea. Arch. Ophthal. **89** (1973), 466–471

140. SHIELDS, J. A.; W. S. HAGLER; J. L. FEDERMAN; W. H. JARRETT; P. C. CARMICHAEL: The Significance of the ^{32}P Uptake Test in the Diagnosis of Posterior Uveal Melanomas. Trans. Acad. Ophthal. Otol. **79** (1975), 297–306

141. SHIELDS, J. A.; R. MCDONALD; B. C. LEONHARD; Ch. L. B. CANNY: The Diagnosis of Uveal Malignant Melanomas in Eyes with Opaque Media. Am. J. Ophthal. **188** (1977), 95–105

142. SHIELDS, J. A.: Modern Methods in the Diagnosis of Uveal Melanomas. Trans. Ophthal. Soc. U. K. **97** (1977), 407–411

143. SHIELDS, J. A.; Ch. L. B. CANNY: Ultrasonography and ^{32}P Test in the Diagnosis of Choroidal Melanoma with Massive Vitreous Hemorrhage. Canad. J. Ophthal. **12** (1977), 230–233

144. SHIELDS, J. A.: Accuracy and Limitations of the ^{32}P Test in the Diagnosis of Ocular Tumors: An Analysis of 500 Cases. Am. Acad. Ophthal. **85** (1978), 950–966

145. SHIELDS, J. A.: Review Current Approaches to the Diagnosis and Management of Choroidal Melanomas. Survey of Ophthal. **21** No. 6, (1977), 443–463

146. SHIELDS, J. A.; J. L. FEDERMAN; O. MENSHEA-MANHART; P. L. CARMICHAEL: Surgical Approach to the ^{32}P Test for Posterior Uveal Melanomas. Ophthal. Surgery **5** (1974), 13–19

147. Shields, J. A.; P. L. Carmichael; B. C. Leonhard; J. D. Federman; L. K. Sarin: The Radioactive Phosphorus Uptake Test in the Diagnosis of Ocular Tumors. Nuclear Ophthalmology (ed.) M. N. Croll et al. John Wiley & Sons, Inc. New York 1976
148. Solomon, O. D.; L. Moses; E. H. Eigner: Validity of the Radioaktive Phosphorus Uptake Test Following Ocular Surgery. Amer. J. Ophthal. **55** (1963), 1237—1241
149. Sodee, D. B.: Localization of Eye Tumor by External Counting with ^{203}Hg-Neohydrin. J. Nucl. Med. **4** (1963), 194
150. Sokoloff, V. N.: Radioscopie Diagnostica of Intraocular Tumors by means of Iodine-131 and Iodine-131 of Diiodfluorescein. Oftal. Z. **20** (1965), 275—279
151. Sokolov, V. N.: Iodine-131, Iodine-Diiodine-Fluorescein, Blood Serum Albumine Lebeled iodine-131 Used for the Diagnostics of Experimentally Induced Intraocular Tumors. Oftal. Z. **21** (1966), 380—385
152. Strötges, M. W.: Ergebnisse nuklearmedizinischer Untersuchungen bei Melanoblastoma des Auges im Vergleich zum histologischen Befund. Radiobiol. Radiother. **12**, (1971), 803 bis 806
153. Strötges, M. W.; W. Höpping: Augentumordiagnostik mit Radioisotopen. Strahlentherapie **128** (1965), 199—209
154. Tanaka, H.; M. Minami; T. Tsuchida: ^{57}Co-Bleomycin Scintigraphy for Diagnosis of Retinoblastoma. Jap. J. Ophthal. **22** (1978), 412—419
155. Terner, I. S.; I. H. Leopold; I. J. Eisenberg: The Radioactive Phosphorus (^{32}P) Uptake Test in Ophthalmology. A Review of the Literature and Analyse of Results in Two Hundred Sixty Two Cases of Ocular and Adnexal Pathology. Arch. Ophthal. **55** (1956), 52—83
156. Thomas, Ch. I.; J. S. Krohmer, W. I. Mac Intyre; M. Bovington: Small End Window and Angle Window Geiger Counters. Measurement of Radioactivity in Intraocular Tumors Following Injection of Radioactive Phosphorus. Arch. Ophthal. **55** (1956), 519—521
157. Thomas, C. I.; J. S. Krohmer: A Transilluminator for Use with the Curved Geiger Counter. An Aid to Localization of Posterior Intraocular Neoplasms. Arch. Ophthal. **55** (1956), 413—414
158. Thomas, C. I.; J. S. Krohmer; J. P. Storaasli; H. L. Friedell: Detection of Intraocular Tumors by the Use of Radioactive Phosphorus. Am. J. Ophthal. **38** (1954), 93—99
159. Thomas, C. I.; J. P. Storaasli; H. L. Friedell: Radioactive Phosphorus in the Detection of Intraocular Neoplasms. Am. J. Roentgenol. **95** (1965), 935—941
160. Thomas, C. I.; J. S. Krohmer; J. P. Storaasli: Detection of Intraocular Tumors with Radioactive Phosphorus. A. M. A. Arch. Ophthal. **47** (1952), 276—286
161. Thomas, C. I.; M. S. Bovington; J. S. Krohmer: Uptake of Radioactive Phosphorus in Experimental Tumors. I. Comparison of Radioactivity in Neoplastic and Normal Ocular Tissue. Cancer Res. **16** (1956), 796—803
162. Thomas, C. I.; M. S. Bovington; W. J. Mac Intyre; H. Harrington; J. P. Storaasli: Experimental Investigations on Uptake of Radioactive Phosphorus in Ocular Tumors. A. M. A. Arch. Ophthal. **61** (1959), 464—492
163. Trevor-Roper, P. D.; K. A. Newton; J. P. Nicholson: Radioactive Di-Iodofluorescein in the Diagnosis of Intraocular Tumours. Brit. J. Ophthal. **36** (1952), 543—546
164. Trokel, S. L.; E. B. Schlesinger; H. Beaton: Diagnosis of Orbital Tumors by Gamma-Ray Orbitography. Am. J. Ophthal. **74** (1972), 675—679
165. Trokel, S. L.; S. H. Hilal: Thin Section Computerized Tomography: Analysis of 600 Orbit Studies. Proceedings of the 3rd International Symposium of Orbital Disorders, Sept. 1977 Amsterdam, Dr. W. Junk by Publisher The Hague/Boston/London 1978
166. Ulrich, W. D.: Grundlagen und Methodik der Ophthalmodynamometrie, Ophthalmodynamographie, Temporalisdynamographie. Abhandlungen aus dem Gebiet der Augenheilkunde, Sammlung von Monographien Band 44, VEB Georg Thieme, Leipzig 1976
167. Vannini, A.; I. Faraldi; G. P. Gracis; M. Onofrio; L. Fessia: Rare Tumors of the Orbit During Childhood. Ophthalmologica **173** (1976), 463—485
168. Vérin, Ph.; N. Safi; P. Blanquet: Scintigraphie Oculaire. Ann. d'Oculist. **207** (1974), 839—848

169. Vogel, M. H.; M. W. Strötges: Der Wert des ^{32}P-Tests bei der Diagnose intraokularer Aderhautmelanome. Klin. Mbl. Augenheilk. **159** (1971), 375—382

170. Volkov, V. V.; N. V. Sukhopra; L. G. Neverova: Ultrasound and Radioactive Phosphorus in Diagnosis Intraocular Pathological Process with Opacification of Optical Eye Media. Vestn. Oftal. **4** (1976), 75—78

171. Wainstock, M. A.; W. Leslie Rogers: An Ultrasonic Guided Gamma Probe for Intraocular Melanoma Detection. Nuclear Ophthalmology ed. M. N. Croll et al., John Wiley & Sons, New York, London, Sydney, Toronto (1976), 123—131

172. Walsh, T. W.; S. Packer: Radioisotope Detection of Ocular Melanoma. N. Engl. J. Med. **284** (1971), 317

173. Wilson, E. B.; R. S. Briggs: Study of Orbital Region Using en Face View. Radiology **92** (1969), 576—580

174. Zita, G.: Objektivierung pathologischer Prozesse im Bereich der Sehbahn durch Szintigraphie. Klin. Mbl. Augenheilk. **152** (1968), 584—589

12. Ausblick

von H.-J. Altenbrunn

Wie dargelegt wurde, beruht die Leistungsfähigkeit der nuklearmedizinischen Untersuchungsverfahren in der Onkologie auf dem Prinzip, mit geringsten Mengen radioaktiver Nuklide und damit markierter Substanzen

1. beim Patienten durch den unterschiedlichen Stoffwechsel von Normal- und Tumorgewebe die differenten Verteilungen der radioaktiven Substanzen zur Tumordarstellung (Szintigrafie) auszunutzen;
2. durch Antigen-Antikörperreaktionen (Radioimmunoassays) die durch den Stoffwechsel der Tumorzellen hervorgerufenen Veränderungen der Enzymkonzentrationen oder die durch den Tumor gebildeten Proteine in geringsten Mengen im Serum nachzuweisen.

Der Mechanismus, der zur malignen Geschwulst führt, ist weiterhin ungeklärt, obwohl vor allem aus tierexperimentellen Untersuchungen die Krebsentstehung z. B. durch karzinogene Substanzen, ionisierende Strahlung und chronische Entzündungen bekannt ist.

Die Therapieerfolge bei Patienten mit malignen Tumoren sind auch heute, trotz wesentlich verbesserter Behandlungsmöglichkeiten (Chirurgie, Strahlentherapie, Chemotherapie), weitgehend vom klinischen Stadium der Erkrankung zu Beginn der Behandlung abhängig. Aus diesem Grunde hat die Diagnostik maligner Tumoren auch in Zukunft für das Schicksal der an Malignomen erkrankten Patienten eine große Bedeutung.

Die Möglichkeiten der bildlichen Darstellung, speziell mit Hilfe der Schnittbildtechnik, führen gegenüber der konventionellen Röntgendiagnostik zu völlig neuen und in vielen Fällen besseren Bildern und ermöglichen damit einen früheren Nachweis von Veränderungen — auch von Tumoren.

Wenn an dieser Stelle versucht wird, einen Ausblick auf die Leistungsfähigkeit nuklearmedizinischer Untersuchungsverfahren in der Onkologie zu geben, dann kann eine derartige Betrachtung nur unter der Berücksichtigung der gleichzeitig ablaufenden Entwicklung anderer diagnostischer Verfahren erfolgen.

Gegenüber der nuklearmedizinischen Untersuchungstechnik, die prinzipiell aufgrund der Organfunktion eine bildliche Darstellung ermöglicht (Auflösung zur Zeit im cm-Bereich), beruhen die sich zur Zeit sprunghaft entwickelnden Schnittbildtechniken

— Computertomografie-(CT)
— Sonografie
— Kernresonanz (Nuclear-Magnetic-Resonance) Tomografie

auf unterschiedlichen physikalischen Eigenschaften von Normal- und Tumorgewebe.

Bei der CT wird die Dichte des Gewebes, bei der Sonografie die Reflektion von Ultraschallwellen und bei der NMR-Tomografie der Wassergehalt des Gewebes zur Bildgebung ausgenutzt. Alle drei Verfahren besitzen eine Auflösung im mm-Bereich, wobei die NMR-Tomografie sich in den letzten 4 Jahren besonders schnell entwickelt hat.

Während 1979 die Auflösung der NMR-Tomografie noch im cm-Bereich lag, beträgt sie 1983 im Schädel 1 mm (allerdings bei langen Aufnahmezeiten). Die erhaltenen Aufnahmen sind bereits informativer als die mit der CT gewonnenen Bilder.
Alle drei Verfahren bringen heute anatomische Gegebenheiten und topographische Beziehungen immer besser zur Darstellung. Für eine Reihe von wichtigen Fragestellungen in der Onkologie, wie der Nachweis von vergrößerten Lymphknoten bei nachgewiesener Lymphogranulomatose oder der Grad und die Ausdehnung bei einer nachgewiesenen Metastasierung, können die genannten Verfahren zu einem früheren Nachweis von Metastasen führen, als es bisher möglich war.
Eine spezifische Diagnostik maligner Geschwülste ist durch die Nutzung der physikalischen Eigenschaften von Tumoren durch die drei genannten Schnittbildtechniken auch in Zukunft nicht möglich.
Die weiteren Entwicklungen der nuklearmedizinischen Untersuchungsverfahren in der Onkologie zeichnen sich in folgenden Schwerpunkten ab:

a) Entwicklung einer nuklearmedizinischen Schnittbildtechnik — Emissions-Computer-Tomografie — ECT
b) Einsatz ultrakurzlebiger Radionuklide — Positronenstrahler
c) Entwicklung neuer Radiopharmaka, die spezifisch im Tumor angereichert werden, insbesondere unter Anwendung radioaktiv markierter monoklonaler Antikörper.

a) Die ECT — in den 60er Jahren bereits beschrieben — erfordert für die zahlreichen notwendigen Einzelaufnahmen eine hohe Zahl radioaktiver Impulse und war deshalb vor dem Einsatz von Radionukliden mit einer physikalischen HWZ von Stunden nicht mit der erforderlichen Auflösung durchführbar. Mit der Anwendung von ^{99m}Tc und damit markierter Substanzen stehen ausreichend viele Impulse zur Verfügung, so daß bereits unter Verwendung der konventionellen Szintillationskamera zahlreiche Veröffentlichungen vorliegen, die die Überlegenheit der ECT gegenüber der herkömmlichen Szintigrafie nachweisen. Im Hirnbereich können damit Aktivitätsanreicherungen, wie sie bei malignen Hirntumoren typisch sind, mit einer Größe deutlich unter einem cm nachgewiesen werden. Die Auflösung der ECT liegt damit in der Größenordnung früherer CT-Generationen. Neu entwickelte ECT-Geräte mit ringförmig angeordneten Detektoren werden zweifellos die Untersuchungszeit verkürzen und vor allem die Auflösung der erhaltenen Bilder verbessern.
b) Wesentlich für die Anwendung der ECT wird die Bereitstellung von ultrakurzlebigen Radionukliden — ^{11}C, ^{15}O, ^{18}F — sein, die unter Positronenstrahlung zerfallen und dabei Gammastrahlung im Winkel von 180° emittieren. Diese Eigenschaft der Positronenstrahlung ermöglicht die Lokalisation des Zerfallsortes im mm-Bereich. Für die Anwendung dieser Radionuklide bestehen zur Zeit alle wesentlichen Voraussetzungen — Herstellung in großer Menge im Zykotron, rasche chemische Bearbeitung und Einbau in organische Bindung, z. B. in Aminosäuren, mit hoher Ausbeute. Unter Verwendung von ^{11}C entstehen Verbindungen, die vom Körper von stabilen ^{12}C-Verbindungen nicht mehr unterschieden werden können.
c) Auch auf dem Gebiet der Radiopharmaka wird eine erhebliche Forschungsarbeit geleistet. Die direkte Tumorszintigrafie — bisher nur möglich bei Nachweis von follikulären Schilddrüsenkarzinommetastasen mit ^{131}J — wurde zunächst mit ^{131}J-CEA-Antikörpern erzielt. Mit Hilfe einer speziellen immunologischen Technik ist es möglich, von Tumorantigenen oder tumorassoziierten Antigenen, monoklonale Antikörper (Mabs) mit stets gleichbleibenden reaktiven Zentren zu gewinnen. Durch

die Produktion dieser monoklonalen Antikörper (Mabs) ist es gelungen, gereinigte Antikörper in solchen Mengen zu gewinnen, wie sie nach radioaktiver Markierung zur Tumordiagnostik benötigt werden.

Die Entwicklung ist bereits soweit fortgeschritten, daß 1984 u. a. berichtet wird über:

- Anti-CEA-Mabs zur szintigrafischen Lokalisation (Immunoszintigrafie) von kolorektalen Tumoren und dem Nachweis von Rezidiven; einschließlich vergleichender Studien über den Wert der Immunoszintigrafie im Vergleich zu CT- und Ultraschall-Untersuchungen.
- Antimelanom-Mabs zur szintigrafischen Darstellung (Immunoszintigrafie) von Metastasen.
- Anti-Milchglobulin(human)-Mabs zur Immunoszintigrafie von Mammakarzinomen und Metastasen.
- Anti-Sarkom-Mabs zum Nachweis von Sarkomen und Metastasen im Immunoszintigramm.
- Spezifische sauere-Phosphatase-Antikörper zur Immunoszintigrafie von primären und sekundären malignen Geschwülsten der Prostata.

Zusammenfassend kann festgestellt werden, daß sowohl auf dem Gebiet der Radiopharmaka als auch der Gerätetechnik zur genaueren Lokalisation von im Tumor angereicherten Radiopharmaka intensive Forschungsarbeiten durchgeführt werden. Es besteht die begründete Hoffnung, daß durch die Ausnutzung der Funktion der Tumorzellen mit nuklearmedizinischen Verfahren eine genauere Tumorlokalisation in Zukunft bei zahlreichen Organtumoren möglich sein wird. Diese zum Teil spezifische Tumorlokalisation wird nicht nur den Primärtumor, sondern auch die bisher zum Teil sehr schwierig nachweisbaren Metastasen betreffen. Über radioaktiv markierte Zytostatika wird es möglich sein, maligne Tumoren szintigrafisch nachzuweisen und die Wirkung einer eingeschlagenen Chemotherapie zu beurteilen.

Zur Perspektive der Bedeutung von Radioimmunoassays in der Onkologie kann folgendes gesagt werden:

Zur Zeit werden in der Welt Bestecke zur Durchführung der RIA-Diagnostik für etwa 100 unterschiedliche Substanzen hergestellt und vertrieben. Die Bestimmungen sind sehr genau, gut reproduzierbar und die Durchführung der Untersuchungen ist weitgehend automatisiert. Diesem Verfahren wird von den Erfindern der RIA-Technik der Untersuchung mit nicht-radioaktiven in-vitro-Methoden der Vorzug gegeben — Enzyme Immuno Assay (EIA), Enzyme Linked Immuno Specific Assay (ELISA) oder Enzyme Multiplied Immunometric Technique (EMIT). Ob sich für spezifische Fragestellungen bestimmte nicht-radioaktive in-vitro-Bestimmungen vorteilhafter als die RIA-Technik erweisen, kann zur Zeit nicht gesagt werden.

Für die Nuklearmedizin in der Onkologie besteht in der Zukunft die begründete Aussicht, daß sich die Möglichkeiten der Tumordiagnostik, der Beschreibung der Tumorausdehnung, der Feststellung des klinischen Stadiums der Erkrankung, der Therapie- und Verlaufskontrolle für eine Reihe von Organtumoren wesentlich verbessern werden.

Verzeichnis der Autoren

1. MR Chefarzt Dr. med. habil. Hans-Jürgen Altenbrunn
Leiter der Abteilung Nuklearmedizin im Zentralinstitut für Krebsforschung der Akademie der Wissenschaften der DDR
1115 Berlin-Buch, Lindenberger Weg: 80
2. MR Chefarzt Professor Dr. sc. med. Harald Deckart
Direktor der Nuklearmedizinischen Klinik des Städtischen Klinikums Berlin-Buch
1115 Berlin-Buch, Wiltbergstraße: 50
3. MR Chefarzt Professor Dr. sc. med. Wolf-Gunther Franke
Leiter der Nuklearmedizinischen Abteilung der Medizinischen Akademie Dresden „Carl Gustav Carus"
8019 Dresden, Fetscherstraße: 72
4. Privatdozent Dr. med. habil. Dietrich Hallermann
Universitätsaugenklinik Eppendorf
2000 Hamburg 20, Martinistraße: 52
5. Alexandra Janisch
Fachärztin für Innere Medizin in der Abteilung Nuklearmedizin im Zentralinstitut für Krebsforschung der Akademie der Wissenschaften der DDR
1115 Berlin-Buch, Lindenberger Weg: 80
6. Chefarzt Professor Dr. sc. med. Peter Karl Lommatzsch
Direktor der Augenklinik der Karl Marx Universität Leipzig, Bereich Medizin
7010 Leipzig, Liebigstraße: 14
7. Oberarzt Dr. sc. med. Jörn Markwardt
Abteilung Nuklearmedizin im Zentralinstitut für Krebsforschung der Akademie der Wissenschaften der DDR
1115 Berlin-Buch, Lindenberger Weg: 80
8. Dozent Dr. sc. med. Christo Mlatschkov
Sektion für Nuklearmedizin und Radioimmunologie Institut für Röntgenologie und Radiologie
Medizinische Akademie, Basis 3
1431 Sofia, VR Bulgarien, Boul. „Dimiter Nestorov": 15
9. Oberassistent Dr. ing. Günter Nauber
Abteilung Nuklearmedizin im Zentralinstitut für Krebsforschung der Akademie der Wissenschaften der DDR
1115 Berlin-Buch, Lindenberger Weg: 80

Sachregister

285, 288, 295

www.ingramcontent.com/pod-product-compliance
Lightning Source LLC
LaVergne TN
LVHW060626300926
849162LV00008B/1719

* 9 7 8 3 1 1 2 6 1 4 7 1 6 *